G. Leutert   W. Schmidt

Systematische und funktionelle Anatomie

G. Leutert   W. Schmidt

Systematische und funktionelle Anatomie
für medizinische Assistenzberufe

9., überarbeitete Auflage

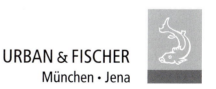

URBAN & FISCHER
München · Jena

Zuschriften und Kritik an:
Urban & Fischer, Lektorat Fachberufe, Karlstraße 45, 80333 München

Autoren:

Prof. Dr. med. habil. Gerald Leutert †
ehemals Direktor des Instituts für Anatomie der Universität Leipzig

Prof. Dr. med. habil. Wolfgang Schmidt
Institut für Anatomie der Universität Leipzig

Bibliografische Information Der Deutschen Bibliothek
Die Deutsche Bibliothek verzeichnet diese Publikation in der Deutschen
Nationalbibliografie; detaillierte bibliografische Daten sind im Internet über
http://dnb.ddb.de abrufbar.

1.–6. Auflage 1969–1988 (Verlag Volk und Gesundheit, Berlin)
7. Auflage 1990 (Verlag Gesundheit, Berlin)
8., überarbeitete Auflage (Ullstein Mosby GmbH & Co. KG, Berlin/Wiesbaden 1997)

Alle Rechte vorbehalten
9., überarbeitete Auflage
© 2000 Urban & Fischer Verlag München · Jena

Korrigierter Nachdruck 2002

02 03 04 05 06   5 4 3 2

Das Werk einschließlich aller seiner Teile ist urheberrechtlich geschützt. Jede Verwertung außerhalb der engen Grenzen des Urheberrechtsgesetzes ist ohne Zustimmung des Verlages unzulässig und strafbar. Das gilt insbesondere für Vervielfältigungen, Übersetzungen, Mikroverfilmungen und die Einspeicherung und Verarbeitung in elektronischen Systemen.

Lektorat: Christiane Tietze
Redaktion: Kerstin Otto, Lübeck
Herstellung: Detlef Mädje
Umschlaggestaltung: prepress ulm GmbH, Ulm
Titelfotografie: Adri Berger, Tony Stone Bilderwelten München
Satz: klartext, Heidelberg
Druck und Bindung: Druckhaus „Thomas Müntzer" GmbH, Bad Langensalza

Printed in Germany

ISBN 3-437-46420-5

Aktuelle Informationen finden Sie im Internet unter der Adresse:
Urban & Fischer: http://www.urbanfischer.de

Inhaltsverzeichnis

Teil I

Einleitung 1

Zytologie 3
Zellkern 3
Zytoplasma 4
Zellteilungen 7

Gewebe 15
Epithelgewebe 15
Drüsen 19
Binde- und Stützgewebe 21
Bindegewebe 21
Knorpelgewebe 24
Knochengewebe 27
Muskelgewebe 32
Nervengewebe 36

Teil II

Organsysteme 43
Orientierung am Körper 43
Konstitution 44

Bewegungssystem 47
Einteilung der Knochen 47
Knochenverbindungen 48
Allgemeiner Gelenkaufbau 49
Wirbelsäule 52
Thorax 63
Schultergürtel 66
Oberarmknochen, Humerus 70
Schultergelenk, Art. humeri 70
Speiche und Elle, Radius und Ulna 73
Ellenbogengelenk, Art. cubiti 74
Speichen-Ellen-Gelenk,
Art. radioulnaris proximalis und distalis . 76
Knochen der Hand 77
Handgelenke 77
Handwurzel-Mittelhand-Gelenke, Artt. carpometacarpales . . 80
Fingergelenke 81
Allgemeiner Aufbau der Muskeln 81
Muskeln des Schultergürtels 84
Muskelketten des Schultergürtels 89
Faszien der Schultergürtelmuskeln 93
Muskeln des Oberarmes 93

Faszien der oberen Extremitäten	97
Achselhöhle	97
Muskeln des Unterarmes	98
Muskeln der Hand	103
Sehnenscheiden der Hohlhand	107
Sehnenscheiden des Handrückens	108
Muskelketten der oberen Extremitäten	108
Muskelketten des Schultergelenkes	108
Muskelketten des Ellenbogengelenkes	110
Muskelketten der Radioulnargelenke	111
Muskelketten der Handgelenke	111
Becken	112
Darmbein, Os ilium	113
Sitzbein, Os ischii	113
Schambein, Os pubis	113
Schambeinfuge, Symphysis pubica	113
Kreuzbein-Darmbein-Gelenk, Art. sacroiliaca	114
Das Becken als Ganzes	114
Muskeln des Beckenbodens	117
Oberschenkelknochen, Femur	119
Hüftgelenk, Art. coxae	120
Kniescheibe, Patella	122
Schienbein, Tibia	122
Wadenbein, Fibula	123
Kniegelenk, Art. genus	123
Verbindungen von Tibia und Fibula	128
Knochen des Fußes	128
Oberes Sprunggelenk, Art. talocruralis	131
Unteres Sprunggelenk, Art. talotarsalis	132
Fußwurzelzwischengelenke, Articulationes intertarsales	134
Fußwurzel-Mittelfußgelenke, Artt. tarsometatarsales	134
Zehengrundgelenke, Articulationes metatarsophalangeae	135
Mittel- und Endgelenke der Zehen, Artt. interphalangeae	135
Form des Fußes	135
Faszien der unteren Extremitäten	137
Hüftmuskeln	138
Adduktoren	141
Vordere Muskeln des Oberschenkels	142
Hintere Muskeln des Oberschenkels	143
Schenkeldreieck	144
Adduktorenkanal	144
Muskeln des Unterschenkels	144
Muskeln des Fußes	148
Sehnenscheiden des Fußes	152
Muskelketten der unteren Extremität	153
Dorsale Stammesmuskulatur	156
Ventrale Stammesmuskulatur	158
Zwerchfell, Diaphragma	159
Bauchmuskeln	161
Faszien der vorderen Bauchwand	163
Rektusscheide	163
Leistenkanal, Canalis inguinalis	165

Muskel- und Gefäßlücke, Lacuna musculorum und vasorum	166
Zusammenwirken und Ketten der Bauchmuskeln	166
Atemmechanik	169
Zungenbein, Os hyoideum	172
Halsmuskeln	173
Halsfaszie, Fascia cervicalis	176
Schädel, Cranium	177
Hinterhauptbein, Os occipitale	177
Schläfenbein, Os temporale	178
Keilbein, Os sphenoidale	179
Stirnbein, Os frontale	180
Scheitelbein, Os parietale	180
Oberkiefer, Maxilla	181
Gaumenbein, Os palatinum	181
Jochbein, Os zygomaticum	181
Tränenbein, Os lacrimale	181
Nasenbein, Os nasale	181
Pflugscharbein, Vomer	181
untere Nasenmuschel, Concha nasalis inferior	181
Unterkiefer, Mandibula	181
Schädelbasis	182
Augenhöhle, Orbita	184
Nasenhöhle	185
Kiefergelenk, Articulatio temporomandibularis	186
Kaumuskeln, Mm. masticatorii	186
Gesichtsmuskeln, Mm. faciei	188
Körperoberfläche	188
Verdauungssystem	195
Mundhöhle, Cavitas oris	195
Rachen, Pharynx	202
Speiseröhre, Oesophagus	203
Bauchfell, Peritoneum	203
Magen-Darm-Kanal	203
Leber, Hepar	208
Gallenblase, Vesica biliaris	211
Bauchspeicheldrüse, Pancreas	212
Netz und Netzbeutel	213
Atmungssystem	215
Nase, Nasus	215
Kehlkopf, Larynx	215
Luftröhre, Trachea	216
Lungen, Pulmones	216
Rippenfell, Pleura	220
Herz und Gefäßsystem	223
Herz, Cor	225
Gefäße des Herzens	230
Herzbeutel	231
Gefäße des Lungenkreislaufs	231
Gefäße des Körperkreislaufs	231

Lymphsystem	247
Lymphozyten und Abwehr	247
Lymphknoten und Lymphgefäße	248
Thymus, Bries	252
Milz	252
Blut	255
Urogenitalsystem	261
Harnorgane, Systema urinarum	261
Niere, Ren	261
Harnleiter, Ureter	265
Harnblase, Vesica urinaria	265
Weibliche Harnröhre	266
Männliche Geschlechtsorgane	266
Hoden, Testis	266
Nebenhoden, Epididymis	268
Samenleiter, Ductus deferens	268
Samenblase, Glandula vesiculosa	268
Vorsteherdrüse, Prostata	269
Männliches Glied, Penis	269
Weibliche Geschlechtsorgane	270
Eierstock, Ovarium	270
Eileiter, Tuba uterina	272
Gebärmutter, Uterus	273
Scheide, Vagina	275
Äußere Geschlechtsorgane	275
Innersekretorische Drüsen	277
Hirnanhangdrüse, Hypophyse	277
Nebenniere, Glandula suprarenalis	279
Schilddrüse, Glandula thyroidea	281
Beischilddrüsen, Glandulae parathyroideae	282
Zirbeldrüse, Epiphyse, Glandula pinealis	282
Paraganglien	283
Nervensystem	285
Animales oder zerebrospinales Nervensystem	285
Rückenmark, Medulla spinalis	285
Gehirn, Encephalon	291
Hirnnerven, Nn. craniales	311
Rückenmarknerven, Nn. spinales	314
Vegetatives Nervensystem	327
Sympathikus, Pars sympathica	327
Parasympathikus, Pars parasympathica	335
Haut und Sinnesorgane	337
Haut, Cutis	337
Brustdrüse, Mamma	339
Geruchsorgan	339
Geschmacksorgan	340
Sehorgan	340

Augapfel, Bulbus oculi	340
Äußere Hilfsorgane	342
Statoakustisches Organ	343
Äußeres Ohr, Auris externa	344
Mittelohr, Auris media	344
Innenohr, Auris interna	344
Tafel I–IX	347
Abbildungsnachweis	356
Sachwortverzeichnis	357

Vorwort zur 1. Auflage

Das vorliegende Buch hat seine Entstehungsgeschichte. Es war ursprünglich als Teil des in Vorbereitung befindlichen Lehrbuches über Physiotherapie (Herausgeber: Cordes/Ulbe/Zeibig) gedacht. Deshalb wurde auch dem Bewegungssystem und dem peripheren Nervensystem besondere Aufmerksamkeit geschenkt. Der Verlag und das Institut für Weiterbildung mittlerer medizinischer Fachkräfte schlugen jedoch nach eingehender gemeinsamer Beratung vor, die Anatomie aus diesem Werk zu lösen und selbständig erscheinen zu lassen. Ich stimmte dem zu und habe daraufhin das Manuskript überarbeitet. Diejenigen Abschnitte, die nicht alle mittleren medizinischen Fachkräfte als Grundlage anatomischen Wissens benötigen, werden nunmehr als Kleindruck gebracht. Dabei steht natürlich jedem Leser selbst die Entscheidung über wichtig oder weniger wichtig, über Grundlage oder Ergänzung frei. Die drucktechnischen Unterscheidungen sind nur als Hinweis zu betrachten. Da jedoch der Kreis der mittleren medizinischen Fachkräfte groß ist und die morphologischen Anforderungen unterschiedlich sind, wurde bewusst ein weiterer Rahmen gewählt. Sicher liegt noch nicht die günstigste Lösung vor. Ich werde deshalb gern Anregungen für Änderungen und Ergänzungen entgegennehmen.
Dass nunmehr die „Systematische und funktionelle Anatomie" erscheint, ist das Verdienst vieler. Ich danke dem Verlag und den Herstellerbetrieben für ihr großes Verständnis, die ständige Unterstützung und die wohlwollende Aufnahme und Erfüllung meiner Wünsche. Mein besonderer Dank gilt dem wissenschaftlichen Zeichner, Herrn Kurt Herschel, Holzhausen bei Leipzig. Von seiner erfahrenen und bewährten Hand stammen alle Textabbildungen und die Tafel „Blut". Die Tafeln „Extremitäten" und „Eingeweide" zeichnete Herr Horst Schmidt, wissenschaftlicher Zeichner in Halle (Saale). Auch ihm danke ich sehr für seine Hilfe. Beim Lesen der Korrekturen unterstützten mich die Herren Dr. Klaus Jahn und Dr. Gerhard Scheller, der auch das Sachregister verfaßte. Ihnen gilt ebenfalls mein herzlichster Dank.

Leipzig, im April 1969   Gerald Leutert

Vorwort zur 9. Auflage

Eine unverminderte Nachfrage machte es notwendig, der 8. Auflage umgehend eine 9. Auflage folgen zu lassen. Neue Erkenntnisse der systematischen und funktionellen Anatomie wurden ebenso wie klinische Bezüge in die einzelnen Kapitel eingebracht. Besondere Berücksichtigung fanden dabei die Kapitel Gewebe und Bewegungssystem.

Leider kann der Begründer dieses Buches, mein verehrter Lehrer, Herr Prof. Leutert, durch sein Ableben das Erscheinen der 9. Auflage nicht mehr miterleben. Dass er noch, obwohl schwer von seiner Krankheit gezeichnet, Korrekturen für die vorliegende Ausgabe bearbeitete, zeigt, wie sehr er mit diesem Buch verbunden war.

Mitarbeiter des Instituts für Anatomie der Universität Leipzig unterstützten uns wirkungsvoll. Frau Häusler schrieb in bewährter Weise das Manuskript der veränderten und ergänzten Teile. Herr Doz. Dr. Welt zeichnete neu eingebrachte Abbildungen in bekannter Qualität. Herr Dr. Scheller übernahm zuverlässig die Korrekturen. Ihnen allen gebührt ein herzlicher und tief empfundener Dank.

Herrn Dr. Prinz, Cheflektor, und Frau Prinz, Lektorin, vom Verlag Ullstein Medical ist herzlich zu danken für ihre vielseitigen Hilfen und ihr Verständnis in allen Fragen. Ebenso ist der Verlagsleitung des Verlages Urban & Fischer zu danken für die Übernahme der vom Verlag Ullstein Medical übergebenen Unterlagen und deren Umsetzung. Der Dank gilt zugleich den Mitarbeitern des Verlages und der Herstellerbetriebe für die schnelle Ausführung vorgetragener Wünsche. Ein besonderer Dank gebührt der Lektorin Frau Tietze, die das Erscheinen der 9. Auflage in jeder Hinsicht förderte.

Leipzig, im Oktober 1999   Wolfgang Schmidt

Teil I

Einleitung

Das Wort Anatomie leitet sich von „anatémnein" ab, welches aus dem Griechischen stammt und „zerschneiden, zergliedern" bedeutet. Die Anatomie stellt demnach einen Wissenskomplex dar, dessen Einzelerkenntnisse durch die Zergliederung mit dem Skalpell (Präparation) gewonnen werden. Die Betrachtung erfolgt dabei mit bloßem Auge, weshalb man dieses Teilgebiet als makroskopische Anatomie bezeichnet. Es gehört zu den Grundzügen der Anatomie, dass der Analyse der Bestandteile und deren gründlicher Beschreibung die Synthese zum gesamten Organismus folgt. Was künstlich durch das Messer getrennt wurde, muss gedanklich wieder zum Ganzen vereint werden; denn der menschliche Organismus reagiert im Gesunden wie im Kranken immer als Ganzes. Analyse – Synthese sind die Grundprinzipien der Dialektik, die somit die methodisch-erkenntnistheoretische Grundlage der Anatomie bildet.

Durch die Erfindung des Mikroskops eröffneten sich dem Bestreben, die Organe in möglichst kleine, erkennbare Teile zu zergliedern, neue Wege. Es ist das Verdienst so bedeutender Forscher wie Leeuwenhoek und Malpighi, dieses Epoche machende Gerät im 17. Jahrhundert in die Wissenschaft eingeführt zu haben. Neue Strukturen wurden beobachtet und beschrieben. Trotzdem dauerte es fast bis zur Mitte des 19. Jahrhunderts, ehe Schleiden die Zelle als Elementarbaustein der Pflanzen erkannte. Ein Jahr später fand Schwann am tierischen Organismus einen analogen gesetzmäßigen, zellulären Aufbau. Damit war der Grundstein für die *Zytologie* (Zellenlehre) gelegt. Sie erhielt ihren krönenden Abschluss durch die *Zellularpathologie* Rudolf Virchows, nach welcher die Zelle das kleinste Formelement im Gesunden wie im Kranken ist. Sie stellt die gestaltliche und funktionelle Grundeinheit der Lebewesen dar.

Der Organismus besteht nicht allein aus Zellen, sondern auch aus zwischen den Zellen liegender Substanz, der Interzellularsubstanz. Beide, Zellen und Interzellularsubstanz, bilden morphologisch[1] und funktionell eine Einheit, indem zwischen ihnen enge Wechselbeziehungen bestehen. Gleichartige Zellen und dazugehörende Interzellularsubstanz werden unter dem Begriff *Gewebe* zusammengefasst. Sie stellen das Baumaterial der Organe und Organsysteme dar. Die Lehre von den Geweben bezeichnet man als *Histologie*[2].

Der Untersuchung von Zellen und Geweben steht heute eine Vielzahl von Geräten und Verfahren zur Verfügung. Das klassische Gerät ist das *Mikroskop*, dessen Objekte mit Tageslicht (mittlere Wellenlänge 550 nm[3]) durchstrahlt werden, deshalb auch Lichtmikroskop genannt. Sein Auflösungsvermögen beträgt maximal 140 nm. Das bedeutet, dass man Teilchen mit einem Durchmesser von weniger als 140 nm nicht mehr wahrnehmen kann. Vergleichsweise sei erwähnt, dass mit bloßem Auge ausschließlich Teilchen von 100 µm = $^1/_{10}$ mm und größer erkennbar sind. Nur dünne Objekte lassen Tageslicht durchtreten. Zu diesem Zweck werden mit einem besonderen Schneidegerät, dem Mikrotom, Schnitte von im Mittel 10 µm

---

[1] morphe = Gestalt, Form
[2] histós = Gewebe
[3] 1 nm (Nanometer) = 0,001 µm (Mikrometer) = 0,000001 mm

Dicke hergestellt. Es sind Schnittdicken von 1–2 µm erreichbar. Nach entsprechender Behandlung zeigen die Präparate im Mikroskop das vielgestaltige, lichtoptische Bild der Gewebe.

Das Auflösungsvermögen ist durch Verwendung von Elektronenstrahlen (Wellenlänge kleiner als 1 Å[4]) anstelle von Lichtwellen mehr als hundertfach gesteigert worden. Im *Elektronenmikroskop*, das als Linsen elektromagnetische Felder besitzt, sind Teilchen bis zu 0,45 nm = 4,5 Å erkennbar. Mit diesem Großgerät der morphologischen Forschung ist man in der Lage, in die sog. Ultrastruktur der Zellen und Gewebe einzudringen und größere Moleküle und Molekülgruppen sichtbar zu machen. Die dazu nötigen dünnen Schnitte liefert das Ultramikrotom, dessen mögliche Schnittdicke 10–50 nm beträgt. Neben der Elektronenmikroskopie gibt es noch eine Vielzahl von Methoden, die einen Einblick in das submikroskopische, unter dem Auflösungsvermögen des Lichtmikroskopes liegende Gefüge der lebenden Materie gewähren, so die Röntgenographie, Polarisationsmikroskopie und Dunkelfeldmikroskopie. Sie stellen wertvolle Ergänzungen der Elektronenmikroskopie dar.

Die Frage nach dem chemischen Aufbau der Zellen und Gewebe hat seit jeher die Morphologen bewegt. Entscheidende Fortschritte wurden jedoch erst in den letzten Jahrzehnten erzielt. Aus dem Bemühen, in der Histologie chemische Aussagen machen zu können, ist die Histochemie entstanden. Der gewaltige Aufschwung, den die Immunologie in den letzten Jahren erfahren hat, fand auch in der Morphologie seinen Niederschlag. Durch die Kopplung immunologischer und histochemischer Reaktionen konnte die Aussage über die Spezifität des stofflichen Aufbaus der Zellen und Gewebe wesentlich erhöht werden. Die Immunhistochemie ist heute in der Lage, besonders im Bereich sezernierender Zellen deren Funktion exakt festzulegen. Lichtmikroskopie, Ultrastrukturforschung und Histochemie bilden die Grundlagen der modernen Biologie wie auch der menschlichen Anatomie.

---

[4] 1 Å = 0,1 nm

Zytologie

Der kleinste mit den Eigenschaften des Lebens versehene Baustein des tierischen und menschlichen Organismus ist die *Zelle*. Zu den Eigenschaften des Lebens gehören Stoffwechsel, Erregbarkeit, Erregungsleitung, Wachstum, Vermehrung, Altern und Tod. All diese Faktoren kennzeichnen die einzelligen Lebewesen (Protozoen) wie die vielzelligen (Metazoen), zu denen auch der Mensch zählt.

Die *Form* der Zellen ist unterschiedlich. Sie hängt von der unmittelbaren Umgebung und von Erbfaktoren ab. In flüssigen Medien liegt gewissermaßen die Urform vor, die Kugel, bedingt durch die überall gleiche Oberflächenspannung (z. B. weiße Blutzellen). Knorpelgewebe besitzt ovale, Deckgewebe (Epithel) vieleckige, Knochengewebe mit Fortsätzen versehene Zellen, glatte Muskelzellen sind spindelförmig.
Auch die *Größe* wechselt. Die meisten Körperzellen weisen einen Durchmesser von 5–25 μm auf. Eizellen als größte menschliche Zellen messen etwa 150 μm. Erythrozyten (rote Blutzellen) sind 7,5 μm groß.

Jede Zelle (Abb. 1) besteht aus *Zellkern* (Nucleus) und *Zellleib* (Zytoplasma). Die Volumina beider Bestandteile weisen ein für die betreffende Zellart charakteristisches Verhältnis auf, eine bestimmte *Kern-Plasma-Relation*, deren Verschiebung Formveränderungen auslösen kann.

Zellkern, Nucleus

Wie die Zellen zeigen auch die Zellkerne sehr voneinander abweichende Formen. Neben runden, ovalen, bohnen- und spindelförmigen Kernen gibt es solche, die sich aus mehreren Segmenten aufbauen, sog. segmentierte Kerne. Die Größe bewegt sich zwischen 5 und 20 μm. Die Bestandteile eines jeden Kernes sind *Kernmembran*, *Nucleolus*, *Chromatin* und *Karyoplasma*.

Die *Kernmembran* grenzt Kern und Plasma scharf gegeneinander ab. Sie ist etwa 20 nm (200 Å) dick, besteht aus zwei Lamellen, die eine schmale, locker strukturierte Zone einschließen, und enthält nur elektronenmikroskopisch sichtbare Poren von wechselnder Größe und Lokalisation. Sie stellt eine bedeutungsvolle Schranke im Stoffwechselgeschehen von Kern und Plasma dar. Der Stoffaustausch kann durch passive Diffusion, wobei die Poren wegen des geringen Diffusionswiderstandes bevorzugt werden, oder durch aktiven Transport erfolgen.

Der *Nucleolus* (Kernkörperchen) kommt in der Ein- und Mehrzahl vor. Deutlich erkennbar ist er in Zellkernen, deren Chromatinkörnchen locker gefügt sind (z. B. Nervenzellen). Er enthält neben Proteinen Ribonucleinsäure (RNS, internationale Schreibweise: RNA), einen Stoff, der nach Passage der Kernmembran im Zytoplasma die Eiweißsynthese in Gang bringt. Dabei kann der Nucleolus völlig verschwinden und sich später neu bilden. Elektronenmikroskopisch besteht er aus dicht nebeneinander liegenden, 10–30 nm großen Körnchen. Eine umschließende Membran fehlt.

Unter dem *Chromatin* versteht man die färbbare Substanz der Zellkerne. Sie ist gekörnt und von wechselnder Dichte und Anordnung. In Lymphozyten füllt sie den Kern fast vollständig aus, während sie in Leber- oder Nervenzellen unregelmäßig verteilt erscheint. Die Chromatinkörnchen stellen keine isolierten Partikel dar, sondern sind färbbare Abschnitte der Chromosomen, die auch in der Zeit zwischen den Zellteilungen (Interphase) ihre Individualität beibehalten. Die Färbbarkeit der Chromosomenabschnitte wird durch ihre stärkere Spiralisierung und Kondensierung hervorgerufen. Man bezeichnet diese Chromosomenabschnitte auch als Heterochromatin im Gegensatz zum Euchromatin, das schwach oder gar nicht anfärbbaren Anteilen der Chromosomen entspricht.

Den Raum zwischen Kernmembran, Nucleolus und Chromatin füllt das *Karyoplasma* (Kernsaft) aus, das auch im Elektronenmikroskop keine Strukturen erkennen lässt.

Die meisten Zellen besitzen *einen* Kern, Leberzellen häufig *zwei Kerne,* während Zellen, die in der Lage sind, andere, zugrunde gehende Zellen in sich aufzunehmen, zu phagozytieren, nicht selten 10–12 Kerne aufweisen (z. B. sog. mehrkernige Riesenzellen). *Kernlos* sind die roten Blutkörperchen (Erythrozyten) der Säugetiere und des Menschen. Es handelt sich um in funktioneller Hinsicht sehr spezialisierte Zellen, die sich aus ursprünglich kernhaltigen Zellen entwickeln und im Zuge ihrer Reifung den Kern verlieren. Erythrozyten leben nur etwa 100 Tage. Danach sterben sie ab, da sie die Teilungsfähigkeit verloren haben.

Zytoplasma

Da das Plasma der Zellen glasartig und durchscheinend ist, bezeichnet man es als *Hyaloplasma*[5] oder als Grundplasma. Es ist auch bei Betrachtung im Elektronenmikroskop eine strukturlose Masse, die zu 60–80 % aus Wasser besteht und Proteine sowie Enzyme, Lipide, Kohlenhydrate und Salze enthält. Beobachtungen an lebenden Zellen haben gezeigt, dass das Hyaloplasma ständig in fließender Bewegung ist und damit Eigenschaften von Flüssigkeiten besitzt. Andererseits kann man das Hyaloplasma reversibel dehnen. Verformte Zellen – z. B. beim Durchtritt von Poren – streben ihre ursprüngliche Gestalt an. Diese Eigenschaft (Elastizität) kommt festen Körpern zu. Substanzen, die Kennzeichen von Flüssigkeiten und festen Körpern besitzen, die ständig zwischen Sol-

[5] hyalinos = gläsern

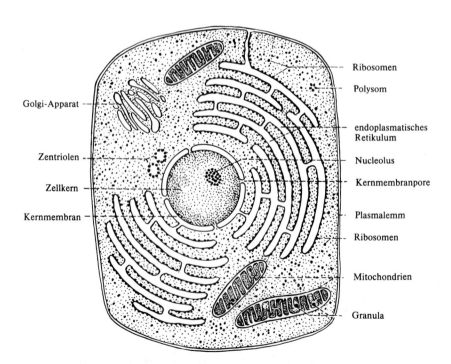

Abb. 1: Elektronenmikroskopischer Aufbau einer Zelle

und Gelzustand wechseln, gehören zu den Kolloiden. Somit stellt das Hyaloplasma ein Kolloid dar. Es wird auch als *Matrix* bezeichnet. Da es sich um die löslichen Anteile des Zytoplasmas handelt, hat man in der Biochemie dafür den Begriff *Zytosol* geprägt.

Das Hyaloplasma verdichtet sich am Rande der Zelle zu dem nur elektronenmikroskopisch sichtbaren *Plasmalemm* (Plasmahaut). Dieses ist etwa 7,5 nm (75 Å) dick und besteht aus einer biomolekularen Schicht von Phospholipiden, der sich außen und innen Proteine anlagern. Ein Teil der Proteine durchzieht die Phospholipide von außen nach innen. Das Plasmalemm besitzt als wichtige Stoffwechselschranke zwischen Zelle und Interzellularsubstanz die Eigenschaft der selektiven Permeabilität (auswählende Durchlässigkeit).

Im Bereich der Darmepithelien wird das Plasmalemm auf dessen lumenwärtiger Seite von der *Glykokalix* bedeckt, die aus Polysaccharidseitenketten der Proteine und Lipide des Plasmalemms besteht. Sie bedingt eine hohe Spezifität dieser Zellen.

In das Hyaloplasma sind die *Zellorganellen*, das *Zytoskelett*, das *Metaplasma* und das *Paraplasma* eingelagert. Die *Zellorganellen* (Abb. 1) stellen die zelleigenen Organe dar. Sie gliedern sich in endoplasmatisches Retikulum, Ribosomen, Mitochondrien, Zentriolen, Lysosomen, Golgi-Apparat und Peroxysomen.

Das *endoplasmatische Retikulum* ist im Lichtmikroskop nicht erkennbar. Im Elektronenmikroskop stellt sich ein System vielfältig verbundener, mehr oder weniger zueinander parallel angeordneter Doppelmembranen dar, deren Dicke 50–100 nm beträgt. Die Einzelmembran besteht aus Proteinen und Lipiden. Das endoplasmatische Retikulum durchsetzt das Hyaloplasma und steht sowohl mit der Kernmembran wie auch mit dem Plasmalemm in Verbindung. Dem endoplasmatischen Retikulum können im Querschnitt etwa 10–20 nm messende Körnchen aufgelagert sein, die wegen ihres Gehaltes an Ribonucleinsäure (RNA) *Ribosomen* genannt werden. Mit Ribosomen besetztes endoplasmatisches Retikulum bezeichnet man als *raues* oder *granuläres endoplasmatisches Retikulum*, liegen keine Ribosomen unmittelbar an, spricht man vom *glatten endoplasmatischen Retikulum*, das besonders in Zellen mit intensivem Steroidstoffwechsel vorkommt. Neben den membrangebundenen Ribosomen enthält das Hyaloplasma auch freie Ribosomen, die sich teilweise rosettenartig zusammenfügen (Polysomen). Im rauen endoplasmatischen Retikulum und in den freien Ribosomen vollzieht sich die Eiweißsynthese, weshalb man diese Strukturen auch als *Ergastoplasma* (tätiges Plasma) zusammenfasst, das sich lichtoptisch vom Hyaloplasma wegen des RNA-Gehaltes durch seine Basophilie[6] unterscheidet.

Unter *Mitochondrien* (wörtlich Fadenkörner) versteht man 2–10 µm lange fadenförmige Gebilde, die sich in schlängelnder Bewegung befinden und deren Form sich fortwährend ändert. Die Zahl der Mitochondrien hängt von der Funktion der Zelle ab. Zellen mit besonders regem Stoffwechsel weisen mehr Mitochondrien auf als solche, die mechanische Funktionen ausüben. Im elektronenoptischen Bild zeigen die Mitochondrien eine äußere Doppelmembran, deren innere Lamelle sich quer zur Längsrichtung des Mitochondriums einfaltet. Zwischen den Lamellen liegen in einer homogenen oder granulierten Matrix[7] einige osmiophile[8], bis zu 50 nm große Granula. Die Mitochondrien enthalten Enzyme[9], die der biologischen Oxidation der Nährstoffe und der Gewinnung energiereicher Phosphatverbindungen dienen. Sie sind die „Kraftwerke" der Zellen. In den Mitochondrien hat man auch DNA

---

[6] Basophilie = Fähigkeit, basische Stoffe aufzunehmen
[7] Matrix = Mutterboden
[8] osmiophil = mit Osmiumsäure färbbar
[9] Enzym = Biokatalysator

(s. S. 9) nachgewiesen. Die „mitochondriale DNA" macht etwa 1–2% der Gesamt-DNA aus.

Zentriolen (Zentralkörperchen) stellen zylinderförmige Körper dar, deren Durchmesser 0,15 µm und deren Länge 0,5 µm beträgt. Sie liegen meist in unmittelbarer Nähe des Kerns und sind nicht selten doppelt vorhanden. Zentriolenpaare bezeichnet man als *Diplosom*. Elektronenmikroskopische Untersuchungen haben ergeben, dass die Zentriolen Hohlzylinder darstellen, deren Wand aus 9 längs- und parallelverlaufenden Baueinheiten besteht, wobei wiederum jede Baueinheit von drei Röhren (Mikrotubuli) gebildet wird. Die Zentriolen sind die Zellorganellen der indirekten Kernteilung (Mitose). Ohne ihr Mitwirken kann keine Mitose ablaufen. Auf diese Vorgänge wird später (S. 7) eingegangen.

Lysosomen sind rundliche Körper mit einem Durchmesser von etwa 0,4 µm. Sie zeichnen sich durch hohen Gehalt an hydrolytischen Enzymen aus, die beim Abbau von gealterten Zellteilen und von phagozytiertem Material („intrazelluläre Verdauung") eine bedeutende Rolle spielen. Im elektronenoptischen Bild umschließt eine Lipoproteidmembran einen homogenen, granulären oder geschichteten Inhalt.

Der Begriff *Golgi-Apparat* leitet sich von dem Entdecker Camillo Golgi ab. Er beschrieb 1898 in Nervenzellen um den Kern angeordnete, verschlungene, fädige Gebilde. Diese später als Golgi-Apparat bezeichneten Strukturen sind in allen Körperzellen nachweisbar. Ihre Lage wechselt. In Drüsenzellen findet man sie zwischen Kern und Oberfläche. Elektronenmikroskopisch besteht der Golgi-Apparat aus vielfältig übereinander gestapelten, nicht miteinander kommunizierenden, glattwandigen, membranbegrenzten Säckchen oder Zisternen, die an ihren Enden häufig zu Bläschen erweitert sind. Seine Funktion ist in Drüsenzellen besonders deutlich. Vom endoplasmatischen Retikulum gebildete Proteine werden im Golgi-Apparat kondensiert, an Kohlenhydrate gekoppelt und als Proteoglykane über Transportvesikel ausgeschleust.

Peroxysomen sind rundliche Zellorganellen, deren Durchmesser etwa 0,5–1 µm beträgt. Sie enthalten Enzyme, welche das giftige Wasserstoffperoxid abbauen. Man findet Peroxisomen vorwiegend in Leberzellen und Epithelzellen der Nierenkanälchen.

Unter dem Begriff *Zytoskelett* fasst man die Mikrotubuli, die Mikrofilamente und die Intermediärfilamente zusammen. Sie üben sowohl statische wie dynamische Funktionen aus und dienen Bewegungsvorgängen als auch dem intrazellulären Transport. *Mikrotubuli* kommen in fast allen Zellen vor. Sie sind unverzweigt, messen im Querschnitt 25 nm und verlaufen in der Regel zueinander parallel. Sie bilden die strukturelle Grundlage von Zentriolen und Kinozilien (S. 6 und 17). In Nervenzellen (Neurotubuli) erfüllen sie Transportaufgaben. *Mikrofilamente*, im Querschnitt 5–7 nm dick, treten einzeln, gebündelt oder vernetzt auf. Durch ihren Gehalt an Aktin, einem globulären Protein, stellen sie die kontraktilen Elemente der Zelle dar. Sie werden auch als Aktinfilamente bezeichnet. *Intermediärfilamente* liegen mit einem Querschnitt von 8–10 nm zwischen dem von Mikrotubuli und Mikrofilamenten, deshalb die Bezeichnung „intermediär". Sie sind fadenförmig, können sich bündeln oder netzartig verbinden. Sie sind die stabilen Elemente des Zytoskeletts und stellen die am wenigsten löslichen Bestandteile der Zelle dar. Sie erstrecken sich vom Kern bis zum Plasmalemm in Form eines Mikrotrabekelgitters. Besonders benannte Intermediärfilamente sind die Zytokeratine in hornbildenden Zellen, die Vimentinfilamente in undifferenzierten embryonalen Zellen und das Laminin, das sich der inneren Lamina der Zellkerne anlagert.

Dem *Metaplasma* gehören faserförmige Differenzierungen des Hyaloplasmas an, die zu besonderen Leistungen fähig sind.

Derartige Fasern trifft man im Epithel als *Tonofibrillen*, im Muskelgewebe als *Myofibrillen* und im Nervengewebe als *Neurofibrillen* an.

Unter *Paraplasma* versteht man in das Hyaloplasma eingelagerte sog. tote Substanzen. Sie haben unmittelbar am Stoffwechselgeschehen der Zelle nicht teil und werden häufig gespeichert. Sie können als Körnchen, Schollen, Kristalle oder Vakuolen vorliegen, wobei Vakuolen Räume darstellen, die einen flüssigen oder halbflüssigen Inhalt umschließen.

Zu den paraplasmatischen Substanzen zählen *Eiweiße, Fette* und *Lipide, Kohlenhydrate, Dotter* und *Pigmente. Eiweiß* kommt als Körnchen und Kristalle vor, *Fette* und Lipide als Tröpfchen in Vakuolen, *Kohlenhydrate* als wechselnd große Körnchen und *Dotter* als Schollen in Eizellen. *Pigmente* können verschiedener Natur sein. *Melanin* ist als schwarzbrauner Farbstoff in bestimmten Zellen des Auges und der Oberhaut (Epidermis) enthalten, das gelbbraune *Lipofuscin* – auch Alterspigment genannt – tritt in Muskel- und Nervenzellen im Laufe des Lebens in zunehmendem Maße auf, und *Hämosiderin* entsteht im Gewebe beim Abbau des Blutfarbstoffes *Hämoglobin*.

Zellteilungen

Das Wachstum der Organe und damit des Gesamtorganismus erfolgt bei den höheren Metazoen durch Zellteilung und Vermehrung der Interzellularsubstanz. Man unterscheidet vier Zellteilungsformen: *Mitose, Meiose, Amitose* und *Endomitose*.

Mitose (Abb. 2)

Der Begriff Mitose leitet sich von der Tatsache ab, dass während dieses Teilungsvorganges fadenförmige Strukturen[10], die Chromosomen, sichtbar werden. Größe, Form und Zahl der Chromosomen sind bei den einzelnen Tierarten unterschiedlich.

Die Zellen des Menschen – ausgenommen die vereinigungsbereiten Geschlechtszellen – enthalten 46 Chromosomen. Sie gliedern sich entsprechend ihrer Darstellbarkeit und ihrem funktionellen Verhalten in 44 Autosomen und 2 Heterochromosomen. Bei den *Autosomen* gleichen sich immer 2 Chromosomen, weshalb man die Autosomen wiederum in 22 homologe Chromosomenpaare ordnet, welche bei der exakten Chromosomenbestimmung die Zahlen 1 bis 22 erhalten. Die *Heterochromosomen* unterscheiden sich färberisch von den Autosomen und auch untereinander durch ihre Länge. Man bezeichnet das größere Heterochromosom als X-Chromosom, das kleinere als Y-Chromosom. Da die Heterochromosomen das Geschlecht bestimmen, heißen sie auch Geschlechtschromosomen. Die Körperzellen des weiblichen Organismus verfügen über 2 X-Chromosomen, die Körperzellen des männlichen Organismus über ein X- und ein Y-Chromosom. Den vollständigen Chromosomensatz nennt man diploid[11]. Die genaue Bezifferung lautet: ♀ 44 + xx; ♂ 44 + xy.

In reifen Geschlechtszellen liegt nur ein einfacher, haploider[12] Chromosomensatz vor – entweder 22 + x oder 22 + y –, der nach Verschmelzung der Geschlechtszellen wieder diploid wird. Auf diese Vorgänge wird im Abschnitt Meiose näher eingegangen.

> Abweichungen vom diploiden Chromosomensatz werden bei bestimmten Erbkrankheiten (z. B. Down-Syndrom) beobachtet.

---

[10] mitos = Faden
[11] diploos = doppelt
[12] haploos = einfach

Die Form der *Chromosomen* hängt von der Phase (Abb. 2) der Mitose ab. Zu Beginn der Metaphase (Abb. 3a) besteht das isolierte Chromosom aus zwei gleich großen, fadenförmigen Gebilden, den *Chromatiden*, die im Bereich des *Zentromer*, einer punktförmigen Region, verbunden sind. Dadurch gliedert sich jede Chromatide in zwei Schenkel, die bei genauer mittelständiger Lage des Zentromer gleich lang sind. Liegt der Zentromer näher einem Ende der Chromatiden, sind die Schenkel zwangsläufig ungleich lang. Befindet sich der Zentromer am Ende der Chromatiden, besteht jede Chromatide aus nur einem Schenkel. Die Lage des Zentromer ist auch ausschlaggebend für die Ordnung der Chromosomen des Menschen in sieben Gruppen. Sekundäre Einschnürungen können nahe einem Ende der Chromatiden auftreten. Sie grenzen kleinere Stücke ab, die als Satelliten bezeichnet werden. Fünf Chromosomen des menschlichen Chromosomensatzes tragen solche *Satelliten*. Die Einschnürungen nennt man *Nucleolus organisator*, da von ihm die Bildung des Nucleolus ausgeht. Mit speziellen Methoden können in den Chromosomen Querbanden, *Chromomeren*, dargestellt werden, die für die verschiedenen Chromosomen charakteristisch sind und deshalb für deren Bestimmung und Ordnung im Karyogramm[13] Bedeutung be-

---

[13] Karyogramm = Ordnung und Aufreihung der Chromosomenpaare und der Heterosomen

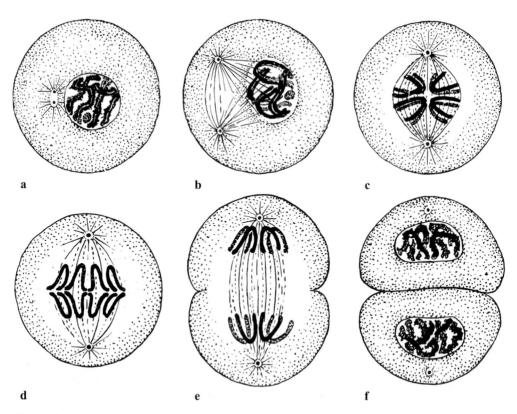

Abb. 2: Phasen der Mitose; **a** und **b**: Prophase, Entstehung der Zentralspindel, Auflösung der Kernmembran; **c**: Metaphase, Anordnung der Chromosomen in der Äquatorialplatte; **d** und **e**: Anaphase, Auseinanderweichen der längsgespaltenen Chromosomen; **f**: Telophase, Bildung zweier Tochterzellen (Durchschnürung des Zellleibes, Entstehung der Kernmembran)

sitzen. Jede Chromatide enthält als Primärstruktur ein Molekül Desoxyribonucleinsäure (DNS), internationale Schreibweise: DNA), welche, spiralig gewunden, die Chromatide von einem zum anderen Ende durchzieht. Ein DNA-Molekül besteht aus zwei langen Strängen, die sich wiederum umeinander winden – Doppelhelixstruktur[14] der DNA (Abb. 3b) – und miteinander über quere Brücken verbunden sind. Die Längsstränge werden in regelmäßigem Wechsel aus Desoxyribose (ein Kohlenhydrat mit 5 C-Atomen) und Phosphorsäure aufgebaut, quere Brücken werden von Desoxyribose zu Desoxyribose über organische Basen geknüpft. Dabei verbindet sich die Purinbase Adenin mit der Pyrimidinbase Thymin und die Purinbase Guanin mit der Pyrimidinbase Cytosin über Wasserstoffbrücken. Der isolierte DNA-Faden ist 2–3 nm dick. Durch starke Faltung und Schlingenbildung wird eine Dicke von etwa 11 nm erreicht, wobei in ziemlich regelmäßigen Abständen

---

[14] Helix = Windung

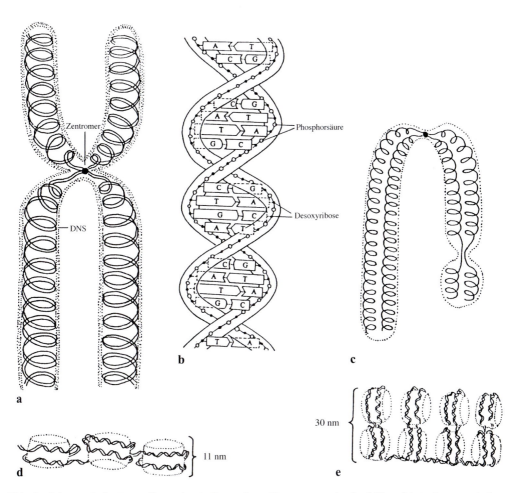

Abb. 3: Schematische Darstellung des Aufbaus eines Chromosoms in der frühen Metaphase; **a:** Aufbau eines Chromosoms aus Chromatiden, **b:** Helix-Struktur, **c:** Chromatide, abgeknickt, DNA verdoppelt, Metaphase, **d:** Windung der DNA um Histonkomplexe, Nukleosomen, Chromatinfibrille, **e:** Chromatinfaser [L219]

kleine kugelförmige Komplexe von Histonen[15] umzogen werden. Man bezeichnet diese Komplexe als *Nukleosomen*, die dadurch entstehende Sekundärstruktur als *Chromatinfibrille*. Die in sich gewundene Chromatinfibrille wird wiederum durch lysinreiche Histone an ihrer Außenseite stabilisiert und zur *Chromatinfaser* verdickt, deren Durchmesser 30 nm beträgt. Auch die Chromatinfaser ist wiederum mehrfach gefaltet und erreicht dadurch den Durchmesser des etwa 700 nm dicken Chromatidenschenkels.

Das DNA-Molekül ist Träger der genetischen Information. Es enthält in linearer Anordnung die Erbmerkmale, die *Gene*, welche eine gewisse Selbständigkeit besitzen und austauschbar sind. Dabei sind die Gene in bestimmten Nukleotidsequenzen[16] lokalisiert.

Die Dichte der Windungen ist unterschiedlich und hängt vor allem vom Funktionszustand ab. Während der Mitose erhöht sich der Spiralisierungsgrad durch Kontraktion des DNA-Fadens. Die Gesamtheit des genetischen Materials bezeichnet man als *Genom*.

Das DNA-Molekül besitzt für Zellteilung und Vererbung entscheidende Eigenschaften. Durch Lösung der sich zwischen den organischen Basen befindlichen Wasserstoffbrücken kann es sich längs spalten und danach identisch reproduzieren. Dabei entsteht aus jedem der zwei Stränge ein weiterer neuer Strang, der mit dem Ausgangsstrang über organische Basen verbunden ist. Man bezeichnet diesen Vorgang, bei dem ein völlig gleichartiges DNA-Molekül und somit eine identische Kopie des genetischen Materials entsteht, als *Replikation*. In ähnlicher Weise erfolgt die Weitergabe der genetischen Information an das Zytoplasma.

Als Informationsträger tritt die Ribonucleinsäure (RNA) auf, die aus einem Strang von sich abwechselnden Gliedern von Ribose und Phosphorsäure besteht und als seitlich mit der Ribose verbundene organische Basen Adenin, Guanin, Cytosin und Uracil enthält. Thymin wird also im Gegensatz zur DNA durch Uracil ersetzt. Die RNA geht zwar aus der DNA hervor, stellt aber keine identische Kopie der DNA dar. Den Vorgang der Informationsübertragung nennt man *Transkription*. Die an der DNA gebildete RNA löst sich danach ab und gelangt als Boten-RNA oder messenger-RNA in das Zytoplasma, wo sie in den Ribosomen als Matrize für den Aufbau der Polypeptide dient *(Translation)*.

Die Mitose läuft in vier Phasen ab, der Prophase, Metaphase, Anaphase und Telophase. Den Zeitraum zwischen zwei Mitosen bezeichnet man als Interphase (s. auch S. 11).

Zu Beginn der *Prophase* streben die Zellen der Kugelform zu, gleichzeitig vergrößert sich der Kern durch Wasseraufnahme, wodurch es zur Verschiebung der Kern-Plasma-Relation und damit zur Kern-Plasma-Spannung kommt. Golgi-Apparat, Mitochondrien und endoplasmatisches Retikulum zerfallen in kleine Teilchen. Im Kern werden durch stärkere Spiralisierung der Chromatinfibrillen die Chromosomen sichtbar. Sie liegen noch ungeordnet. Der Nucleolus ist verschwunden, die Kernmembran aufgelöst. Karyoplasma und Zytoplasma mischen sich zum Mixoplasma, das den Teilungsraum bildet und frei von Mitochondrien und paraplasmatischen Substanzen und dünnflüssiger als das periphere Zytoplasma ist.

Die Zentriolen rücken voneinander ab; zwischen ihnen spannen sich Eiweißfäden aus. Es beginnt sich die *Zentralspindel* zu bilden.

Zu Beginn der *Metaphase* erscheinen die Chromosomen gedrungener und kürzer. Jedes Chromosom ist bereits in zwei Chromatiden geteilt, die sich nur noch am Zentromer miteinander verbinden.

Die Zentriolen haben sich weiter voneinander entfernt, stehen einander an zwei

---

[15] Histon = basisches Eiweiß
[16] Nukleotid: besteht aus Purin- oder Pyrimidinbase, Kohlenhydrat und Phosphorsäure

Polen der Zelle gegenüber, sodass die Eiweißfäden in nach außen konvex geformten Bögen das Mixoplasma durchlaufen. Die Zentralspindel ist vollendet. Nunmehr treten die Zentromere zur Zentralspindel in Beziehung und verknüpfen sich mit deren Fäden.

Die Schenkel der Chromosomen werden nach außen gerichtet, wodurch die Chromosomen aus der Stabform in die Haarnadelform übergehen. Schnitte, welche die Zentralspindel horizontal treffen, zeigen ein sternförmiges Bild, Monaster (wörtlich Einstern) genannt. Den gesamten, die Chromosomen enthaltenden Zellabschnitt, bezeichnet man als *Äquatorialplatte*. In diesem Bereich verharren die Kernschleifen nicht in Ruhe, sondern ihre Schenkel pendeln in Richtung beider Zentriolen.

Die *Anaphase*, welche relativ rasch abläuft, beginnt mit der endgültigen Trennung der Chromatiden durch Lösung der Verknüpfungsstelle am Zentromer. Die Chromatiden, nunmehr auch Tochterchromosomen genannt, weichen auseinander und werden mit dem Zentromer voran durch Zusammenziehen der Spindelfasern, die als kontraktiles Protein Aktomyosin enthalten, nach entgegengesetzten Zentriolen gerichtet und bewegt. Gleichzeitig streckt sich der Zelleib. Es entsteht das Bild des Diaster (wörtlich Zweistern).

Die *Telophase* bringt die Mitose zum Abschluss. Die Tochterchromosomen verlieren ihre geordnete Lage und werden durch Wasseraufnahme in ihren meisten Abschnitten entspiralisiert und dadurch unsichtbar. Verbleibende, färbbare Teile der Tochterchromosomen bilden das Chromatin. In der Teilungsebene entstehen zahlreiche Bläschen, die miteinander verschmelzen und dadurch das Plasmalemm an der Grenze der beiden Tochterzellen formieren. In den dadurch vollständig voneinander getrennten Zellen entsteht durch Absonderung von Karyoplasma die Kernmembran, im Kern wird der Nucleolus sichtbar, im Zytoplasma liegen in gleichmäßiger Verteilung die Mitochondrien, man erkennt den Golgi-Apparat und die nunmehr verdoppelten Zentriolen.

Die *Mitosedauer* ist unterschiedlich und liegt zwischen 30 und 180 min. Sie hängt unter anderem von der Temperatur ab. Temperaturerhöhung verkürzt die Mitosedauer. Auch die Länge der einzelnen Phasen ist nicht gleich. Am schnellsten läuft die Anaphase, am langsamsten die Metaphase ab.

> Störungen der Mitose werden durch verschiedene Substanzen hervorgerufen, die man als Medikament in der Bekämpfung von bösartigen Tumoren einsetzt.

Der Zellzyklus gliedert sich in die vier Phasen der Mitose und die Interphase (Abb. 4). Die *Interphase* beginnt mit einer Pause, einer Lücke (englisch gap) und wird als G_1-Phase bezeichnet. Die Länge dieses Zeitabschnittes differiert bei den verschiedenen Zellen beträchtlich; sie ist in erster Linie für die unterschiedliche Dauer des Zellzyklus verantwortlich. In der G_1-Phase werden Proteine, besonders Enzyme gebildet. In der sich anschließenden *S-Phase* (Synthesephase) kommt es zur Verdopplung des DNA-Moleküls, zur Replikation. Nunmehr besteht jedes Chro-

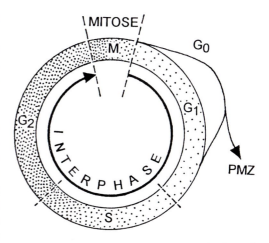

Abb. 4: Schema der Phasen des Zellzyklus [L219]

mosom wieder aus zwei Chromatiden, die am Zentromer miteinander verbunden sind. Die S-Phase dauert etwa 7–15 h. Eine weitere Lücke, G_2-Phase, von 2–5 h folgt der S-Phase, danach beginnt die nächste Mitose.

Das Teilungsvermögen der Zellen ist unterschiedlich. Eine Gruppe von Zellen teilt sich während des ganzen Lebens eines Individuums. Diese Zellen befinden sich also ständig in Mitose oder zwischen zwei Mitosen; man bezeichnet sie als *intermitotische Zellen*. Eine weitere Gruppe differenziert sich nach Abschluss der Mitose und schert aus dem Zyklus aus. Die Phase, in welcher sie sich nunmehr befindet, nennt man G_0-Phase, die Zellen heißen *postmitotische Zellen*. Unter bestimmten Bedingungen kann ein Teil dieser postmitotischen Zellen sich doch wieder teilen, also in den Zellzyklus eintreten, weshalb man reversible und irreversible postmitotische Zellen unterscheidet.

Folgt nach der S-Phase keine Mitose, verlassen also die Zellen den Zyklus in der G_2-Phase, entstehen Zellen mit einem mehrfachen Bestand an Chromosomen, sog. polyploide Zellen.

Meiose

In freier Übersetzung heißt *Meiose*[17] Reduktionsteilung. Das Wesen dieser Teilungsform besteht in der Reduktion des *diploiden* Chromosomensatzes auf einen *haploiden*, d. h., die Anzahl der Kernschleifen wird auf die Hälfte verringert. Die Meiose kommt nur bei den Geschlechtszellen vor, also bei Ei- und Samenzellen. Sie ist nötig, damit nicht von Generation zu Generation die Anzahl der Chromosomen verdoppelt, sondern konstant gehalten wird. Durch Verschmelzung von Ei- und Samenzelle bei der Befruchtung ergänzen sich zwei haploide Chromosomensätze zu einem diploiden Satz, den dann alle Körperzellen besitzen.

Die Meiose läuft in den gleichen Phasen wie die Mitose ab, weist jedoch folgende Besonderheiten auf: In der späten Prophase legen sich homologe väterliche und mütterliche Chromosomen aneinander und tauschen einander entsprechende Abschnitte (Segmente) der Chromatiden aus. Diesen Vorgang bezeichnet man als *Paarung der Chromosomen*. Er führt durch den Austausch der Chromatidensegmente und damit von Erbfaktoren zur annähernd gleichen Verteilung der Erbsubstanz. Nachdem sich die Chromosomen während der Metaphase in der Äquatorialebene angeordnet haben, trennen sich in der Anaphase die homologen Chromosomenpaare, indem die Partner zu jeweils entgegengesetzten Zentriolen gelangen. Da eine Längsteilung der Chromosomen nicht erfolgt, wird der Chromosomensatz des Zellleibes um die Hälfte verringert.

Amitose

Bei der *Amitose* werden fädige Gebilde, Chromosomen, nicht sichtbar. Wegen der unmittelbaren Streckung, Ein- und Durchschnürung von Kern und Zytoplasma ohne vorbereitende Vorgänge größeren Ausmaßes nennt man diese Zellteilungsform auch direkte Zellteilung. Während der Teilung des Zellkerns verdoppeln sich die Kernkörperchen. Nicht selten folgt der Kernteilung keine Zytoplasmateilung, wodurch zweikernige Zellen entstehen. Auch bei der Amitose werden die Chromosomen verdoppelt und verteilt, allerdings innerhalb des Zellkerns und ohne sichtbar zu werden. Da die Amitose schneller als die Mitose abläuft und spezifische Zytoplasmastrukturen, wie Mitochondrien und Golgi-Apparat, keine Veränderung erfahren, tritt sie vor allem bei hoch entwickelten Zellen auf, die sehr

---

[17] meion = geringer

intensiv in das Stoffwechselgeschehen einbezogen sind.

Endomitose

Endomitose heißt innere Mitose. Das bedeutet, dass die Kernmembran erhalten bleibt und sich alle Vorgänge im Kern abspielen. Da die Chromosomen sich zwar verdoppeln, anschließend aber nicht auf zwei Kerne verteilt werden, vervielfältigt sich der Chromosomensatz, eine Erscheinung, die *Polyploidie* genannt wird. Endomitosen kommen selten vor.

Zelltod

Die zum Zelltod führenden Veränderungen sind am Zellkern besonders gut erkennbar. Sie bestehen in Verklumpung des Chromatins (Pyknose) oder in einer Fragmentierung des Kerns (Karyorrhexis) oder in einer Auflösung des Kerns (Karyolyse). Nicht selten laufen Pyknose, Karyorrhexis und Karyolyse in einem Kern nacheinander ab.

Gewebe

Unter einem Gewebe versteht man die morphologische und funktionelle Einheit von *Zellen* und *Interzellularsubstanz*.
Da Form und Funktion der Gewebe sehr unterschiedlich sind, teilt man sie in vier Gruppen ein: *Epithelgewebe, Binde- und Stützgewebe, Muskelgewebe, Nervengewebe*.

Epithelgewebe

Dieses Gewebe wird auch als *Deckgewebe* bezeichnet. Es kommt an der Körperoberfläche vor und kleidet die inneren Hohlorgane (z. B. Magen-Darm-Kanal, Atemwege) und Hohlräume (z. B. Brust- und Bauchhöhle) aus. Die Zellen liegen sehr dicht aneinander. Es bleibt wenig Raum für die zwischenzellige Substanz, die als *Kittsubstanz* die Zellen verbindet. Epithel und angrenzendes Bindegewebe sind immer durch eine Basalmembran getrennt. Basalmembranen enthalten ein spezielles Matrixprotein, das Kollagen Typ IV, das von Epithelzellen synthetisiert wird.
Das Epithel kann ein- oder mehrschichtig sein. Bei mehrschichtigem Epithel erfolgt die Benennung nach der obersten Schicht. Je nach der Form der Epithelzellen unterscheidet man *Plattenepithel, kubisches Epithel, Zylinderepithel, Flimmerepithel, Übergangsepithel, Myoepithel* und *Neuroepithel*.

Plattenepithel

Einschichtiges Plattenepithel (Abb. 5a) besteht aus flachen Zellen, die in der Aufsicht vieleckig erscheinen. Es kleidet die Körperhöhlen aus und bildet die oberste Zellage der sog. serösen Häute wie Bauchfell (Peritoneum), Brustfell (Pleura) und Herzbeutel (Perikard). Durch seine glatte Oberfläche und die Absonderung von seröser Flüssigkeit ermöglicht es ein reibungsarmes Gleiten der Bauch- und Brustorgane und des Herzens. Bauchfell und Brustfell sind in der Lage, eingedrungene Luft (Pneumothorax und nach Eröffnung der Bauchhöhle) zu resorbieren. Auch übermäßige Flüssigkeit wird in gewissem Umfang aufgesaugt.
Beim *mehrschichtigen Plattenepithel* (Abb. 5b und c) liegen auf der Basalmembran zunächst zylinderförmige Zellen. Darauf folgen vielgestaltige (polygonale) Zellen, die sich nach der Oberfläche abflachen, bis platte Epithelzellen den Abschluss bilden. Da die der Oberfläche nahen Zellen Hornsubstanz einlagern, also verhornen können, unterscheidet man *unverhorntes* und *verhorntes mehrschichtiges Plattenepithel*.
Das *unverhornte mehrschichtige Plattenepithel* kleidet die Mundhöhle aus und ist in der Speiseröhre, der Scheide, am Gebärmutterhals und auf den Stimmbändern zu finden. Es tritt an Stellen auf, die vorwiegend mechanischer Beanspruchung unterliegen.
In Gebieten mit starker Einwirkung von Druck bildet sich *mehrschichtiges verhorntes Plattenepithel*. Dieses Gewebe bietet den darunter liegenden Organen einen wirkungsvollen Schutz. Es kommt im Bereich der äußeren Haut, und zwar der Epidermis (Oberhaut) vor (s. S. 337). Das Ausmaß der Verhornung hängt von der Intensität der Druckkräfte ab. So beobachtet man an der Fußsohle, an Handflächen und Fingerbeeren die größten Verhornungsgrade (4 mm), in Leisten-, Knie- und Ellenbeuge die geringsten (30 µm). Die einzelnen Schichten sind auf Abbildung 5c dargestellt.
Das *Stratum germinativum* oder *basale* besteht aus hochprismatischen Zellen. Hier erfolgt die Regeneration, der morphologische Ausdruck dafür sind zahlreiche Mitosen. Das darauf folgende *Stratum polygonale* oder *spinosum* enthält vielge-

staltige Zellen, die über Tonofibrillen verbunden sind. Durch deren bogenförmige Anordnung wird das darunter liegende Gewebe vor Druck geschützt.

Im *Stratum granulosum* beginnt die Verhornung durch Einlagerung von basophilen Keratohyalinkörnchen, die aus einer Mischung verschiedener Proteine bestehen. Die nächste Schicht, das schmale *Stratum lucidum*, ist durch starke Lichtbrechung gekennzeichnet. Sie ist homogen, enthält Glycolipide, die Zellen sind zugrunde gegangen. Das Stratum lucidum kommt nur an Stellen starker Verhornung und somit einer hohen Epidermis vor. Die abschließende, breiteste Schicht, das *Stratum corneum*, besteht aus übereinander gestapelten kernlosen Hornschuppen, die das Skleroprotein Keratin enthalten. Sie werden nach Durchlaufen der Schicht an der Oberfläche abgestoßen.

Alle im Rahmen der Verhornung auftretenden Zellen bezeichnet am als *Keratinozyten*. Der Weg eines Keratinozyten von der Basis bis zur Oberfläche dauert etwa 30 Tage.

Kubisches Epithel

Die Grundfläche der im Längsschnitt kubisch erscheinenden Zellen ist vieleckig, polygonal. Diese Epithelform existiert nur als einschichtiges Epithel, sodass alle Zellen der Basalmembran aufsitzen. Man

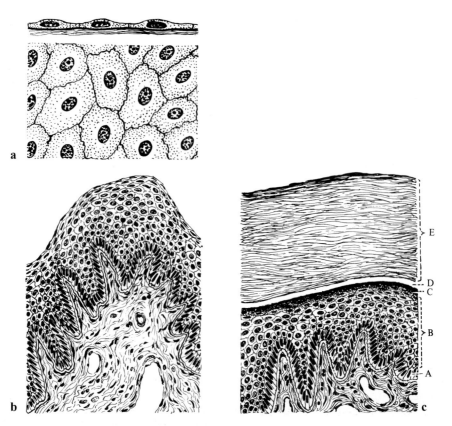

Abb. 5: a: Einschichtiges Plattenepithel im Querschnitt und in der Aufsicht; **b:** mehrschichtiges unverhorntes Plattenepithel; **c:** mehrschichtiges verhorntes Plattenepithel; **A** Stratum germinativum; **B** Stratum polygonale; **C** Stratum granulosum; **D** Stratum lucidum; **E** Stratum corneum

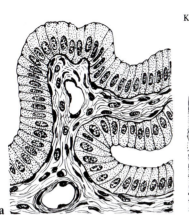
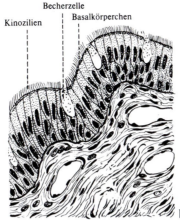

Abb. 6: a: Einschichtiges Zylinderepithel; **b:** mehrzeiliges Flimmerepithel

findet es in den Drüsenendstücken und in den Nierenkanälchen. Als Epithel mit sehr intensivem Stoffwechsel vermag es Stoffe abzusondern (Sekretion) und Stoffe aufzunehmen (Resorption).

Zylinderepithel (Abb. 6a)

Auch die Zylinderepithelzellen besitzen eine polygonale Grundfläche, nur erweisen sie sich im Längsschnitt höher als die kubischen Zellen. In den apikalen[18] Abschnitten verdichtet sich das Plasmalemm aneinander grenzender Zellen, wodurch der Zugang zum Interzellularspalt verschlossen wird. Die freie Oberfläche der Zylinderepithelzellen trägt häufig feine Zytoplasmafortsätze, die in ihrer Gesamtheit sog. Stäbchensäume bilden, die der Verbesserung der Resorption wie auch als Schutz dienen (s. auch S. 205). Im Elektronenmikroskop stellen sie sich als 1–2 µm hohe Mikrovilli dar. Das Zylinderepithel kommt *einschichtig* (Magen-Darm-Kanal, Gallenblase), *zweischichtig* (große Drüsenausführungsgänge) und *mehrschichtig* (männliche Harnröhre, Bindehaut des Auges) vor.

---

[18] apex = Spitze; apikal = nach der Spitze, nach der Oberfläche zu

Flimmerepithel (Abb. 6b)

Bei dieser Epithelart handelt es sich um zylinderförmige Zellen, die auf der Oberfläche bewegliche Fortsätze, sog. *Kinozilien* oder Wimpern, tragen. Die Kinozilien fußen jeweils in einem im apikalen Zellabschnitt befindlichen Basalkörperchen, von dem eine zweigeteilte Wimperwurzel nach innen abgeht. Das Basalkörperchen stellt das Bewegungszentrum der Kinozilie dar. Bei seinem Verlust erlischt die Beweglichkeit. Außerdem regelt es Schlagrichtung und -folge der Wimpern. Unter normalen Bedingungen bewegen sich diese in einer Richtung und nacheinander. Dadurch sind sie in der Lage, kleinste Teilchen zu transportieren. Man unterscheidet *einschichtiges* Flimmerepithel (in den Bronchien, im Eileiter) und *mehrzeiliges* (in den oberen Atemwegen). Diese Epithelform besteht aus Flimmerzellen, die alle der Basalmembran aufsitzen und sich wegen ihrer ungleichen Größe übereinander schieben. Bei einem mehrschichtigen Epithel dagegen grenzen nur die untersten Zellen an die Basalmembran, während die anderen aufeinander liegen. Mehrzeiliges Flimmerepithel enthält regelmäßig schleimbildende Drüsenzellen, sog. Becherzellen, welche die Oberfläche befeuchten.

Übergangsepithel (Abb. 7)

Es handelt sich um eine Epithelart, die sich wechselnden Füllungszuständen von Hohlorganen anzupassen vermag. Das Übergangsepithel ist das Epithel der ableitenden Harnwege und tritt vom Nierenbecken über den Harnleiter bis zur Harnblase auf. Drei verschiedene Zellformen lagern sich übereinander, die alle auf der dünnen Basalmembran fußen. Zu unterst liegen die flachen *Basalzellen*, es folgen die etwas größeren, aber auch noch platten *Intermediärzellen*, die mehrfach übereinander geschoben sind. Den oberflächlichen Abschluss bilden *kubische Zellen*, die sich teilweise kapuzenförmig in das Lumen vorwölben. Man spricht auch von „Plasmahauben". Nicht selten enthalten diese Zellen zwei Kerne. Sie sondern das Harnmukoid ab, einen Stoff, der die Epitheloberfläche überzieht und vor dem oft hypertonischen Harn Schutz bietet. Bei Füllung der Hohlorgane und damit verbundener Dehnung flachen sich die kubischen Zellen ab, während sich die darunter befindlichen Zellen aneinander vorbeischieben, sodass bei maximaler Dehnung nur noch zwei Schichten vorhanden sind.

Myoepithel

Myoepithel ist in der Lage, sich zusammenzuziehen, da es feine kontraktile Fasern enthält. Man unterscheidet spindelförmige Zellen, *Stabzellen* genannt, und verzweigte, mit Fortsätzen versehene Zellen, *Korbzellen*. Sie kommen an Drüsenendstücken und -schläuchen vor und unterstützen den Sekrettransport.

Neuroepithel

Man bezeichnet das Neuroepithel auch als *Sinnesepithel*. Es stellt die organspezifischen, die Erregungen aufnehmenden Zellen der Sinnesorgane dar. Der verschiedenen Bauweise der Sinnesorgane entsprechend, sind diese Zellen einander morphologisch wenig ähnlich. Im *Geschmacksorgan* lagern sie sich zwiebelschalenartig zusammen und bilden *Geschmacksknospen* (Abb. 8); im *Riechorgan* sind sie birnenförmig; die *Netzhaut* des Auges besitzt als Neuroepithelzellen die *Stäbchen* und *Zapfen*; im *Hörorgan* sehen sie oval aus, ebenso im *Gleichgewichtsorgan*.

Abb. 7: Übergangsepithel; **a:** in entspanntem Zustand; **b:** in gespanntem Zustand

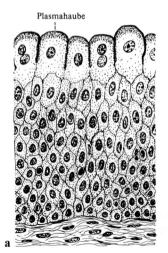
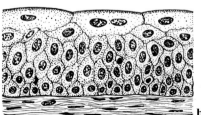

Drüsen

Auf Bildung und Abgabe von Stoffen (Sekret) spezialisierte Einzelzellen oder Zellverbände bezeichnet man als *Drüsen*.

Die Einteilung erfolgt nach
- Richtung der Sekretabgabe
- Aufbau der Drüsenendstücke
- Art des Sekretes
- Abgabe des Sekretes

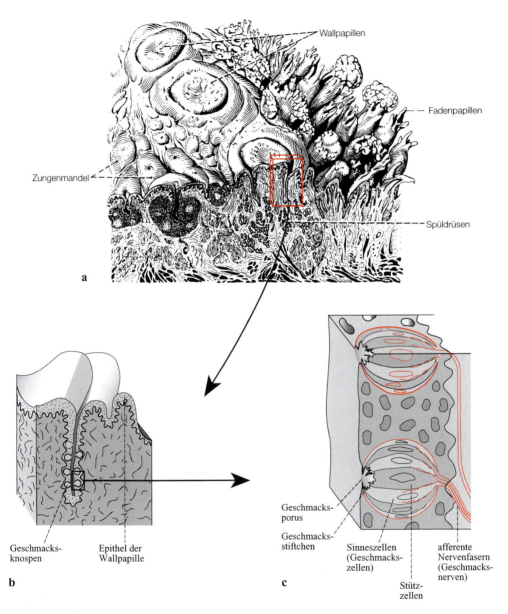

Abb. 8: Papillen und Geschmacksknospen der Zunge; **a:** Ausschnitt aus dem Zungenrücken bei Lupenvergrößerung, **b:** Geschmacksknospen im Epithel der Wallpapillen, **c:** Bau von Geschmacksknospen [S005]

Die *Sekretionsrichtung* lässt exokrine Drüsen von endokrinen Drüsen unterscheiden. Exokrine Drüsen besitzen einen Ausführungsgang, der das Sekret auf äußere und innere Körperoberflächen leitet. So sind Talg-, Schweiß- und Duftdrüsen der Haut, die Tränendrüse, die Drüsen des Atemtraktes, des Magen-Darm-Traktes und des Genitaltraktes exokrine Drüsen.
Endokrine Drüsen geben ihr von den Zellen gebildetes Inkret (Hormon) über den Extrazellularraum in das Gefäßsystem *ohne* Ausführungsgang ab.

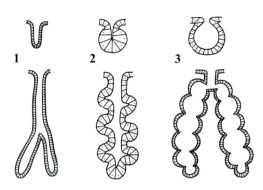

Abb. 9: Grundformen von Drüsen: **1** schlauchförmige (tubulöse) Drüsen, **2** beerenförmige (azinöse) Drüsen, **3** bläschenförmige (alveoläre) Drüsen [S002]

Bauprinzip der Drüsenendstücke und Ausführungsgänge

Beim *Aufbau der Drüsenendstücke*, d. h. des sezernierenden Drüsenteils, unterscheidet man *azinöse* (beerenförmige), *alveoläre* (säckchenförmige) und *tubulöse* (röhrenförmige) Endstücke (Abb. 9). Gemischte Drüsen setzen sich aus tubulösen und azinösen oder tubulösen und alveolären Teilen zusammen (tubuloazinöse oder tubuloalveoläre Endstücke). Eine *verzweigte Drüse* liegt vor, wenn mehrere sezernierende Endstücke in einen Ausführungsgang münden, sie ist *zusammengesetzt*, wenn sich der Ausführungsgang aufteilt.

Tab. 1: Gliederung nach Aufbau der Drüsenendstücke

Aufbau	Charakteristik	Vorkommen
tubulös	*Tubulös* ist eine Drüse, wenn der sezernierende Abschnitt schlauch- oder röhrenförmig ist, sezernierende und ableitende Teile besitzen gleichen Durchmesser.	Gll. intestinales; Gll. pyloricae; Gll. duodenales
geknäult tubulös	Geknäulte tubulöse Drüsen haben einen gestreckten Ausführungsgang und ein schlauchförmiges gewundenes Endstück, wo die Sekretbildung erfolgt.	Schweißdrüsen
verzweigt tubulös	Verzweigte tubulöse Drüsen besitzen keinen speziellen oder nur kurzen Ausführungsgang.	Drüsen der Schleimhaut von Magen und Uterus; der Schleimhaut von Mund, Zunge und Ösophagus
azinös	*Azinöse* Drüse mit verdickten sezernierenden Endstücken, Lichtung aber gleichmäßig weit	tubuloazinöse Drüsen: große Speicheldrüsen
alveolär	*Alveoläre* Drüse: Lichtung der Endstücke erweitert	Talgdrüsen tubuloalveolär: Milchdrüse

Tab. 2: Gliederung nach der Art des Sekretes

Sekretart	Charakteristik	Vorkommen
serös	*Seröse* Drüsenzelle: dünnflüssiges Sekret • in Routinefärbung dunkel, runder Zellkern basal gelegen, Zytoplasma, apikal gekörnt, Zellgrenzen undeutlich	Ohrspeicheldrüse (Gl. parotidea)
mukös	*Muköse* Drüsenzelle: dickflüssiges Sekret (Schleim) • in Routinefärbung hell; Zellkern basal abgeplattet, Cytoplasma wabig, Schleimgranula	Gaumendrüsen (Gll. palatinae)
gemischt	Bei gemischten Endstücken umgeben die serösen Zellen oft halbmondartig die mukösen (Ebnerscher[19] Halbmond).	gemischt: muko-serös: Unterzungendrüse (Gl. sublingualis) sero-mukös: Unterkieferdrüse (Gl. submandibularis)

Gliederung nach Art der Sekretabgabe

Entsprechend der Ausschleusungsart unterscheidet man lichtmikroskopisch drei Arten von Drüsen: *merokrine*, *apokrine* und *holokrine* Drüsen.

Binde- und Stützgewebe

Diese große Gewebsgruppe unterteilt man in Bindegewebe, Knorpel- und Knochengewebe.

---

[19] Ebner, Victor von (1842–1925): Histologe und Embryologe in Innsbruck, Graz und Wien

Bindegewebe

Alle Bindegewebsformen leiten sich vom *embryonalen Bindegewebe* (Mesenchym) ab, einem sehr wenig differenzierten, noch vollkommen unausgereiften Gewebe, das aus sternförmig verzweigten, sich miteinander verbindenden Zellen und einer formlosen, zwischen den Zellen befindlichen Masse besteht. Im Laufe der Entwicklung entstehen aus dem Mesenchym *kollagenes*, *elastisches* und *retikuläres Bindegewebe* sowie *Fettgewebe, Knorpelgewebe, Knochengewebe, Muskelgewebe* und das *Blut*. Die verschiedenen Bindegewebsarten werden durch zwischen den Zellen auftretende Fasern charakterisiert. Man

Tab. 3: Gliederung nach Art der Sekretabgabe

Sekretionstyp	Charakteristikum	Vorkommen
merokrine Sekretion	Sekretabgabe ohne Volumenveränderung des Drüsenepithels, d. h. ohne Verlust von Zellmembran- oder Cytoplasmaanteilen	kommen am häufigsten vor: alle exokrinen Drüsen
apokrine Sekretion	Sekretabgabe mit Volumenabnahme des Drüsenepithels, d. h. mit Verlust von Zellmembran- oder/und Cytoplasmaanteilen.	Milchdrüse (Gl. mammaria)
holokrine Sekretion	Sekretabgabe mit Zugrundegehen der ganzen Zellen, Abstoßung mit dem Sekret	Talgdrüsen

unterscheidet dementsprechend kollagenes, elastisches und retikuläres Bindegewebe.

Kollagene Fasern sind unverzweigt, zu Bündeln vereint und um ihre Längsachse spiralig gedreht. Beim Kochen geben sie Leim[20]. In starken Säuren gehen sie in Lösung, in verdünnten quellen sie auf. Mechanisch beansprucht, erweisen sie sich als zugfest. Optisch reagieren sie positiv anisotrop (doppeltbrechend). Sie bestehen aus parallel gelagerten Eiweißfadenmolekülen (Polypeptidketten). Im Elektronenmikroskop lassen sie eine Querstreifung in Abständen von 64 nm (640 Å) erkennen, indem helle und dunkle Abschnitte regelmäßig miteinander abwechseln.

Immunhistochemische und chemisch-analytische Untersuchungen haben ergeben, dass man eine Vielzahl von Kollagentypen unterscheiden kann, von denen die ersten fünf am wichtigsten sind. Kollagen vom Typ I kommt in Sehnen und Bändern vor. Es ist der Kollagentyp, der das zugfeste Material im straffen Bindegewebe bildet. Kollagen vom Typ II liegt in der Knorpelgrundsubstanz in maskierter Form vor (s. S. 25), Kollagen vom Typ III stellt das Material für die retikulären Fasern dar, Kollagen Typ IV befindet sich in Basalmembranen und Kollagen Typ V tritt in unmittelbarer Zellnähe als zirkumzelläres Kollagen auf.

Elastische Fasern verzweigen sich, verbinden sich mit benachbarten Fasern in kurzen Abständen und bilden dadurch elastische Netze und Membranen. Die einzelnen elastischen Fasern sind von wechselnder Dicke mit rundem bis ovalem Querschnitt. Gegen Säuren und Laugen besitzen sie eine beträchtliche Widerstandsfähigkeit. In mechanischer Hinsicht erweisen sie sich als zugelastisch. Die Zugelastizität beträgt 100–140 %, d. h. sie können um 100–140 % der Eigenlänge gedehnt werden. Elastische Fasern besitzen einen geringeren Grad der optischen Anisotropie, der in Abhängigkeit von Alter und Organ variiert.

Als dritte Faserart kommen im Bindegewebe *retikuläre* Fasern vor. Wie die elastischen Fasern sind sie verzweigt, allerdings noch etwas enger, und formen gitterartige Membranen, weshalb man sie auch als Gitterfasern bezeichnet. Sie quellen in verdünnten Säuren nicht auf, sind äußerst zugelastisch und verhalten sich optisch anisotrop. Sie bestehen aus Kollagen vom Typ III.

Die Interzellularsubstanz des *kollagenen Bindegewebes* enthält vorwiegend kollagene Fasern, die Menge der elastischen Strukturen tritt sehr zurück. Nach der Anordnung des kollagenen Materials unterscheidet man *lockeres* und *straffes* kollagenes Bindegewebe.

Im *lockeren kollagenen Bindegewebe* sind die Fasern locker und ohne Bevorzugung einer Verlaufsrichtung gefügt. Die Stammzellen sind die *Fibrozyten* (Bindegewebszellen), mit spießförmigen Fortsätzen versehene Zellen, die in der Lage sind, Stoffe zu speichern. Sie stehen mit der Faserbildung in Zusammenhang. Von ihnen leiten sich *Perizyten*, die den Kapillaren (Haargefäßen) aufliegen, *Pigmentzellen*, die Melanin enthalten, und *Histiozyten* ab. Von deren ovalem Zellleib gehen breite Fortsätze aus, die ihre Form und Lage häufig wechseln. Dadurch vermögen sich die Histiozyten amöboid[21] fortzubewegen und in Gewebsspalten entlangzukriechen. Weiterhin können sie Fremdkörper umfließen, in sich aufnehmen und im Zytoplasma fermentativ abbauen. Diese Eigenschaft bezeichnet man als Phagozytose[22]. Die Histiozyten spielen deshalb eine wichtige Rolle im Rahmen der Abwehr von Fremdkörpern bei Entzündungen. Im lockeren kollagenen Bindegewebe kommen weiterhin vor: *Plasmazellen*, plasmareiche Zellen mit exzentrisch gelagertem Kern, die Antikörper bilden, *Mastzellen*, ovale Zellen, die mit kleinen Körnchen voll gestopft sind, welche Heparin, Histamin und Hyaluronsäure enthalten, und eingewanderte weiße Blutzellen in Form *von Lymphozyten, Monozyten, neutrophilen, eosinophilen* und *basophilen Granulozyten* (Abb. 10).

Das lockere kollagene Bindegewebe hat zahlreiche *Aufgaben* zu erfüllen. Es tritt als Bindeglied zwischen verschiedenen Geweben auf und erwirkt einerseits deren Zusammenhang, andererseits ihre Ver-

---

[20] kollagen = leimgebend

[21] Amöbe = Einzeller, wörtlich Wechselnde
[22] phagein = fressen

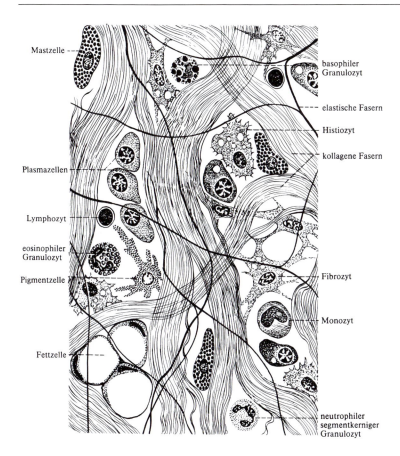

Abb. 10: Halbschematische Darstellung des lockeren kollagenen Bindegewebes

schiebbarkeit gegeneinander. In zweiter Hinsicht stellt es den Umschlagort der Nährstoffe auf dem Wege zu den Organen dar, drittens geht von ihm die Regeneration der Stützgewebe nach Defekten aus, und viertens spielt es eine bedeutende Rolle im komplexen Geschehen der Entzündung.

Sehnen, Bänder und Aponeurosen[23] bestehen aus *straffem kollagenen Bindegewebe*. Die kollagenen Fasern sind in diesen Organen zu Bündeln vereint, verlaufen in Sehnen und Bändern längs und verbinden sich spitzwinklig, während sie sich in Aponeurosen nahezu rechtwinklig durchflechten. Als Zellen treten nur Fibrozyten auf, die sich den engen Raumverhältnissen anpassen und spindelförmige Gestalt annehmen.

[23] Aponeurose = flächenhafte Sehne

Das Bild des *elastischen Bindegewebes* wird durch die *elastischen Fasern* bestimmt. Sie übertreffen die auch vorhandenen kollagenen Strukturen an Zahl beträchtlich. Elastisches Bindegewebe kommt beim Menschen in der Lunge und in bestimmten Bändern der Wirbelsäule (Nackenband, gelbe Bänder) vor.

Das *retikuläre Bindegewebe* (Abb. 11) steht dem Mesenchym morphologisch und funktionell sehr nahe. Es baut sich aus sternförmig verzweigten Zellen, *Retikulumzellen*, auf, die sich über ihre Fortsätze verbinden. Den Retikulumzellen liegen *retikuläre Fasern* zur Verfestigung des Zellschwammes an. In den Maschen fließt Lymphe, die Lymphozyten und Makrophagen enthält. Das retikuläre Bindegewebe bildet das Grundgewebe für alle Lymphknoten, die Milz, die Tonsillen, die Lamina

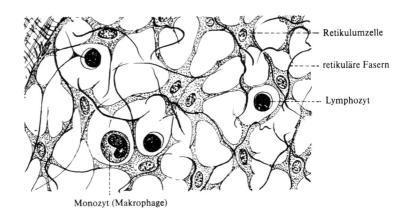

Abb. 11: Retikuläres Bindegewebe

propria des Magen- und Darmkanals und das rote Knochenmark. In den lymphatischen Organen entstehen die B- und T-Lymphozyten aus unterschiedlich differenzierten Retikulumzellen. Dendritische und interdigitierende Retikulumzellen werden unterschieden. Die *dendritischen* Retikulumzellen bilden B-Lymphozyten, die in den Reaktionszentren (Primärfollikel) von Lymphknoten, Milz, Tonsillen und der Lamina propria des Verdauungskanals vorkommen. Von den *interdigitierenden* Retikulumzellen leiten sich die T-Lymphozyten ab. Sie liegen vor allem in den Lymphknoten zwischen den Lymphfollikeln und in der an das Mark angrenzenden Zone (parakortikale Schicht) sowie in der Milz in den Lymphscheiden um die Blutgefäße. Zwei weitere Formen von Retikulumzellen kommen in allen Gebieten lymphatischen Gewebes vor. Es sind phagozytierende Zellen (*histiozytäre* Retikulumzellen) und faserbildende Zellen (*fibroblastische* Retikulumzellen).

Das retikuläre Bindegewebe ist zu vielen Leistungen fähig. Im Knochenmark dient es der Blutbildung, in den lymphatischen Organen der Abwehr, in der Milz wird der Abbau des Hämoglobins eingeleitet, es vermag Lipide zu speichern.

Das *Fettgewebe* entwickelt sich aus retikulärem Bindegewebe. Durch Einlagerung von Fetttröpfchen in Retikulumzellen werden Kern und Plasma an den Rand gedrängt, die Fortsätze eingezogen und die Zellvolumina beträchtlich vergrößert. Fettzellen messen 40–120 µm im Durchmesser. Elastische, kollagene und retikuläre Fasern gliedern das Fettgewebe in Läppchen auf. Man unterscheidet Baufett und Speicherfett. *Baufett* bildet druckelastische Polster und schützt bestimmte Organe und Weichteile vor direkter Druckeinwirkung, wie am Handteller, an der Fußsohle, in der Augenhöhle, an der Wange, im Kehlkopf, in verschiedenen Gelenken. Das *Speicherfett* macht in seiner Gesamtheit den subkutanen (unter der Haut befindlichen) Fettmantel, den Panniculus adiposus, aus. Es unterliegt augenscheinlichen, von Angebot und Bedarf abhängigen Veränderungen, während das Baufett in seiner Ausbildung und Menge weitgehend konstant bleibt.

Knorpelgewebe

Drei Arten von Knorpelgewebe kommen im menschlichen Organismus vor: *Hyaliner Knorpel, elastischer Knorpel* und *Faserknorpel*.

Am weitesten verbreitet ist der *hyaline*[24] *Knorpel*. Er besteht wie alle Gewebe aus Zellen und Interzellularsubstanz. Die

---

[24] hyalinos = glasartig

Binde- und Stützgewebe 25

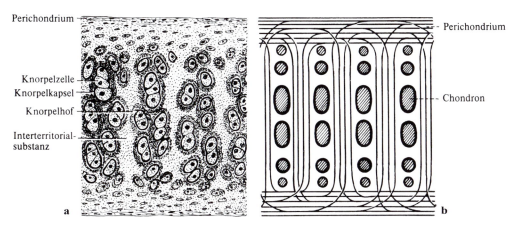

Abb. 12: Hyaliner Knorpel mit Perichondrium; **a:** histologisches Bild; **b:** schematische Darstellung des Faserverlaufes und der Chondrone

Knorpelzellen sind oval geformt. Ihr Zytoplasma spannt sich zwischen Kern und Plasmalemm in Form von unterschiedlich breiten Fäden aus. Es enthält paraplasmatische Einschlüsse. Im hyalinen Knorpel lagern sich meist zwei oder mehrere Knorpelzellen zu einem ovalen Komplex zusammen, der in einer entsprechenden Aussparung der Grundsubstanz, in einer *Knorpelhöhle*, liegt. Die Wand dieser Höhle bildet die *Knorpelkapsel*. Knorpelkapsel und die von ihr umschlossenen Knorpelzellen fasst man unter dem Begriff *Chondron*[25] zusammen. Die *Interzellularsubstanz* oder *Knorpelgrundsubstanz* besteht aus zwei Anteilen. Den *geformten Anteil* stellen die kollagenen Fasern dar, die – wie auf S. 22 ausgeführt – zum Typ II gehören, den *ungeformten* bildet das Chondromukoid, ein Schleimstoff, der Chondroitinschwefelsäure enthält. Da das Chondromukoid den kollagenen Fasern angelagert ist und beide das gleiche Lichtbrechungsvermögen besitzen, werden die kollagenen Fasern *maskiert*, d. h., sie stellen sich mit einfachen Färbemethoden nicht dar. Man kann sie durch polarisiertes Licht sichtbar machen, da sie sich optisch anisotrop verhalten und deshalb, wenn sie längs getroffen sind, auf dunklem Grund hell aufleuchten. Die Knorpelgrundsubstanz reagiert in den ersten drei Lebensjahrzehnten sauer, weshalb sie sich mit basischen Farbstoffen anfärbt, sie verhält sich also basophil. Diese Basophilie fällt in unmittelbarer Nähe der Chondrone stärker aus. Den dadurch entstehenden, die Chondrone umziehenden Saum bezeichnet man als *Knorpelhof*. Knorpelhof und Chondron fasst man unter dem Begriff *Territorium* zusammen. Die zwischen den Territorien verbleibende Substanz heißt *Interterritorialsubstanz*. Ab dem 3. Lebensjahrzehnt ändert sich die Reaktion der Knorpelgrundsubstanz; sie wird basisch. Somit ist die Knorpelgrundsubstanz von diesem Zeitpunkt an azidophil und stellt sich mit sauren Farbstoffen dar. Der hyaline Knorpel besitzt keine Gefäße; die Ernährung muss durch Diffusion über die Grundsubstanz zu den Zellen erfolgen. Man zählt ihn deshalb zu den bradytrophen (langsam ernährten) Geweben.
Es gibt zwei Formen von hyalinem Knorpel, *hyalinen Knorpel mit* und *ohne Knorpelhaut* (Perichondrium). *Hyaliner Knorpel mit Perichondrium* (Abb. 12) bildet das Knorpelskelett der Nase; er kommt ferner an den brustbeinnahen Rippenabschnitten, im Kehlkopf und in der Luftröhre vor.

---
[25] chondros = Knorpel

Die Struktur dieser verschiedenen Organe wird durch die Anordnung der kollagenen Fasern bestimmt. Im Perichondrium verlaufen die kollagenen Faserbündel meist oberflächenparallel, biegen nach innen ab, durchziehen s-förmig und sich untereinander kreuzend den Knorpel und gliedern sich wieder in die Knorpelhaut der Gegenseite ein. Die Chondrone stehen senkrecht zur Oberfläche und werden von feinen kollagenen Fasern, die von den s-förmigen Zügen abgehen, umwickelt. Dadurch sind die Chondrone in die Gesamtkonstruktion einbezogen.

Der hyaline Knorpel mit Perichondrium besitzt einen funktionell erklärbaren Aufbau. Am Beispiel der U-förmigen Trachealknorpelspange soll dies erläutert werden. Die Knorpelhaut der konvexen Seite und die angrenzenden Knorpelabschnitte werden auf Zug beansprucht, den die kollagenen Fasern aufnehmen und dem sie widerstehen. Alle übrigen Abschnitte unterliegen Druck, der an der konkaven Innenfläche am größten ist. Dieser Druck muss eine Umwandlung in Zug erfahren, da die kollagenen Fasern in erster Linie zugfest sind und nur bei Zugbeanspruchung die Formerhaltung des Knorpels gewährleisten. Die Umformung erfolgt im Chondron in folgender Weise. Bei Druckeinwirkung haben die ovalen Knorpelzellen die Neigung, sich abzuflachen. Das ist jedoch nur in geringem Maße möglich, da sich sofort bei beginnender Verformung der Knorpelzellen die um die Chondrone vorhandenen, kollagenen Fibrillenwicklungen anspannen. Diese Zugspannung wird auf die s-förmigen Systeme übertragen und von diesen aufgenommen, sodass letztendlich die gesamten kollagenen Fasern der Trachealknorpelspange auf Zug beansprucht werden.

Hyaliner Knorpel ohne Perichondrium (Abb. 13) überzieht als Gelenkknorpel alle artikulierenden Flächen. Auch bei ihm bestimmen die kollagenen Fasern den inneren Aufbau.

Sie verlaufen arkadenförmig. Sie beginnen nahe dem Knochengewebe, steigen senkrecht zur Gelenkoberfläche auf, biegen hier in tangentiale Richtung um und kehren senkrecht wieder zur Basis des Gelenkknorpels zurück. Indem sich eine Vielzahl von arkadenförmigen kollagenen Systemen ineinander lagert, entstehen folgende Schichten: *1. Tangentialfaserschicht* (an der Oberfläche, vom Scheitel der Arkaden gebildet), *2. Übergangszone, 3. Radiärfaserschicht* (der senkrechte Abschnitt der Arkaden) und *4. Kalkzone* (dieser knochennahe Bezirk ist teilweise verkalkt). Die Chondrone folgen mit ihrer Längsachse den

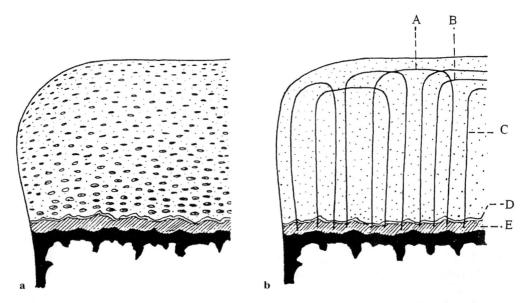

Abb. 13: Hyaliner Knorpel ohne Perichondrium (Gelenkknorpel); **a:** histologisches Bild; **b:** schematische Darstellung des Faserverlaufs. **A** Tangentialfaserschicht, **B** Übergangszone, **C** Radiärfaserschicht, **D** Tidemark, **E** Kalkzone [L219]

kollagenen Zügen und werden wie beim hyalinen Knorpel mit Perichondrium von feinen Fasern, die sich von den arkadenförmigen abzweigen, umwickelt. Zwischen Radiärfaserschicht und Kalkzone schiebt sich eine schmale Schicht ein, die *Tidemark*. Sie bildet die Mineralisationsgrenze zwischen Kalkzone und Radiärfaserschicht.
Auch die Struktur des Gelenkknorpels ist funktionell deutbar, auch hier geschieht eine Umwandlung von Druck in Zug. Durch die an den Gelenkenden auftretenden Druckkräfte werden die kollagenen Arkaden voneinander seitlich abgedrängt und dadurch gespannt. Außerdem treten die um die Chondrone verlaufenden Fibrillen der Verformung der Chondrone entgegen, indem auch sie sich straffen und die dabei auftretende Zugspannung auf die arkadenförmigen Bündel weiterleiten. Somit unterliegt die gesamte kollagene Konstruktion Zugbeanspruchung.

Elastischer Knorpel ist sehr zellreich. Die einzelnen Knorpelzellen unterscheiden sich nicht prinzipiell von denen des hyalinen Knorpels, nur liegen sie meist einzeln in der Grundsubstanz; Chondronenbildungen sind also selten. Die Grundsubstanz enthält neben maskierten kollagenen Fasern elastische Fasern, die sich mit entsprechenden Farbstoffen ohne Schwierigkeiten darstellen lassen. Sie bilden engmaschige Netze und verleihen dieser Knorpelart die elastische Verformbarkeit. Elastischer Knorpel kommt in der Ohrmuschel, im äußeren Gehörgang, in der Ohrtrompete und im Kehldeckel vor.
Dem kollagenen Bindegewebe steht der *Faserknorpel* am nächsten, weshalb er auch als Bindegewebsknorpel bezeichnet wird. Er besitzt von allen Knorpelarten die wenigsten Zellen, die sich selten zu Chondronen vereinigen. Das Chondromukoid der Grundsubstanz ist in geringem Umfang vorhanden. Man findet es nur in unmittelbarer Nähe der Knorpelzellen, also im Wesentlichen im Bereich des Knorpelhofes. Das bedeutet, dass nur hier die kollagenen Fasern maskiert sind, während sie sich in allen übrigen Bezirken mit den üblichen Färbemethoden darstellen lassen. Ihre Anordnung bestimmt die Struktur der verschiedenen Organe. Faserknorpel findet man in den Zwischenwirbelscheiben, den Disci articulares (Gelenkscheiben), den Menisci (halbmondförmige Gelenkscheiben des Kniegelenkes), den Gelenklippen und in der Symphyse (Schambeinfuge).

Knochengewebe

Morphologisch wie funktionell stellt das Knochengewebe das am höchsten differenzierte Stützgewebe dar. Es ist durch Festigkeit gegen Druck, Zug, Biegung und Drehung gekennzeichnet. Diese Eigenschaften sind auf seine äußere und innere Struktur zurückzuführen.
Wie alle Gewebe besteht auch das Knochengewebe aus Zellen und Interzellularsubstanz (Knochengrundsubstanz). Als *Osteozyten* bezeichnet man die Knochenzellen. Von einem ovalen bis spindelförmigen Zellleib gehen zahlreiche lange und schmale Fortsätze aus, die sich mit ebensolchen benachbarter Zellen verbinden. Die Knochenzellen liegen in nur wenig größeren Aussparungen der Knochengrundsubstanz, und zwar die Zellleiber in sog. Knochenhöhlchen, die Fortsätze in Knochenkanälchen, sodass die Grundsubstanz von einem System feiner Kanälchen und Höhlchen durchzogen wird. Die *Knochengrundsubstanz* setzt sich aus zwei Anteilen zusammen, einem geformten und einem ungeformten Anteil. Die *geformte Komponente* bilden kollagene Fasern vom Typ I, die in vielfältiger Weise angeordnet sind und, wie schon beim Knorpelgewebe, die innere Architektur bestimmen. Auf dieses Problem soll später speziell eingegangen werden. Die *ungeformte Komponente* gliedert sich in eine *organische Kittsubstanz* – ein halbflüssiges, kolloidales System von Mucopolysaccharide enthaltenden Eiweißkörpern – und *anorganische Salze*, welche die Grundsubstanz härten. Es handelt sich zu 85 % um Calciumphosphat, zu 10 % um Calciumcarbonat, zu 1,5 % um Magnesiumphosphat

und zu 0,3 % um Calciumfluorid. Die kollagenen Fasern sind in die Kittsubstanz eingebettet, die anorganischen Salze lagern sich in Kristallform (vorwiegend Hydroxylapatit) der Faseroberfläche an und werden durch Adsorptionskräfte an diese gebunden.

Es gibt zwei Knochenarten, *Geflechtknochen* und *Lamellenknochen*. Sie treten zeitlich nacheinander auf. Bei der Knochenbildung (Ossifikation) entsteht zunächst immer Geflechtknochen, der sekundär abgebaut und durch Lamellenknochen ersetzt wird. Die beiden Knochenarten unterscheiden sich durch Anordnung und Aufbau der Grundsubstanz. Beim *Geflechtknochen* bildet diese durch Vereinigung kurzer Knochenbälkchen ein Schwammwerk, das unregelmäßig große Hohlräume umschließt. Im Inneren der Grundsubstanz durchflechten sich die kollagenen Fibrillen vielfältig. Geflechtknochen trifft man beim Erwachsenen nur noch im Bereich der Schädelnähte, der Knochenrauigkeiten und der knöchernen Innenohrkapsel an.

Alle anderen Skeletteile des Erwachsenen bestehen aus *Lamellenknochen* (Abb. 14).

Diese Knochenart ist durch die lamelläre Bauweise der Grundsubstanz charakterisiert. Innerhalb schmaler, streifenförmiger Bezirke sind die kollagenen Fasern – es handelt sich um Typ 1 – zueinander parallel angeordnet. Da die Verlaufsrichtung der Faserbündel in ziemlich regelmäßigen Abständen wechselt, wird die Grundsubstanz in Lamellen aufgegliedert. Die innere Struktur des Lamellenknochens wird somit durch die Anordnung der kollagenen Fasern bestimmt. Zwischen mehrere, systemartig vereinte Lamellen schieben sich *Kittlinien*, die keine Fibrillen besitzen und nur aus organischer Knochensubstanz bestehen. Die Längsachse der Knochenzellen richtet sich den Fibrillen parallel, sodass der größte Teil der Fortsätze rechtwinklig zu den Faserbündeln steht.

Die unterschiedliche Anordnung der Lamellen bestimmt die Feinstruktur der einzelnen Knochen. Als Beispiel soll der Röhrenknochen dienen. Jeder Röhrenknochen besteht aus *Schaft* (Diaphyse) und *Gelenkenden* (Epiphysen). Am Schaft verdichtet sich das Knochengewebe zur *Kompakta*, die schalenförmig das Mark umgibt. Die Gelenkenden besitzen eine nur schmale Randzone, die *Kortikalis*, welche zahllose, schwammartig anei-

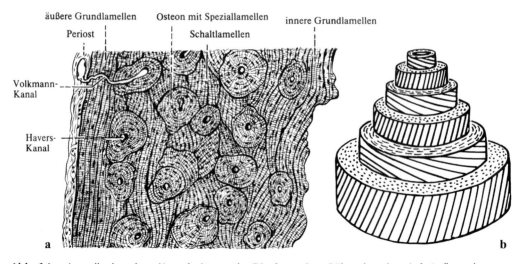

Abb. 14: **a** Lamellenknochen (Ausschnitt aus der Diaphyse eines Röhrenknochens); **b** Aufbau eines Osteons (schematisch). Die Lamellen sind stufenweise abgetragen. Punkte und Striche geben die Anordnung der kollagenen Fasern wieder.

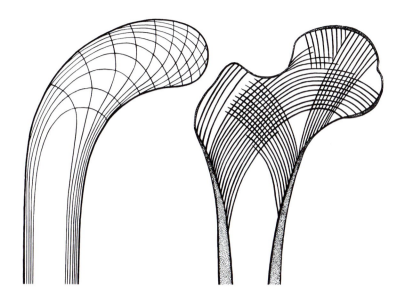

Abb. 15: Schematische Gegenüberstellung der Trajektorien eines Hebekrans und der Spongiosabälkchen im proximalen Femurende

nander gefügte Knochenbälkchen (*Spongiosa*) umgrenzt. Die *Kompakta* zeigt folgenden Aufbau (Abb. 14a): Unter der Knochenhaut (Periost) liegen zahlreiche, nahezu oberflächenparallele Knochenlamellen, die äußeren Grundlamellen. Darauf schließt sich eine Zone mit sehr unterschiedlich angeordneten Lamellen an. Charakteristisch sind für diese Schicht die Osteone[26]. Ein Osteon, auch Havers[27]-System genannt, enthält im Zentrum eine größere Aussparung, einen Havers-Kanal, in dem dünnwandige Blutgefäße verlaufen. Speziallamellen (Havers-Lamellen) umziehen den Havers-Kanal mehr oder weniger konzentrisch. Dabei sind die sich untereinander spitzwinklig verbindenden kollagenen Faserbündel spiralig um die Längsachse gewickelt, und zwar mit verschieden großen Steigungswinkeln, d. h. flache Spiralen mit kleinem Steigungswinkel wechseln mit steilen Spiralen und großem Steigungswinkel (Abb. 14b). Außerdem ändert sich die Verlaufsrichtung der Spiralen, indem sich die kollagenen Faserbündel wechselnd links- und rechtsspiralig verhalten. Auf diese Weise erhält jedes Osteon einen maximalen Festigkeitsgrad. Den Raum zwischen den Osteonen füllen Schaltlamellen. Innere Grundlamellen, deren Verlauf vielfältige Biegungen beschreibt, bilden den Abschluss zur Markhöhle.

Die viel schmalere *Kortikalis* ist im Prinzip in gleicher Weise aufgebaut. Kompakta und Kortikalis werden vom Periost aus mit *Gefäßen* versorgt. Dünnwandige Arterien und Venen gelangen über *Volkmann-Kanäle*[28] durch die äußeren Grundlamellen bis ins Zentrum der Osteone, bis zu den Havers-Kanälen.
Die *Spongiosa* verfügt nicht über Osteone. Man findet zwar zirkulär bzw. oval verlaufende Lamellensysteme, die jedoch keine Gefäße, sondern Teile des Knochenmarkes umgeben. Andere Lamellengruppen sind unter wechselnden Winkeln gegeneinander gekantet, nach Art von Gesteinstrümmern.
Wie das Knorpelgewebe besitzt auch das Knochengewebe einen funktionellen Aufbau, ja am Knochen wurde überhaupt zuerst die *funktionelle Bauweise* von Geweben erkannt. Bereits 1867 konnten der Mathematiker Culmann und der Anatom Hermann v. Meyer nachweisen, dass das proximale Ende des Oberschenkelknochens (Femur) eine sog. trajektorielle Struktur besitzt (Abb. 15). *Trajektorien* sind graphisch darstellbare Linien größten Zuges und Druckes, die man theoretisch errechnen kann. Culmann gab nun für einen Hebekran, der ähnlich wie das proximale Femurende geformt ist, Trajektorien an, die mit der Anordnung der Spongiosabälkchen weitgehend übereinstimmen. Dieses *funktionelle Prinzip*

---

[26] Os = Knochen
[27] Havers, Clopton (1650–1702), Anatom in London

[28] Volkmann, Alfred Wilhelm (1800–1877), Physiologe in Halle

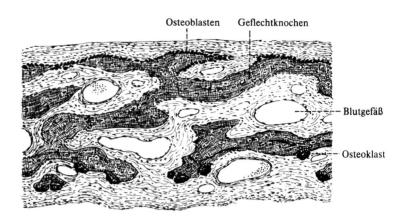

Abb. 16: Desmale Ossifikation

konnte an zahlreichen anderen Knochen bestätigt werden. Allgemein formuliert gilt: Bei reiner Zug- oder Druckbeanspruchung verlaufen die Trajektorien wie auch die Spongiosabälkchen parallel in Längsrichtung, bei Biegebeanspruchung bilden sie dagegen sich spitzwinklig kreuzende Bögen. Pauwels konnte nachweisen, dass der Knochen im technischen Sinn ein Körper gleicher Festigkeit ist, d. h., dass die Spannungsgröße an allen Stellen gleich bleibt.

Mit der trajektoriellen Anordnung der Spongiosabälkchen erschöpft sich jedoch nicht die funktionelle Struktur des Knochens. Auch die Konstruktion der Osteone ist funktionell deutbar. Durch die spiralig angeordneten Fibrillenbündel, deren Steigungswinkel von Lamelle zu Lamelle wechselt, entstehen bei Beanspruchung Flächenpressungen, welche die Osteone versteifen.

Knochenentwicklung

Wie alle Binde- und Stützgewebe leitet sich das Knochengewebe vom Mesenchym, dem embryonalen Bindegewebe, ab. Bei der Entwicklung werden zwei Wege beschritten. Entweder entsteht das Knochengewebe durch direkte Verknöcherung des embryonalen Bindegewebes, als *desmale Ossifikation*[29] bezeichnet, oder es bildet sich aus dem Mesenchym zunächst Knorpelgewebe, das sekundär durch Knochen ersetzt wird, *chondrale Ossifikation* genannt.

Erste Anzeichen einer beginnenden *desmalen Ossifikation* (Abb. 16) sind Vermehrung und Vergrößerung der Mesenchymzellen, die sich an umschriebenen Stellen in plasmareiche und ziemlich großkernige Knochenbildungszellen, *Osteoblasten*, umwandeln. In unmittelbarer Nähe entstehen zahlreiche, miteinander verflochtene feinste Fibrillen. Durch Abscheidung einer amorphen (gestaltlosen) Kittsubstanz verbacken die Fibrillen. Die Osteoblasten werden eingemauert und damit zu Knochenzellen (Osteozyten). Osteoblasten bleiben nur an der Oberfläche des Knochenstückes erhalten, das sie saumartig umgeben. Die von Kalksalzen freie amorphe Kittsubstanz heißt Osteoid. Dieses Osteoid wird sekundär durch Ablagerung von Calciumphosphat (85 %), Calciumcarbonat (10 %), Magnesiumphosphat (1,5 %) und Calciumfluorid (0,3 %) gehärtet. Dabei treten diese Salze in der Kristallform des Hydroxylapatits auf und lagern sich den kollagenen Fasern an.

Da die entstandenen Knochenbälkchen netzartig aneinander gefügt und die Fasern in der Knochengrundsubstanz durchflochten sind, handelt es sich um Geflechtknochen, der im Verlauf jeder Ossifikation primär auftritt. Beim Wachstum des Geflechtknochens wird dieser durch *Osteoklasten* (Knochenfreßzellen) abgebaut.

---

[29] Ossifikation = Verknöcherung;
desmal = bandartig, bindegewebig

Bei der *chondralen Ossifikation* (Abb. 17) wird das Skelettstück zwar nicht in seiner endgültigen Größe, aber doch in seiner Form knorpelig vorgebildet und sekundär durch Knochen ersetzt. Am Beispiel eines Röhrenknochens soll dieser Vorgang geschildert werden. Die ersten Veränderungen kann man im Inneren der *Diaphyse* erkennen. Sie bestehen in blasiger Auftreibung und Vergrößerung der Knorpelzellen. Danach lagern sich in der Knorpelgrundsubstanz Kalksalze ab, die im Diaphysenzentrum makroskopisch und röntgenologisch sichtbare *Verkalkungspunkte* bilden. Wenig später schreitet die Verkalkung epiphysenwärts fort. Von der Knorpelhaut aus entsteht durch desmale Ossifikation ein schmaler Knochenmantel, der die Diaphyse umgreift. Diese sog. *Knochenmanschette* wird an mehreren Stellen gleichzeitig durch *Osteoklasten* (Knochenfreßzellen), die aus der zur Knochenhaut gewordenen Knorpelhaut stammen, kanalförmig zerstört. Den Osteoklasten folgen Gefäße. Gelangen die Osteoklasten an die verkalkte Knorpelgrundsubstanz, so sind sie in der Lage, auch diese zu phagozytieren. Sie heißen von nun an Chondroklasten (Knorpelfreßzellen). Die freigesetzten Knorpelzellen gehen teils zugrunde, teils werden sie zu Chondroklasten oder zu Osteoblasten. Durch die Tätigkeit der Knorpelfreßzellen entsteht ein nischenreicher Raum, der von eingewanderten Mesenchymzellen ausgefüllt wird. Man bezeichnet ihn als *primären Markraum*.

Den Resten der verkalkten Knorpelgrundsubstanz lagern sich Osteoblasten, die vor allem aus dem Mesenchym stammen, auf und überziehen sie mit einem ungleichmäßigen Saum von Knochengewebe.

Die Knochenmanschette hindert eine Dickenausbreitung der Diaphyse und lenkt so die Ossifikationsvorgänge epiphysenwärts. Der morphologische Ausdruck dafür ist die säulenförmige Anordnung der Knorpelzellen, weshalb dieser Bezirk auch *Säulen-* oder *Reihenknorpel* genannt wird. An den Markraum grenzen blasig degenerierte Knorpelzellen und verkalkte Knorpelgrundsubstanz, die vom Markraum aus durch Chondroklasten zerstört werden. Dieser Abschnitt heißt *Eröffnungszone*. An der Grenze zur Epiphyse hört der Umbildungsvorgang auf. Hier bleibt zunächst eine Knorpelscheibe als sog. *Epiphysenfuge* bestehen, die eine Zuwachsfläche darstellt und erst im 20.–21. Lebensjahr durch Knochen ersetzt wird.

Knochenmanschette und im Inneren der Diaphyse gebildeter Knochen vereinigen sich. Es handelt sich um Geflechtknochen. Die Vorgänge, die zur Bildung der Knochenmanschette führen, bezeichnet man als *perichondrale Ossifikation*, diejenigen, welche sich im Inneren des knorpelig vorgeformten Skelettstückes abspielen, *als enchondrale Ossifikation*. Peri- und enchondrale Verknöcherung laufen in der Diaphyse vorerst isoliert ab, sind jedoch in fortgeschrittenerem Stadium nicht zu trennen.

Die *Epiphysen* verknöchern nur enchondral, außerdem wesentlich später, meist erst nach der Geburt. Etwa im Zentrum beobachtet man zunächst eine blasige Degeneration der Knorpelzellen und Verkalkung der Grundsubstanz. Von der Knorpelhaut dringen Gefäße ein, deren Weg von Chondroklasten gebahnt wird. Wie im Inneren der Diaphyse entsteht ein zerklüfteter, mesenchymgefüllter Markraum, dessen angrenzendes Knorpelgewebe teils zerstört wird, teils lagern sich Osteoblasten Reste verkalkter Knorpelgrundsubstanz auf und überziehen sie saumartig mit Geflechtknochen. Im Bereich der Gelenkflächen bleibt das Knorpelgewebe zeitlebens erhalten.

Nach der Geburt wird der Geflechtknochen bis auf wenige Stellen (s. o.) durch Lamellenknochen ersetzt. Bei diesem Umgestaltungsprozess halten sich Abbau des Knochens von innen und Anbau an der Außenseite etwa die Waage. Osteoklasten zerstören vom Markraum aus das

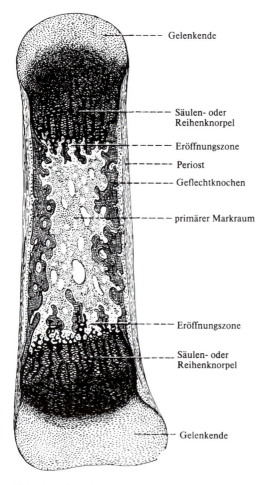

Abb. 17: Chondrale Ossifikation

Knochengewebe, indem sie Grundsubstanz und Zellen auflösen und phagozytieren. Dadurch enthalten sie meist mehrere Zellkerne. Sie liegen in lakunenartigen Aussparungen. An der Außenseite sondern gleichzeitig Osteoblasten, die eng aneinander grenzen, neues Knochengewebe lamellenförmig ab. Auf diese Weise entstehen die äußeren Grundlamellen. Vom Periost aus dringen Gefäße ein, die sich mit mehr oder weniger konzentrisch angeordneten Lamellen umgeben und somit Osteone bilden. Die zwischen den Osteonen vorhandenen Reste der Grundlamellen fungieren nun als Schaltlamellen. Zuletzt formen sich die inneren Grundlamellen, die den buchtenreichen Markraum auskleiden.

Knochenan- und -abbau kommen zeitlebens nicht zur Ruhe. Auch wenn die Knochenstücke vollkommen aus Lamellenknochen bestehen, unterliegen sie ununterbrochen Umbildungsprozessen. Dadurch verfügt das an und für sich feste Knochengewebe über plastische Eigenschaften und ist in der Lage, sich wechselnden äußeren Bedingungen anzupassen.

Die *Frakturheilung* geht in erster Linie vom Periost aus. Sie erfolgt nach Art einer *desmalen Ossifikation*. Das Gewebe, das die Bruchstücke verbindet, heißt *Kallus*. Zunächst entsteht gefäßreiches Bindegewebe, dessen Zellen sich in Osteoblasten umwandeln. Durch die Abscheidung von Osteoid verkleben die Bindegewebsfasern. Die Einlagerung von Kalksalzen bewirkt die Härtung der Grundsubstanz. Auf diese Weise bildet sich Geflechtknochen, der sekundär durch Lamellenknochen ersetzt wird.

Im höheren Alter nimmt die Intensität der Knochenbildung ab, während die Abbauvorgänge fast unvermindert anhalten. Das führt zur Reduzierung des Knochengewebes. Dabei verschwinden vor allem die funktionell weniger wichtigen Spongiosabälkchen, wodurch zwar die trajektorielle Struktur deutlicher hervortritt, der Knochen aber weniger vielseitig belastbar ist. Auch das innere Gefüge ändert sich. Die Bindung zwischen anorganischen Salzen, kollagenen Fasern und organischer Kittsubstanz lässt nach. Der Knochen wird brüchig.

Muskelgewebe

Dem Muskelgewebe ist die Fähigkeit zur Kontraktion eigen. Funktionell und morphologisch grenzt man *glatte Muskulatur*, *quer gestreifte Muskulatur* und *Herzmuskulatur* voneinander ab.

Glatte Muskulatur

Die *glatte Muskelzelle* (Abb. 18a) stellt das Bauelement dar. Sie ist spindelförmig und besitzt einen ebensolchen Kern. Die Länge wechselt. Meist beträgt sie 15–20 µm, im schwangeren Uterus (Gebärmutter) erreicht sie maximal 500 µm. Im Querschnitt mißt die glatte Muskelzelle 4–7 µm. Das Zytoplasma – hier *Sarkoplasma*[30] genannt – enthält kontraktile Fasern, die *Myofibrillen*. Diese reagieren in polarisiertem Licht *anisotrop* (doppeltbrechend). Sie bauen sich aus Myofilamenten auf, die Aktomyosin, einen kontraktilen Eiweißkörper, enthalten.

Glatte Muskulatur findet man in den Wänden der Gefäße, des Magen-Darm-Kanals, der ableitenden Harnwege, in der Haut und im Auge. Die Kontraktion unterliegt nicht dem Willen; sie erfolgt langsam, wurmförmig. Im Magen-Darm-Kanal pflanzt sich die Kontraktion wellenförmig mastdarmwärts fort. Diesen Vorgang nennt man *Peristaltik*. Die Innervation erfolgt durch das vegetative Nervensystem.

Quergestreifte Muskulatur

Wegen ihres Vorkommens wird die quergestreifte Muskulatur auch als Skelettmuskulatur bezeichnet. Sie stellt das dar, was beim Tier Fleisch heißt. Das Bauelement ist die *Muskelfaser* (Abb. 18b) mit einem durchschnittlichen Querschnitt von 40–60 µm und einer maximalen Länge von 12,5 cm. Als *Sarkolemm* bezeichnet man die äußere Hülle der Muskelfaser. Sie umschließt das *Sarkoplasma* und besteht aus einer Basalmembran und eng verflochtenen Gitterfasern. Ovale Zellkerne lagern sich der Innenseite des Sarkolemms an. Neben Mitochondrien – hier auch *Sarkosomen* genannt – enthält das Sarkoplasma Fasern, die *Myofibrillen*. Diese reagieren im polarisierten Licht unterschiedlich. Stark anisotrope und schwach anisotrope Abschnitte wechseln in regelmäßigen Abständen miteinander ab. Da die stark

---
[30] sarkós = Fleisch

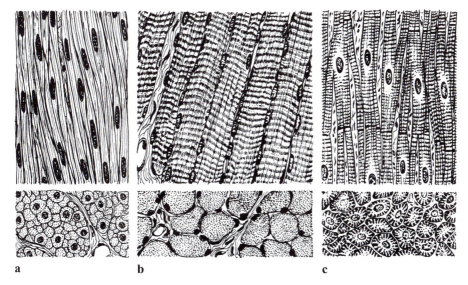

Abb. 18: a Glatte Muskulatur im Längs- und Querschnitt; **b** quergestreifte Muskulatur im Längs- und Querschnitt; **c** Herzmuskulatur im Längs- und Querschnitt

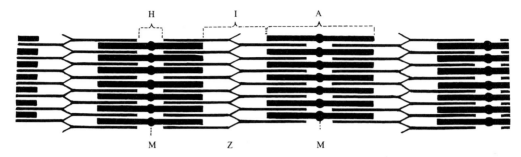

Abb.19: Elektronenmikroskopischer Aufbau einer Myofibrille (schematisch)

anisotropen wie auch die schwach anisotropen Anteile der einzelnen Myofibrillen in gleicher Höhe liegen, erhält die gesamte Muskelfaser ein quer gestreiftes Aussehen.

Die schwach anisotropen Bezirke kürzt man mit I[31], die stark anisotropen mit A ab. Den I-Abschnitt durchläuft eine dünne Zwischenmembran, der Z-Streifen. Den A-Abschnitt unterteilt die Mittelmembran M. Elektronenoptisch (Abb. 19) stellen sich beiderseits von M Aufhellungen, sog. H-Abschnitte, dar. Den etwa 2 µm langen Abstand von Z bis Z nennt man *Sarkomer*. Er gliedert sich in Z – I-Band – A-Band – H-Band – M – H-Band – A-Band – I-Band – Z.

Die Myofibrillen (Abb. 19) bestehen aus nur *elektronenoptisch* sichtbaren *dicken* und *dünnen Myofilamenten*. Die dicken Myofilamente liegen im A-Streifen, die dünnen im I-Streifen, schieben sich aber in den A-Streifen bis zum H-Abschnitt hinein. Die als M bezeichnete Mittelmembran stellt sich im Elektronenmikroskop nicht als vollständige Membran, sondern als knotenförmige Bildungen der dicken Myofilamente dar. Auch der Z-Streifen ist keine selbständige Struktur. Elektronenmikroskopische Untersuchungen haben ergeben, dass sich hier die dünnen Myofilamente auffasern und mit denen des folgenden Sarkomers verbinden. Bei der dem Willen unterliegenden Kontraktion werden die dünnen Myofilamente fast vollkommen in den A-Streifen hineingezogen, was ein fast vollständiges Verschwinden des I-Abschnittes zur Folge hat. Während der Muskelerschlaffung gleiten die dünnen Myofilamente wieder heraus. Die dicken Myofilamente bestehen aus *Myosin*, die dünnen aus *Aktin*. Bei der Kontraktion verbinden sie sich zu *Aktomyosin*.

Zwischen den Myofibrillen befinden sich Tubuli, die an der Grenze von A- und I-Streifen in Form von Sarkolemmeinfaltungen in querer Richtung die Muskelfaser durchlaufen (T-Tubuli). Zwischen den periodisch aufeinander folgenden T-Tubuli liegen, längs angeordnet, Zisternen. Sie bilden in ihrer Gesamtheit die L-Tubuli oder das L-System. T-Tubuli und L-System sind miteinander verbunden. Sie spielen bei der Erregungsausbreitung eine wichtige Rolle.

Am Ende des Muskels gehen die Muskelfasern in kollagene Fasern über, indem sich lichtoptisch die Myofibrillen in kollagenen Fibrillen fortsetzen. Im elektronenmikroskopischen Bild erscheinen an diesen Stellen einander gegenüberstehende Doppelmembranen.

---

[31] Die Abkürzung der schwach anisotropen Abschnitte mit I ist darauf zurückzuführen, daß man noch vor Jahren diesen Abschnitt für isotrop hielt. Genaue polarisationsoptische Untersuchungen mit empfindlicheren Geräten haben jedoch eine schwache Anisotropie ergeben, welche durch gerichtete Strukturen hervorgerufen wird.

Man unterscheidet drei verschiedene Typen von Muskelfasern. Es gibt große helle oder auch weiße Fasern, kleine dunkle oder auch rote Fasern und Zwischenformen.

Die großen *weißen Muskelfasern* messen im Querschnitt etwa 80–100 μm. Sie enthalten viele Myofibrillen, wenig Myoglobin (deshalb weiße Fasern) und in geringerem Maße Mitochondrien. Sie besitzen bei großer Kraftentfaltung eine hohe Kontraktions- und Erschlaffungsgeschwindigkeit und werden deshalb auch als „fast twitch fibres" – schnell zuckende Fasern – bezeichnet. Sie arbeiten überwiegend anaerob glykolytisch, sind schlecht kapillarisiert und rasch ermüdbar.

Die kleinen *roten Muskelfasern* haben einen Querschnitt von etwa 40–50 μm. Sie sind reich an Myoglobin (deshalb rote Fasern) und Mitochondrien und enthalten weniger Myofibrillen. Kontraktions- und Erschlaffungsgeschwindigkeit sind gering, ebenso die Kraftentfaltung. Man bezeichnet sie auch als „slow twitch fibres" – langsam zuckende Fasern. Sie gewinnen die Energie durch oxidativen Abbau von Glukose, Glykogen und z. T. auch von Fettsäuren. Sie sind gut kapillarisiert und ermüden langsam.

Da die weißen Muskelfasern schnelle Bewegungen herbeiführen, heißen sie auch *phasische Muskelfasern*, während die roten Muskelfasern für den Tonus, eine Ruhespannung ohne Bewegung, geeignet sind und deshalb auch *tonische Muskelfasern* genannt werden.

Die quer gestreiften Muskeln des Menschen bestehen aus weißen wie roten Fasern, wobei je nach der vordergründigen Funktion – ob Bewegung oder Haltung – die eine oder andere Faserart überwiegt. Durch die Mischung der Fasern ist die Möglichkeit gegeben, die Bewegungen, die Kraftentfaltung, die Ausdauer, die Bewegungsgeschwindigkeit nahezu stufenlos zu regeln. Dabei arbeiten die motorischen Einheiten asynchron und lösen sich fließend ab.

Nicht alle Fasern eines Muskels kontrahieren sich gleichzeitig. Als Regel gilt, dass nur etwa zwei Drittel der Fasern gleichzeitig innerviert werden. Würden alle Fasern gleichzeitig erregt, wäre die Kraftentfaltung so groß, dass die Zerreißgrenze des Muskels erreicht wird. Die Masse der nicht erregten Muskelfasern wirkt auf die Muskelbewegung dämpfend und damit ausgleichend.

Die Muskelfasern werden von motorischen Neuronen (s. S. 302) über motorische Endplatten (s. S. 41) innerviert. Dabei versorgt ein Neuron eine in den einzelnen Muskeln sehr unterschiedliche Anzahl von Muskelfasern. Motorisches Neuron und die von ihm innervierten Muskelfasern fasst man unter dem Begriff *„Motorische Einheit* oder *Motoneuron"* zusammen. Es gibt große und kleine Motoneurone. In großen motorischen Einheiten versorgt ein Neuron sehr viele Muskelfasern, in kleinen motorischen Einheiten gelangt ein Neuron nur zu wenigen Muskelfasern. Je kleiner die Motoneurone sind, umso besser ist die Kraft des Muskels abstufbar, umso feiner sind die Bewegungen. Besonders kleine Motoneurone liegen beim Menschen vor in den äußeren Augenmuskeln (1:5–10, d. h., ein Neuron versorgt 5–10 Muskelfasern), den mimischen Muskeln, Kehlkopfmuskeln, Muskeln der Hand, besonders des Daumens (1:200–300). Große Motoneurone enthalten die Muskeln des Rumpfes und der Beine (1:500–2000). Die motorischen Einheiten unterscheiden sich nicht nur durch die Zahl der zugehörigen Muskelfasern, sondern auch durch ihren Aufbau und ihre Funktion. *Große Motoneurone* sind schnelle motorische Einheiten mit geringer Erregbarkeit, hoher, aber unregelmäßiger Entladungsfrequenz und hoher Leitungsgeschwindigkeit des zugehörigen Neuriten; sie bestehen aus weißen Muskelfasern. *Kleine Motoneurone* sind langsame motorische Einheiten mit hoher Erregbarkeit, geringer aber regelmäßiger Entladungsfrequenz und geringer Leitungsgeschwindigkeit des Neuriten; sie enthalten rote Muskelfasern.

Lockeres Bindegewebe fügt sich einerseits zwischen die Muskelfasern ein und fasst andererseits mehrere Muskelfasern zu Bündeln zusammen. Den äußeren Abschluss bildet die *Faszie*[32].

Herzmuskulatur

Die Herzmuskulatur (Abb. 18c) baut sich aus Zellen auf. Diese erscheinen im Längsschnitt annähernd rechteckig, wobei die schmalen Seiten etwas schräg und treppenförmig gezackt verlaufen. An diesen gezackten Flächen verbinden sich die Herzmuskelzellen miteinander, und zwar nicht selten in der Weise, dass *einer* Endfläche *zwei* schmale Zellen anliegen, die von hier aus spitzwinklig auseinander weichen. Durch eine Vielzahl solcher spitzwinkliger Anastomosen gewinnt die Herzmuskulatur ein schwammartiges Aussehen. Die Verzahnungsflächen der Herzmuskelzellen werden *Glanzstreifen* oder *Kittlinien* genannt. Den äußeren Abschluss einer Herzmuskelzelle bildet das aus einer Basalmembran und Gitterfasern bestehende *Sarkolemm*. Im Inneren enthält das Sarkoplasma ein oder zwei zentral liegende Zellkerne und *Myofibrillen*. Diese verlaufen in Längsrichtung, weichen in Kernnähe etwas zur Seite aus, wodurch ein sarkoplasmareicher, fibrillenfreier Hof entsteht. Herzmuskelzellen stellen sich im Querschnitt vieleckig dar. Sie messen im mittleren Lebensalter 20–25 μm. Sie sind quer gestreift. Die Querstreifung ist mit der der Skelettmuskulatur vollkommen identisch. Im Bereich der Glanzstreifen beginnen bzw. enden die Myofibrillen.

Die Herzmuskulatur verfügt über differenzierte Zellen, die besonders befähigt sind, Erregungen weiterzuleiten. Sie verbinden sich strangartig zum *Erregungsleitungssystem* (s. S. 229). Diese Zellen sind reich an Glykogen und arm an Myofibrillen.

Im Bereich der Vorhöfe sind die Herzmuskelzellen kleiner als die der Ventrikel. Sie enthalten wenige, kleine, membranbegrenzte, neuroendokrine Granula. Bei starker Dehnung der Vorhofzellen sezernieren diese ein Peptidhormon, den atrialen natriuretischen Faktor (ANF). Man rechnet die Zellen deshalb zu den myoendokrinen Zellen. ANF steigert die Ausscheidung von Wasser, von Natrium und Kaliumionen im distalen Teil der Nierentubuli, ANF senkt weiterhin den Blutdruck, indem er die Reninsekretion der Niere und die Aldosteronproduktion der Nebenniere hemmt.

Nervengewebe

Dieses am höchsten differenzierte Gewebe besteht aus *Nervenzellen* und *Nervenstützgewebe*, der sog. *Neuroglia*. Man teilt die Nervenzellen nach der Anzahl ihrer Fortsätze ein und unterscheidet *uni-, bi-* und *multipolare* Nervenzellen, d. h. Nervenzellen mit einem Fortsatz, zwei und mehreren Fortsätzen. Am häufigsten kommen *multipolare* Nervenzellen (Abb. 20) vor, und zwar vor allem in der Großhirnrinde und der grauen Substanz des Rückenmarks. Ihr Zellleib besitzt eine Größe von 80–100 μm. Von ihm gehen mehrere Fortsätze aus. Die kurzen, in der Nähe verzweigten heißen *Dendriten*; ein langer unverzweigter Fortsatz, der *Neurit*, reicht vom Zellleib bis zum Erfolgsorgan. Diese Entfernung beträgt bis zu 1 m. Die Zellkerne zeichnen sich durch locker strukturiertes Chromatin und einen dadurch meist deutlich sichtbaren Nucleolus aus. Das Zytoplasma, hier *Neuroplasma* genannt, enthält feine Fasern, *Neurofibrillen*, die sich im *Perikaryon*, dem Gebiet um den Zellkern, verflechten und nach den Fortsätzen zu parallel anordnen. In Form grober Schollen, sog. *Nissl-Schollen*[33], stellt sich

---

[32] Fascia = Binde

[33] Nissl, Franz (1860–1919), Hirnanatom und Psychiater in Heidelberg

Nervengewebe

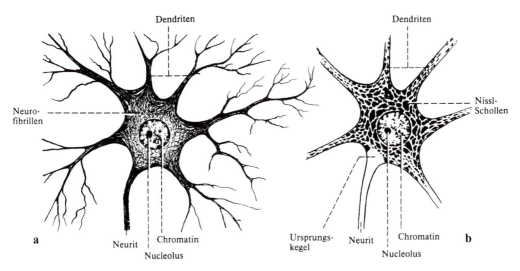

Abb. 20: Multipolare Nervenzelle; **a:** Darstellung durch Versilberung; **b:** Darstellung durch Färbung nach Nissl

das Ergastoplasma lichtmikroskopisch dar. Die Schollen enthalten bedeutende Mengen an RNA und dienen der Eiweißsynthese. Bei Schädigung von Nervenzellen (z. B. infolge von Lues, Diphtherie, Vergiftungen) lösen sie sich auf. Die Abgangsstelle des Neuriten bleibt als *Ursprungskegel* frei von Nissl-Schollen.

Im Elektronenmikroskop stellen sich die Nissl-Schollen als ein netzartiges Lamellensystem dar, an dessen Oberfläche und in dessen Maschen sich Ribosomen befinden. Die Neurofibrillen bestehen submikroskopisch aus Elementarfibrillen. Weiterhin lassen elektronenmikroskopische Aufnahmen im Neuroplasma feinste Röhrchen mit einem Durchmesser von 15–30 nm (Neurotubuli) erkennen. Sie erstrecken sich wie die Neurofibrillen auch in die Fortsätze und verlaufen achsenparallel. Sie spielen eine Rolle bei Transportvorgängen.

Die Neuriten werden auch als *Nervenfasern* (Abb. 21) bezeichnet, da sie durch Aneinanderlagerung die peripheren Nerven bilden. Eine Nervenfaser besitzt folgenden Aufbau: Im Zentrum liegt der *Achsenzylinder* oder das *Axon*, welches *Neuroplasma, Neurofibrillen, Neurotu-* *buli* und *Mitochondrien* enthält. Es wird von der Markscheide umgeben, die aus *Myelin* besteht. Myelin stellt einen Lipid-Eiweiß-Komplex dar. Submikroskopisch findet dieser Komplex seinen Ausdruck in einem vielfachen Schichtenbau, indem regelmäßig Eiweiß- und Lipidlamellen miteinander abwechseln. Die Markscheide ist in regelmäßigen Abständen von 0,8–1 mm durch *Ranvier[34]-Schnürringe* unterbrochen. Den äußeren Abschluss bilden die *Schwann[35]-Zellen*. Sie stellen flächenhaft ausgebreitete Zellen dar, welche die Nervenfasern schlauchartig umhüllen. Man nennt sie auch *Schwann-Scheide* oder *Neurolemm*. Im Bereich der Ranvier-Schnürringe grenzen Axon und Zytoplasma der Schwann-Zellen unmittelbar aneinander.

Der Achsenzylinder dient der Erregungsleitung, während die Myelinscheide die einzelnen Nervenfasern gegeneinander isoliert.

---

[34] Ranvier, Louis (1835–1922), Anatom in Paris
[35] Schwann, Theodor (1810–1882), Begründer der Zellenlehre, Anatom in Lüttich

Abb. 21: Markreiche Nervenfaser in der Aufsicht und im Längsschnitt

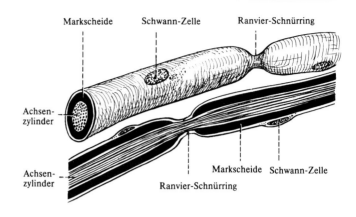

Nicht alle Nervenfasern verfügen über eine gut entwickelte Markscheide. So kommen neben *markreichen markarme* und *marklose* Nervenfasern vor. Innerhalb eines peripheren Nerven sind zahlreiche Nervenfasern durch kollagenes gefäßführendes Bindegewebe zu einer Einheit gefügt. Dabei fassen kollagene Fibrillen zunächst einige Nervenfasern zu Bündeln zusammen, und mehrere Bündel werden wiederum von Bindegewebe umschlossen.
Durch ihre Aufzweigung in Axone und Dendriten unterscheidet man verschiedene Nervenzellarten. Zu den *bipolaren Neuronen* gehören die Motoneurone, die einen großen Zellkörper besitzen, um den Stoffwechsel des langen Axons sichern zu können. Sie weisen viele dendritische Fortsätze auf. *Pseudounipolare Neurone* sind sensible Neurone. Ihr Perikaryon liegt im Nebenschluss eines Axons, das sich in einen peripheren und zentralen Ast gabelt. Derartige Nervenzellen sind im Spinalganglion und in den Ganglien der Hirnnerven, die einem Spinalganglion entsprechen (Ganglion trigeminale (V), Ganglion geniculi (VII), Ganglion superius und inferius (IX, X), angesiedelt.
Die *multipolaren Neurone,* welche mehrere Dendriten und ein Axon aufweisen, sind die vorherrschenden im Zentralnervensystem und in den vegetativen Ganglien.
Unipolare Neurone haben nur einen Fortsatz. Sie sind in den Stäbchen- und Zapfenzellen der Netzhaut zu finden.

Zellleib, Dendriten und Neurit fasst man unter dem Begriff *Neuron* zusammen. Der Name stammt von W. Waldeyer[36]. Man versteht darunter die morphologische und funktionelle Einheit des Nervensystems. Nach der Neuronentheorie des bedeutenden spanischen Neurohistologen Cajal (1852–1934) baut sich das Nervensystem aus hintereinander geschalteten Neuronen auf. Nur die Neuronen sind fähig, nervöse Funktionen auszuüben. Die Verknüpfung der Neuronen erfolgt durch *Synapsen*. Dabei zweigt sich der Achsenzylinder eines Neuriten vielfältig auf, verliert seine Markscheide und legt sich den verästelten Dendriten an. Es kommt zu keiner substantiellen Verschmelzung von Neurit und Dendrit, sondern im Bereiche der Synapsen ist elektronenoptisch ein Spalt von 20 nm Breite nachweisbar. Neurit und Dendrit sind miteinander verzapft, indem sich der verdickte Neurit in eine entsprechende muldenförmige Vertiefung des Dendriten einfügt (Abb. 22). Die synaptischen Endabschnitte von beiden enthalten keine Neurofibrillen, dagegen viele Mitochondrien. Synaptische Bläschen kommen nur im Neuriten vor. In ihnen werden die Übertragersubstanzen Acetylcholin und Adrenalin gebildet, die nach der Reizübertragung von Enzymen der dendritischen Mitochondrien abgebaut werden.
Im Gehirn und Rückenmark liegt zwischen den Nervenzellen Nervenstützgewebe, *Neuroglia*. Die Gliazellen sind sehr vielgestaltig. Sie besitzen zahlreiche, z. T.

---

[36] Waldeyer, Wilhelm (1836–1921), Anatom in Berlin

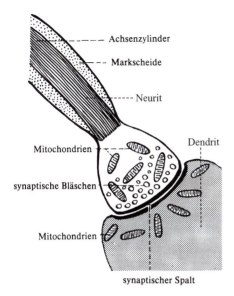

Abb. 22: Schematische Darstellung einer Synapse

Gesamtheit der zwischen den Nervenzellen liegenden vielfältig verflochtenen Nerven- und Gliafasern bezeichnet man als *Neuropil*.

Nervenendkörperchen

Der Aufnahme von Druck, Berührung, Schmerz, Temperatur und der Wahrnehmung der Tiefensensibilität dienen verschiedene Endkörperchen. Man unterscheidet:
- Druck-, Berührungs- und Vibrationsempfänger
- Temperaturempfänger
- Schmerzempfänger (Nozizeptoren)
- Endorgane der Tiefensensibilität

sehr lange Fortsätze. Sie haben wahrscheinlich nicht nur Stützfunktion, sondern dienen auch dem Stoffwechsel. Die

Druck- und Berührungsempfänger

Druck und Berührung können auf verschiedene Weise in der Haut aufgenommen werden. Schon

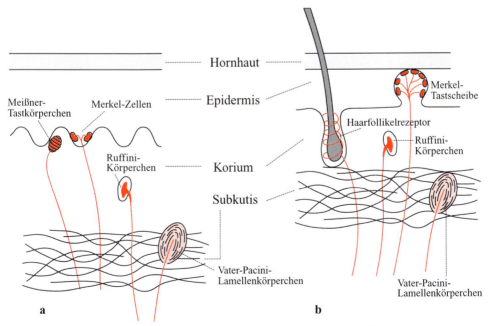

Abb. 23: Rezeptorstrukturen in **a**: unbehaarter und **b**: behaarter Haut [Q001]

zwischen den Epithelzellen endigende freie Nervenfasern sind in der Lage, Druck- und Berührungsreize zu empfangen. Besonders geformte Organe sind (Abb. 23):

- *Meißner[37]-Tastkörperchen:* Sie liegen unmittelbar unter der Epidermis in den Bindegewebspapillen des Coriums. Sie haben die Gestalt von Tannenzapfen und sind etwa 50 µm dick und 100 µm lang. Außen umgibt sie eine Bindegewebskapsel. Im Inneren schichten sich quergelagerte kolbenförmige Tastzellen übereinander. Die Meißner-Tastkörperchen werden von mehreren Nervenfasern versorgt, welche die Kapsel durchdringen, im Inneren ihre Markscheide verlieren und zwischen den Zellen in flachen Spiralen verlaufen. Ihre Neurofibrillen bilden zwischen den Tastzellen feine Netze.
- *Vater[38]-Pacini[39]-Lamellenkörperchen:* Sie befinden sich an der Grenze zwischen Kutis und Subkutis und in der Subkutis. Da sie einen Durchmesser von 2 mm und eine Länge von 4 mm besitzen, sind sie mit dem bloßen Auge sichtbar und können mit dem Skalpell präpariert werden. Sie bestehen aus 30–60 Bindegewebslamellen, die sich zwiebelschalenartig umeinander lagern. Zwischen den Lamellen befindet sich eiweißhaltige Flüssigkeit. Im Inneren zeigen die Lamellenkörperchen den sog. Innenkolben, der in der Längsachse des Organs verläuft. Der Innenkolben enthält konzentrisch geschichtete Zellen. Die Lamellenkörperchen werden meist von einer Nervenfaser versorgt, welche beim Durchtritt durch die Lamellen ihre Markscheide verliert. Im Innenkolben gestalten sich die Neurofibrillen der Nervenfaser netzförmig.
- *Ruffini[40]-Körperchen:* Sie liegen wie die Vater-Pacini-Körperchen an der Grenze zwischen Kutis und Subkutis. Sie sind spindelförmige, bis zu 1,5 mm lange Organe, in deren Innerem sich marklose Nervenfasern nach dem Durchtritt durch die bindegewebige Kapsel verzweigen. Sie gelten als Dehnungsrezeptoren und kommen auch im Stratum fibrosum der Gelenkkapsel vor.
- *Merkel[41]-Zellen:* Sie liegen in der Epidermis, reichen mit ihren Fortsätzen in Einstülpungen von Keratinozyten hinein.

- *Krause[42]-Körperchen:* Ähnlich den Vater-Pacini-Lamellenkörperchen, jedoch deutlich kleiner, in der Epidermis gelegen

Temperaturempfänger

Es werden *Kälte-* und *Wärmerezeptoren* unterschieden. Dabei bestehen die *Kälterezeptoren* aus markarmen, die *Wärmerezeptoren* aus marklosen Nervenfasern. Die Kälterezeptoren liegen dicht unter der Epidermis, die Wärmerezeptoren im Corium. Beide werden von einer bindegewebigen Kapsel umschlossen.

Schmerzempfänger

Spezielle, schmerzempfangende Organe sind bisher nicht nachgewiesen worden. Der Schmerz wird von den freien Nervenendigungen aufgenommen, die sich vor allen Dingen im Stratum papillare und z. T. auch in den unteren Schichten der Epidermis befinden. Die Erregung erfolgt entweder durch direkte zerstörende mechanische Einwirkung oder durch chemische Stoffe, die von geschädigten Zellen abgegeben werden. Daraus ist zu ersehen, dass es sich bei der Schmerzentstehung immer um einen krankhaften Prozess handelt. Den Schmerzen der Eingeweide eilen sicher Vorgänge voraus, die zur Schädigung der vegetativen Endfasern führen (Mangeldurchblutung, Spasmen, Schleimhautdefekte, Schwellungen). Die Schmerzleitung der Eingeweide soll in erster Linie über den Sympathikus erfolgen.

Endorgane der Tiefensibilität

Sie liegen in wechselnder Zahl als spindelförmige Organe in quer gestreiften Muskeln und deren Sehnen. Man unterscheidet *Muskelspindeln* und *Sehnenspindeln.*

a) *Muskelspindeln* (Abb. 24): Sie sind etwa 2–10 mm lang und 0,2 mm dick. Sie werden außen von einer bindegewebigen Kapsel umhüllt und enthalten im Inneren längsgerichtete Muskelfasern. Die Muskelfasern weisen nicht selten mittelständige Kerne auf. Durch die bindegewebige Hülle dringen etwa in der Spindel-

---

[37] Meißner, Georg (1829–1905), Anatom in Basel
[38] Vater, Abraham (1684–1751), Anatom in Wittenberg
[39] Pacini, Filippo (1812–1883), Anatom in Florenz
[40] Ruffini, Angelo (1864–1929), Anatom in Siena und Bologna
[41] Merkel, Friedrich Siegmund (1845–1919), Anatom in Göttingen, Rostock und Königsberg

[42] Krause, Wilhelm (1833–1910), Anatom in Berlin

mitte markhaltige Nervenfasern, die sich der Oberfläche der Muskelfasern auflagern. Sie werden hier marklos und verzweigen sich auf dem Sarkolemm. Sie stellen den Rezeptor[43] der Muskelspindel dar. An den Enden der Spindel treten markarme Nervenfasern ein, verästeln sich und bilden unter dem Sarkolemm motorische Endplatten.

Muskelspindeln sind Teil eines Regelkreises. Der Reiz (das sog. Muskelgefühl) entsteht durch Dehnung des Muskels. Seine Aufnahme erfolgt

---

[43] Rezeptor = Reizaufnehmer

über den Rezeptor. Danach gelangt die Erregung in markhaltigen Nervenfasern zum Rückenmark. Sie geht hier auf motorische Bahnen über, welche die Arbeitsmuskulatur erreichen und zur Kontraktion bringen. Gleichzeitig läuft die Erregung, allerdings langsamer, in markarmen Nervenfasern zu den an den Spindelenden liegenden motorischen Endplatten. Diese bewirken, dass sich die Muskelfasern innerhalb der Spindel auf den neuen Kontraktionszustand der Arbeitsmuskulatur einstellen. Dadurch erhöht sich die Erregbarkeit der Muskelspindel.

b) *Sehnenspindeln:* Sie sind ebenfalls von einer bindegewebigen Kapsel umschlossen und zeigen im Inneren kollagene Faserbündel. Markhaltige Nervenfasern durchbrechen die Kapsel und gliedern sich an der Oberfläche der kollagenen Faserbündel in ein feines Netzwerk auf, wobei sie ihre Markscheide verlieren. Sie sind Zugrezeptoren und ermöglichen die Wahrnehmung des Sehnengefühls.

Muskel- und Sehnengefühl ergeben die sog. Tiefensensibilität, welche über die Stellung und Lage im Raum orientiert.

Motorische Endplatten

Während die Nervenendkörperchen der Aufnahme sensibler Reize dienen, verbinden die *motorischen Endplatten* (Abb. 25) die motorischen Nervenfasern mit den Muskelfasern; d. h., die Innervation der Muskeln erfolgt über die motorischen Endplatten. Sie sind folgendermaßen aufgebaut:

Eine motorische, markhaltige Nervenfaser wird nahe der Oberfläche einer Muskelfaser marklos. Darauf durchzieht der nur vom Neurolemm bedeckte Achsenzylinder das Sarkolemm. Im Inneren der Muskelfaser faltet sich das Neurolemm sehr intensiv und formt dadurch zahlreiche Fortsätze. Der Endabschnitt des Achsenzylinders enthält viele, nur im Elektronenmikroskop sichtbare Bläschen und Mitochondrien. Das Sarkolemm bildet in diesem Bezirk eine flache, an Mitochondrien reiche Rinne. Es entsendet schmale Fortsätze zwischen das gefaltete Neurolemm. Dadurch

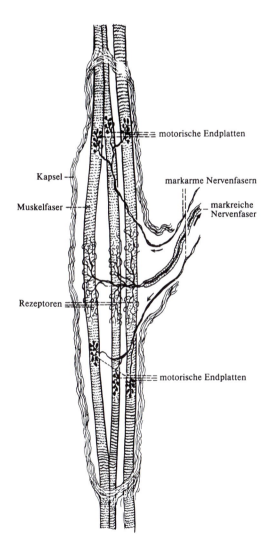

Abb. 24: Halbschematische Darstellung einer Muskelspindel

Abb. 25: Motorische Endplatte im elektronenmikroskopischen Bild (Schema)

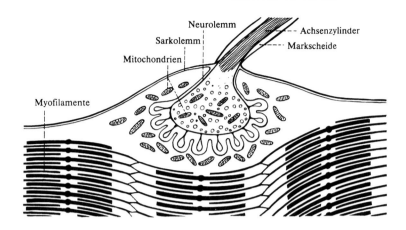

kommt es zu einer engen Verzahnung. Die gesamte ovale Kontaktfläche bezeichnet man als motorische Endplatte. Wegen ihres Gehalts an Mitochondrien ist auf enzymatische Aktivität zu schließen. Man hat vor allem Acetylcholinesterase nachgewiesen, ein Enzym, welches das in der motorischen Endplatte frei werdende Acetylcholin, die Überträgersubstanz, abbaut und damit die Erregung beendet.

Teil II

Organsysteme

Orientierung am Körper

Bei der Beschreibung des menschlichen Körpers treten in zusammengesetzten anatomischen Begriffen Eigenschaftswörter auf, die häufig wiederkehren. Deshalb erscheint es günstig, diese eingangs zu besprechen. Sie dienen der Orientierung am Körper (Abb. 26).

Alle Organe, die nach dem Schädel (cranium) verlaufen, liegen *kranial*. Diejenigen, welche nach dem unteren Körperende (cauda = Schwanz) zeigen, sind nach *kaudal* gerichtet. Kranial und kaudal werden häufig durch *superior* (oben) und *in-*

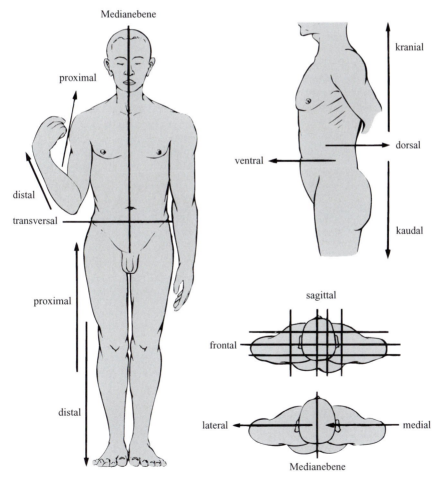

Abb. 26: Ebenen und Richtungen am Körper

ferior (unten) ersetzt. Bauchwärts heißt *ventral* (venter = Bauch), rückenwärts *dorsal* (dorsum = Rücken). Für ventral gebraucht man sehr oft *anterior* (vorn), für dorsal *posterior* (hinten). Nach der Körpermitte zu liegende Organe befinden sich *medial* (media = Mitte), nach der Seite gerichtete liegen *lateral* (latus = Seite). Im Bereich der Extremitäten benutzt man für körpernah *proximal* (proximus = der Nächste), für körperfern *distal* (distare = getrennt stehen).

Zur Darlegung anatomischer Befunde benötigt man die Körperachsen und die Körperebenen. Achsen und Ebenen stehen senkrecht aufeinander. Entsprechend den drei Raumrichtungen unterscheidet man drei Achsen und die korrespondierenden Ebenen.

1. Achsen

Die *sagittale Achse* verläuft von vorn nach hinten (ventral/dorsal) durch die vordere und hintere Körperwand. Schösse man Pfeile[44] von vorn in den Körper, so entsteht die sagittale Achse.

Die *transversale Achse* verläuft quer von rechts nach links und verbindet entsprechende Punkte beider Körperseiten miteinander.

Die *longitudinale* (vertikale) *Achse* ist die Längsachse. Sie verläuft in Längsrichtung (kranio-kaudal) vom Scheitel bis zur Sohle, um senkrecht auf die Standfläche zu treffen.

Die Achsen sind besonders bei der Beschreibung von Hauptbewegungsrichtungen in Gelenken von Bedeutung. Bewegt man den Arm um die Sagittalebene, so kann eine Abduktion (Bewegung des Armes aus der Normalstellung vom Körper weg) oder eine Adduktion (Bewegung des Armes aus der Abduktionsstellung zum Körper hin) durchgeführt werden.

---

[44] sagitta = Pfeil

2. Ebenen

Die *Sagittalebene* gliedert den Körper von medial nach lateral in beliebig viele Scheiben auf.

Als *Medianebene* wird diejenige Sagittalebene bezeichnet, die genau in der Mitte des Körpers liegt und ihn in zwei gleiche Hälften teilt.

Die *Transversal-* oder *Horizontalebene* zerlegt den Körper in beliebig viele Scheiben. Diese Ebene wird bei Untersuchungen in der Computertomographie (CT) als Orientierung verwendet. Sie stellt das *axiale* Computertomogram dar.

Die *Frontalebene* verläuft parallel zum Stirnbein (= Os frontale). Sie zerlegt den Körper von vorn nach hinten in beliebig viele Scheiben. Der Radiologe gewinnt über sie das *coronale* CT.

Konstitution

Unter Konstitution versteht man das Erscheinungsbild des Menschen, aus dem sich bestimmte Reaktionsweisen im Gesunden wie im Kranken ableiten. Viele Faktoren beteiligen sich an der Prägung des Bildes. Es sind vor allem anatomische Faktoren. So hängt die Konstitution von der Beschaffenheit sämtlicher Organsysteme ab, besonders vom Zustand des Stütz- und Bewegungsapparates und des Fettgewebes, vom Mengenverhältnis von Muskulatur und Fettgewebe, vom Größenverhältnis von Rumpf und Gliedmaßen. Auch die Funktion des Nervensystems und das Zusammenspiel der Drüsen mit innerer Sekretion beeinflussen die Konstitution. Sie machen die psychischen Faktoren aus. Die Konstitution wird in ihrem Bauplan vererbt. Jedoch können äußere Momente (Nahrungsaufnahme, Sport) bedeutende Veränderungen hervorrufen. Da die Konstitution des einzelnen Menschen bereits bei der Befruchtung bestimmt wird, besitzt jeder Mensch seine eigene. Man hat sich bemüht, Merkmale der Konstitution herauszuarbeiten und diese mit dem Einzelmenschen zu vergleichen. Das Ergebnis dieser Untersuchungen sind die *Konstitutionstypen*.

Man unterscheidet nach *Kretschmer*[45] den *athletischen*, den *leptosomen*[46] und den *pyknischen*[47] *Typ*. Die Konstitutionsunterschiede sind bei beiden Geschlechtern vorhanden, jedoch beim Mann meist deutlicher ausgeprägt. Die Beschreibung der Konstitutionstypen richtet ihr Augenmerk vor allem auf den Zustand der Muskulatur, auf die Körperlänge, die Körperbreite, die Form des Kopfes, des Brustkorbes, des Bauches und der Gliedmaßen.

Der *athletische Typ* beim Mann hat eine durchschnittliche Körperlänge von 170 cm, bei der Frau von 163 cm. Skelett und Muskulatur sind kräftig entwickelt, wodurch sich die Muskulatur an der Oberfläche deutlich abzeichnet. Der Kopf ist etwas derb und hoch (mesocephaler Schädel). Der Brustkorb wölbt sich (Umfang 92 cm ♂; 86 cm ♀) kräftig nach seitlich und vorn. Es handelt sich um eine Normalbrust mit einem epigastrischen Winkel von etwa 80°. Die gut entwickelte Schultergürtelmuskulatur erzeugt das Bild der breiten Schultern. Die Extremitäten sind mittellang (Beine um 91 cm) und durch eine wohlgebildete Muskulatur gekennzeichnet.

Der *leptosome Typ* weist normales Längenwachstum und geringeres Dickenwachstum auf. Die Muskulatur formt wegen ihrer geringen Ausbildung wenig die Oberfläche. Das Fettgewebe ist reduziert. Der Kopf erscheint schmal mit etwas eingefallenen Wangen und tief liegenden Augen (dolichocephaler Schädel). Der Hals wirkt lang. Der Thorax zeigt die Form einer Schmalbrust mit kleinem epigastrischem Winkel und steil nach abwärts gerichteten Rippen. Die wenig entwickelte Schultergürtelmuskulatur bedingt schmale, hängende Schultern. Die Extremitäten erscheinen grazil mit hervortretenden Knochenpunkten und flachen Muskelbäuchen. Den leptosomen Typ verkörpern die mageren, aufgeschossenen Menschen.

Ist das Fettgewebe völlig geschwunden und die Muskulatur weitgehend reduziert, die Gestalt klein und unterentwickelt, sprechen wir vom *Astheniker*[48]. Dieser Typ gehört nicht mehr zu den normalen Variationen der Konstitution, sondern zu den krankhaften Erscheinungsformen. Besonders charakteristisch ist die Diastase der Oberschenkeladduktoren, d. h., die Adduktoren sind derart geschwunden, dass sie einander nicht berühren, dass zwischen den Innenseiten beider Oberschenkel eine breite Lücke klafft. Astheniker altern vorzeitig. Trotz normaler, z. T. überreicher Ernährung ist das Fettgewebe völlig geschwunden und die Haut trocken, schlaff und runzlig.

Der *pyknische Typ* weist beim männlichen Geschlecht eine Körpergröße von etwa 168 cm, beim weiblichen Geschlecht von etwa 156 cm auf. Er ist durch die bedeutende Breitenentwicklung des Stammes gekennzeichnet. Das in reichem Maße vorhandene Unterhautfettgewebe gleicht die Unregelmäßigkeit der Körperoberfläche aus und lässt diese glatt erscheinen. Muskeln können sich dadurch nicht abzeichnen. Der Kopf ist breit (brachycephaler Schädel), das Gesicht weich, der Hals gedrungen und kurz. Die Schultern erscheinen, verglichen mit dem Brustkorb, schmal. Hierin besteht ein wesentlicher Unterschied zu den Athleten. Diese zeigen breite Schultern, die den Brustkorb weit überragen. Der Thorax des Pyknikers entspricht der Weitbrust mit einem epigastrischen Winkel von mehr als 80° und flach verlaufenden, nur wenig nach abwärts gerichteten Rippen. Der Brustkorb steht insgesamt etwas hoch und nähert sich in seiner Form dem Fassthorax. Das Fettge-

---

[45] Kretschmer, Ernst (1888 – 1964), Psychiater in Marburg und Tübingen
[46] leptos = schmal
[47] pyknos = derb, gedrungen
[48] asthenos = kraftlos, schwach

webe des Bauches ist vermehrt, wodurch sich der Bauch vorwölbt. Bemerkenswert sind die ziemlich kurzen und fast zierlichen Extremitäten, deren Oberflächenrelief durch Fettgewebe abgerundet erscheint, die aber keine bedeutende Vermehrung des Fettgewebes aufweisen. Die gesteigerte Fettbildung betrifft also in erster Linie den Stamm.

Krankhaft vermehrtes Fettgewebe führt zum Typ des *Fettsüchtigen*. Besonders mächtig tritt die Fettablagerung im Bereich des Bauches (Fettschürze) und der Oberschenkel (Reithosenfett) auf. Der Formenreichtum der Fettsüchtigen ist so groß, dass die Fettsucht (Adipositas) ein spezielles Gebiet der Inneren Medizin darstellt.

Man schreibt nach den Untersuchungen von Kretschmer den Konstitutionstypen bestimmte Geisteshaltungen zu. Die *Leptosomen* neigen zur Grübelei, Haarspalterei, sie sind etwas streitsüchtige Naturen, die im Leben vielfach „anecken". Sie stellen aber auch die problematischen Naturen dar, welche den Dingen auf den Grund gehen. Sie sind kontaktarme Individualisten und Einzelgänger. Die *Pykniker* sind gesellige Menschen. Sie gewinnen wegen ihres aufgeschlossenen Wesens schnell Kontakt. Sie bemühen sich, mit der Umwelt nicht in Konflikt zu geraten. Dabei ist ihr Urteil nicht selten etwas oberflächlich. Neben Phasen besonderen Tatendranges machen sie Phasen der Niedergeschlagenheit und Schwermütigkeit durch, von Goethe treffend charakterisiert: „Himmelhoch jauchzend, zu Tode betrübt".

Bewegungssystem

Zum Bewegungssystem gehören Knochen, Gelenke und Muskeln. Sie bilden morphologisch und funktionell eine Einheit, indem die Knochenformen in den Gelenken nur bestimmte Bewegungen zulassen, und die Gelenkachsen wiederum die Bewegungsausschläge festlegen, die durch die Kontraktion der Muskeln erzeugt werden. Deshalb sollen Knochen, Gelenke und Muskeln als Funktionseinheit besprochen werden.

Man unterscheidet einen aktiven und einen passiven Bewegungsapparat. Den bewegenden Anteil liefern die (Skelett-) Muskeln = aktiver Bewegungsapparat. Ihm stellt man den bewegten Anteil (Knochen, Gelenke) als passiven Bewegungsapparat gegenüber.

Einteilung der Knochen

Das menschliche Skelett setzt sich aus *langen* und *kurzen Röhrenknochen, platten Knochen, kurzen Knochen* und *pneumatisierten Knochen* zusammen (Abb. 27). Insgesamt sind es 223 Einzelknochen. Zu den *langen Röhrenknochen* zählen Humerus (Oberarmknochen), Radius (Speiche), Ulna (Elle), Femur (Oberschenkelknochen), Tibia (Schienbein) und Fibula (Wadenbein). Den *kurzen Röhrenknochen* gehören an die Ossa metacarpalia (Mittelhandknochen), die Phalangen der Hand (Fingerknochen), die Ossa metatarsalia (Mittelfußknochen) und die Phalangen des Fußes (Zehenknochen). Als *kurze Knochen* bezeichnet man die Wirbel (Vertebrae), die Hand- und Fußwurzelknochen (Ossa carpi und Ossa tarsi). *Platte Knochen* sind die Scapula (Schulterblatt), das Os coxae (Hüftbein) und die platten Knochen des Schädeldaches. Unter *pneu-*

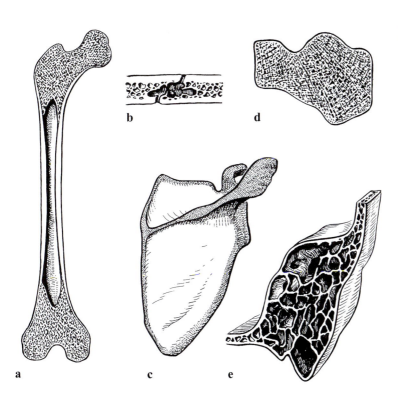

Abb. 27: Knochenformen: **a** langer Röhrenknochen; **b** Schnitt durch einen platten Knochen des Schädeldaches; **c** platter Knochen mit Rahmenkonstruktion; **d** kurzer Knochen; **e** pneumatisierter Knochen [Q003]

matisierten Knochen versteht man mit Luft gefüllte und mit Schleimhaut ausgekleidete Knochen. Zu ihnen rechnet man die Nebenhöhlen der Nase – Sinus frontalis (Stirnhöhle), Sinus maxillaris (Oberkieferhöhle), Sinus sphenoidalis (Keilbeinhöhle), Cellulae ethmoidales (Siebbeinzellen) – und den Warzenfortsatz (Processus mastoideus).

Knochenverbindungen

Die einzelnen Knochen des Skeletts können sich fest aneinander fügen, ohne Bewegungen zuzulassen, oder sie können gelenkig miteinander in Beziehung treten.

Die festen Verbindungen heißen *Synarthrosen* (Fugen, Haften), die beweglichen *Articulationes* (Gelenke).

Bei den *Synarthrosen* kann die Verbindung der Knochen durch Bindegewebe (Syndesmosen), durch Knorpel (Synchondrosen) und durch Knochen (Synostosen) erfolgen. Zu den Syndesmosen (Bandhaft) rechnet man die Schädelnähte vor Abschluss des Schädelwachstums, zu den Synchondrosen (Knorpelhaft) die Schambeinfuge (Symphysis pubica), zu den Synostosen die zum einheitlichen Hüftbein (Os coxae) verwachsenen, vorher getrennt angelegten Os pubis (Schambein), Os ischii (Sitzbein) und Os ilium (Darmbein). Die Syndesmosen werden auch *Juncturae fibrosae*, die Synchondrosen

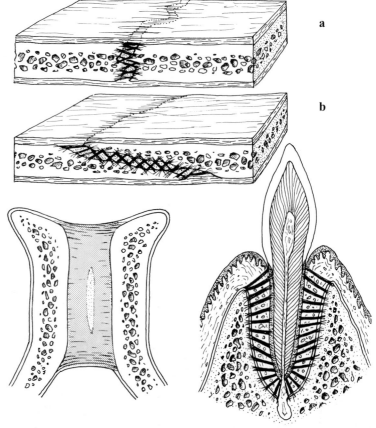

Abb. 28: Knochenverbindungen:
a Sutura serrata (Sägenaht),
b Sutura squamosa (Schuppennaht),
c Junctura cartilaginea,
d Gomphosis (Einzapfung; Befestigung der Zähne im Kiefer)
[L219]

Juncturae cartilagineae (Abb. 28), die Synostosen *Juncturae osseae* genannt.

Die *Articulationes* oder *Juncturae synoviales* (Gelenke, Abb. 29, Tab. 4) teilt man nach den Bewegungsmöglichkeiten ein. So unterscheidet man ein-, zwei-, drei- oder vielachsige und straffe Gelenke.

In *einachsigen Gelenken* kann die Bewegung um eine quere Achse (Scharniergelenke) oder um eine längsgerichtete Achse (Drehgelenke) erfolgen. *Scharniergelenke* sind z. B. das Ellenbogengelenk und das obere Sprunggelenk. Zu den *Drehgelenken* zählen das untere Kopfgelenk und die Radioulnargelenke.

Über *zwei Bewegungsachsen* verfügen die *Eigelenke* (z. B. proximales und distales Handgelenk, oberes Kopfgelenk) und das *Sattelgelenk* des Daumens zwischen Handwurzel und erstem Mittelhandknochen.

Bei den *drei-* oder *vielachsigen Gelenken* können die Bewegungen in allen drei Dimensionen ausgeführt werden. Das bedeutet, dass sie im Grunde genommen *vielachsig* sind, nur sind alle Bewegungen auf die drei Grundachsen zurückzuführen. Drei- oder vielachsige Gelenke stellen das *Kugelgelenk* (Schultergelenk) und das *Nussgelenk* (Hüftgelenk) dar.

Straffe oder *feste Gelenke* (Amphiarthrosen) lassen nur äußerst geringfügige Bewegungen zu. Da sie aber über die Attribute der Gelenke in Form von Gelenkflächen und Kapsel verfügen, gehören sie den Gelenken an. Beispiele: Kreuzbein-Darmbein-Gelenk, Gelenke zwischen Handwurzel und Mittelhandknochen sowie Fußwurzel und Mittelfußknochen.

Allgemeiner Gelenkaufbau (Abb. 30)

Obwohl die Gelenkflächen der einzelnen Gelenke von recht unterschiedlicher Form sind, kann man sehr häufig *Gelenkkopf* (Caput articulare) und *Gelenkpfanne* (Fossa articularis) unterscheiden. Den unbeweglichen Teil bildet meist die Gelenkpfanne. Die *Gelenkflächen* (Facies articulares) sind von einer 0,2–0,5 mm dicken hyalinen Knorpelschicht überzo-

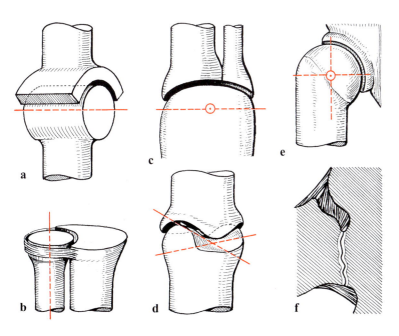

Abb. 29: Darstellung der Gelenkkörper und Gelenkachsen beim:
a Scharniergelenk;
b Drehgelenk;
c Eigelenk; **d** Sattelgelenk; **e** Kugelgelenk;
f straffen Gelenk
[Q003]

gen, um ein möglichst reibungsarmes Gleiten zu erreichen. Außerdem leitet der Knorpel den auftreffenden Druck zur Seite ab und schützt somit das darunter liegende Knochengewebe. Flache Gelenkpfannen werden von faserknorpeligen *Gelenklippen* umzogen, wodurch der Gelenkkopf in stärkerem Maße umfasst wird. Passen die Gelenkflächen an Kopf und Pfanne nicht aufeinander, schieben sich faserknorpelige *Gelenkzwischenscheiben* (Disci articulares) ein, welche die Unebenheiten ausgleichen. Der *Gelenkspalt* heißt Cavum[49] articulare, obwohl es sich nicht um eine Höhle handelt, sondern eben um einen Spalt.

---

[49] cavum = Höhle

Tab. 4: Gelenkformen

Gliederung nach	Gelenkart	Anzahl der Hauptachsen	Gelenkspiel	Bewegungsmöglichkeiten
Bewegungsmöglichkeiten	straffes Gelenk (Amphiarthrosis)	0	Kreuzbein-Darmbeingelenk (Art. sacroiliaca)	0
	ebenes Gelenk (Articulatio plana)	1	Zwischenwirbelgelenke (Artt. zygapophysiales)	2 Translation Drehung
	Scharniergelenk (Ginglymus) Radgelenk (Articulatio trochoidea)	1	oberes Sprunggelenk (Articulatio talocruralis) proximales und distales Radioulnargelenk (Artt. radioulnares proximalis und distalis)	2 Beugung Streckung 2 Pronation Supination
	Eigelenk (Articulatio ellipsoidea)	2	proximales Handgelenk (Art. radiocarpalis)	4 Dorsalflexion Palmarflexion Adduktion Abduktion
	Sattelgelenk (Articulatio sellaris)	2	Daumengrundgelenk (Art. carpometacarpalis pollicis)	4 Adduktion Abduktion Opposition Reposition
	Kondylengelenk (Articulatio bicondylaris)	2	Kniegelenk (Art. genus)	4 Beugung Streckung Innenrotation Außenrotation
	Kugelgelenk (Articulatio spheroidea)	3	Schultergelenk (Art. humeri)	6 Beugung Streckung Adduktion
	Nussgelenk (Enarthrosis)	3	Hüftgelenk (Art. coxae)	6 Abduktion Innenrotation Außenrotation
Anzahl der Knochen	Einfaches Gelenk (Articulatio simplex): 2 Knochen	–	Fast alle Gelenke	
	Zusammengesetztes Gelenk (Articulatio composita): mehr als 2 Knochen	–	proximales und distales Handgelenk (Art. radiocarpalis, Articulatio mediocarpalis)	

Den äußeren Abschluss bildet die *Gelenkkapsel* (Capsula articularis). Sie besteht aus einer dünnen, teilweise sich zottenartig gegen den Gelenkinnenraum vorwölbenden Innenschicht (Membrana synovialis) und einer Außenschicht, welche von straffem kollagenen Bindegewebe aufgebaut wird (Membrana fibrosa). Die *Membrana synovialis* besteht aus zwei Zellarten. Die A-Zellen sind den Makrophagen ähnlich, können phagozytieren, die B-Zellen sind Fibroblasten, welche die Synovia (Gelenkschmiere) sezernieren. Sie werden auch als Synovialisdeckzellen bezeichnet. Die Synovia ist ein Blutplasmadialysat, das zu 1–2 % aus Proteoglykanen und polymerisierter Hyaluronsäure besteht. Die Synovia vermindert die Reibung und vermittelt den Stoffwechsel. Die *Membrana fibrosa* enthält Sehnenspindeln, welche der Orientierung im Raum dienen. *Bänder* (Ligamenta) legen sich der Kapsel verstärkend an bzw. sind mit ihr fest verwachsen. *Schleimbeutel* (Bursae synoviales) stellen flüssigkeitsgefüllte Polster dar, die, zwischen Knochen und Sehne eingezwängt, den Knochen vor zu starkem Druck schützen. Mit dem Gelenkinnenraum stehen sie teils in Verbindung (kommunizierende Schleimbeutel), teils auch nicht (nichtkommunizierende Schleimbeutel).

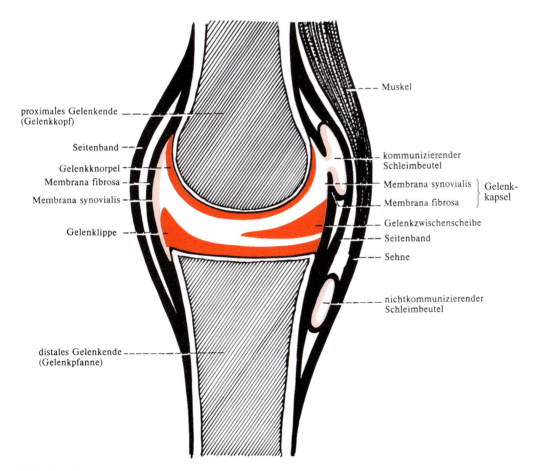

Abb. 30: Allgemeiner Aufbau eines Gelenkes (Schema)

Gelenke können in ihrem Bewegungsspielraum eingeengt werden:
durch Knochenanschlag = Knochenhemmung
durch angespannte Bänder = Bandhemmung
durch gedehnte Muskulatur = Muskelhemmung
durch Weichteile = Weichteilhemmung

Wirbelsäule (Columna vertebralis)

33–34 Wirbel verbinden sich zu einer funktionellen Einheit, zum axialen Stützorgan des Menschen, zur Wirbelsäule. Während bis zum Lendenteil zwischen den Wirbeln Gelenke bestehen, ist das kaudale Ende zu zwei Knochen, dem Kreuz- und Steißbein, verschmolzen. Den Körperregionen entsprechend, gliedert sich die Wirbelsäule in einen *Halsabschnitt* (Pars cervicalis), der 7 Wirbel umfasst, einen *Brustabschnitt* (Pars thoracica) mit 12 Wirbeln, einen *Lendenteil* (Pars lumbalis) mit 5 Wirbeln, das *Kreuzbein* (Os sacrum), das aus 5 verschmolzenen Kreuzbeinwirbeln besteht und das *Steißbein* (Os coccygis), bei dem 4–5 stark reduzierte Wirbel verwachsen sind.

Der allgemeine Bauplan des Wirbels ist folgender (Abb. 31 und 32): Den zentralen Teil bildet der *Wirbelkörper* (Corpus vertebrae). Während die hintere Fläche konkav eingebuchtet ist, sind die übrigen Flächen im Querschnitt konvex geformt. In sagittaler und frontaler Richtung zeigen alle Flächen konkave Einziehungen. Die obere und untere Kante wölben sich etwas nach außen vor. Der Wirbelkörper wird kranial wie kaudal von hyalinem Knorpel bedeckt. Er dient in erster Linie der Druckübertragung und stellt den statisch bedeutsamen Teil des Wirbels dar. Am dorsalen Umfang beginnt der *Wirbelbogen* (Arcus vertebrae), der das *Wirbelloch* (Foramen vertebrale) umschließt. Vom Wirbelbogen entspringen nach lateral die *Querfortsätze* (Processus transversi), nach kranial und kaudal je zwei *Gelenkfortsätze* (Processus articulares) und nach dorsal der *Dornfortsatz* (Processus spinosus). An der Grenze von Körper und Bogen liegen jederseits oben und unten *Einschnitte* (Incisurae), wobei die kaudalen tiefer als die kranialen sind. Das Gebiet zwischen Querfortsatz und Dornfortsatz bezeichnet man als *Lamina arcus vertebrae*. Ihm schließt sich der in den Wirbelkörper übergehende *Pediculus arcus vertebrae* (Bogenwurzel) an (Abb. 38).

Besonderheiten

Halswirbel (3.–7. Wirbel)
Kranial am Wirbelkörper zwei seitliche Leisten, kaudal eine vordere und hintere Leiste. Dreieckiges, großes Wirbelloch. Querfortsätze enthalten je ein Querfortsatzloch. Gelenkfortsätze von kranial-ventral nach kaudal-dorsal gerichtet. Dornfortsätze mit Ausnahme des 7. Halswirbels gegabelt, horizontal gestellt (Abb. 33 und 34).
Der erste Halswirbel, *Atlas* (Abb. 35), besitzt keinen Wirbelkörper, sondern nur einen vorderen und hinteren Bogen. Die seitlichen Abschnitte heißen *Massae laterales,* welche an der oberen Seite Gelenkflächen für das Hinterhauptbein, kaudal Gelenkflächen für den zweiten Halswirbel aufweisen; nach lateral gehen die Querfortsätze ab. Der Dornfortsatz ist zu einem Höcker (Tuberculum) verkürzt. Ein ebensolcher Höcker liegt an der Ventralseite des vorderen Bogens.
Am zweiten Halswirbel, *Axis* oder *Epistropheus* (Abb. 36), springt vom Wirbelkörper aus als typisches Kennzeichen der sog. Zahn (Dens) vor, der sich dem vorderen Bogen des Atlas anlegt und entwicklungsgeschichtlich dessen Körper darstellt. Die übrigen Teile des Axis entsprechen denen der Halswirbel.

Brustwirbel (Abb. 37 und 38)
Wirbelkörper vorn etwas niedriger als hinten. Am seitlichen Umfang und an den Querfortsätzen Gelenkflächen zur Anlagerung der Rippen. Wirbelloch rund, Gelenkfortsätze mit ihrer planen Fläche fast frontal gestellt. Dornfortsätze nach hinten-abwärts gerichtet.

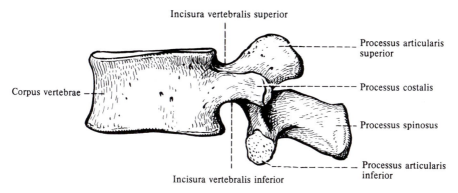

Abb. 31: Lendenwirbel, von der Seite

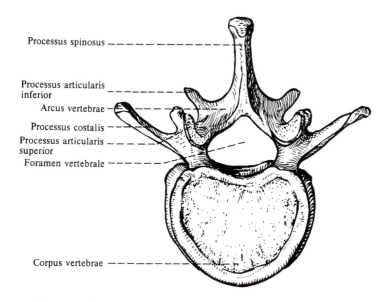

Abb. 32: Lendenwirbel, von oben

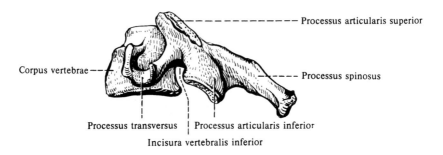

Abb. 33: Halswirbel, von der Seite

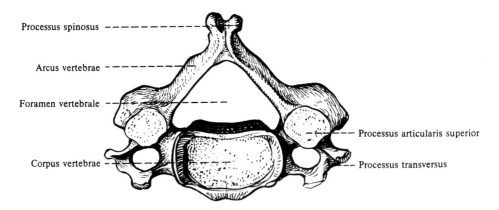

Abb. 34: Halswirbel, von oben

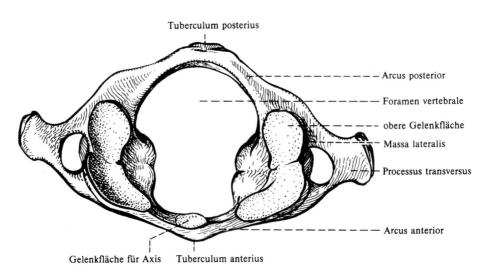

Abb. 35: Atlas, von oben

Wirbelsäule 55

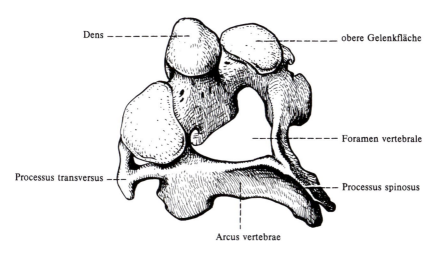

Abb. 36: Axis, von hinten oben

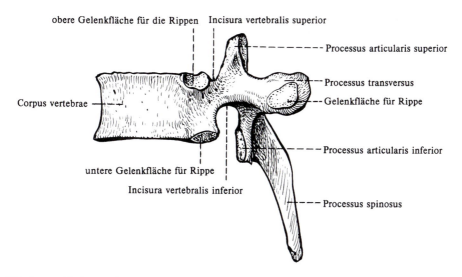

Abb. 37: Brustwirbel, von der Seite

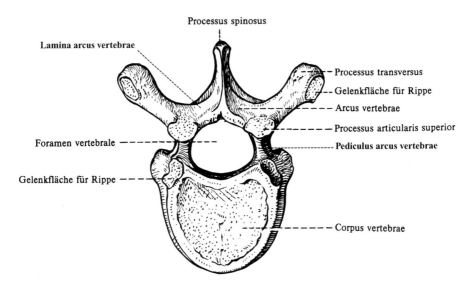

Abb. 38: Brustwirbel, von oben

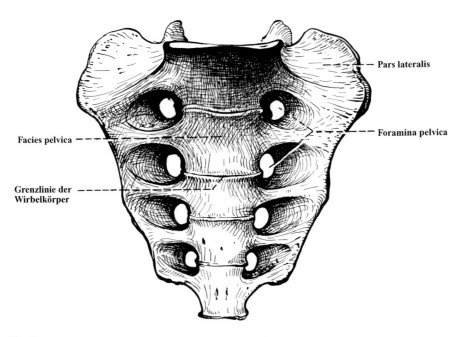

Abb. 39: Os sacrum, von vorn

Lendenwirbel (Abb 31 und 32)
Wirbelkörper sehr kräftig; vorn höher als hinten. Wirbelloch klein, dreieckig, Gelenkfortsätze stehen sagittal, die Dornfortsätze horizontal. Die querverlaufenden Fortsätze heißen *Procc. costales,* da sie aus Rippenmaterial entstanden sind. Die wirklichen Querfortsätze sind reduziert; sie liegen dorsal der Rippenfortsätze und werden als *Procc. accessorii* bezeichnet.

Kreuzbein (Os sacrum)
Man unterscheidet die stark konkav geformte *Facies pelvica* (Beckenfläche), auf der in Form von Querleisten die Wirbelgrenzen erkennbar sind, und die in nahezu symmetrischer Anordnung zweimal 4 Löcher (Foramina sacralia anteriora) aufweist (Abb. 39), die konvexe *Facies dorsalis* (Hinterfläche) mit 5 Längsleisten (Abb. 40) und ebenfalls zweimal 4 Löcher (Foramina sacralia posteriora) und jederseits die *Partes laterales* (Seitenteile) mit den ohrförmigen Gelenkflächen, *Facies auriculares,* für das Darmbein. Im Inneren wird das Kreuzbein vom *Canalis sacralis* (Kreuzbeinkanal) durchzogen, der sich segmental durch die vorderen und hinteren Löcher und distal in einem unpaaren Spalt (Hiatus sacralis) nach außen öffnet.

Steißbein (Os coccygis)
Os coccygis heißt wörtlich Kuckucksbein, weil es dem Schnabel dieses Vogels ähnelt. 4–5, in ihrer Ausdehnung stark verringerte Wirbel bilden diesen beim Menschen rudimentären Knochen. Seine Längsausdehnung beträgt nur etwa 3–4 cm.

| Verbindungen der Wirbel

Im Bereich der Hals-, Brust- und Lendenwirbelsäule werden die Wirbelkörper durch *Disci intervertebrales* (Zwischenwirbelscheiben) zu einem biegsamen Stab vereint (Abb. 41). Diese passen sich der Form des jeweiligen Wirbelkörpers an und sind in den oben und unten angrenzenden, die Wirbelkörper bedeckenden Knorpelplatten fest verankert. Querschnitte lassen außen einen fest gefügten *Anulus fibrosus* (Faserring) erkennen, der aus Faserknorpel besteht und dessen in Schichten angeord-

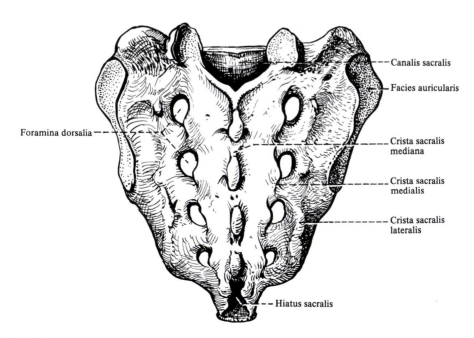

Abb. 40: Os sacrum, von hinten

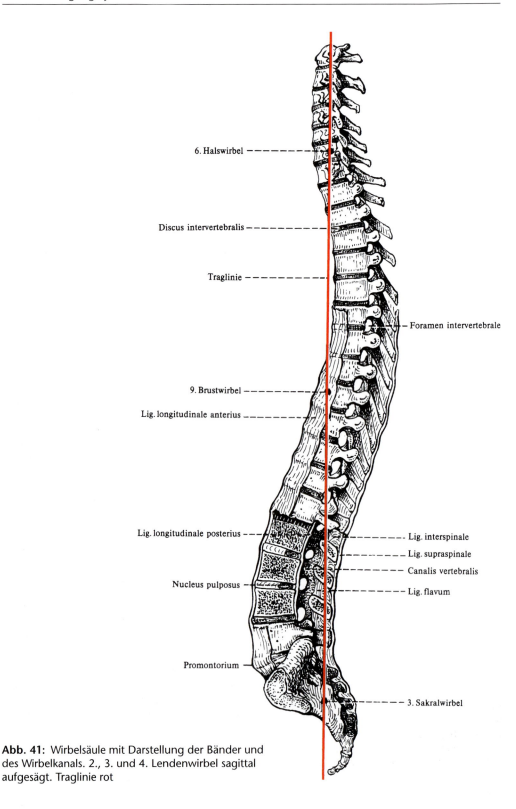

Abb. 41: Wirbelsäule mit Darstellung der Bänder und des Wirbelkanals. 2., 3. und 4. Lendenwirbel sagittal aufgesägt. Traglinie rot

nete kollagene Faserbündel spiralig um die Längsachse verlaufen. Die Richtung der Steigungswinkel wechselt von Schicht zu Schicht. Der Anulus fibrosus umschließt den *Nucleus pulposus* (Gallertkern). Dieser liegt nicht im Zentrum, sondern mehr nach dorsal zu. Er ist sehr wasserreich, besitzt einen bestimmten Quellungsdruck und verleiht dadurch dem Anulus fibrosus Zugspannung. Andererseits verhindern die zugfesten kollagenen Faserbündel des Faserringes größere Volumenzunahmen oder Lageveränderungen des Gallertkerns, wodurch dessen Druck erhalten bleibt. Beim queren Durchschneiden des Discus intervertebralis quillt der Nucleus pulposus hervor. Die Zwischenwirbelscheiben stellen Organe dar, die befähigt sind, Druck aufzunehmen und abzufangen.

Insgesamt machen die 23 Zwischenwirbelscheiben etwa ein Viertel der Höhe der freien Wirbel aus. Sie sind abends durch Wasserabnahme infolge der täglichen Druckbeanspruchung niedriger als morgens. Die Differenz beträgt auf alle Disci bezogen 1–2 cm. In der Horizontallage quellen die Gallertkerne wieder auf, wodurch sich die Zwischenwirbelscheiben erhöhen.

Da die Disci intervertebrales keine starren Organe darstellen, sind die Wirbelkörper in geringem Umfang gegeneinander beweglich. Eine größere Beweglichkeit besteht zwischen Kreuz- und Steißbein (Junctura sacrococcygea). Während der Geburt vermag das Steißbein der Frau um 2 cm nach dorsal auszuweichen. Zu einer Verknöcherung kommt es bei beiden Geschlechtern auch im hohen Alter nicht.

Bänder

Drei Längsbänder geben der Wirbelsäule Halt (Abb. 41):
Das *vordere Längsband* (Ligamentum longitudinale anterius) läuft vorn über die gesamte Wirbelkörperreihe, heftet sich ihr an und zieht nach abwärts zum Kreuzbein. Das Band begrenzt funktionell die Streckung der Wirbelsäule.

> Klinisch ist das vordere Längsband als morphologisches Substrat des Morbus Bechterew[50] bedeutsam. Durch Schrumpfung dieses Bandes wird die Wirbelsäule extrem nach vorn gebogen. Die Patienten können im Endstadium der Erkrankung kaum noch geradeaus blicken, selbst wenn sie den Kopf so weit wie möglich in den Nacken legen.

Das *hintere Längsband* (Lig.[51] longitudinale posterius) läuft am hinteren Umfang der Wirbelkörper entlang, strahlt in die Zwischenwirbelscheiben ein und reicht bis zum Canalis sacralis. Der Faserknorpelring der Bandscheiben wird so verstärkt, dass die Mehrzahl der Diskushernien neben dieser Verstärkungszone in Richtung auf das Zwischenwirbelloch austreten.

Das *Dornspitzenband* (Lig. supraspinale) verbindet die Spitzen der Dornfortsätze. Es verbreitert sich im HWS-Bereich zum Nackenband (Lig. nuchae). Funktionell limitieren beide Bänder die Beugung und die Rotation der Wirbelsäule.

Kleine Bänder spannen sich zwischen den Wirbelbögen (Ligg. flava), den Querfortsätzen (Ligg. intertransversaria) und den Dornfortsätzen (Lig. interspinalia) aus.

Die Ligg. flava bestehen im Gegensatz zu den üblichen kollagenfaserigen Bändern des Bewegungsapparates aus elastischen Bindegewebsfasern. Ihre gelbliche Farbe führte zur Bezeichnung *gelbe Bänder* (Ligg. flava). Die Ligg. flava besitzen je nach Haltung der Wirbelsäule eine unterschiedliche Spannung, erschlaffen jedoch niemals total. Die Wand des Wirbelkanales bleibt dadurch immer glatt. *Funktion:* Die bei der Beugung der Wirbelsäule erzeugte Spannung der Ligg. flava unterstützt die Muskulatur bei der Wiederaufrichtung und Ausbalancierung. Beim Abfedern von Erschütterungen durch die Wirbelsäule betätigen sich die Ligg. flava mit der Muskulatur als Dämpfungselement.

Vom Atlas bis zum 5. Lendenwirbel sind die Wirbel gegeneinander durch Gelenke beweglich. Die ersten zwei Gelenke besitzen einen besonderen Aufbau und sollen später besprochen werden. Alle übrigen Gelenke, die *Articulationes intervertebrales*, stellen prinzipiell dreiachsige Gelenke dar. Es artikulieren jeweils ein oberer und

---

[50] Bechterew, Wladimir Michailowitsch (1857–1927), Neurologe in St. Petersburg
[51] Lig. = Abkürzung für Ligamentum (Band)

ein unterer Gelenkfortsatz miteinander (Abb. 42). Da die Gelenkkapsel diese nicht fest umschließt, können die Gelenkflächen aneinander vorbeigleiten, nach der Art von *Schiebegelenken*. Durch die feste Verbindung der Disci intervertebrales mit den Wirbelkörpern und die Vielzahl der Bänder wird von vornherein der Bewegungsumfang der *einzelnen* Wirbelgelenke eingeschränkt.

Die Bewegungsachsen sind:
- Eine frontale, querverlaufende Achse, um die gebeugt und gestreckt werden kann
- Eine sagittale Achse, um welche Seitwärtsneigungen ausführbar sind
- Eine Längsachse, um die Drehbewegungen stattfinden

Alle drei Achsen schneiden sich in einem Punkt nahe dem Vorderrand der Zwischenwirbelscheiben.

Das Bewegungsausmaß ist in den einzelnen Abschnitten der Wirbelsäule verschieden. Es hängt hauptsächlich von Form und Stellung der Gelenkfortsätze sowie der Dornfortsätze und der Form der Wirbelkörper ab. Den beweglichsten Abschnitt stellt die *Halswirbelsäule* dar. Die Gelenkfortsätze sind mit ihrer Fläche um 45° gegen die Frontalebene geneigt, verlaufen also von vorn-oben nach hinten-unten. Diese Stellung ermöglicht Beugung-Streckung, Seitwärtsneigung und Drehung in einem Ausmaße, wie es in den anderen Wirbelsäulenabschnitten nicht möglich ist. Die Gelenkfortsätze der *Brustwirbel* stehen am hinteren Umfang des Wirbelloches frontal einander gegenüber. Auch diese Anordnung gestattet bedeutende Bewegungen. Neigung und Dehnung sind ebenso gut wie in der Halswirbelsäule ausführbar. Beugung und Streckung sind jedoch gehemmt, die Beugung durch den Brustkorb, während die Streckung durch die dachziegelartige Überlagerung der schräg nach hinten-unten zeigenden Dornfortsätze fast unmöglich ist. In der *Lendenwirbelsäule* sind die Flächen der Gelenkfortsätze sagittal gerichtet. Die oberen Gelenkfortsätze umfassen die unteren des nächsthöheren Wirbels. Da der Drehpunkt für die Rotationsbewegung am vorderen Rand der Zwischenwirbelscheiben liegt, können Drehbewegungen bei dieser Stellung der Gelenkfortsätze nicht ausgeführt werden. Seitliches Neigen und Streckung dagegen erfahren keine größere Beeinträchtigung. Die Beugung ist gering, da die Wirbelkörper vorn höher sind als hinten.

Die Bewegungsausschläge sind in den einzelnen Zwischenwirbelgelenken klein. Sie ergänzen sich zum gesamten Bewegungsumfang der Wirbelsäule.

Bei vielen Bewegungen im Brust- und Lendenbereich werden die Gelenkflächen nicht nur gegeneinander verschoben, sondern auch verkantet. Dadurch klafft der Gelenkspalt, und es entsteht ein Unterdruck im Gelenk. Dieser saugt Einstülpungen der Synovialmembran in diese Lücke, entweder relative harte Meniskoide (menis-

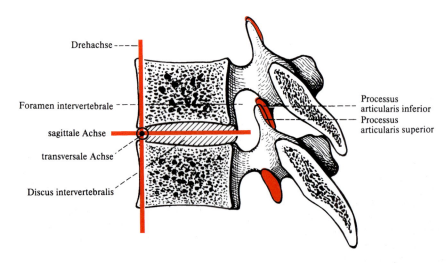

Abb. 42: Zwischenwirbelgelenk mit Gelenkachsen

kusähnliche Gebilde) oder weiche Synovialzotten und -falten. Beim Schluss des Gelenkspaltes werden die Lückenfüller von den Gelenkflächen beiseite gedrückt.

> Nun können diese Meniskoide auch eingeklemmt werden, was zu einem mit starken Schmerzen verbundenen „Hexenschuss" führt. Das betroffene Bewegungssegment wird reflektorisch durch die lokale Muskulatur ruhig gestellt, d. h. es ist blockiert. Chiropraktiker und manuelle Therapeuten können durch geeignete passive Wirbelsäulenbewegungen eingeklemmte Meniskoide befreien und das normale Bewegungsspiel wieder herstellen.
> Die Halswirbelsäule ist sehr anfällig für traumatische Wirbelverschiebungen. Da ist besonders an das Schleudertrauma zu denken. Bei Auffahrunfällen wird der Kopf gegen die Wirbelsäule mit einem peitschenschlagähnlichen Doppelruck vor und zurück bewegt. Da die Gelenkkapseln der Wirbelsäule viele Rezeptoren der Schmerzempfindung und der propriozeptiven Sensibilität besitzen, kann ihre Irritation durch ein Schleudertrauma wochenlang Schwindelgefühl erzeugen.

Als *oberes Kopfgelenk* bezeichnet man die bewegliche Verbindung von Hinterhauptbein (Os occipitale) und Atlas. Das Os occipitale trägt an seiner Unterseite flach gewölbte Gelenkflächen, denen sich konkav geformte des Atlas anpassen. Dieses Gelenk ist zweiachsig, ein *Eigelenk*. Um die *frontale Achse*, welche man sich als Verbindungslinie der vorderen Warzenfortsatzränder denken muss, erfolgen Vor- und Rückbewegung des Kopfs von 20–35°, um die *sagittale Achse* geringe Seitwärtsneigungen (etwa 10°).
Das *untere Kopfgelenk* (Abb. 44) liegt zwischen Atlas und Axis. Untere Gelenkflächen des Atlas stehen oberen des Axis gegenüber. Außerdem lagert sich der Zahn des Axis der Innenseite des vorderen Atlasbogens an. Von hinten wird der Zahn durch das Atlasquerband (Lig. transversum atlantis) gehalten. Die einander berührenden Flächen besitzen Knorpelüberzüge. Das Lig. transversum atlantis stellt den querverlaufenden Teil des Lig. cruciforme atlantis (Atlaskreuzband) dar, dessen längsgerichteter Abschnitt vom Hinterhauptbein bis zum Axis reicht. Die *Flügelbänder* (Ligg. alaria) laufen vom Zahn des Axis schräg zum Rahmen des Foramen magnum. Die Ligg. alaria begrenzen die Rotation im unteren Kopfgelenk. Da sie auch das obere Kopfgelenk überziehen, begrenzen sie dessen Seitwärtsneigung. Die Rotation im unteren Kopfgelenk spannt die Ligg. alaria, indem sie sie auf den Zahn des Axis aufzuwickeln versucht. Bei der Seitwärtsneigung des oberen Kopfgelenkes wird das kontralaterale Flügelband gespannt, da sich die Ansatzstelle am Kopf vom Zahn des Axis entfernt. Das untere Kopfgelenk ist ein *einachsiges Drehgelenk*, dessen *Achse senkrecht* durch den Zahn des Axis führt. Von der Medianebene aus kann der Kopf mit dem Atlas nach jeder Seite um 30° gewendet werden. Alle weiteren Drehungen erfolgen in den übrigen Gelenken der Halswirbelsäule.

Die Wirbelsäule enthält in ihrem Inneren den *Wirbelkanal* (Canalis vertebralis; Abb. 41). Dieser wird von der Gesamtheit der Wirbelbögen, der Wirbelkörperhinterflächen, der dorsalen Abschnitte der Zwischenwirbelscheiben und der Ligg.[52] flava (gelbe Bänder), die sich zwischen den Wirbelbögen ausspannen, gebildet. Kranial geht er durch das große Hinterhauptloch (Foramen magnum) in die Schädelhöhle über, kaudal findet er im Canalis sacralis seine Fortsetzung. Im Wirbelkanal liegt, von mehreren Hüllen schützend umgeben, das Rückenmark. Zwischen jeweils zwei Wirbeln öffnet er sich über *Zwischenwirbellöcher* (Foramina intervertebralia) nach außen. Diese werden von den einander gegenüberliegenden Wirbeleinschnitten (Incisurae vertebrales), der Zwischenwirbelscheibe (vorn) und den Gelenkfortsätzen (hinten) begrenzt. Durch diese Foramina verlassen die Spinalnerven den Wirbelkanal.

Form der Wirbelsäule

Beim erwachsenen Menschen ist die Wirbelsäule mehrfach gebogen. Die Halswirbelsäule zeigt eine nach vorn konvex geformte Biegung (Halslordose), die Brustwirbel stehen im mittleren Abschnitt mehr nach dorsal, sind also in einer nach vorn konkaven Linie angeordnet (Brustkyphose), während die Lendenwirbel mit ihrem ventralen Wirbelkörperabschnitt wieder einen konvexen

---

[52] Ligg. = Abkürzung von Ligamenta (Bänder)

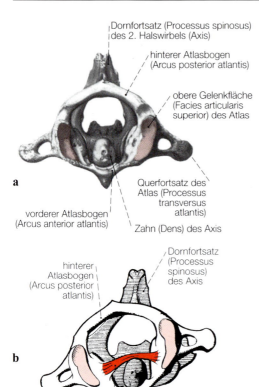

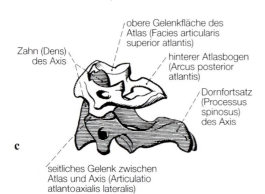

Abb. 43: Die beiden obersten Halswirbel: Atlas und Axis;
a: Ansicht von oben (vor Drehbewegung);
b: Ansicht von oben (nach Drehbewegung der beiden Wirbel gegeneinander um den Zahn des Axis);
c: Ansicht von der Seite [S005]

Bogen beschreiben (Lendenlordose). Das Kreuzbein ist ventral konkav gebildet (Kreuzbeinkyphose). Bezieht man diese Biegungen auf eine vom großen Hinterhauptsloch ausgehende Senkrechte, so schneidet die Wirbelsäule diese Linie am 6. Halswirbel, 9. Brustwirbel und 3. Kreuzbeinwirbel. Diese Senkrechte stellt die *Traglinie* (Abb. 41) des Rumpfes dar. Den abgewinkelten Übergang vom 5. Lendenwirbel in das Kreuzbein nennt man *Promontorium* (Vorgebirge).

Neben Ausbiegungen in der Medianebene gibt es solche in der Frontalebene, also nach lateral. So ist die normale Wirbelsäule zwischen 3. und 6. Brustwirbel beim Rechtshänder nach rechts, beim Linkshänder nach links leicht gewölbt. Diese Seitwärtsbiegung heißt *Skoliose*. Sie lässt sich aus der ungleichen Länge der Oberschenkelknochen erklären. Beim Rechtshänder misst der linke Oberschenkelknochen (Femur) 1 cm mehr. Dadurch steht das Becken links höher, was durch die leichte Rechtsskoliose der Brustwirbelsäule ausgeglichen wird. Beim Linkshänder liegen die Verhältnisse umgekehrt.

Die ventral und dorsal ausgebogene Wirbelsäule ist für den aufrecht gehenden Menschen als axiales Stützorgan sehr viel besser geeignet als ein gerader Stab. Indem Teile der Wirbelsäule vor und hinter der Senkrechten liegen, wird das labile Gleichgewicht verbessert. Weiterhin ermöglicht die Bauweise der Wirbelsäule ein federndes Abfangen des von kranial her wirkenden Druckes. Besonders in Hals- und Lendenwirbelsäule ist diese Federung nachzuweisen, weshalb man von einer *Hals- und Lendenfeder* spricht.

Die Wirbelsäule des Neugeborenen stellt einen nur wenig nach dorsal gebogenen Stab dar. Durch Aufheben des Kopfes aus der Bauchlage entsteht die Halslordose, später bilden sich durch Aufrechtsitzen die Brustkyphose und durch aufrechten Gang die Lendenlordose aus. Bei alten Menschen vermindert sich die Lendenlordose, indem die Disci intervertebrales ihre Keilform verlieren, sodass von der Brustwirbelsäule aus nahezu eine einzige lang gezogene Kyphose bis zum Promontorium besteht. Daraus ergibt sich auch eine Abnahme der Körperhöhe.

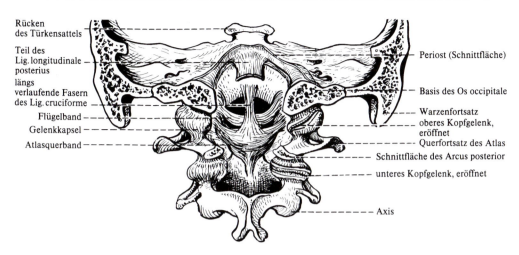

Abb. 44: Oberes und unteres Kopfgelenk, von hinten

Für die physikalische Therapie von entscheidender Bedeutung ist das Bewegungssegment. Man versteht darunter den Bereich zwischen zwei Wirbeln. Es besteht aus jeweils zwei Wirbeln, der dazugehörenden Bandscheibe, den Zwischenwirbelgelenken einschließlich Kapseln und Bändern (Lig. longitudinale anterius und posterius, Lig. supraspinale, den Ligg. flava, interspinalia und intertransversaria). Das Bewegungssegment stellt die klinische funktionelle Einheit der Wirbelsäule dar.

Thorax (Abb. 45)

Brustwirbel, *Rippen* und *Brustbein* bilden den *Brustkorb* (Thorax).

Während der Entwicklung werden in allen Abschnitten der Wirbelsäule Rippen angelegt; sie bleiben aber nur im Brustbereich erhalten. Als Ausdruck einer Entwicklungsstörung können am 7. Halswirbel *Halsrippen* und am 1. Lendenwirbel *Lendenrippen* vorkommen.

Die *12 Rippenpaare* gliedern sich in *7 echte Rippenpaare* und *5 falsche Rippenpaare*. Die echten Rippen grenzen unmittelbar an das Sternum, während sich von den falschen Rippen das 8., 9. und 10. Paar durch Knorpel mit dem jeweils darüberliegenden Rippenpaar verbinden. Sie bilden den *Rippenbogen*. Das 11. und das 12. Rippenpaar dagegen besitzt zu den nächsthöheren Rippen keine Beziehung, sondern endet in der Muskulatur der vorderen Bauchwand.

Die Teile der Rippen sind *Kopf* (Caput), *Hals* (Collum) und *Körper* (Corpus, Abb. 46). Der Kopf trägt die überknorpelte Fläche zur Anlagerung an die Brustwirbel. An der Grenze von Collum und Corpus liegt, nach hinten vorgewölbt, der *Höcker* (Tuberculum), welcher ebenfalls eine Gelenkfläche für die Brustwirbel besitzt. Der Rippenkörper ist dreifach gebogen. Unter *Flächenkrümmung* versteht man die Biegung von hinten nach vorn, unter *Kantenkrümmung* den Verlauf von hinten-oben nach vorn-unten, was bedeutet, dass die ventralen Rippenenden tiefer als die dorsalen stehen. Die *Torsionskrümmung* stellt die Drehung des Rippenkörpers um sich selbst dar; dadurch sind die unteren Rippenkanten weiter nach außen gerichtet als die oberen. Am kaudalen Rand, nahe der Innenseite, befindet sich die *Rippenfurche,* welche ventral verstreicht.
Die 1. Rippe zeigt die drei genannten Krümmungen nicht. Sie steht nahezu horizontal, wodurch sie eine Ober- und Unterfläche aufweist.

Die ventralen Rippenabschnitte sind aus Knorpel aufgebaut. Sie verkalken und verknöchern vom 20. Lebensjahr an. Auf diese Weise entsteht in höherem Alter eine ziemlich feste Verbindung von Rippen und Brustbein.

Am *Brustbein* (Sternum) unterscheidet man den *Handgriff* (Manubrium), den *Körper* (Corpus) und den *Schwertfortsatz* (Proc.[53] xiphoideus, Abb. 46).

Manubrium und Corpus verbinden sich bis zum mittleren Lebensalter durch Faserknorpel, der später verknöchern kann. Sie sind gegeneinander um etwa 160° abgewinkelt: *Brustbeinwinkel, Angulus sterni*. Nach dorsal projiziert, entspricht diese Stelle dem Discus intervertebralis zwischen dem 4. und 5. Brustwirbel. Am Brustbein befinden sich seitliche Einbuchtungen. Die Obersten dienen der Anlagerung der Schlüsselbeine, während sich den folgenden Aussparungen die oberen 7 Rippenpaare einfügen. Das zweite Rippenpaar liegt in Höhe des Angulus sterni. Auch die obere Kante des Manubriums ist einwärts gewölbt. Kranial der Kante senkt sich die Haut zur *Drosselgrube* ein.

Das Brustbein ist bei Frauen breiter als bei Männern.

Die Rippen verbinden sich dorsal mit den Brustwirbeln, ventral mit dem Brustbein.

Als *Articulationes costovertebrales* (Abb. 47) bezeichnet man die Gelenke zwischen Rippen und Brustwirbeln, in denen die Rippenköpfe mit den seitlich am Wirbelkörper befindlichen Gelenkflächen des zugehörigen und nächsthöheren Wirbels artikulieren sowie die Rippenhöcker mit den Querfortsätzen. Zahlreiche Bänder verstärken die engen Gelenkkapseln und füllen den Raum zwischen Rippenhals und Querfortsatz. Sie lassen nur geringe Bewegungsausschläge zu.

Die Artt.[54] costovertebrales sind *einachsige Drehgelenke;* die *Achse* entspricht der *Längsachse des Rippenhalses*. Obwohl der Bewegungsumfang in den Gelenken selbst gering ist, markiert er sich vorn wegen des langen Hebelarmes in beträchtlicher Größe.

Ventral bestehen zwischen dem Sternum und den oberen 7 Rippenpaaren entweder echte Gelenke (*Artt. sternocostales,* 2.–5. Rippe) oder Synchondrosen (1., 6., 7. Rippe). Durch die im 20. Lebensjahr einsetzende Verkalkung, der später eine Ver-

---

[53] Proc. = Abkürzung von Processus (Fortsatz)

[54] Artt. = Abkürzung von Articulationes (Gelenke)

Abb. 45: Thorax

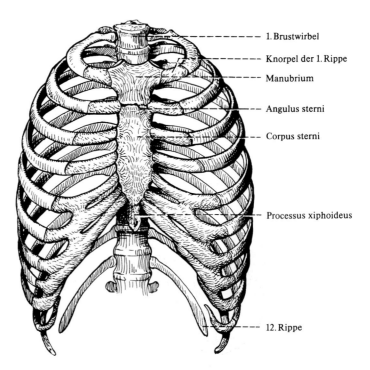

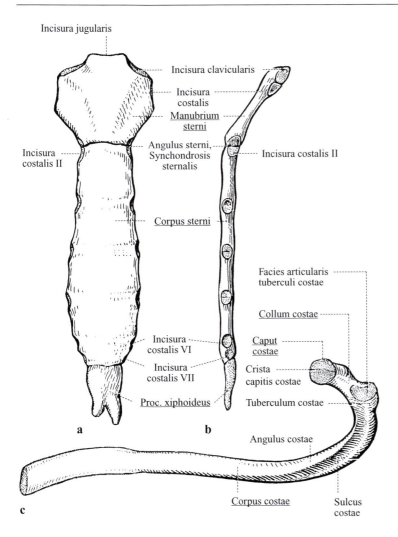

Abb. 46: Brustbein und Rippe; **a:** Sternum von vorn; **b:** Sternum von der Seite; **c:** Rippe von dorsal [Q003]

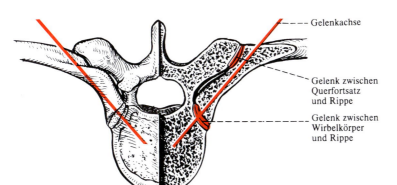

Abb. 47: Rippen-Wirbel-Gelenk, auf der linken Seite horizontal aufgesägt

knöcherung folgt, verringert sich deren Beweglichkeit.
Am Thorax unterscheidet man eine *obere* und *untere Apertur* (Öffnung). Die obere wird vom 1. Brustwirbel, dem 1. Rippenpaar und dem Manubrium sterni begrenzt, die untere von dem 10. Brustwirbel, den Rippenbögen und dem Schwertfortsatz. Beide Rippenbögen bilden am Schwertfortsatz einen Winkel, den *epigastrischen Winkel*[55], der im Mittel 80° beträgt.
Bei der Atmung verändert sich der Innenraum des Thorax. In den oberen Abschnitten bewegt sich der Brustkorb während der Einatmung (Inspiration) vorwiegend nach ventral-kranial. Dabei wird der Angulus sterni um etwa 14° kleiner. Die kaudalen Anteile öffnen sich dagegen nach transversal-kranial.
Die Thoraxformen variieren recht stark. Man kann sie in folgende drei Kategorien einordnen: *Normalbrust, Schmalbrust, Weitbrust*. Die *Normalbrust* ist durch einen epigastrischen Winkel von etwa 80° gekennzeichnet. Bei der *Schmalbrust* beträgt er bedeutend weniger als 80°, wodurch die Rippen steiler nach abwärts verlaufen, die untere Thoraxapertur enger wird und das Brustbein sich etwas nach vorn wölbt. Der epigastrische Winkel der *Weitbrust* ist wesentlich größer als 80°. Dadurch nähern sich die Rippen der Horizontalen und erweitert sich die untere Thoraxapertur. Im Gegensatz zu diesen normalen Variationen stellen der *Thorax paralyticus* und *Thorax emphysematicus* krankhafte Thoraxformen dar. Der Thorax paralyticus leitet sich von der Schmalbrust, der Thorax emphysematicus von der Weitbrust ab.
Das Neugeborene besitzt eine Weitbrust. Die obere Thoraxapertur steht hoch (deshalb der kurze Hals), die Rippen verlaufen fast horizontal, die untere Thoraxapertur ist weit. Diese Thoraxform bedingt eine nur geringe Brustatmung des Neugeborenen. Da die Bauchatmung wegen des flachen Zwerchfells ebenfalls wenig intensiv ist, liegt die Atemzahl hoch, und zwar bei 50 je Minute. Parallel der Umformung der Wirbelsäule beim Übergang zum aufrechten Gehen ändert sich die Form des Brustkorbs. Durch die Ausbildung der Brustkyphose senken sich die Rippen in ihrem sternalen Ende, die untere Apertur wird enger, der epigastrische Winkel kleiner, das Zwerchfell wölbt sich stärker nach kranial. Dadurch gewinnen wiederum Brust- und Bauchatmung an Intensität, weshalb die Atemzahl abnimmt und beim 2- bis 5-jährigen Kind 25 je Minute beträgt. Der Erwachsene atmet etwa 16-mal in der Minute. Im höheren Alter nähert sich die Thoraxform meist dem Thorax emphysematicus, auch Fassthorax genannt. Außerdem wird er durch die bereits erwähnte knöcherne Verbindung mit dem Sternum starrer. Die Atemzahl erhöht sich. Über die Atemtechnik s. S. 169.

Schultergürtel

Zum Schultergürtel zählen *Scapula* (Schulterblatt) und *Clavicula* (Schlüsselbein). Beide sind miteinander gelenkig verbunden; außerdem besteht zwischen Clavicula und Sternum ein Gelenk. Dorsal spannen sich zwischen den Schulterblättern und der Wirbelsäule flächenhafte Muskeln aus. Sternum und Muskeln ergänzen so Schlüsselbeine und Schulterblätter zum Schultergürtel.
Die *Clavicula* stellt einen s-förmig gebogenen Knochen dar, dessen mediales, verdicktes Ende nach dem Sternum und dessen laterales, flaches Ende nach der Schulterhöhe des Schulterblattes zeigt. Die medialen zwei Drittel des Knochens sind nach vorn, das laterale eine Drittel ist nach hinten gewölbt. Da die Clavicula unmittelbar unter der Haut liegt, zeichnet sie sich meist deutlich nach außen ab. Oberhalb senkt sich das Hautrelief zur *Fossa supraclavicularis*, unterhalb zur *Fossa infraclavicularis* ein. Die obere Schlüsselbeingrube ist tiefer.
Die *Scapula* (Abb. 48 und 49) gehört zu den platten Knochen. Sie ist dreieckig geformt, weshalb man einen *oberen, unteren* und *seitlichen Schulterblattwinkel* (Angulus scapulae superior, inferior und lateralis) und einen *oberen, medialen* und *seitlichen Schulterblattrand* (Margo scapulae superior, medialis und lateralis) unterscheidet. Durch die *Schulterblattgräte* (Spina scapulae) wird die Hinterfläche in die *Fossa supra-* und *infraspinata* (obere und untere Schulterblattgrube) geteilt. Die Spina scapulae verläuft in Richtung auf den Angulus lateralis und verbreitert sich zur

---

[55] Epigastrium = Magengrube

Schultergürtel

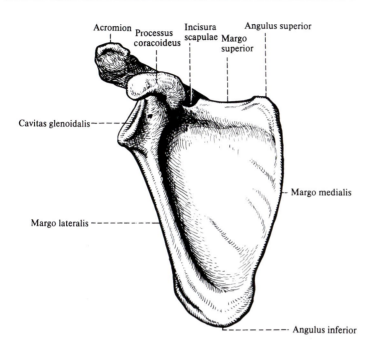

Abb. 48: Scapula, von vorn

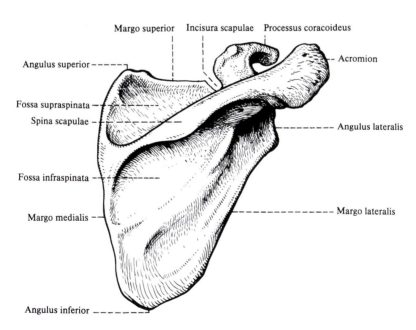

Abb. 49: Scapula, von hinten

Schulterhöhe (Acromion), die eine Gelenkfläche für die Clavicula trägt. Am Angulus lateralis befindet sich die Gelenkfläche für das Schultergelenk, eine flache Einsenkung, die *Cavitas glenoidalis*[56]. Ober- und unterhalb ist der Knochen zum *Tuberculum supra-* und *infraglenoidale*, wichtigen Muskelursprungspunkten, etwas aufgeworfen. Der Margo superior zeigt einen *Einschnitt* (Incisura scapulae), von dessen seitlicher Kante ein nach lateral und vorn gebogener, schnabelförmiger Fortsatz, der Rabenschnabelfortsatz (Proc. coracoideus) ausgeht.

Die Scapula besitzt durch die verdickten Knochenränder eine Rahmenkonstruktion mit Querverspannung in Form der Spina scapulae.

sind Bewegungen um eine Vielzahl von Achsen möglich, die sich jedoch allesamt auf Bewegungen um drei Hauptachsen zurückführen lassen. Diese Hauptachsen verlaufen in einem Punkt durch das Zentrum des inneren Schlüsselbeingelenkes und bilden hier ein Achsenkreuz. Um die *sagittale Achse* wird der Schultergürtel gehoben und aus der Erhebung gesenkt. Die Senkung aus der Ruhelage verhindert das Lig. interclaviculare. Vorwärts- und Rückwärtsführung des Schultergürtels erfolgen um die *senkrechte Achse*, während die Längsachse der Clavicula der *Drehachse* entspricht. In der Praxis erfolgt die Bewegung nicht nur um eine Achse, sondern um zwei oder drei Achsen gleichzeitig.

Inneres Schlüsselbeingelenk, Art.[57] sternoclavicularis

Im inneren Schlüsselbeingelenk, *Art. sternoclavicularis* (Abb. 50), lagert sich das mediale verdickte Ende der Clavicula in einen flachen Einschnitt am Handgriff des Sternums ein. Da die überknorpelten Gelenkflächen jedoch einander nicht vollständig nach Art eines Gelenkkopfes und einer Gelenkpfanne entsprechen, ist ein aus Faserknorpel bestehender Discus eingeschoben, der gleichzeitig als Druckausgleich dient. Die enge Gelenkkapsel wird vorn, hinten und oben durch Ränder verstärkt. Außerdem spannt sich ein kurzes, kräftiges Band zwischen erster Rippe und Unterfläche der Clavicula aus, und das funktionell wichtige *Lig. interclaviculare* überbrückt die Drosselgrube, indem es sich an den medialen Enden beider Schlüsselbeine anheftet.

Das innere Schlüsselbeingelenk ist ein drei- oder vielachsiges Gelenk, d. h., es

Äußeres Schlüsselbeingelenk, Art. acromioclavicularis

Acromion und laterales Ende der Clavicula stehen einander im äußeren Schlüsselbeingelenk, *Art. acromioclavicularis* (Abb. 50), gegenüber. Während im inneren Schlüsselbeingelenk regelmäßig ein Discus eingeschoben ist, kommt er im äußeren Schlüsselbeingelenk selten vor. Auch hier besteht eine nicht sehr weite Kapsel, die vor allem an der Oberseite durch Bänder verstärkt wird. Außerdem zieht ein kräftiges Band vom Proc. coracoideus zur Unterfläche der Clavicula, *Lig. coracoclaviculare*.

Das äußere Schlüsselbeingelenk gleicht dem inneren funktionell fast vollkommen. Es ist ebenfalls ein drei- oder vielachsiges Gelenk mit drei Hauptachsen, welche durch das Zentrum des lateralen Schlüsselbeingelenkes gehen und hier ein Achsenkreuz bilden. Um die *Sagittal-*, *Vertikal-* und *Drehachse* sind die gleichen Bewegungen ausführbar, nämlich Heben und Senken, Vor- und Rückwärtsführen des Schultergürtels und Drehung um die Längsachse der Clavicula. Im täglichen

---

[56] Cavitas = Höhle, glenoidalis = dem glänzenden Augapfel ähnlich
[57] Art. = Abkürzung von Articulatio (Gelenk)

Schultergürtel

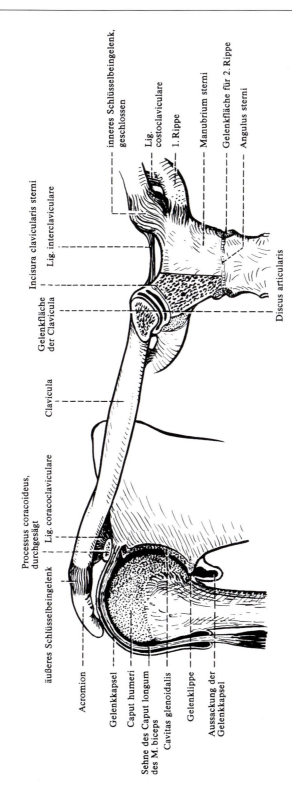

Abb. 50: Inneres Schlüsselbeingelenk (frontal eröffnet), äußeres Schlüsselbeingelenk, Schultergelenk (frontal eröffnet)

Leben erfolgen Lageveränderungen des Schultergürtels immer in beiden Schlüsselbeingelenken, sodass sie funktionell eine Einheit bilden.

Humerus, Oberarmknochen (Abb. 51)

Der *Humerus* gehört zu den langen Röhrenknochen. Man unterscheidet *Kopf, Schaft* und *distales Gelenkende*. Der Kopf (Caput) sitzt dem Schaft an der medialen Seite in Form einer Halbkugel auf. Nicht selten ist er gegen die Ellenbeugenebene nach hinten gedreht (beim Neugeborenen um 57°, beim Erwachsenen um 0–20°). Mit dem Schaft bildet er einen Winkel von 130°. Distal vom Caput besteht eine flache, ringförmige Einziehung, das *Collum anatomicum* (der anatomische Hals). Darauf wölben sich lateral das *Tuberculum majus* und medial das *Tuberculum minus* (großer und kleiner Höcker) vor. Zwischen beiden senkt sich der *Sulcus intertubercularis* ein. Tuberculum majus und minus setzen sich nach distal als Leisten fort: *Crista tuberculi majoris* und *minoris* humeri. An der Grenze zum Humerusschaft folgt eine Verschmälerung des Knochens, *Collum chirurgicum* oder chirurgischer Hals genannt, da hier nicht selten Brüche auftreten. Der Schaft, *Corpus,* stellt den größten Teil des Humerus dar. Um seinen hinteren Umfang zieht von proximal-medial nach distal-lateral eine Furche, die den N. radialis[58] aufnimmt und deshalb Sulcus nervi radialis heißt.

> An dieser Stelle kann der N. radialis bei einer Humerusschaftfraktur verletzt werden.

Das Corpus ist proximal im Querschnitt rund, flacht sich aber nach distal zu dorsoventral ab. Dadurch entstehen der Margo[59] lateralis und medialis, die im Epicondylus[60] medialis bzw. lateralis enden. Am Epicondylus medialis befindet sich dorsal eine tiefe Furche, *Sulcus n. ulnaris*[61]. Das distale Ende des Humerus trägt die Gelenkflächen für Radius und Ulna, das Humerusköpfchen, *Capitulum humeri,* und die Humerusrolle, *Trochlea humeri*. An der Hinterseite, proximal der Trochlea humeri, vertieft sich der Humerus zur *Fossa olecrani,* Ellenhakengrube.

Schultergelenk, Art. humeri

Im Schultergelenk, *Art. humeri* (Abb. 52), artikulieren Scapula und Humerus. Die flache Gelenkfläche der Scapula, die *Cavitas glenoidalis,* wird von einer faserknorpeligen Gelenklippe umzogen und dadurch pfannenähnlicher gestaltet. Cavitas und Gelenklippe nehmen die Gelenkfläche des Humerus, das halbkugelförmige *Caput humeri,* auf. Eine weite, nur vorn verstärkte Gelenkkapsel umschließt die artikulierenden Teile. Sie heftet sich proximal an der Außenfläche der Gelenklippe, distal lateral am Collum anatomicum, distal medial am Collum chirurgicum an. Besonders dünn sind die medialen Kapselanteile.

Am herabhängenden Arm entsteht eine Aussackung, Recessus axillaris. In Abduktionsstellung von 60° ist die Kapsel gespannt, weshalb in dieser Stellung Gipsverbände angelegt werden. Im Sulcus intertubercularis bildet die Kapsel eine schlauchförmige Ausstülpung, welche die Sehne des langen Bicepskopfes umgibt. Diese entspringt unmittelbar kranial der Cavitas glenoidalis und verläuft somit zunächst innerhalb der Gelenkkapsel. Sie drückt zusammen mit dem M. deltoideus den Humeruskopf in die Gelenkpfanne. Die unterhalb des Proc. coracoideus und des Acromions

---

[58] N. radialis = Abkürzung von Nervus radialis = Speichennerv

[59] Margo = Rand
[60] Epicondylus = Gebiet oberhalb des Condylus; Condylus = Knochenvorwölbung in Gelenknähe
[61] Sulcus n. ulnaris = Abkürzung von Sulcus nervi ulnaris = Furche des Ellennerven

Schultergelenk

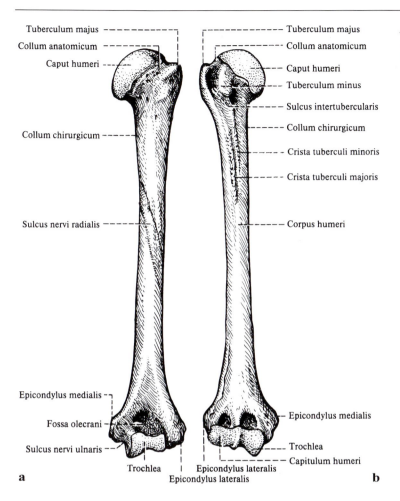

Abb. 51: Humerus;
a: von dorsal,
b: von ventral

befindlichen *Schleimbeutel* kommunizieren regelmäßig mit dem Gelenk, während die unter dem M. deltoideus liegende Bursa sich nur in einzelnen Fällen verbinden kann.

Das Schultergelenk wird von dem funktionell wichtigen Lig. coracoacromiale überlagert, welches vom Proc. coracoideus zum Acromion zieht und das Dach des Schultergelenkes bildet.
Betrachtet man die Form der artikulierenden Teile, so ist ohne Schwierigkeit abzuleiten, dass das Schultergelenk ein vielachsiges Gelenk mit drei Hauptachsen, auf die alle Bewegungen zurückzuführen sind, darstellt. Alle Achsen schneiden sich in einem Punkt, im Zentrum des Humeruskopfes, wobei man sich diesen als Kugel ergänzt denken muss. Dadurch entsteht ein Achsenkreuz, wie es bereits für beide Schlüsselbeingelenke beschrieben wurde.

Um die *frontale* (quere) Achse erfolgen Vorwärts- und Rückwärtsführung, *Ante- und Retroversion,* des Armes. Die Anteversion beträgt 110°, die Retroversion 40°. Bei der Seitwärtshebung, *Abduktion,* verläuft die Achse in *sagittaler Richtung*. Die Gegenbewegung heißt *Adduktion*. Vom herabhängenden Arm ausgehend, misst die Abduktion im Schultergelenk maximal 90°. Eine weitere Abduktion hemmt das Dach des Schultergelenkes, das Lig. coracoacromiale. Soll der Arm bis zur Senkrechten erhoben werden, so ist dies nur mit Hilfe beider Schlüsselbeingelenke möglich. Dabei wird die Scapula im äußeren Schlüsselbeingelenk gedreht, der Angulus inferior gelangt, am Thorax gleitend, nach lateral und ventral und der die Gelenkpfanne tragende Angulus lateralis nach aufwärts. Gleichzeitig dreht sich auch die Clavicula im inneren Schlüsselbeingelenk, und es wird der Schultergürtel in beiden Schlüsselbeingelenken gehoben. Die Abduktion des Armes von 0° bis 180° stellt somit einen komplexen Vorgang dar, der in drei Gelenken abläuft. Die dritte Bewegungsachse, die *Drehachse,* fällt mit der Längsachse des Humerus zusammen. Um sie kann der Oberarm nach innen und außen gedreht werden. Innen- und Außenrotation betragen zusammen 90°. Zur Demonstration dieser Bewegung muss man im Ellbogengelenk rechtwinklig einbeugen, da sonst die Umwendebewegung des Unterarmes hinzutritt und ein falsches Bild ergeben würde.

Die drei Hauptachsen gestatten Bewegungen in allen möglichen Richtungen. Da im Schultergelenk nur geringe Hemmungen eingebaut sind, stellt es das beweglichste Gelenk des menschlichen Organismus dar. Es muss jedoch betont werden, dass sich im täglichen Leben die Bewegungen im Schultergelenk meist mit denen in den beiden Schlüsselbeingelenken kombinieren und einander ergänzen. Durch den M. deltoideus (s. S. 88), der sich kappenförmig über das Gelenk legt, erhält das Schultergelenk eine *Muskelführung,* an der sich auch der lange Kopf des M. biceps beteiligt.

> Luxationen können an der Art. humeri mit ihrer zwar weiten, aber auch dünnen Kapsel auftreten. Sind sie unfallbedingt, bezeichnet man sie als traumatische Luxationen, treten sie bei alltäglichen Bewegungen auf, dann sind es habituelle Luxationen. Die Schulterkontur wird eckig, da die Gelenkpfanne leer ist und die Weichteile einsinken. Das Acromion bildet dann eine Stufe.

1 Manubrium sterni
2 Corpus sterni
3 Synchondrosis sternocostalis I
4 Art. sternoclavicularis
5 Incisura jugularis
6 Lig. interclaviculare
7 Gelenkfläche für 2. Rippe
8 Discus articularis
9 Art. acromioclavicularis
10 Proc. coracoideus
11 Lig. coracoacromiale
12 Acromion
13 Caput humeri
14 Cavitas glenoidalis
15 Recessus axillaris
16 Sehne des Caput longum des M. biceps brachii
17 Gelenkkapsel
18 sagittale Achse
19 vertikale Achse
20 Drehachse
21 sagittale Achse
22 transversale Achse
23 Drehachse

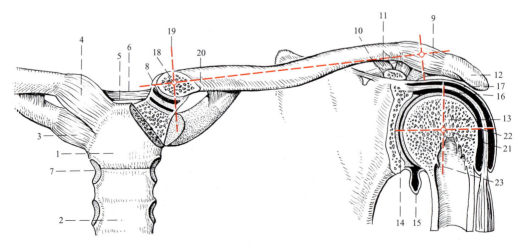

Abb. 52: Schultergelenk, inneres Schlüsselbeingelenk (frontal eröffnet) und äußeres Schlüsselbeingelenk mit Bewegungsachsen [L219]

Speiche und Elle, Radius und Ulna (Abb. 53)

Radius (Speiche) und *Ulna* (Elle) gehören wie der Humerus zu den langen Röhrenknochen. Während der Radius proximal schmal und distal verdickt ist, kehren sich an der Ulna die Verhältnisse um.

Am *Radius* unterscheidet man: *Caput, Collum, Corpus* und *distales Gelenkende*.

Das von Gelenkknorpel überzogene Caput weist proximal eine flache Einsenkung auf, die dem Capitulum humeri gegenüberliegt. Auch der Umfang des Caput, der sich der Ulna anlagert, ist von hyalinem Knorpel bedeckt. An der Grenze von Collum und Corpus ruft der Ansatz der Bizepssehne eine Rauigkeit, *Tuberositas radii,* hervor. Das Corpus besitzt einen dreieckigen Querschnitt und dementsprechend drei Kanten und Flächen. Ein scharfer Rand ist der Ulna zugewandt, *Margo interosseus* (Zwischenknochenrand). Das verbreiterte distale Gelenkende trägt die Gelenkfläche für die proximale Reihe der Handwurzelknochen, *Facies articularis carpalis.* Im lateralen Abschnitt verjüngt es sich zum Griffelfortsatz, *Proc. styloideus,* im medialen enthält es einen überknorpelten Einschnitt zur Artikulation mit der Ulna, *Incisura ulnaris radii.*

Die Ulna besteht aus *proximalem Gelenkende, Corpus* und *Caput*.

Im proximalen Gelenkende zeigt sie einen tiefen, mit hyalinem Knorpel ausgekleideten Einschnitt, *Incisura trochlearis,* der die Trochlea humeri auf-

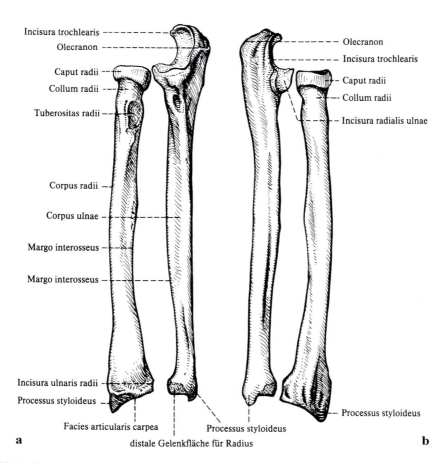

Abb. 53: Radius, Ulna; **a:** von ventral, **b:** von dorsal

nimmt. Der laterale Rand ist leicht eingebuchtet und ebenfalls überknorpelt. In diese *Incisura radialis ulnae* fügt sich der Radius ein.

Die hintere Kante der Elle bildet proximal in Form eines dreieckigen Abschlusses den Ellenhaken, *Olecranon*.

Auch das Corpus ulnae besitzt einen dreieckigen Querschnitt, demnach wie der Radius drei Kanten und Flächen. Der scharfe, dem Radius zugewandte Rand heißt ebenfalls *Margo interosseus*. Das distal liegende Caput der Elle ist schmal und von Knorpel überzogen, auch am lateralen Umfang. Es spitzt sich im medialen Teil zum *Proc. styloideus* zu. Radius und Ulna dienen der Orientierung an der Hand. Da die Daumenseite der Lage des Radius entspricht, bezeichnet man sie auch als *radial*, während die Kleinfingerseite wegen ihrer Beziehung zur Ulna *ulnar* heißt.

Ellenbogengelenk, Art. cubiti
(Abb. 54)

Im Ellenbogengelenk verbinden sich drei Knochen in drei Teilgelenken: Humerus und Ulna in der *Art. humeroulnaris*, Humerus und Radius in der *Art. humeroradialis* und Radius und Ulna in der *Art. radioulnaris proximalis*.

Die *Art. humeroulnaris* besteht aus der *Trochlea humeri* und der *Incisura trochlearis ulnae*. Dabei umfasst die Incisura trochlearis ulnae die Trochlea sehr eng, wodurch die Ulna eine genaue Führung erhält und damit die Funktion des Gelenkes bestimmt. *Capitulum humeri* und *Caput radii* artikulieren in der *Art. humeroradialis*. Nach der Form der Gelenkflächen könnte dieses Gelenk ein Kugelgelenk sein. Der Radiuskopf fügt sich jedoch gleichzeitig in der Art. radioulnaris proximalis in einen entsprechenden Einschnitt der Ulna (Incisura radialis ulnae), wird in dieser Lage vom *Lig. anulare radii* (Ringband) umgriffen und erfährt dadurch eine Einschränkung seiner Beweglichkeit. Die Kapsel umschließt die Gelenkteile. An der Vorder- und Hinterfläche des distalen Gelenkendes des Humerus reicht sie unter Aussparung beider Epicondylen etwa 2 cm nach proximal. Am

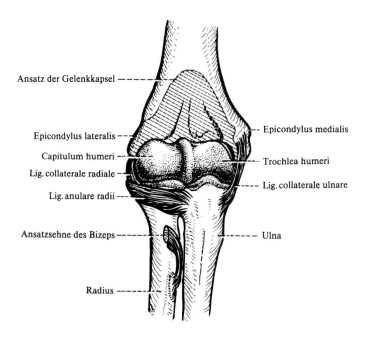

Abb. 54: Ellenbogengelenk. Das schraffierte Feld stellt die proximale Befestigung der Gelenkkapsel dar.

Collum radii besteht eine Aussackung, die den Radiushals umhüllt. Seitenbänder verstärken die Kapsel. Das *Lig. collaterale ulnare* zieht vom Epicondylus medialis humeri zur medialen Fläche der Ulna, das *Lig. collaterale radiale* entspringt am Epicondylus lateralis und strahlt in das Lig. anulare radii ein. Die Anheftung dieses Seitenbandes am Radius selbst würde bedeuten, dass der Radius nicht gedreht werden könnte.

Lässt man die Art. radioulnaris proximalis außer acht, betrachtet also nur das Gelenk zwischen Humerus einerseits und Radius und Ulna andererseits, so ergibt sich durch die exakte Führung von Trochlea humeri und Incisura trochlearis ulnae für das Ellenbogengelenk nur die Möglichkeit der *Beugung* und *Streckung*. Diese erfolgen um *eine quere Achse*, welche durch das Capitulum und die Trochlea humeri zieht.

Es handelt sich somit um ein *einachsiges Gelenk*, ein *Scharniergelenk*.

Die Streckung beträgt 180°; dann tritt eine Knochenhemmung ein, indem das Olecranon hinten am Humerus in der Fossa olecrani anschlägt. Aus dieser Stellung kann um etwa 140° gebeugt werden. Das Ausmaß der Beugung ist individuell verschieden und hängt von der Ausbildung der Muskulatur an Ober- und Unterarm ab. Bei dieser Bewegung kommt es zu einer Muskelhemmung. Um beurteilen zu können, ob sich die artikulierenden Teile in regelrechter Stellung befinden, tastet man beide Epicondylen und das Olecranon ab. In Streckstellung liegen diese drei Knochenpunkte normalerweise auf einer Linie (Hueter[62]-Linie), bei Beugung bilden sie die Eckpunkte eines gleichschenkligen Dreieckes.

---

[62] Hueter, Karl (1838–1882), Chirurg in Greifswald

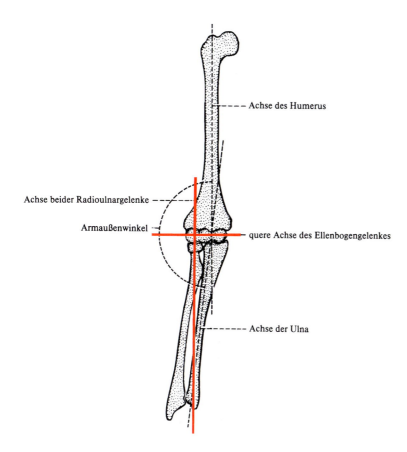

Abb. 55: Schematische Darstellung der Achsen von Humerus und Ulna, des Ellenbogengelenkes und des proximalen und distalen Radioulnargelenkes

Die Funktion des proximalen Radioulnargelenkes soll in Zusammenhang mit dem distalen dargelegt werden.

Die Achsen von Humerus und Ulna stehen nicht senkrecht übereinander. Sie sind nach lateral gegeneinander abgewinkelt. Der Winkel heißt *Armaußenwinkel* (Abb. 55). Er beträgt beim Mann 170°, bei Kindern und Frauen dagegen etwa 155°. Man spricht vom X-Arm der Frau.

Rumpfnahes und rumpffernes Speichen-Ellen-Gelenk, Art. radioulnaris proximalis und distalis (Abb. 56)

Die Anatomie des proximalen Radioulnargelenkes ist bereits besprochen worden. In der Art. radioulnaris distalis lagert sich der überknorpelte laterale Umfang des *Caput ulnae* der *Incisura ulnaris radii* an. Durch einen *Discus articularis,* eine Gelenkzwischenscheibe, wird dieses Gelenk vom proximalen Handgelenk getrennt. Der Discus liegt vor dem Caput ulnae und heftet sich am Proc. styloideus ulnae und am distalen Rand der Incisura ulnaris radii an. Die Gelenkkapsel ist ziemlich weit; eine Aussackung reicht 1–2 cm nach proximal. Zwischen Radius und Ulna spannt sich die *Membrana interossea* aus, eine fest gefügte Membran, die dem Druckausgleich von Radius und Ulna dient, das Abscheren beider Knochen verhindert und Beuger und Strecker des Unterarmes voneinander trennt.

Art. radioulnaris proximalis und distalis bilden funktionell ein Gelenk, und zwar ein *einachsiges Drehgelenk*.

Die *Achse* verläuft diagonal vom Mittelpunkt des Caput radii zum Mittelpunkt des Caput ulnae (Abb. 56). Während der Radius sich proximal im Lig. anulare radii und der Incisura radialis ulnae

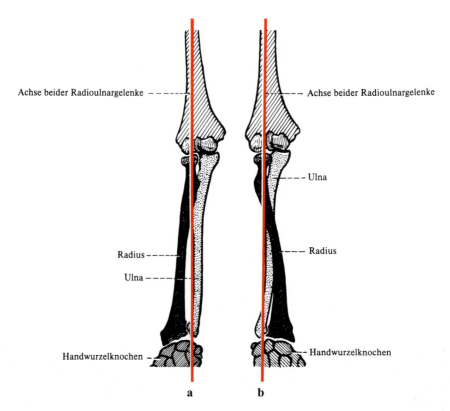

Abb. 56: Schematische Darstellung der Bewegungen im proximalen und distalen Radioulnargelenk; **a:** Supinationsstellung, **b:** Pronationsstellung

dreht, wandert sein distales Gelenkende mit der Incisura ulnaris radii um das Caput ulnae.

Man bezeichnet die Dreh- oder Umwendebewegung des Unterarmes als *Pronation* und *Supination*. Sie umfaßt insgesamt 120–140°. In Supinationsstellung liegen die Unterarmknochen parallel nebeneinander, die Hohlhand zeigt nach aufwärts, in Pronationsstellung sind Radius und Ulna gekreuzt, die Hohlhand ist nach abwärts gerichtet.

Pro- und Supinationsbewegungen werden im täglichen Leben sehr häufig ausgeführt. Sie verleihen der Hand einen hohen Grad der Bewegungsfreiheit und machen sie für eine Vielzahl von Einsatzmöglichkeiten geeignet. Ohne Pro- und Supination wäre die Hand in ihrer Funktion als Greifhand erheblich eingeschränkt. Besonders ins Auge fallende Drehbewegungen des Unterarmes sind: Lösen oder Eindrehen von Schrauben, Auf- oder Verschließen von Türen. Diese Bewegungen werden durch Rotation im Schultergelenk ergänzt, besonders wenn größere Kraft erforderlich ist.

Knochen der Hand (Abb. 57)

Das Handskelett gliedert sich in *Handwurzel, Mittelhand* und *Finger*. Die *Handwurzel* umfasst folgende, in zwei Reihen angeordnete Handwurzelknochen (Ossa[63] carpi):

Proximale Reihe (von radial nach ulnar): *Os scaphoideum* (Kahnbein), *Os lunatum* (Mondbein), *Os triquetrum* (Dreiecksbein) mit dem angelagerten *Os pisiforme* (Erbsenbein).

Distale Reihe (von radial nach ulnar): *Os trapezium* (Trapezknochen), *Os trapezoideum* (trapezähnlicher Knochen), *Os capitatum* (Kopfbein), *Os hamatum* (Hakenbein).

---

[63] Ossa = Mehrzahl von Knochen

Die *Mittelhand* besteht aus fünf Mittelhandknochen, *Ossa metacarpalia*, die sich jeweils aus *Basis, Corpus* und *Caput* aufbauen.

Der 2.–5. Finger hat jeweils drei Fingerknochen zur Grundlage, eine *Grund-, Mittel-* und *Endphalanx,* der Daumen nur Grund- und Endphalanx. Auch die Grund- und Mittelphalangen der Finger gliedern sich in *Basis, Corpus* und *Caput,* während die Endphalangen distal eine Rauigkeit abschließt.

Die Hand ist an der Beugeseite durch eine sich bei der Beugung vertiefende Querfurche, die Rascetta, gegen den Unterarm abgegrenzt. Sie entspricht in Beugestellung der Hand dem distalen Handgelenk. Die Furche bleibt auch bei Schwellungen erhalten, da hier die Haut fest mit der Unterlage verhaftet ist. Proximal von ihr finden sich noch zwei weitere Querfurchen. Die mittlere Handbeugefurche, die Restricta, verbindet die Spitzen der Procc. styloidei. Sie stimmt mit dem proximalen Handgelenk überein. Die proximale Handbeuge kommt der Epiphysenfuge des Radius gleich.

In der Hohlhand sind zwei quer verlaufende Furchen angeordnet. Die proximale Furche ist die sog. Fünffingerfurche, die distale die Dreifingerfurche. Die schwimmhautähnlichen Interdigitalfalten, die sich am distalen Ende des Handtellers befinden, sind schon den basalen Fingerabschnitten zuzurechnen.

Handgelenke (Abb. 58)

Die Bewegungen der Hand erfolgen in zwei Gelenken, dem *proximalen* und *distalen Handgelenk.*

Im proximalen Handgelenk, *Art. radiocarpalis,* bildet der Radius mit seiner distalen Gelenkfläche, *Facies articularis carpalis,* den pfannenförmigen, konkaven Teil des Gelenkes, in den sich von distal her die *proximale Reihe der Handwurzelknochen* nach Art eines Gelenkkopfes einfügt. Die Ulna wird vom proximalen Handgelenk durch einen faser-

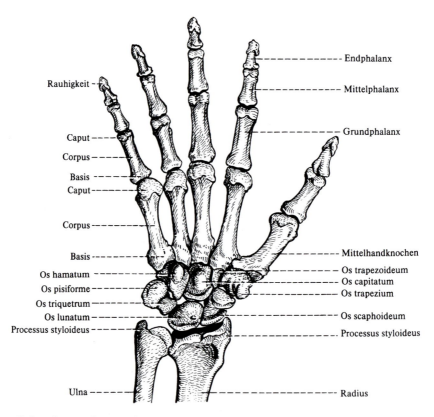

Abb. 57: Skelett der Hand, von palmar

knorpeligen *Discus articularis* getrennt, der vor dem Caput ulnae liegt und am Proc. styloideus ulnae und am Radius distal der Incisura ulnaris radii befestigt ist. Bänder verstärken die Gelenkkapsel seitlich, palmar (hohlhandwärts) und dorsal (handrückenwärts).

Lig. collaterale carpi radiale: Zieht vom Processus styloideus radii zum Os scaphoideum.

Lig. collaterale carpi ulnare: Verbindet den Processus styloideus ulnae mit dem Os triquetrum und Os pisiforme.

Lig. radiocarpale palmare[64]: Verläuft zwischen Radius und Os lunatum/Os capitatum.

Lig. radiocarpale dorsale: Breitet sich vom Radius zum Os lunatum und Os triquetrum aus.

Lig. ulnocarpale palmare: Zieht von der Ulna zum Os capitatum.

Lig. carpi radiatum: Verläuft palmar vom Caput ossis scaphoidei strahlenförmig zu den benachbarten Ossa carpi.

Ligg. intercarpalia dorsalia, Ligg. intercarpalia palmaria und *Ligg. intercarpalia interossea*: Verbinden benachbarte Ossa carpi von dorsal, palmar und auf den einander zugewandten Flächen der Ossa carpi der gleichen Reihe.

Das *proximale Handgelenk* stellt ein *zweiachsiges Gelenk*, ein *Eigelenk* dar. Um die in querer Richtung durch das Os lunatum verlaufende Achse kann die Hand gestreckt und gebeugt werden, während die senkrecht (dorso-palmar) durch das Os capitatum ziehende Achse gestattet, die Hand nach radial und ulnar zu führen (Radial- und Ulnarabduktion).

Zwischen *proximaler* und *distaler Reihe der Handwurzelknochen* liegt das distale Handgelenk, *Art. mediocarpalis*. Der Gelenkspalt verläuft ungleichmäßig s-förmig gebogen. Im radialen Drittel ist die Konvexität dieser Linie nach distal gerichtet, da

---

[64] Palma = Hohlhand, wörtlich Palme

das Os scaphoideum der proximalen Reihe weit nach distal reicht. In den ulnaren zwei Dritteln zeigt die Konvexität nach proximal, da Os capitatum und Os hamatum der distalen Reihe sich nach proximal schieben.

Auch das *distale Handgelenk* ist ein *zweiachsiges Eigelenk*. Quere und senkrechte Achse verlaufen durch das Os capitatum. Um diese kann die Hand wie im proximalen Handgelenk gebeugt und gestreckt bzw. radial- und ulnarabduziert werden.

Bei den Seitwärtsbewegungen der Hand verlagern sich die proximalen Handwurzelknochen, da sie weniger straff miteinander verbunden sind als die Knochen der distalen Reihe. Führt man die Hand nach radial, kippt das Os scaphoideum nach palmar um und stellt sich mit seinem kürzeren Durchmesser zwischen Radius und Os trapezium. Das Os lunatum folgt in geringem Maße dieser Verschiebung. Bei der Ulnarabduktion der Hand kippen Kahn- und Mondbein zurück und werden zusammen mit dem Dreiecksbein nach radial abgedrängt (Abb. 59).

Die Bewegungen beider Handgelenke ergänzen sich. Der Umfang von Beugung und Streckung beträgt 170°, derjenige der Radialabduktion 15°, der Ulnarabduktion 40°. Die senkrechten dorsalpalmaren und die queren Achsen der beiden Gelenke stellen Hauptachsen dar. Sie lassen weitere vielfältige Bewegungen zu, die auf die Hauptachsen zurückgeführt werden können. Insgesamt besteht ein ovaler, eiförmiger Bewegungsraum.

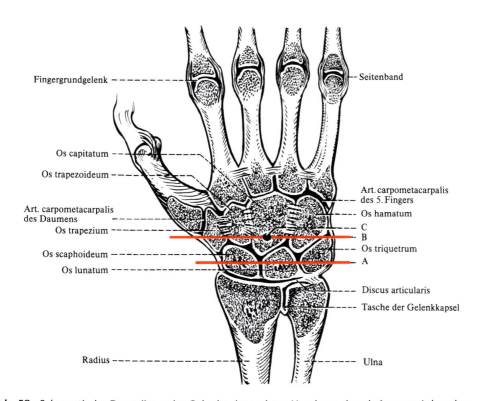

Abb. 58: Schematische Darstellung der Gelenke der rechten Hand von dorsal; **A** quere Achse des proximalen Handgelenkes; **B** quere Achse des distalen Handgelenkes; **C** senkrechte Achse für beide Handgelenke

Handwurzel-Mittelhand-Gelenke, Articulationes carpometacarpales

Diese Gelenke liegen zwischen distaler Reihe der Handwurzelknochen und Basen der Mittelhandknochen. Vom 2.–5. Mittelhandknochen fixieren zahlreiche Bänder die Gelenke derart, dass kaum Bewegungen möglich sind. Es handelt sich demnach um straffe Gelenke, *Amphiarthrosen*.

Eine Ausnahme bildet das Gelenk zwischen Os trapezium und 1. Mittelhandknochen, die Art. carpometacarpalis des *Daumens* (Abb. 60). Dieses Gelenk ist das wichtigste der Hand, da es die Hand zur Greifhand macht, wodurch sich der Mensch von allen Tieren unterscheidet. Der sattelförmigen Gelenkfläche am *Os trapezium* paßt sich die Basis des *Os metacarpale I* an. Man bezeichnet dieses Gelenk als *Sattelgelenk*. Es besitzt *zwei Achsen*, die sich rechtwinklig im Zentrum des Os trapezium schneiden. Beide verlaufen von dorsal nach palmar und bilden mit der senkrechten Achse der Handgelenke einen Winkel von 45°. Um die Achse, welche von dorsal radial nach palmar ulnar verläuft, kann der Daumen abgespreizt, *abduziert*, und herangeführt, *adduziert*, werden. Über die von dorsal ulnar nach palmar radial gerichtete Achse wird der Daumen den anderen Fingern der Hand und der Hohlhand gegenübergestellt, *Opposition*. Die Gegenbewegung, die Rückführung des Daumens, nennt man *Reposition*.

Erst durch die Bewegungsvielfalt des Daumens sind mit der Hand feine und komplizierte Verrichtungen ausführbar. Die Hand wird zu dem Organ, das die geistige Konzeption in die äußere Form, in die Tat umsetzt. Alle menschlichen Werte sind durch Geist und Hand geschaffen worden.

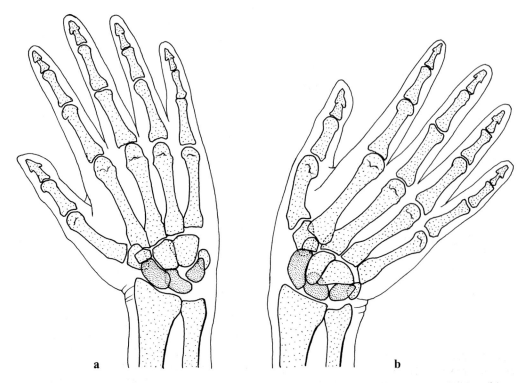

Abb. 59: Stellung der Handwurzelknochen bei Radialabduktion (**a**) und bei der Ulnarabduktion (**b**) [L219]

Fingergelenke

Die Finger werden in Grund-, Mittel- und Endgelenken bewegt. In den *Grundgelenken des 2.–5. Fingers* artikulieren die Köpfe der Mittelhandknochen mit den Basen der Grundphalangen. Seitenbänder verstärken die Kapsel. Es sind zweiachsige Gelenke. Um die quere Achse können die Finger gebeugt und gestreckt, um die dorsopalmare Achse abduziert und adduziert werden. In den Grundgelenken gebeugte Finger verlieren die Fähigkeit für Ab- und Adduktion.

Das *Daumengrundgelenk* verfügt nur über eine quere Achse und ist somit ein *einachsiges Scharniergelenk*. Die große Beweglichkeit des Daumens liegt eben nicht hier, sondern an der Handwurzel.

Alle *Mittel- und Endgelenke* der Finger stellen *einachsige Scharniergelenke* dar, in deren Kapseln sich Seitenbänder einlagern.

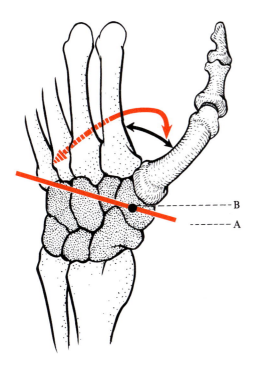

Abb. 60: Bewegungsmöglichkeiten der Art. carpometacarpalis des Daumens; **A** Achse für Opposition und Reposition; **B** Achse für Adduktion und Abduktion

Allgemeiner Aufbau der Muskeln

Über den Feinbau der quer gestreiften Muskulatur wurde im Abschnitt Histologie berichtet. Hier sollen nur die Grundzüge der makroskopischen Bauweise eines Skelettmuskels dargelegt werden.

Die Wirksamkeit der Muskulatur beruht auf ihrer engen Verknüpfung mit dem Bindegewebe. Länglich geformte Muskeln befestigen sich über schlanke *Sehnen*, großflächige Muskeln durch *Aponeurosen* am Skelett. Unter Aponeurosen versteht man flächenhafte Sehnen, wie sie z. B. an der vorderen Bauchwand auftreten. Sehnen und Aponeurosen bestehen aus straffem, kollagenem Bindegewebe, dessen Zugfestigkeit $6-12$ kg/mm^2 beträgt.

Die Skelettmuskulatur bildet den *aktiven Bewegungsapparat*. Ihre Innervation erfolgt willkürlich über das cerebrospinale Nervensystem.

Ein Muskel kann über ein oder mehrere Gelenke ziehen und damit an den komplizierten Bewegungen beteiligt sein. Daher unterscheidet man

- eingelenkige Muskeln (z. B. M. coracobrachialis)
- mehrgelenkige Muskeln (z. B. M. rectus femoris)

Muskeltypen

Muskeln werden nach ihrer Form und der Beziehung zur Sehne unterschieden:

Spindelförmiger Muskel (M. fusiformis): Die im Muskelbauch parallel verlaufenden Muskelfasern gehen spindelförmig in ihre Ursprungs- bzw. Ansatzsehne über. Beispiel: M. brachioradialis.

Einfach gefiederter Muskel: (M. unipennatus): Die Muskelfasern inserieren an einer Seite der Ursprungs- und Ansatzsehne. Beispiel: M. semimembranosus.

Doppelt gefiederter Muskel (M. bipennatus): Die Muskelfasern strahlen von beiden

Seiten in die in ihrer Mitte gelegenen Sehne ein. Beispiel: M. rectus femoris.
Zweibäuchiger Muskel (M. biventer): Zwei Muskelbäuche werden hintereinander geschaltet über eine Zwischensehne miteinander verbunden. Beispiel: M. digastricus.
Zweiköpfiger Muskel (M. biceps): Zwei Ursprünge finden sich in einem gemeinsamen Muskelbauch zusammen. Beispiel: M. biceps brachii.
Gerade verlaufender Muskel (M. rectus): Parallelverlaufende Muskelfasern, die über Zwischensehnen miteinander verbunden sind. Beispiel: M. rectus abdominis.
Platter Muskel (M. planus): Parallelverlaufende Muskelfasern gehen in eine Aponeurose über. Beispiel: breite Muskulatur der Bauchwand.
Ringförmiger Muskel (M. orbicularis): Die Muskelfasern ziehen ringförmig um eine Öffnung. Beispiel: M. orbicularis oris.

Hilfseinrichtungen eines Muskels

Muskelbinden (Fascien): Die bindegewebige Hülle eines Muskels heißt *Fascie*. Sie umschließt einzelne Muskeln oder Muskelgruppen und kann den Muskeln als Ursprungs- und Ansatzfläche dienen. Von den Gruppenfascien der Muskeln spaltet sich nicht selten eine Trennwand, *Septum intermusculare,* ab. Die Fascie hält die Form des Muskels und sichert seine Verschieblichkeit und Führung zu Nachbarorganen.
Schleimbeutel (Bursae synoviales): Schleimbeutel werden von einer aus kollagenem Bindegewebe bestehenden Hülle umgeben, in der sich eine mit Synovialhaut ausgekleidete innere Schicht befindet. Sie gibt eine schleimige Flüssigkeit ab, die der Gelenkschmiere aber nur ähnelt. Der Schleimbeutel schützt den Knochen vor dem mechanischen Druck der Sehne. Schleimbeutel werden von Gelenkentzündungen (Arthritiden) mit erfasst.
Sehnenscheiden (Vaginae synoviales tendinum): Sie umhüllen die Sehne manschettenartig. Sie bestehen aus einer straffen kollagenen Hülle, dem *Stratum fibrosum* und einer locker gebauten inneren Verschiebeschicht, dem *Stratum synoviale*, die sich aus zwei Bindegewebsblättern aufbaut. Man unterschiedet die dem Stratum fibrosum anliegende *Pars parietalis* von der der Sehne anliegenden *Pars visceralis*. Der Hohlraum zwischen parietalem und visceralem Blatt ist mit synovialer Flüssigkeit gefüllt. Über das Sehnengekröse, *Mesotendineum,* treten Gefäße und Nerven an die Sehne heran.

> Infektion oder Überbelastung können zu einer *Sehnenscheidenentzündung* (Tendovaginitis) führen. Die Bewegungen an den Sehnen sind so schmerzhaft, dass die betreffenden Gelenke wie bei einem Knochenbruch ruhig gestellt werden müssen.

Kraftentfaltung eines Muskels

Für die zur Vollbringung einer Leistung nötige Kraft eines Muskels gilt das Gesetz der Mechanik:
Kraft (K) × Kraftarm (b) = Last (G) × Lastarm (a)
oder K = G × a / b

Im Hebelgesetz wird jedoch gefordert, dass die Kräfte senkrecht aufeinander wirken. Demnach verkürzt sich b auf c. Daraus ergibt sich
K = G × a / c
Da jedoch die tatsächliche Krafteinwirkung wiederum meist nicht senkrecht, sondern unter dem Winkel α erfolgt, ist der Winkel durch
$\sin \alpha = c / b$ oder $c = b \times \sin \alpha$
zu berücksichtigen. Somit lautet die Formel
K = G × a / (b × sin α)

Vergleicht man zwei Muskeln, die sich durch ihre Lage zur Achse des Gelenkes unterscheiden, so wird der Muskel mit dem längeren Kraftarm und somit auch dem längeren virtuellen Hebelarm weniger Kraft zur Hebung einer Last benötigen. Für die durch die Muskelkontraktion erzeugte Bewegung gilt, dass sich der Ansatzwinkel vergrößert und deshalb die erforderliche Kraft geringer wird (Abb. 61).

Man unterscheidet an jedem Muskel *Ursprung* und *Ansatz*. Der Ursprung ist in der Regel unbeweglich (Punctum fixum), der Ansatz beweglich (Punctum mobile), doch kann man bei den meisten Muskeln Ursprung und Ansatz vertauschen und dadurch neue funktionelle Gesichtspunkte gewinnen. Außerdem können beide gleichzeitig einander genähert werden. Neben den aktiven Bewegungen muss man die passive Kontraktion der Muskeln berücksichtigen. Sie besteht darin, dass sich bei zunehmender Belastung auch die Kontraktionsfähigkeit der Muskulatur in gleichem Maße erhöhen muss, wenn man einen bestimmten Zustand erhalten will (isometrische Kontraktion). Beugt man z. B. im Ellenbogengelenk rechtwinklig ein und belastet den Unterarm mit immer größeren Gewichten, muss sich die Kontraktionskraft der Beuger erhöhen, wenn der Winkel von 90° nicht größer werden soll. Neben der aktiven *Bewegung* dient die Muskulatur somit der *Haltung,* insbesondere der aufrechten Haltung. Für beide Vorgänge wird Energie verbraucht. Die Kraft des Muskels wird auf seinen Querschnitt bezogen und in kp je cm² bzw. in Kilopascal (kPa) gemessen; sie beträgt beim Menschen mittleren Alters 11,1 kp/cm² = 108,8 kPa. Der Wert ändert sich im Laufe des Lebens. Gefäße und Nerven treten an einer gemeinsamen Stelle, am Hilus, in den Muskel ein. Dieser liegt nahe dem Mittelpunkt des Muskels.

Die Funktionen eines Muskels kann man sich ableiten, wenn man Ursprung und Ansatz verbindet und die Mechanik des Gelenkes bzw. der Gelenke berücksichtigt. Man stellt sich danach vor, dass sich der Muskel zusammenzieht. Treten hierbei Bewegungsausschläge auf, bezeichnet man diese Funktionen als *Bewegungsfunktionen*. Sie werden bei der Besprechung der einzelnen Muskeln unter 1. aufgeführt. Für diese Bewegungsfunktionen ergeben sich meist zwei Möglichkeiten, indem man einmal Punctum fixum in den Ursprung und Punctum mobile in den Ansatz legt und in zweiter Hinsicht Punctum fixum und mobile vertauscht. Das bedeutet, dass einmal der Ansatz den beweglichen Teil, zum Anderen der Ursprung den beweglichen Teil darstellt. Die erste Situation wird unter a), die Zweite unter b) erläutert werden. Die meisten Muskeln dienen neben der Bewegung auch der Haltung, der Fixation bestimmter Funktionszustände. Auch dabei kontrahiert sich die Muskulatur (isometrische Kontraktion), es fehlen jedoch Bewegungsausschläge. Solche Funktionen sollen als *Haltefunktionen* bezeichnet werden. Ihre Darlegung erfolgt unter 2.

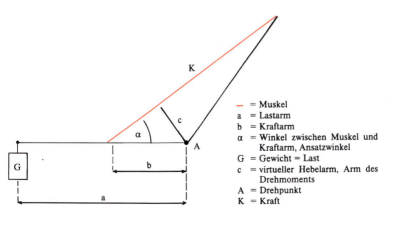

Abb. 61: Schematische Darstellung der Kraftentfaltung eines Muskels

— = Muskel
a = Lastarm
b = Kraftarm
α = Winkel zwischen Muskel und Kraftarm, Ansatzwinkel
G = Gewicht = Last
c = virtueller Hebelarm, Arm des Drehmoments
A = Drehpunkt
K = Kraft

Auch in Ruhe ist immer eine gewisse Anzahl von Muskelfasern angespannt. Sie erzeugen den Ruhetonus (Grundspannung) der Muskeln.

Um das Muskelspiel des Menschen verstehen zu lernen, sind wir gezwungen, die Muskeln einzeln oder systematisch zu betrachten. Im Leben reagieren die Muskeln jedoch nicht einzeln, sondern in Gruppen. Gleichsinnig wirkende Muskeln heißen *Synergisten*, entgegengesetzt tätige *Antagonisten*. Dabei gilt diese Einteilung nur für bestimmte Bewegungsabläufe. Es ist z. B. möglich, dass Muskeln bei der einen Bewegung als Synergisten, bei einer anderen als Antagonisten funktionieren.

Meist beschränken sich die natürlichen Bewegungen nicht auf wenige Muskeln, sondern umfassen zahlreiche hintereinander geschaltete Muskeln, die als *Muskelkette* eine funktionelle Einheit bilden. Man unterscheidet *offene* und *geschlossene* Muskelketten. Eine *offene* Kette liegt z. B. am herabhängenden Arm vor. Sitzt man dagegen auf einem Fahrrad und erfasst mit beiden Händen die Lenkstange, spricht man von einer *geschlossenen* Kette. Diese beginnt an der Wirbelsäule, setzt sich fort in Schultergürtel-, Oberarm-, Unterarm-, Handmuskeln, gelangt über die Lenkstange zur Gegenseite und erreicht über Hand-, Unterarm-, Oberarm- und Schultergürtelmuskeln wieder die Wirbelsäule. Wesentlich an einer Kette ist, dass die Kontraktion *eines* Muskels *mehrere* Kettenglieder, meist die *ganze* Kette in Bewegung setzt. Unter den *zweigliedrigen* Muskelketten gibt es *synergistische* und *antagonistische*. Synergistische Muskelketten ergänzen sich in ihren Funktionen. Bei antagonistischen Muskelketten dagegen führt die Kontraktion des einen Kettengliedes zur Spannung des anderen. Durch diese Spannung vor der folgenden Kontraktion, sog. Vorspannung, wird die Kontraktionskraft erhöht. Kontrahieren sich die beiden Glieder einer antagonistischen Kette gleichzeitig, können sie das betreffende Gelenk in jeder beliebigen Stellung fixieren. Auf spezielle Muskelketten wird in den einzelnen Kapiteln eingegangen.

> Nicht zu unterschätzen ist die Wirkung des Muskelspiels auf den Kreislauf. Die Kontraktion von Muskelgruppen führt zur Kompression der Venen von außen und somit zur Erhöhung des Venendruckes. Da sich die in den Venen eingebauten Klappen (s. S. 241) nur herzwärts öffnen, wird auf diese Weise der Rückstrom des Blutes zum Herzen gefördert. Bei Ruhigstellung einer unteren Extremität kommt es deshalb dann sehr leicht zur Anschwellung, wenn man die Hochlagerung vernachlässigt.

Muskeln des Schultergürtels
(Tafeln I und II sowie Abb. 62)

Der Schultergürtel ist in zahlreiche Muskeln eingespannt, die ihn von oben und unten, von vorn und hinten erreichen. Durch die sehr unterschiedliche Verlaufsrichtung der Muskeln erhält der Schultergürtel eine bedeutende Beweglichkeit.

M.[65] pectoralis major, großer Brustmuskel

Ursprung:
- Innere Hälfte der Clavicula (Pars clavicularis)
- Sternum, angrenzende Rippenknorpel (Pars sternocostalis)
- Vorderes Blatt der Rektusscheide (Pars abdominalis).

Ansatz: Crista tuberculi majoris humeri.
Der Muskel entspringt breitflächig in drei Teilen. Die Fasern konvergieren in Richtung auf den Humerus. Die proximalen Muskelfasern (Pars clavicularis und oberer Abschnitt der Pars sternocostalis) setzen distal am Humerus an, die distalen Fasern (Pars abdominalis und unterer Abschnitt der Pars sternocostalis) dagegen proximal. Auf diese Weise kreuzen sich die Muskelfasern unmittelbar neben dem Ansatz.

---

[65] M. = Abkürzung von Musculus (Muskel)

Lage des Muskels zu den Achsen des Schultergelenkes: Medial und unterhalb der *sagittalen* Achse, ventral der *queren* Achse, erreicht von medial und vorn die laterale Seite der *Drehachse*.

Funktionen:
1. Bewegung
   a) Adduktion, Anteversion, Innenrotation des herabhängenden Armes. Senken des erhobenen Armes. Kreuzen der Arme vor der Brust. Bei maximaler Anteversion (110°) wickeln sich die gekreuzten Muskelfasern neben dem Ansatz am Humerus voneinander ab und verhindern dadurch eine übermäßige Spannung des Muskels. Während der Senkung des Armes werden die Fasern wieder übereinander geschlagen.
   b) Heranführen des Rumpfes an den Oberarm, z. B. beim Klimmzug, Hilfsinspirationsmuskel.
2. Haltung
   Fixation des Schultergürtels beim Aufstützen (Pars sternocostalis und abdominalis) und Reckhang (alle Teile).

Innervation: N. pectoralis medialis, N. pectoralis lateralis.

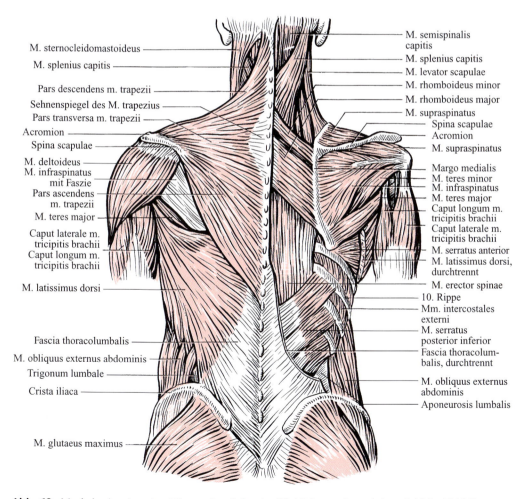

Abb. 62: Muskeln der dorsalen Körperseite, links oberflächliche, rechts mittlere Schicht [Q003]

M. pectoralis minor, kleiner Brustmuskel

Ursprung: Außenfläche der 2.–5. Rippe.
Ansatz: Proc. coracoideus der Scapula.
Ein kleiner Muskel, der unter dem M. pectoralis major liegt. Er wird im inneren und äußeren Schlüsselbeingelenk wirksam.

Funktionen:
1. Bewegung
   a) Senkt den Schultergürtel nach vorangegangener Hebung und führt ihn nach ventral
   a) Hebt die Rippen, ist damit Hilfsinspirationsmuskel.
2. Haltung
   Fixation des Schultergürtels beim Reckhang und Barrenstütz.
Innervation: N. pectoralis medialis, N. pectoralis lateralis.

M. serratus anterior, vorderer Sägemuskel

Ursprung:
- 1. und 2. Rippe (Pars horizontalis)
- 2. und 3. Rippe (Pars divergens)
- 4.–9. Rippe (Pars convergens).

Ansatz:
- Angulus superior der Scapula
- Margo medialis der Scapula
- Angulus inferior der Scapula.

Ein breitflächiger Muskel, der am Thorax mit 10 Zacken befestigt ist. Seine Wirkung entfaltet er in beiden Schlüsselbeingelenken.

Funktionen:
1. Bewegung
   a) Verschiebt die Scapula am Thorax. Die Pars convergens führt den Angulus inferior nach lateral und vorn. Dabei wird das Schulterblatt gedreht. Der Angulus lateralis, welcher die Gelenkfläche trägt, zeigt nicht mehr nach seitwärts, sondern nach kranial. Dadurch ist eine Erhebung des Armes über 90° möglich geworden.
   b) Bei fixiertem Schulterblatt Hebung der Rippen, damit Hilfsinspiration.
2. Haltung
   Fixation der Scapula, besonders beim Liegestütz oder Schieben.
Innervation: N. thoracicus longus.

M. subclavius, Schlüsselbeinmuskel

Ursprung: 1. Rippe.
Ansatz: Unterfläche der Clavicula.

Funktion: Fixation des inneren Schlüsselbeingelenkes. Keine besondere Bedeutung.
Innervation: N. subclavius.

M. trapezius, Kapuzenmuskel
(Tafel II)

Ursprung: Hinterhauptbein, Nackenband, Dornfortsätze aller Brustwirbel.
Ansatz: Äußeres Drittel der Clavicula, Acromion, Spina scapulae.
In Höhe des 7. Hals- und 1. Brustwirbels bilden die Muskeln beider Seiten eine lindenblattförmige Sehne. Dem Verlauf der Muskelfasern entsprechend, unterscheidet man Pars descendens (absteigender Teil), Pars transversa (querverlaufender Teil), Pars ascendens (aufsteigender Teil). Der Muskel erzeugt Bewegungen in beiden Schlüsselbeingelenken.

Funktionen:
1. Bewegung
   Pars descendens:
   a) Hebung des Schultergürtels
   b) Senkung des Hinterhauptbeins, Verstärkung der Halslordose.
   Pars transversa:
   a) Führt die Scapula wirbelsäulenwärts.
   Pars ascendens:
   a) Senkung des Schultergürtels nach vorangegangener Hebung.

2. Haltung
Pars descendens und transversa:
Fixation des Schultergürtels beim Tragen.
Pars ascendens und transversa:
Fixation des Schultergürtels beim Reckhang und Barrenstütz.
Innervation: N. accessorius und Plexus cervicalis.

M. latissimus dorsi, breiter Rückenmuskel

Ursprung: Darmbeinkamm, Rückenfaszie, Dornfortsätze des 7.–12. Brustwirbels, 9.–12. Rippe.
Ansatz: Crista tuberculi minoris humeri.
Der Muskel entspringt mit breiter Fläche, legt sich tuchartig um den seitlichen Thoraxumfang und inseriert auf einer schmalen und ziemlich kurzen Kante.
Lage des Muskels zu den Achsen des Schultergelenkes: Medial und unterhalb der *sagittalen* Achse, dorsal der *queren* Achse, erreicht von medial und hinten die mediale Seite der *Drehachse*.

Funktionen:
1. Bewegung
   a) Adduktion, Retroversion, Innenrotation des herabhängenden Armes. Senken des erhobenen Armes
   b) Heranführen des Rumpfes an den Oberarm, z. B. beim Klimmzug (mit M. pectoralis major). Presst den Thorax seitlich zusammen, dadurch Exspiration. Bei chronischem Husten verstärkt: Hustenmuskel.
2. Haltung
   Halten des Schultergürtels beim Reckhang und Barrenstütz.
Innervation: N. thoracodorsalis.

M. teres major, großer Rundmuskel

Ursprung: Angulus inferior scapulae.
Ansatz: Crista tuberculi minoris humeri.

Da dieser Muskel mit dem Endabschnitt des M. latissimus dorsi zusammen verläuft, wird er auch als dessen kleiner Bruder bezeichnet. Die Lage zu den Achsen des Schultergelenkes entspricht derjenigen des M. latissimus dorsi.

Funktionen:
1. Bewegung
   a) Adduktion, Retroversion, Innenrotation des herabhängenden Armes. Senken des erhobenen Armes
   b) Bei fixiertem Schulterblatt Beteiligung am Klimmzug.
2. Haltung
   Fixation des Schultergelenkes.
Innervation: N. thoracodorsalis.

M. rhomboideus, rhombenförmiger Muskel

Ursprung: Dornfortsätze des 6., 7. Halswirbels und 1.–4. Brustwirbels.
Ansatz: Margo medialis der Scapula.
Dieser Muskel liegt unter dem M. trapezius. Seine Fasern verlaufen von kranial-medial nach kaudal-lateral. Er wird in beiden Schlüsselbeingelenken wirksam.

Funktionen:
1. Bewegung
   a) Hebt die Scapula und führt sie wirbelsäulenwärts (mit der Pars transversa des M. trapezius).
2. Haltung
   Halten des Schultergürtels beim Tragen.
Innervation: N. dorsalis scapulae.

M. levator scapulae, Schulterblattheber

Ursprung: Querfortsätze des 1.–4. Halswirbels.
Ansatz: Angulus superior der Scapula.
Entspringt in vier Zacken, die sich vereinen und gemeinsam zum Schulterblatt ziehen. Liegt unter dem M. trapezius. Ist in beiden Schlüsselbeingelenken bzw. in den Gelenken der Halswirbelsäule wirksam.

Funktionen:
1. Bewegung
   a) Hebt die Scapula und damit den Schultergürtel
   b) Dorsalflexion der Halswirbelsäule, Verstärkung der Halslordose.
2. Haltung
   Halten des Schultergürtels beim Tragen.

Innervation: N. dorsalis scapulae.

M. deltoideus, deltaförmiger Muskel

Ursprung: Laterales Drittel der Clavicula (Pars clavicularis), Acromion (Pars acromialis), Spina scapulae (Pars spinalis).
Ansatz: Außenfläche des Humerus.
Der Muskel gleicht einem griechischen Delta (Δ). Er ist somit dreieckig. Die Basis des Dreiecks entspricht der Linie Clavicula-Acromion-Spina scapulae, die Spitze befindet sich an der Außenseite des Humerus. Der M. deltoideus legt sich kappenförmig über das Schultergelenk und verleiht ihm Halt, indem er den Humeruskopf in die Gelenkpfanne drückt. Außerdem bestimmt er das Oberflächenrelief des Schultergelenkes.

 Bei seiner Lähmung entsteht die sog. *spitze Schulter.*

Nach medial lagert sich der M. pectoralis major an. Zwischen beiden Muskeln senkt sich eine Furche ein, *Sulcus deltoideopectoralis,* die sich unterhalb der Clavicula zu einem Dreieck erweitert: *Trigonum deltoideopectorale.* Beide sind beim Lebenden sichtbar.
Lage des Muskels zu den Achsen des Schultergelenkes:
Pars clavicularis: Medial und unterhalb der *sagittalen* Achse, vor der *queren* Achse, erreicht von medial und vorn die laterale Seite der *Drehachse.*
Pars acromialis: Lateral und oberhalb der *sagittalen* Achse. Um die quere Achse und Drehachse entfaltet die Pars acromalis keine Wirkung.
Pars spinalis: Medial und unterhalb der *sagittalen* Achse, hinter der *queren* Achse, erreicht von medial und hinten die laterale Seite der *Drehachse.*

Funktionen:
1. Bewegung
   Pars clavicularis:
   a) Adduktion, Anteversion, Innenrotation des herabhängenden Armes
   b) Beteiligt sich bei der Näherung des Rumpfes an den Oberarm (Klimmzug).
   Pars acromialis:
   a) Abduktion des Armes bis 90°
   b) Erheben des Rumpfes in die seitliche Waage.
   Pars spinalis:
   a) Adduktion, Retroversion, Außenrotation des herabhängenden Armes
   b) Beteiligt sich bei der Näherung des Rumpfes an den Oberarm (Klimmzug).
2. Haltung
   Alle Teile:
   Fixation des Schultergelenkes.

Das Adduktionsvermögen der Pars clavicularis und spinalis erlischt bei 60° Seitwärtshebung, da in dieser Stellung die Muskelfasern beider Teile die sagittale Achse von medial-unterhalb nach lateral-oberhalb überschreiten. Wird der Arm durch die Pars acromialis weiter als 60° abduziert, dann beteiligen sich auch Pars clavicularis und spinalis an der Abduktion, da sie nunmehr lateral und oberhalb der sagittalen Achse liegen. Das bedeutet, dass Pars clavicularis und spinalis bis 59° den Arm *adduzieren* und von 61°–90° *abduzieren.*

Innervation: N. axillaris.

M. supraspinatus, Obergrätenmuskel

Ursprung: Fossa supraspinata.
Ansatz: Tuberculum majus humeri.
Der Muskel verläuft nahezu horizontal oberhalb der sagittalen Achse des Schultergelenkes. Er liegt unter dem Acromion und dem M. trapezius.

Funktionen:
1. Bewegung
   a) Abduktion des Armes bis 90°. Kann für den M. deltoideus unvollkommen einspringen
   b) Erheben des Rumpfes bei seitlicher Waage.
2. Haltung
   Fixation des Schultergelenkes.

Innervation: N. suprascapularis.

M. infraspinatus, Untergrätenmuskel

Ursprung: Fossa infraspinata.
Ansatz: Tuberculum majus humeri.
Wird teilweise vom M. deltoideus überdeckt.
Lage zu den Achsen des Schultergelenkes: Medial und unterhalb der *sagittalen* Achse, hinter der *queren* Achse, erreicht von medial und hinten die Außenseite der *Drehachse.*

Funktionen:
1. Bewegung
   a) Adduktion, Retroversion, Außenrotation des herabhängenden Armes
   b) Beteiligung beim Klimmzug.
2. Haltung
   Fixation des Schultergelenkes.

Innervation: N. suprascapularis.

M. teres minor, kleiner Rundmuskel

Ursprung: Margo lateralis der Scapula.
Ansatz: Tuberculum majus humeri.
Auch dieser Muskel wird teilweise vom M. deltoideus überdeckt. Seine Fasern besitzen die gleiche Lage zu den Achsen des Schultergelenkes wie die des M. infraspinatus. Somit hat der Muskel die gleichen Funktionen.

Innervation: N. axillaris.

M. subscapularis, Unterschulterblattmuskel

Ursprung: Dem Thorax zugewandte Fläche der Scapula.
Ansatz: Tuberculum minus humeri.
Der breitflächige Ursprung bedeckt vollständig die Innenfläche des Schulterblattes. Durch starke Konvergenz der Fasern entsteht eine schmale Ansatzlinie.
Lage zu den Achsen des Schultergelenkes: Medial und unterhalb der *sagittalen* Achse, wenig hinter der *queren* Achse, erreicht von medial nach hinten die mediale Seite der *Drehachse.*

Funktionen:
1. Bewegung
   a) Adduktion, geringe Retroversion, Innenrotation des herabhängenden Armes
   b) Beteiligung beim Klimmzug.
2. Haltung
   Fixation des Schultergelenkes.

Innervation: N. subscapularis.
M. subscapularis, M. supraspinatus, M. infraspinatus und M. teres minor umgeben mit ihren Endabschnitten die Gelenkkapsel vorn, oben und hinten. Sie sind in diesen Bereichen mit der Gelenkkapsel verwachsen und bilden die *Rotatorenmanschette* (Abb. 63). Die lange Bicepssehne ist die „5. Sehne" der Rotatorenmanschette (S. 93).

Muskelketten des Schultergürtels (Abb. 64)

Der Schultergürtel ist in zwei einander kreuzende Muskelkettensystemen aufgehängt. Das eine System verläuft horizontal, das andere vertikal.
Zu dem *horizontalen System* gehören: M. serratus anterior (Pars horizontalis und divergens), oberer Teil des M. pectoralis major, M. trapezius (Pars transversa), M. rhomboideus (unterer Teil).

Das *vertikale System* gliedert sich in einen aufsteigenden und absteigenden Teil. Der *aufsteigende Teil* umfasst: M. trapezius (Pars ascendens), M. latissimus dorsi, M. pectoralis major (unterer Teil), M. pectoralis minor, M. serratus anterior (Pars convergens). Der *absteigende Teil* besteht aus: M. trapezius (Pars descendens). M. levator scapulae, M. rhomboideus (oberer Teil), M. sternocleidomastoideus (s. S. 173).

Diese beiden Kettensysteme dienen den vielfältigen Bewegungen sowie der Haltung des Schultergürtels. Sie ermöglichen sehr umfangreiche Bewegungskombinationen. Spezielle, kurze Muskelketten zielen auf bestimmte Bewegungen ab. Die Kontraktion eines Muskels hat die Dehnung und Spannung des anderen zur Folge. Muskeln, die vor ihrer Kontraktion gespannt werden, besitzen, wie oben bereits erwähnt, eine besonders große Kontraktionskraft, sodass die gegenseitige Spannung der zwei Glieder der Muskelkette für die Muskelökonomie äußerst günstig ist.

Solche *speziellen Muskelketten*, die nur aus zwei Gliedern bestehen, sind:

1. Serratus-Rhomboideus-Kette (Abb. 65). M. serratus anterior und M. rhomboideus wirken hier antagonistisch. Der M. serratus anterior führt die Scapula nach vorn, der M. rhomboideus wirbelsäulenwärts.

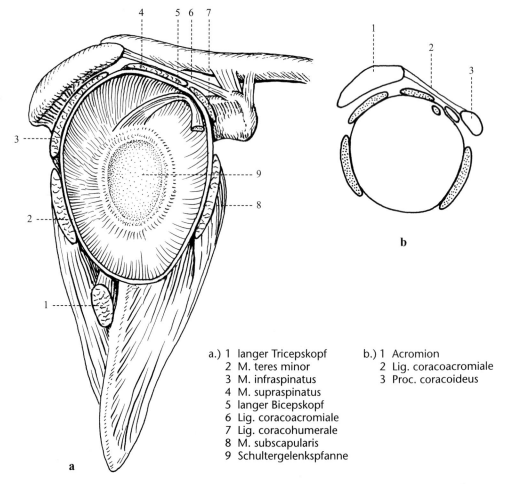

a.) 1 langer Tricepskopf
2 M. teres minor
3 M. infraspinatus
4 M. supraspinatus
5 langer Bicepskopf
6 Lig. coracoacromiale
7 Lig. coracohumerale
8 M. subscapularis
9 Schultergelenkspfanne

b.) 1 Acromion
2 Lig. coracoacromiale
3 Proc. coracoideus

Abb. 63: Rotatorenmanschette; **a:** makroskopische Darstellung, **b:** schematische Skizze [L219]

Ebenfalls antagonistisch funktionieren:
2. *Levator-unterer Trapezius-Kette* (Abb. 66), bestehend aus M. levator scapulae und Pars ascendens des M. trapezius, und
3. *Pectoralis minor-oberer Trapezius-Kette* (Abb. 67), deren Glieder von dem M. pectoralis minor und der Pars descendens des M. trapezius gebildet werden. Beide Ketten dienen der vertikalen Verschiebung des Schultergürtels.
Synergistisch verhalten sich die Pars convergens des M. serratus anterior und die Pars descendens des M. trapezius. Sie bilden die

4. *Unterer Serratus-oberer Trapezius-Kette* (Abb. 68). Beide Muskeln ergänzen sich bei gleichzeitiger Kontraktion. Während die Pars convergens des M. serratus anterior den Angulus inferior der Scapula nach lateral und vorn führt, zieht die Pars descendens des M. trapezius den Angulus lateralis nach cranial und medial. Auf diese Weise wird die Scapula am Thorax gedreht und ein Erheben des Armes über 90° möglich.

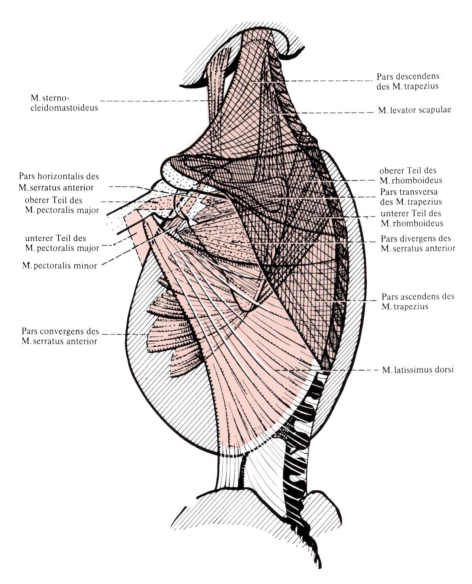

Abb. 64: Die Muskelsysteme des Schultergürtels

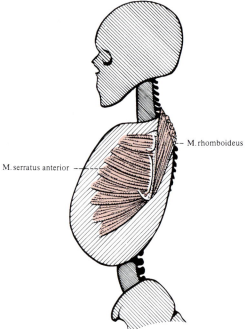

Abb. 65: Serratus-Rhomboideus-Kette

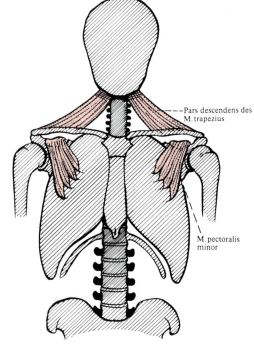

Abb. 67: Pectoralis minor-oberer Trapezius-Kette

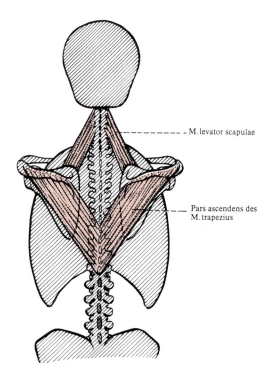

Abb. 66: Levator-unterer Trapezius-Kette

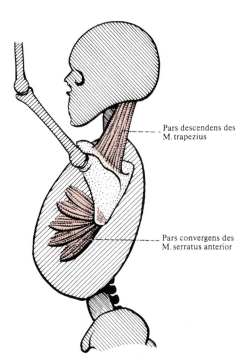

Abb. 68: Unterer Serratus-oberer Trapezius-Kette

Faszien der Schultergürtelmuskeln

Der M. pectoralis major wird von der Brustfaszie, *Fascia pectoralis*, bedeckt. Diese heftet sich an der Clavicula und dem Sternum an. Kaudal geht sie in die Bauchfaszie, seitlich in die *Fascia axillaris* über, welche sich zwischen dem lateralen Rand des M. pectoralis major und dem Vorderrand des M. latissimus dorsi ausspannt. Ein tiefes Blatt der Fascia pectoralis liegt zwischen M. pectoralis major und minor, der Clavicula und der ersten Rippe. Diese Faszie ist sehr derb und fest; sie heißt *Fascia clavipectoralis*.

Muskeln des Oberarmes
(Tafeln III und IV sowie Abb. 69 und 70)

Ihrer Funktion entsprechend unterscheidet man *Beuger* und *Strecker*.
Zu den *Beugern* gehören: M. biceps brachii, M. coracobrachialis und M. brachialis.

M. biceps brachii, zweiköpfiger Oberarmmuskel

Ursprung:
Caput longum[66]: Tuberculum supraglenoidale.
Caput breve[67]: Proc. coracoideus.
Ansatz: Tuberositas radii und Aponeurosis m. bicipitis.
Dieser Muskel entspringt in zwei Köpfen, die sich vereinen und einen gemeinsamen Ansatz finden. Er bestimmt das Oberflächenrelief der Beugerseite des Oberarmes, indem sich zu beiden Seiten des Muskels Furchen abzeichnen, *Sulcus bicipitalis medialis*, *Sulcus bicipitalis lateralis*.
Der M. biceps brachii ist *zweigelenkig*. Er wird im Schulter- und Ellenbogengelenk wirksam. Im *Schultergelenk* liegen Caput longum und breve unterschiedlich zur sagittalen Achse. Während das Caput breve auf kürzestem Wege vom Proc. coracoideus zum Oberarm zieht, somit medial und unterhalb der *sagittalen* Achse liegt, verläuft die Sehne des Caput longum zunächst oberhalb des Caput humeri horizontal nach lateral, wird hier von der Gelenkkapsel mit umschlossen, gelangt in den Sulcus intertubercularis und wendet sich bogenförmig nach distal, wobei sie die Gelenkkapsel verlässt und den Oberarm erreicht. Durch diesen Verlauf wird deutlich, dass das Caput longum oberhalb und lateral die *sagittale* Achse des Schultergelenkes überschreitet. Zur *queren* Achse liegen beide Köpfe ventral. Um die *Drehachse* entfalten sie keine Wirkung.
Im *Ellenbogengelenk* ergibt sich für die gemeinsame Endsehne folgende Lage:
Vor der *queren* Achse, erreicht von vorn und medial den medialen Umfang der *Drehachse* der Radioulnargelenke.

Funktionen: Schultergelenk
1. Bewegung
   Caput longum:
   a) Abduktion, geringe Anteversion des herabhängenden Armes.
   Caput breve:
   a) Adduktion, Anteversion des herabhängenden Armes.
   Beide Köpfe:
   a) Anteversion des herabhängenden Armes
   b) Nähern des Rumpfes an den Oberarm (Beteiligung am Klimmzug).
2. Haltung
   Beide Köpfe:
   Fixation des Schultergelenkes.

Funktionen: Ellenbogengelenk
1. Bewegung
   a) Beugung des Unterarmes, Supination des Unterarmes
   b) Heranführen des Rumpfes und Oberarmes an den supinierten Unterarm beim Klimmzug.
2. Haltung
   Fixation des Ellenbogengelenkes in den verschiedensten Beugestellungen.
Innervation: N. musculocutaneus.
Die lange Bicepssehne besitzt als „5. Sehne" der Rotatorenmanschette (S. 89) neben ihrer Funktion am Unterarm eine Bedeu-

---
[66] Caput longum = langer Kopf
[67] Caput breve = kurzer Kopf

tung für Flexion und Abduktion des Armes. Hinzu kommt eine gelenksichernde Wirkung bei der Rotation. Sie ist damit ein wichtiger Stabilisator im Schultergelenk.

Die lange Bicepssehne zieht durch das *Rotatorenintervall*. Dieses Rotatorenintervall wird vom Lig. coracohumerale (S. 90) und vom Lig. glenohumerale superius gebildet. Das Lig. glenohumerale superius ist ein Verstärkungsband der vorderen Gelenkkapsel. Es inseriert am Tuberculum supraglenoidale und heftet sich oberhalb der Suprascapularissehne am Tuberculum minus an. Das Lig. coracohumerale und Lig. glenohumerale superius bilden, vergleichbar einem Ringband, eine ligamentäre Schlinge um die lange Bicepssehne. Diese Intervallschlinge wird an ihrem Dach von Ausläufern der Supraspinatussehne und an ihrem Boden von Ausläufern der Subscapularissehne verstärkt.

Es kann zu Einrissen der Intervallschlinge kommen. Intervall-Läsionen sind häufiger Vorläufer von Supraspinatusläsionen.

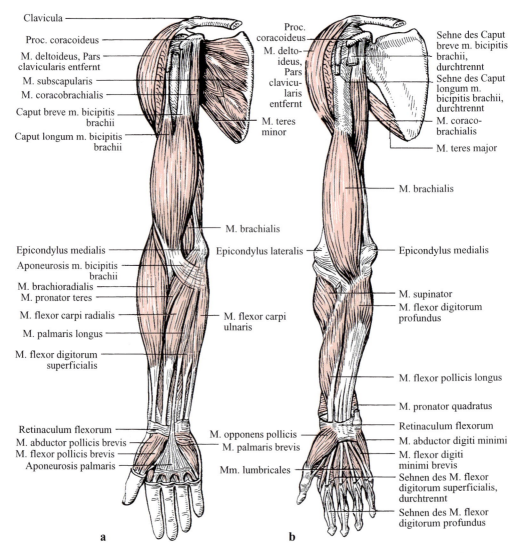

Abb. 69: Muskeln des rechten Armes, Beugeseite; **a**: oberflächliche Schicht; **b**: tiefe Schicht [Q003]

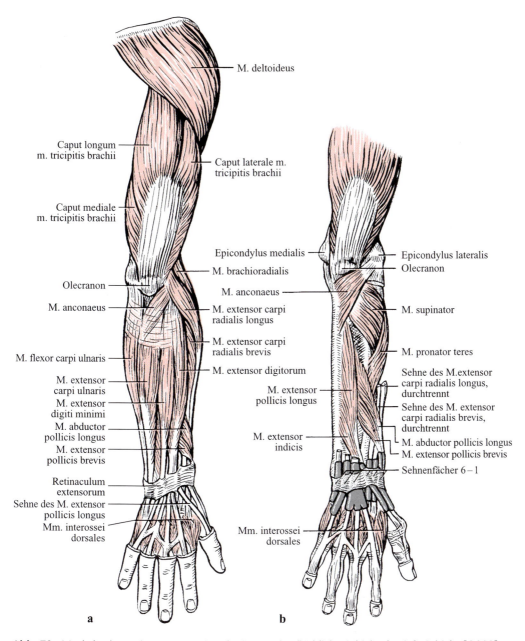

Abb. 70: Muskeln des rechten Armes, Streckseite; **a:** oberflächliche Schicht; **b:** tiefe Schicht [Q003]

M. coracobrachialis, Rabenschnabeloberarmmuskel

Ursprung: Proc. coracoideus.
Ansatz: Humerusschaft, mediale Seite.
Der Muskel entspringt gemeinsam mit dem Caput breve des M. biceps brachii und ist in seinem proximalen Teil mit ihm verwachsen. Er besitzt die gleichen Lagebeziehungen zum *Schultergelenk*.

Funktionen:
1. Bewegung
   a) Adduktion, Anteversion des herabhängenden Armes
   b) Beteiligung am Klimmzug.
2. Haltung
   Fixation des Schultergelenkes.

Innervation: N. musculocutaneus.

M. brachialis, Oberarmmuskel

Ursprung: Vorderfläche des Humerusschaftes.
Ansatz: Vorderfläche der Ulna, distal der Incisura trochlearis.
Dieser flächige Muskel wird im *Ellenbogengelenk* wirksam. Er liegt vor dessen *querer* Achse.

Funktionen:
1. Bewegung
   a) Beugung des Unterarmes
   b) Beugung des Oberarmes beim Klimmzug.
2. Haltung
   Feststellung des Ellenbogengelenkes.

Innervation: N. musculocutaneus.

Strecker:
Es sind der M. triceps brachii, der mit seinen drei Köpfen die Hinterfläche des Humerus fast vollständig bedeckt, und der kleine M. anconaeus.

M. triceps brachii, dreiköpfiger Oberarmmuskel

Ursprung:
Caput longum: Tuberculum infraglenoidale.
Caput mediale: Hinterfläche des Humerusschaftes, distal vom Sulcus n. radialis.
Caput laterale: Hinterfläche des Humerusschaftes, proximal vom Sulcus n. radialis.
Ansatz: Olecranon.
Die drei Köpfe des Muskels unterscheiden sich in ihrem Verhalten zu den Gelenken. Das Caput longum ist zweigelenkig. Im *Schultergelenk* liegt es medial und unterhalb der *sagittalen* Achse und wenig hinter der *queren* Achse. Alle drei Köpfe befinden sich durch ihren gemeinsamen Ansatz hinter der *queren* Achse des *Ellenbogengelenkes*.

Funktionen: Schultergelenk
Caput longum:
1. Bewegung
   a) Adduktion, Ante- bzw. Retroversion des Armes bis zur Mittelstellung
   b) Beteiligung beim Klimmzug.
2. Haltung
   Fixation des Schultergelenkes.

Funktionen: Ellenbogengelenk
Alle Köpfe:
1. Bewegung
   a) Streckung des Unterarmes
   b) Abdrücken des Rumpfes und Oberarmes vom Boden, Strecken im Liegestütz.
2. Haltung
   Fixation des Ellenbogengelenkes in allen möglichen Beugestellungen zusammen mit dem M. biceps brachii und M. brachialis.

Innervation: N. radialis.

M. anconaeus, Ellenbogenmuskel

Ursprung: Epicondylus lateralis des Humerus.
Ansatz: Proximaler Abschnitt der Hinterfläche der Ulna.

Funktion: Streckung im Ellenbogengelenk.
Innervation: N. radialis.

Faszien der oberen Extremitäten

Die Oberarmfaszie, *Fascia brachii*, stellt die Fortsetzung der Fascia axillaris dar. Sie umhüllt die Muskeln des Oberarmes. Von ihr gehen bindegewebige Trennwände ab, die sich medial und lateral zwischen Beuger und Strecker einschieben (Septum intermusculare brachii mediale und laterale). In der Ellenbeuge ist sie verstärkt. Auf dem Verstärkungszug liegen die oberflächlichen Armvenen, in welche die intravenösen Injektionen vorgenommen werden. Dieser Verstärkungszug steht mit der Endsehne des M. biceps in Verbindung. Die Fascia brachii setzt sich in die Unterarmfaszie, *Fascia antebrachii*, fort, welche sich am Hinterrand der Ulna vom Olecranon bis zum Caput anheftet. Von ihr ausgehende bindegewebige Septen trennen Beuger, Strecker und radiale Muskelgruppe voneinander. Im Bereich der Handwurzel ist sie verstärkt. Dorsal befindet sich das *Retinaculum extensorum*, das aus sechs Fächern besteht und den Strecksehnen Halt gibt: palmar (hohlhandwärts) liegt das *Retinaculum flexorum*. Dieses spannt sich zwischen Os pisiforme und Os hamatum einerseits und Os scaphoideum und Os trapezium andererseits aus. Da sich die Handwurzelknochen palmar gewölbeartig aneinander fügen, vervollständigt das Retinaculum flexorum den Sulcus carpi (Hohlhandfurche) zum *Canalis carpi* (Hohlhandkanal). Durch ihn ziehen die Sehnen des M. flexor carpi radialis, des M. flexor digitorum superficialis, des M. flexor digitorum profundus, des M. flexor pollicis longus (s. S. 100) und der N. medianus (s. S. 315).

Die Weichteile der Hohlhand werden durch eine dreieckige Sehnenplatte, *Aponeurosis palmaris*, geschützt. Die Spitze des Sehnendreiecks ist nach proximal gerichtet und sowohl mit der Sehne des M. palmaris longus (s. S. 98) wie auch mit dem Retinaculum flexorum verwachsen. Die seitlichen Schenkel verbinden sich fest mit dem Bindegewebe des Daumen- bzw. Kleinfingerballens, während von der Basis vier Faserzipfel ausgehen, die sich am Periost der Grundphalangen des 2.–5. Fingers verankern. Querverlaufende Faserbündel verhindern seitliches Abscheren. Die Aponeurosis palmaris hält unmittelbare Druckeinwirkung von den Gefäßen, Nerven und Muskeln der Hohlhand fern.

> Die krankhafte Schrumpfung der Ausläufer der Aponeurosis palmaris führt zur DUPUYTREN[68]schen Kontraktur.

Achselhöhle

Durch die Anordnung der Muskeln des Schultergürtels entsteht unterhalb des Schultergelenkes die Achselhöhle. Diese ist von unten zugänglich, hier befindet sich nur die Fascia axillaris. Die Wände sind Folgende:
Ventrale Wand: M. pectoralis major, M. pectoralis minor.
Dorsale Wand: M. subscapularis, M. latissimus dorsi, M. teres major.
Mediale Wand: M. serratus anterior.
Laterale Wand: Collum chirurgicum des Humerus.
Beim Lebenden wird bei seitlicher Abduktion des Armes die Achselgrube, Fossa axillaris, sichtbar.
Durch die Achselhöhle ziehen sehr wichtige Gefäße und Nerven zum Oberarm. Von diesen zweigen Äste ab, die über die mediale und laterale Achsellücke (Tafel IV) zur Hinterseite der Schulter gelangen. Die *mediale Achsellücke* ist *dreieckig*. Sie wird *kranial* vom M. subscapularis und M. teres minor, *kaudal* vom M. latissimus dorsi und M. teres major und *lateral* vom Caput longum des M. triceps begrenzt.

---

[68] Dupuytren, Guillaume (1777–1835), Chirurg in Paris

Die *laterale viereckige Achsellücke* hat folgende Begrenzung:
Kranial: M. subscapularis, M. teres minor.
Kaudal: M. latissimus dorsi, M. teres major.
Medial: Caput longum des M. triceps.
Lateral: Collum chirurgicum des Humerus.

Muskeln des Unterarmes
(Tafeln III und IV sowie Abb. 69 und 70)

Nach der Lage unterscheidet man am Unterarm *Beuger, radiale Muskeln* und *Strecker.*

Beuger

Die Beuger sind in einer oberflächlichen, mittleren und tiefen Schicht angeordnet.

Oberflächliche Schicht

Zu ihr gehören: M. pronator teres, M. flexor carpi radialis, M. palmaris longus, M. flexor carpi ulnaris. Diese Muskeln besitzen zwei gemeinsame Ursprünge: den Epicondylus medialis des Humerus und die Fascia antebrachii. Sie sind hier auf ziemlich engem Raum miteinander verwachsen.

M. pronator teres, runder Einwärtsdreher

Ursprung:
Caput humerale: Epicondylus medialis, Fascia antebrachii.
Caput ulnare: Ulna, distal der Incisura trochlearis.
Ansatz: Außen- und Hinterfläche des Radius.

Funktionen:
1. Bewegung
   a) Beugung im Ellenbogengelenk, Pronation des gestreckten Unterarmes in beiden Radioulnargelenken. Bei Beugung im Ellenbogengelenk erlischt die pronatorische Wirkung
   b) Beugung des Oberarmes beim Klimmzug.
2. Haltung
   Fixation des Ellenbogengelenkes.

Innervation: N. medianus.

M. flexor carpi radialis, radialer Handbeuger

Ursprung: Epicondylus medialis, Fascia antebrachii.
Ansatz: Basis des Os metacarpale II und III.
Die Sehne dieses schlanken Muskels gelangt durch den Hohlhandkanal zur Hand. Er zieht über das Ellenbogengelenk und beide Handgelenke. Er liegt vor der *queren* Achse des *Ellenbogengelenkes,* vor den *queren* Achsen *der Handgelenke und radial der dorsopalmaren* Achse beider Handgelenke.

Funktionen: Ellenbogengelenk
1. Bewegung
   a) Beugung des Unterarmes, Pronation des gestreckten Unterarmes. Bei Beugung im Ellenbogengelenk erlischt die pronatorische Wirkung
   b) Beugung des Oberarmes beim Klimmzug.
2. Haltung
   Fixation des Ellenbogengelenkes.

Funktionen: Handgelenke
1. Bewegung
   a) Beugung und Radialabduktion der Hand.

Innervation: N. medianus.

M. palmaris longus, langer Hohlhandmuskel

Ursprung: Epicondylus medialis humeri, Fascia antebrachii.
Ansatz: Aponeurosis palmaris.
Schlanker Muskel, dessen schmale Sehne *über* dem Retinaculum flexorum zur Hohlhandaponeurose zieht. Er kann fehlen; die Aponeurosis palmaris ist jedoch stets vorhanden.

Funktionen: Ellenbogengelenk
1. Bewegung
   a) Beugung des Unterarmes
   b) Beugung des Oberarmes.
2. Haltung
   Fixation des Ellenbogengelenkes.

Funktionen: Handgelenke
1. Bewegung
   a) Beugung der Hand; spannt die Aponeurosis palmaris.
Innervation: N. medianus.

M. flexor carpi ulnaris, ulnarer Handbeuger

Ursprung:
Caput humerale: Epicondylus medialis, Fascia antebrachii.
Caput ulnare: Olecranon, proximale zwei Drittel des Hinterrandes der Ulna.
Ansatz: Os pisiforme, Os hamatum, Basis des Os metacarpale V.
Da der Muskel im *Ellenbogengelenk* vor und hinter der *queren* Achse liegt, kann hier keine aktive, sondern nur eine passive Wirkung entfaltet werden. Die Endsehne zieht ulnar am Canalis carpi vorbei.

Funktionen: Handgelenke
1. Bewegung
   a) Ulnarabduktion der Hand, geringe Beugung.
Innervation: N. ulnaris.

Mittlere Schicht

M. flexor digitorum superficialis, oberflächlicher Fingerbeuger

Ursprung:
Caput humeroulnare: Epicondylus medialis, Vorderfläche der Ulna distal der Incisura trochlearis.
Caput radiale: Vorderfläche des Radius (proximal).
Ansatz: Basis der Mittelphalangen der Finger 2–5.
Dieser Muskel, der die mittlere Schicht darstellt, entspringt nicht mehr an der Fascia antebrachii, da er unter den oberflächlichen Beugern liegt. Er besitzt distal vier schmale Sehnen, die den Canalis carpi durchlaufen und sich kurz vor ihren Ansätzen in jeweils zwei Zügel aufspalten. Die dadurch entstandenen Lücken dienen den Sehnen des M. flexor digitorum profundus zum Durchtritt.

Funktionen: Ellenbogengelenk
1. Bewegung
   a) Beugung des Unterarmes
   b) Beugung des Oberarmes.
2. Haltung
   Fixation des Ellenbogengelenkes.

Funktionen: Hand- und Fingergelenke
1. Bewegung
   a) Beugung der Hand und der Finger 2–5 bis zur Mittelphalanx.
Innervation: N. medianus.

Tiefe Schicht

Die Muskeln dieser Schicht sind der M. flexor digitorum profundus, der M. flexor pollicis longus und der M. pronator quadratus. Sie entspringen weder am Epicondylus medialis noch an der Fascia antebrachii; sie kommen von Radius, Ulna und Membrana interossea.

M. flexor digitorum profundus, tiefer Fingerbeuger

Ursprung: Vorderfläche der Ulna, Membrana interossea.
Ansatz: Basis der Endphalangen der Finger 2–5.
Auch der tiefe Fingerbeuger gliedert sich in vier Endsehnen auf. Diese gelangen durch den Canalis carpi und durchziehen im Bereich der Mittelphalangen die aufgegabelten Endsehnen des M. flexor digitorum superficialis. In der Hohlhand dienen die Sehnen des M. flexor digitorum profundus den Mm. lumbricales als Ursprung.

Funktionen: Hand- und Fingergelenke
1. Bewegung
   a) Beugung der Hand und der Finger 2–5 bis zur Endphalanx.

Innervation: N. medianus: Anteil des Muskels für den 2. und 3. Finger; N. ulnaris: Anteil des Muskels für den 4. und 5. Finger.

M. flexor pollicis longus, langer Daumenbeuger

Ursprung: Vorderfläche des Radius, Membrana interossea.
Ansatz: Basis der Endphalanx des Daumens.
Die Endsehne verläuft durch den Canalis carpi.

Funktionen: Hand- und Daumengelenke
1. Bewegung
    a) Beugung der Hand und des Daumens bis zur Endphalanx.
Innervation: N. medianus.

M. pronator quadratus, viereckiger Einwärtsdreher

Dieser Muskel ist kein Beuger, liegt aber in der tiefen Beugerschicht, weshalb er hier mit aufgeführt wird.
Ursprung: Vorderfläche der Ulna (distal).
Ansatz: Vorderfläche des Radius (distal).
Ein nahezu quadratischer Muskel mit querverlaufenden Muskelfasern.

Funktion:
1. Bewegung
    a) Pronation, unabhängig von den Stellungen des Ellenbogengelenkes.
Innervation: N. medianus.

Radiale Muskeln

Zu dieser Gruppe gehören: M. brachioradialis, M. extensor carpi radialis longus und M. extensor carpi radialis brevis. Sie entspringen am distalen Teil des Humerus und ziehen, dem Radius anliegend und eng aneinander grenzend, zum Unterarm bzw. zur Hand. Sie sind von Beugern und Streckern durch bindegewebige Wände geschieden, welche von der Fascia antebrachii ausgehen.

M. brachioradialis, Oberarmspeichenmuskel

Ursprung: Lateraler Rand des Humerus, proximal vom Epicondylus lateralis.
Ansatz: Radius, proximal vom Proc. styloideus.
Dieser Muskel wird im Ellenbogengelenk und in beiden Radioulnargelenken wirksam.

Funktionen: Ellenbogengelenk
1. Bewegung
    a) Beugung des Unterarmes. Wegen des langen Hebelarmes besonders wirkungsvoll
    b) Beugung des Oberarmes beim Klimmzug.
2. Haltung
    Fixation des Ellenbogengelenkes in allen möglichen Stellungen.

Funktionen: Radioulnargelenke
1. Bewegung
    a) Aus extremer Supinationsstellung Pronation bis zur Mittelstellung, aus extremer Pronationsstellung Supination bis zur Mittelstellung.
Innervation: N. radialis.

M. extensor carpi radialis longus, langer radialer Handstrecker

Ursprung: Epicondylus lateralis.
Ansatz: Basis des Os metacarpale II.
Der Muskel wird vom M. brachioradialis bedeckt. Im *Ellenbogengelenk* liegt er vor der *queren* Achse. Im Gebiet der Handwurzel wendet sich seine Sehne nach dorsal, zieht durch das 2. Fach des Retinaculum extensorum und befindet sich somit dorsal der *queren* Achsen der *Handgelenke* und radial der *senkrechten* Achse.

Funktionen: Ellenbogengelenk
1. Bewegung
    a) Beugung des Unterarmes
    b) Beugung des Oberarmes beim Klimmzug.

2. Haltung
   Fixation des Ellenbogengelenkes.
Funktionen: Handgelenke
1. Bewegung
   a) Streckung und Radialabduktion der Hand.
Innervation: N. radialis.

M. extensor carpi radialis brevis, kurzer radialer Handstrecker

Ursprung: Epicondylus lateralis, Lig. anulare radii.
Ansatz: Basis des Os metacarpale III.
Im Ursprungsgebiet liegen Teile des Muskels vor und hinter der *queren* Achse des *Ellenbogengelenkes*. Deshalb kann der Muskel hier nicht wirksam werden. Die Sehne wendet sich distal handrückenwärts und durchzieht das 2. Fach des Retinaculum extensorum. Sie zeigt die gleichen Beziehungen zu den Achsen der Handgelenke wie die Sehne des M. extensor carpi radialis longus. Der M. extensor carpi radialis brevis wird vom M. extensor carpi radialis longus überlagert.

Funktionen:
1. Bewegung
   a) Streckung und Radialabduktion der Hand.
Innervation: N. radialis.

Strecker

Die Strecker sind in einer oberflächlichen und tiefen Schicht angeordnet.

Oberflächliche Schicht

Diese Schicht umfasst M. extensor digitorum, M. extensor digiti minimi und M. extensor carpi ulnaris. Gemeinsame Ursprünge sind der Epicondylus lateralis des Humerus und die Fascia antebrachii. Auch die oberflächlichen Strecker liegen im Ursprungsgebiet sehr eng beieinander und sind hier miteinander verwachsen.

M. extensor digitorum, Fingerstrecker

Ursprung: Epicondylus lateralis, Fascia antebrachii.
Ansatz: Dorsalseite der Grund-, Mittel- und Endphalanx der Finger 2–4.
Der Muskel gliedert sich in drei Sehnen auf, welche durch das 4. Fach des Retinaculum extensorum ziehen.

Funktionen: Hand- und Fingergelenke
1. Bewegung
   a) Streckung der Hand und des 2.-4. Fingers bis zur Endphalanx.
Innervation: N. radialis.

M. extensor digiti minimi, Kleinfingerstrecker

Ursprung: Epicondylus lateralis, Fascia antebrachii.
Ansatz: Grund-, Mittel- und Endphalanx des 5. Fingers.
Er stellt eine Abspaltung des M. extensor digitorum dar. Die selbständige Bezeichnung verdankt er dem Umstand, dass er durch ein eigenes Sehnenfach, nämlich durch das 5. des Retinaculum extensorum, zieht.

Funktionen: Hand- und Fingergelenke
1. Bewegung
   a) Streckung der Hand und des 5. Fingers bis zur Endphalanx.
Innervation: N. radialis.

M. extensor carpi ulnaris, ulnarer Handstrecker

Ursprung:
Caput humerale: Epicondylus lateralis, Fascia antebrachii.
Caput ulnare: Olecranon, proximale zwei Drittel des Hinterrandes der Ulna.
Ansatz: Basis des Os metacarpale V.
Im Ellenbogengelenk kann der Muskel keine Bewegung entfalten, da er vor und hinter der queren Achse entspringt. Er ist hier nur passiv wirksam. Die Endsehne durchzieht das 6. Fach des Retinaculum extensorum.

Funktionen: Handgelenke
1. Bewegung
   a) Ulnarabduktion der Hand, geringe Streckung.
Innervation: N. radialis.

Tiefe Schicht

Zu ihr gehören M. abductor pollicis, M. extensor pollicis brevis, M. extensor pollicis longus, M. extensor indicis, M. supinator. Die tiefen Strecker entspringen weder am Epicondylus lateralis des Humerus noch an der Fascia antebrachii, sondern an der Hinterfläche von Radius und Ulna und der zwischen beiden ausgespannten Membrana interossea.

M. abductor pollicis longus, langer Daumenspreizer

Ursprung: Hinterfläche von Radius und Ulna, Membrana interossea.
Ansatz: Basis des Os metacarpale I und der Grundphalanx des Daumens.
Schlanker Muskel, der schräg zwischen Radius und Ulna verläuft und durch das 1. Fach des Retinaculum extensorum tritt.

Funktionen: Handgelenke
1. Bewegung
   a) Radialabduktion der Hand.
Funktionen: Daumengelenke
1. Bewegung
   a) Abduktion und Reposition des Daumens.
Innervation: N. radialis.

M. extensor pollicis brevis, kurzer Daumenstrecker

Ursprung: Hinterfläche des Radius, Membrana interossea.
Ansatz: Basis der Grundphalanx des Daumens.
Der Muskel ist im Ursprungsgebiet mit dem M. abductor pollicis longus verwachsen und zieht mit ihm gemeinsam durchs 1. Fach des Retinaculum extensorum.

Funktionen: Handgelenke
1. Bewegung
   a) Beteiligung bei der Radialabduktion der Hand.

Funktionen: Daumengelenke:
1. Bewegung
   a) Abduktion und Reposition des Daumens, Streckung bis zur Grundphalanx.
Innervation: N. radialis.

M. extensor pollicis longus, langer Daumenstrecker

Ursprung: Hinterfläche der Ulna, Membrana interossea.
Ansatz: Basis der Endphalanx des Daumens.
Der Muskel durchläuft das schräge 3. Fach des Retinaculum extensorum.

Funktionen: Daumengelenke
1. Bewegung
   a) Abduktion und Reposition des Daumens, Streckung bis zur Endphalanx.
Innervation: N. radialis.

M. extensor indicis, Zeigefingerstrecker

Ursprung: Hinterfläche der Ulna, Membrana interossea.
Ansatz: Grund-, Mittel- und Endphalanx des Zeigefingers.
Der Muskel gelangt unter den Sehnen des M. extensor digitorum durch das 4. Fach.

Funktionen: Handgelenke
1. Bewegung
   a) Streckung der Hand.

Funktionen: Gelenke des Zeigefingers
1. Bewegung
   a) Streckung bis zur Endphalanx.
Innervation: N. radialis

M. supinator, Auswärtsdreher

Ursprung: Epicondylus lateralis, Seitenfläche der Ulna, Lig. anulare radii.
Ansatz: Vorderfläche des Radius, proximal vom Ansatz des M. pronator teres.
Als Ausnahme entspringt dieser Muskel der tiefen Schicht vom Epicondylus lateralis des Humerus. Andererseits ist er kein Strecker. Er legt sich dem seitlichen und vorderen Umfang des Radius an.

Funktionen: Proximales und distales Radioulnargelenk
1. Bewegung
   a) Supination in allen Stellungen des Ellenbogengelenkes.
Innervation: N. radialis.

Muskeln der Hand
(Tafeln III, IV, Tab. 5–7, Abb. 71)

Die kurzen Muskeln der Hand ordnen sich in drei Gruppen an: Muskeln des *Daumenballens*, des *Kleinfingerballens* und der *Handmitte*.

Tab. 5: Muskeln des Daumenballens, Thenar

Muskel	Ursprung	Ansatz	Funktion	Innervation
M. abductor pollicis brevis (kurzer Daumenspreizer)	Retinaculum flexorum, Tuberculum ossis scaphoidei	Radial an Basis der Daumengrundphalanx, radiales Sesambein	Abduktion des Daumens	N. medianus
M. opponens pollicis (Gegensteller des Daumens)	Retinaculum flexorum, Tuberculum ossis trapezii	Corpus ossis metacarpi I	Opposition und Adduktion des Daumens	N. medianus
M. flexor pollicis brevis (kurzer Daumenbeuger)	Caput superficiale: Retinaculum flexorum	Basis der Daumengrundphalanx	Sattelgelenk: Opposition und Adduktion	N. medianus
	Caput profundum: Os trapezium, Os trapezoideum, Os capitatum, Basis ossis metacarpi II	Radiales Sesambein	Daumengrundgelenk: Beugung	N. ulnaris
M. adductor pollicis (Daumenanzieher)	Caput transversum: Corpus ossis metacarpi III	Basis der Daumengrundphalanx, ulnares Sesambein	Sattelgelenk: Adduktion, Opposition Daumengrundgelenk: Beugung	N. ulnaris
	Caput obliquum: Os capitatum, Os hamatum			

Tab. 6: Muskeln des Kleinfingerballens, Hypothenar

Muskel	Ursprung	Ansatz	Funktion	Innervation
M. abductor digiti minimi (Kleinfingerspreizer)	Retinaculum flexorum, Os pisiforme	Basis der Grundphalanx des 5. Fingers	Abduktion des 5. Fingers	N. ulnaris, R. profundus
M. flexor digiti minimi brevis (Kleinfingerbeuger)	Retinaculum flexorum, Hamulus ossis hamati	Basis der Grundphalanx des 5. Fingers	Beugung der Grundphalanx des 5. Fingers	N. ulnaris, R. profundus
M. opponens digiti minimi (Kleinfingergegensteller)	Retinaculum flexorum, Hamulus ossis hamati	Basis ossis metacarpi V	Opposition des 5. Fingers	N. ulnaris, R. profundus

Tab. 7: Muskeln der Handmitte

Muskel	Ursprung	Ansatz	Funktion	Innervation
Mm. lumbricales (Regenwurmmuskeln, Abb. 72)	Sehnen des M. flexor digitorum profundus; I und II einköpfig von der Radialseite; III, IV zweiköpfig von benachbarten Sehnen	Dorsalaponeurose[69] des 2. bis 5. Fingers	Beugung des Grundphalanx, Streckung der Mittel- und Endphalanx des 2.-5. Fingers	N. medianus (I, II), N. ulnaris (III, IV)
Mm. interossei palmares (Zwischenknochenmuskeln der Hohlhand, Abb. 73b)	Seitenflächen der Ossa metacarpi; der Erste vom Ulnarrand des 2., der Zweite und dritte vom Radialrand der 4. und 5. Os metatarsus	Dorsalaponeurose des 2., 4. Und 5. Fingers; der Erste von ulnar, der Zweite und dritte von radial	Adduktion des 2., 4. und 5. Fingers zum Mittelfinger, Beugung der Grundphalanx, Streckung der Mittel- und Endphalanx des 2., 4. und 5. Fingers	N. ulnaris
Mm. interossei dorsales (Zwischenknochenmuskeln des Handrückens, Abb. 73a)	Zweiköpfig von den Corpus zweier benachbarter Ossa metacarpi	Dorsalaponeurose des 2. Fingers von radial, des Mittelfingers von radial und ulnar, des 4. Fingers von ulnar	Abduktion des 2. und 4. Fingers vom Mittelfinger weg. Radial- und Ulnarabduktion des 3. Fingers, Beugung der Grundphalanx, Streckung der Mittel- und Endphalanx des 2., 3. und 4. Fingers	N. ulnaris

---

[69] Dorsalaponeurose = das verdichtete Bindegewebe der Fingerrücken, das mit den Sehnen der langen Fingerstrecker eng verbunden ist

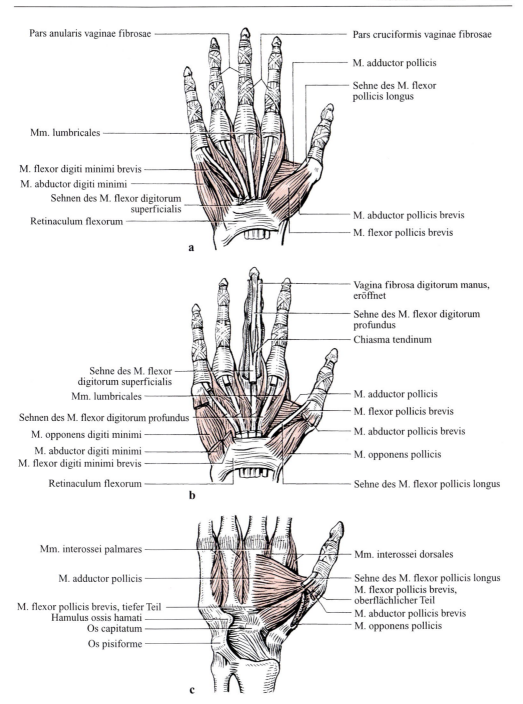

Abb. 71: Muskeln der rechten Hohlhand; **a:** oberflächliche Schicht; **b:** mittlere Schicht; **c:** tiefe Schicht [Q003]

Abb. 72:
Mm. lumbricales

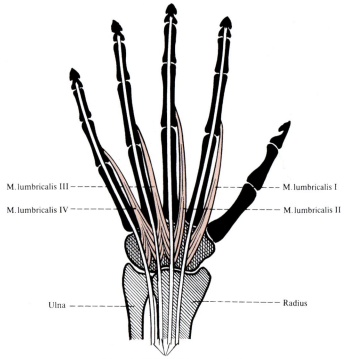

Abb. 73: a Mm. interossei dorsales; b Mm. interossei palmares

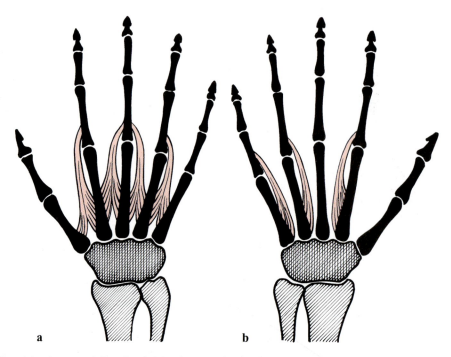

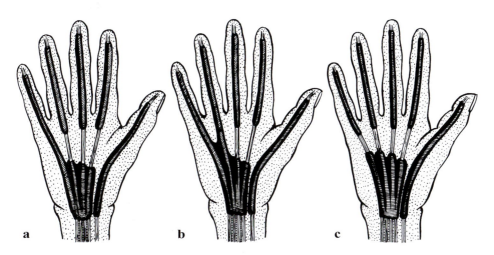

Abb. 74: Sehnenscheiden der Hohlhand und der Finger; a: häufigstes Verhalten; b und c: Variationen

Sehnenscheiden der Hohlhand
(Abb. 74)

Im Bereich des Canalis carpi besteht eine gemeinsame Sehnenscheide für alle Sehnen, die den Hohlhandkanal durchlaufen. Sie beginnt 3–4 cm proximal von Retinaculum flexorum und reicht bis zur Mitte der Hohlhand. Die Sehne des M. flexor pollicis longus ist innerhalb der gemeinsamen Sehnenscheide durch eine bindegewebige Wand getrennt, besitzt also eine gewisse Selbständigkeit. Die Sehnenscheiden des 2.–4. Fingers beginnen in Höhe der Köpfe der Mittelhandknochen und enden an der Basis der Endphalangen. Die Sehnenscheiden des Daumens und des 5. Fingers gehen dagegen ohne Unterbrechung aus der gemeinsamen Sehnenscheide des Canalis carpi hervor. Dieses Verhalten der Sehnenscheiden ist am häufigsten anzutreffen. Daneben gibt es folgende Variationen: Die Sehnenscheide des 5. Fingers beginnt erst am Kopf des 5. Mittelhandknochens oder es verbinden sich die Sehnenscheiden des 4. und 5. Fingers mit der gemeinsamen Sehnenscheide des Hohlhandkanals. Die Sehnenscheidenverhältnisse des Daumens verändern sich nicht.

Tab. 8: Sehnenscheiden des Handrückens

Halteband	Sehnenscheidenfach		Muskulatur
Retinaculum extensorum	radial:	1. Fach	Sehnen des M. abductor pollicis longus und M. extensor pollicis brevis
		2. Fach	Sehnen des M. extensor carpi radialis longus und brevis
		3. Fach	Sehnen des M. extensor pollicis longus
		4. Fach	Sehnen des M. extensor digitorum und M. extensor indicis
		5. Fach	Sehne des M. extensor digiti minimi
	ulnar:	6. Fach	Sehne des M. extensor carpi ulnaris

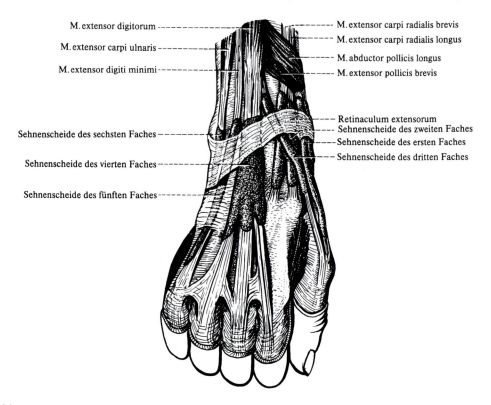

Abb. 75: Sehnenscheiden des Handrückens

Sehnenscheiden des Handrückens (Abb. 75, Tab. 8)

Ausbreitungen von Eiterungen entlang der Sehnenscheiden können sich zwischen Daumen und Kleinfinger übergreifend ausbreiten: V-Phlegmone.

Muskelketten der oberen Extremitäten

In Schulter-, Ellenbogen-, Radioulnar- und Handgelenken bestehen Muskelketten, deren Glieder z. T. synergistisch, z. T. antagonistisch wirken. Die Kenntnis dieser Ketten erleichtert das Verständnis der Bewegungen in den einzelnen Gelenken, da wichtige funktionelle Beziehungen hervorgehoben werden.

Muskelketten des Schultergelenkes

Zu ihnen gehören die Pectoralis major-Latissimus dorsi-Kette, die Pectoralis major-Infraspinatus-Teres minor-Kette und die Subscapularis-Infraspinatus-Teres minor-Kette.

Pectoralis major-Latissimus dorsi-Kette (Abb. 76)

Die funktionellen Beziehungen dieser beiden Muskeln sind recht unterschiedlich.

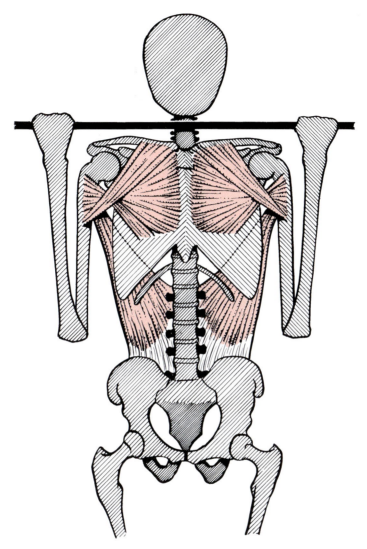

Abb. 76: Pectoralis major-Latissimus dorsi-Kette bei Klimmzug

Sie senken gemeinsam den erhobenen Arm mit großer Kraft, drehen den herabhängenden Arm nach innen und führen den Rumpf zum Oberarm beim Klimmzug, wirken also in diesen Situationen synergistisch. Bei Ante- bzw. Retroversion dagegen arbeiten sie als Antagonisten, wobei sie sich gegenseitig spannen und dadurch die Kontraktionskraft erhöhen. Dieser Vorgang spielt vor allem beim Schwimmen (Brust-, Butterfly- und Freistil) eine Rolle. Während der Pectoralis major den Arm nach vorn führt, spannt sich der Latissimus dorsi, der danach den Arm nach hinten zieht, wobei sich nunmehr der Pectoralis major spannt.

Pectoralis major-Infraspinatus, Teres minor-Kette

Diese Kette funktioniert in Bezug auf Drehung antagonistisch. Während der Pectoralis major den Arm innenrotiert, drehen ihn Infraspinatus und Teres minor nach außen. Wie überall bei antagonistisch wirkenden Muskelketten kommt es auch hier zur gegenseitigen Anspannung.

Subscapularis-Infraspinatus, Teres minor-Kette

Sie hat die gleiche Aufgabe wie die Pectoralis major-Infraspinatus, Teres minor-Kette.

Muskelketten des Ellenbogengelenkes

In diesem Gelenk bestehen zwei Ketten, die Bizeps-Trizeps-Kette und die Brachialis-Trizeps-Kette.

Bizeps-Trizeps-Kette (Abb. 77)

Bizeps und Trizeps umgeben von vorn und hinten den Humerus und liegen vor und hinter der queren Achse des Ellenbogengelenkes. Ihre gegenseitige antagonistische Beeinflussung in Bezug auf Beugung und Streckung liegt auf der Hand.

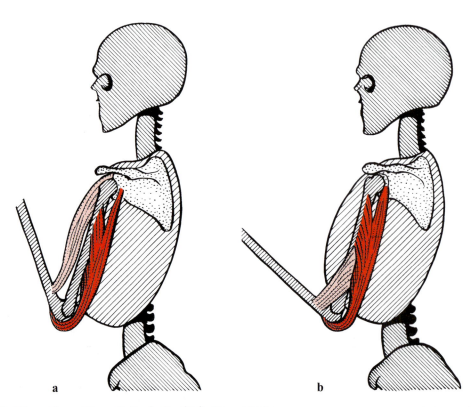

Abb. 77: a: Bizeps-Trizeps-Kette; **b:** Brachialis-Trizeps-Kette

Brachialis-Trizeps-Kette (Abb. 77)

Sie wirkt im gleichen Sinne wie die Bizeps-Trizeps-Kette.

Muskelketten der Radioulnargelenke

Supinator-Pronator teres-Kette (Abb. 78)

Supinator und Pronator teres umgeben den Radius. Während der Supinator von hinten um den seitlichen Umfang des Radius nach vorn verläuft, gelangt der Pronator teres von vorn um die seitliche Fläche nach hinten. Sie wirken antagonistisch. Während der Kontraktion des Supinators wird der Pronator teres auf den Radius gewickelt und gespannt, zieht sich der Pronator teres zusammen, wird der Supinator auf den Radius gewickelt und gespannt. Die so wichtige Drehbewegung des Unterarmes verfügt demnach über eine sehr wirksame Muskelkette.

Muskelketten der Handgelenke

Es sind zwei Ketten: die Flexor carpi radialis-Extensor carpi radialis longus und brevis-Kette und die Flexor carpi ulnaris-Extensor carpi ulnaris-Kette.

Flexor carpi radialis-Extensor carpi radialis longus und brevis-Kette (Abb. 79)

Die Muskeln dieser Kette befestigen sich palmar und dorsal nahe dem radialen Rand

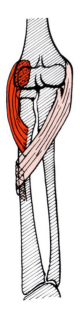

Abb. 78: Supinator-Pronator teres-Kette

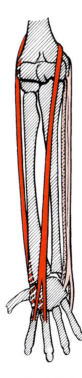

Abb. 79: Flexor carpi radialis-Extensor carpi radialis longus- und brevis-Kette (rot), Flexor carpi ulnaris-Extensor carpi ulnaris-Kette (hellrot)

der Hand. Sie arbeiten bei der Radialabduktion der Hand als Synergisten. Extensor carpi radialis longus und brevis betrachtet man als ein Kettenglied.

Flexor carpi ulnaris-Extensor carpi ulnaris-Kette

Diese Kettenglieder setzen palmar bzw. dorsal am ulnaren Rand der Hand an. Sie fungieren bei der Ulnarabduktion der Hand synergistisch.
Die Hand ist zwischen beide Muskelketten eingespannt. Sie stellt das Bindeglied zu einer viergliedrigen Kette dar, die sich aus einem zweigliedrigen radialen (Flexor carpi radialis/Extensor carpi radialis longus und brevis-Kette) und einem zweigliedrigen ulnaren (Flexor carpi ulnaris/Extensor carpi ulnaris-Kette) Anteil aufbaut. Unter diesem Gesichtspunkt arbeiten radialer und ulnarer Kettenteil bei der Abduktion der Hand antagonistisch und beeinflussen sich entsprechend.

Becken (Abb. 80)

Os sacrum und die beiden Hüftbeine vereinigen sich zum Becken. Das *Hüftbein* (Os coxae) stellt ursprünglich keinen einheitlichen Knochen dar. Es entsteht aus drei Knochen, dem *Darmbein* (Os ilium), dem *Schambein* (Os pubis) und dem *Sitzbein* (Os ischii). Diese drei Knochen werden getrennt angelegt; ihre Verbindung erfolgt während der Embryonalentwicklung durch Knorpel, der nach der Geburt bis zum 20. bis 24. Lebensjahr durch Knochen ersetzt wird. Demnach stellt das Hüftbein des Erwachsenen eine *Synostose* dar.
Die Körper von Darm-, Sitz- und Schambein stoßen am *Acetabulum* zusammen. Acetabulum heißt wörtlich Essignäpfchen. Es stellt eine napfförmige Vertiefung dar, die seitlich am Hüftbein liegt und vorn, oben und hinten vom *Limbus acetabuli*, einem Knochenwulst, umzogen wird. Am unteren Umfang ist der Limbus durch einen Einschnitt, *Incisura acetabuli*, unterbrochen. Das Acetabulum bildet die Pfanne

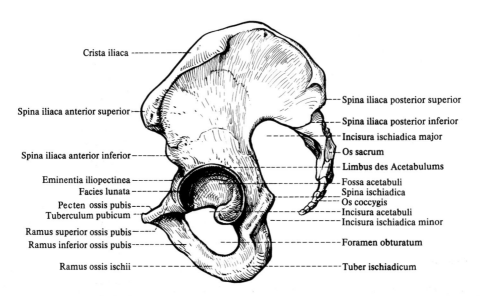

Abb. 80: Becken von lateral

des Hüftgelenkes. Sie ist nicht vollkommen mit hyalinem Knorpel ausgekleidet, sondern nur im Bereich einer halbmondförmigen Fläche, der *Facies lunata*. Die nicht überknorpelte Grube, welche von der Incisura acetabuli ausgeht, heißt *Fossa acetabuli*.

Darmbein, Os ilium

Die Teile sind Körper, *Corpus,* und Darmbeinschaufel, *Ala ossis ilii*. An der Innenseite trennt die *Linea arcuata* (bogenförmige Linie) beide Teile. Das Corpus beteiligt sich, wie bereits angeführt, an der Bildung des Acetabulums. Die Innenfläche der Ala ist leicht ausgehöhlt, *Fossa iliaca* (Darmbeingrube). Ihren oberen Rand nennt man *Crista iliaca*, Darmbeinkamm, der vorn mit der *Spina iliaca anterior superior* (vorderer oberer Darmbeinstachel) und hinten mit der *Spina iliaca posterior superior* (hinterer oberer Darmbeinstachel) endet. Nach dem Os sacrum zu trägt das Darmbein die überknorpelte *Facies auricularis* (ohrenförmige Fläche), welche der gelenkigen Verbindung mit dem Kreuzbein dient. An der Grenze zum Sitzbein besteht ein Einschnitt, *Incisura ischiadica major*.

Sitzbein, Os ischii

Es besteht aus *Corpus* und *Ramus* (Ast). Das Corpus des Sitzbeins bildet den größten Anteil des Acetabulums. An der Hinterseite springt die *Spina ischiadica*, Sitzbeinstachel, vor und trennt die *Incisura ischiadica major* von der *Incisura ischiadica minor* (großer und kleiner Sitzbeineinschnitt). An der Grenze von Corpus und Ramus verdickt sich der Knochen zum *Tuber ischiadicum*, Sitzbeinhöcker, der beim Lebenden von außen getastet werden kann. Von ihm biegt fast rechtwinklig nach vorn und medial der *Ramus ossis ischii*, Sitzbeinast, ab. Dieser verbindet sich nahe der Schambeinfuge mit dem unteren Schambeinast.

Schambein, Os pubis

Wie das Sitzbein gliedert sich das Schambein in *Corpus* und *Ramus*. Das Corpus vervollständigt vorn-oben das Acetabulum. Von ihm geht der obere Teil des Ramus aus, der *Ramus superior ossis pubis* (oberer Schambeinast). Dessen kranial zugeschärfte Kante heißt Schambeinkamm, *Pecten ossis pubis*. Dieser endet medial mit dem Schambeinhöcker, Tuberculum pubicum. Die Grenze gegen das Darmbein markiert sich ebenfalls als Erhebung, *Eminentia iliopubica*. Der Ramus superior biegt unmittelbar neben der Schambeinfuge rechtwinklig nach caudal, läuft dieser etwa 4–5 cm parallel und geht in den nach kaudal-lateral gerichteten *Ramus inferior ossis pubis* (unterer Schambeinast) über. Dieser ist nur 1,5–2 cm lang. Er bekommt, wie schon erwähnt, Anschluss an den Sitzbeinast.

Sitzbein und Schambein umschließen ein Loch, das durch eine Membran fast vollständig verschlossen ist und das deshalb *Foramen obturatum,* verstopftes Loch, heißt.

Das Hüftbein besitzt die Konstruktion eines Doppelrahmens. Den oberen Knochenrahmen stellen Crista iliaca und Linea arcuata dar, welche die dünne Fossa iliaca umschließen, den unteren Rahmen bilden Ramus superior und Ramus inferior ossis pubis und Ramus ossis ischii, die das Foramen obturatum umgeben. Beide Knochenrahmen stoßen an der Linea arcuata aneinander. In diesem kräftigen Knochenzug sieht man eine bedeutende Stütze des Beckens und bezeichnet ihn deshalb als *Hauptbalken*.

Schambeinfuge, Symphysis pubica

Zwischen die Schambeine beider Seiten lagert sich vorn eine faserknorpelige Scheibe, *Discus interpubicus*, ein. Sie ist mit den überknorpelten Flächen der angrenzenden Schambeine verbunden und wird oben und unten durch Bänder begrenzt, die gleichzeitig der Fixation der Schambeine dienen.

Die Symphysis pubica erfährt verschiedene Beanspruchungen. Beim Sitzen unterliegt sie Druck, beim Stehen und Laufen neben Druck auch Zug und Abscherung. Das

Material entspricht diesen Anforderungen. Die hyalinen Knorpelflächen fangen den Druck ab, während die kollagenen Faserzüge des Faserknorpels und der Bänder Widerstand gegen Zug und Abscherung leisten.

Kreuzbein-Darmbein-Gelenk, Art. sacroiliaca
(Abb. 81 und 82)

Die Kreuzbein-Darmbein-Gelenke beziehen das Kreuzbein in den Beckenring ein. Ohrenförmige Gelenkflächen (Facies auriculares) an Kreuz- und Darmbein zeigen Erhebungen und Vertiefungen, die sich ineinander passen. Kräftige Bänder spannen sich zwischen Os sacrum und Os ilium aus und lassen nur äußerst geringfügige Verschiebungen zu.

Es handelt sich um ein *straffes Gelenk,* eine Amphiarthrose. Dieses straffe Gelenk fängt einen Teil des Druckes von Rumpf, Kopf und oberen Extremitäten ab, wandelt ihn in Zug um und leitet nur den verbliebenen Teil auf das Becken weiter. Bestünde zwischen Kreuzbein und den Darmbeinen eine knöcherne Verbindung, würden die gesamten, von kranial wirkenden Druckkräfte auf das Becken übertragen und vorn an der Symphyse aufeinander treffen.
Die straffen Kreuzbein-Darmbein-Gelenke erfahren durch zwei Bänder, die nicht unmittelbar ihnen zugehören, eine zusätzliche Verfestigung, durch das *Lig. sacrospinale* und *Lig. sacrotuberale.* Beide entspringen an der Hinterfläche des Os sacrum. Das Lig. sacrospinale heftet sich an der Spina ischiadica, das Lig. sacrotuberale am Tuber ischiadicum an. Diese Bänder vervollständigen die Incisura ischiadica major und minor zum *Foramen ischiadicum majus* und *minus* (großes und kleines Sitzbeinloch). Die Begrenzung des Foramen ischiadicum majus sind demnach Incisura ischiadica major und Lig. sacrospinale, die des Foramen ischiadicum minus sind Lig. sacrospinale, Incisura ischiadica minor und Lig. sacrotuberale.

Das Becken als Ganzes
(Abb. 83)

Der Innenraum des knöchernen Beckens zerfällt in zwei Anteile, das *große Becken,* welches zwischen beiden Darmbeinschaufeln liegt, und das *kleine Becken,* welches sich unterhalb der Linea terminalis anschließt. Die *Linea terminalis* stellt somit die Grenzlinie zwischen beiden dar. Sie beginnt am Promontorium und verläuft jederseits über die Linea arcuata nach vorn zur Symphyse. Im klinischen Sprachgebrauch versteht man unter dem Begriff Becken immer das kleine Becken. Der Zugang zum kleinen Becken entspricht einer Ebene, die sich in Höhe der Linea terminalis befindet. Diese sog. *Beckeneingangsebene* ist gegen die Horizontale um 60° nach abwärts geneigt (Beckenneigung, Inclinatio pelvis). Der Ausgang wird von der Symphyse, den Rami inferiores ossis pubis, den Rami ossis ischii, den Sitzbeinhöckern, den Ligg. sacrotuberalia und dem Os coccygis begrenzt. Eine Verbindungslinie beider Sitzbeinhöcker teilt den Beckenausgang in zwei Dreiecke. Das vordere Dreieck heißt wegen des Durchtritts von Harn- und Geschlechtsorganen *Trigonum urogenitale,* das hintere wegen des Durchzugs des Rektums (Mastdarm) *Trigonum rectale.*
Am Becken sind von außen tastbar: Crista iliaca, Spina iliaca anterior superior, Tuberculum pubicum. Symphyse, Tuber ischiadicum, Spina iliaca posterior superior, Crista sacralis media.

Weibliches und männliches Becken unterscheiden sich mehrfach. Das *Becken der Frau* ragt mit seinen Darmbeinschaufeln weit nach lateral, besitzt einen großen Innenraum sowohl im großen wie auch im kleinen Becken und ist in seiner kranio-kaudalen Ausdehnung niedrig. Das *Becken des Mannes* reicht weniger weit nach lateral, verfügt über kleinere Innenräume und zeigt eine größere kraniokaudale Ausmessung. Mit wenigen Worten gesagt: Das weibliche Becken ist *breiter, weiter* und *niedriger,* das männliche Becken ist *schmaler, enger*

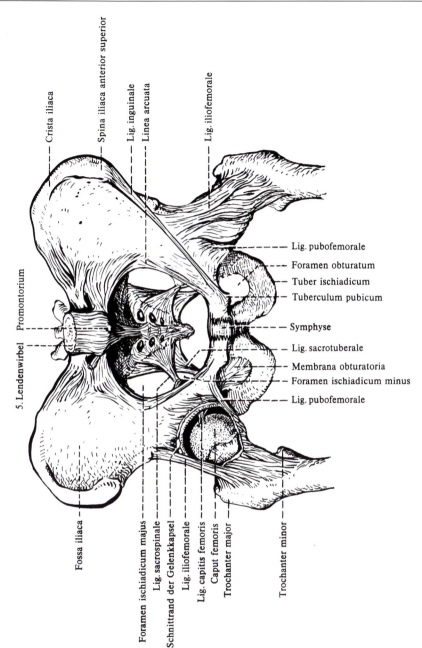

Abb. 81: Becken mit Bändern und Hüftgelenk von vorne oben; rechtes Hüftgelenk eröffnet, linkes Hüftgelenk geschlossen

und *höher.* Neben dieser abweichenden Gesamtform bestehen Unterschiede in einzelnen speziellen Punkten. So ist die Symphyse bei Frauen meist kürzer. Weiterhin verlaufen beim weiblichen Becken die Rami inferiores des Schambeins weniger steil. Dadurch entsteht unterhalb der Symphyse ein Schambeinbogen (Arcus pubis), der etwa 90–100° misst, während beim Mann die unteren Schambeinäste einen Winkel (Angulus pubis) von 70–75° bilden. Different sind auch die Eingänge ins kleine Becken. Der Beckeneingang der Frau ist querroval geformt, der des Mannes wie ein Kartenherz.

Am weiblichen Becken unterscheidet man äußere und innere Beckenmaße. Zu den *äußeren Beckenmaßen* gehören:

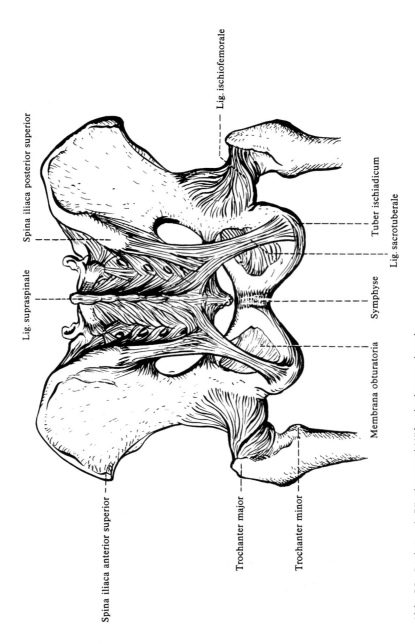

Abb. 82: Becken mit Bändern und Hüftgelenk, von dorsal

- *Distantia spinarum.* Entfernung zwischen den Spinae iliacae anteriores superiores beider Seiten; 26 cm.
- *Distantia cristarum.* Strecke zwischen den am weitesten voneinander entfernten Punkten der Crista iliaca; 28 cm.
- *Distantia trochanterum.* Entfernung zwischen den Trochanteres majores beider Seiten; 32 cm.
- *Conjugata externa.* Entfernung vom oberen Rand der Symphyse zur Spitze des Proc. spinosus des 5. Lendenwirbels; 21 cm. Durch Abzug von 10 cm kann man ungefähr auf die Conjugata vera schließen.

Von den *inneren Beckenmaßen* seien genannt:
- *Conjugata vera.* Vom am weitesten nach innen vorspringenden Punkt der Symphyse zum Promontorium; 11 cm. Ist direkt nicht bestimmbar. Man kann indirekt von der Conjugata externa und der Conjugata diagonalis auf sie schließen oder sie im Röntgenbild (Seitenlage) bestimmen.
- *Conjugata diagonalis.* Vom Unterrand der Symphyse zum Promontorium; 12,5 cm. Kann vaginal ausgetastet werden. Durch Abzug von 1,5 cm erhält man die Conjugata vera.
- *Beckenenge.* Vom Unterrand der Symphyse zur Spitze des Os coccygis; 9 cm. Wird während der Geburt um 2 cm verlängert, indem das Os coccygis in der Junctura sacrococcygea um 2 cm nach dorsal ausweicht.
- *Diameter transversa.* Er wird durch die weiteste Distanz zwischen den beiden Lineae terminales bestimmt; 13 cm.
- *Diameter obliqua I* und *II.* Verbindet die Articulatio sacroiliaca mit der Eminentia iliopubica; 12 cm. Der erste (rechte) schräge Durchmesser verläuft von links vorn nach rechts unten, der zweite (linke) schräge Durchmesser von rechts vorn nach links unten.

Muskeln des Beckenbodens
(Abb. 84)

Der Ausgang des kleinen Beckens wird von zahlreichen Muskeln verschlossen, die man unter dem Begriff Beckenbodenmuskeln zusammenfasst. Die wichtigsten sind

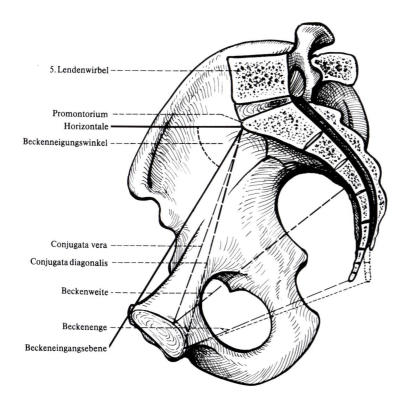

Abb. 83: Becken, sagittal aufgesägt, mit den wichtigsten Durchmessern

der *M. levator ani*, der *M. transversus perinei profundus* und der *M. sphincter ani externus*.

M. levator ani, Mastdarmheber

Ursprung: Linie vom oberen Schambeinast bis zum Sitzbeinstachel.
Ansatz: 5. Sakralwirbel, Os coccygis, hinter dem Rectum zur Gegenseite.
Funktion: Hebung des Beckenbodens.
Innervation: Direkte Äste des Plexus sacralis und N. pudendus.
Der Muskel besitzt Trichterform und wird auch als *Diaphragma pelvis* (Zwerchfell des Beckens) bezeichnet. Er öffnet sich nach vorn und abwärts spaltförmig. Durch dieses sog. Levator-Tor treten beim Mann Harnröhre und Rectum, bei der Frau Harnröhre, Vagina und Rectum.

M. transversus perinei profundus, tiefer querer Damm-Muskel

Ursprung: Unterer Schambeinast und Sitzbeinast beider Seiten.
Ansatz: Fasern verlaufen nach der Medianebene und verflechten sich dort sehnig.
Funktion: Hält vordere Beckenorgane.
Innervation: N. pudendus.
Da durch diesen nahezu quergerichteten Muskel Harn- und Geschlechtsorgane ziehen, nennt man ihn auch *Diaphragma urogenitale* (Zwerchfell der Harn- und Geschlechtsorgane). Die Durchtrittsstelle der Harnröhre wird bei beiden Geschlechtern von ringförmig angeordneten Muskelfasern umgriffen. Sie bilden den *M. sphincter urethrae*, den willkürlichen Schließmuskel der Harnröhre. Bei der Frau durchläuft außer der Harnröhre die Vagina den M. transversus perinei profundus.

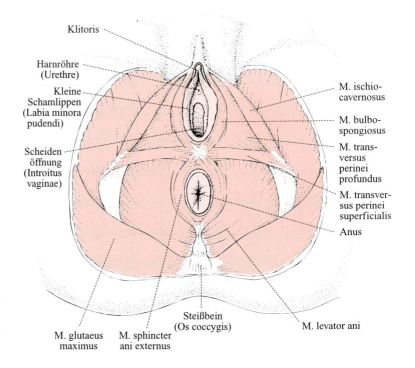

Abb. 84: Beckenboden der Frau [A400–190]

M. sphincter ani externus, willkürlicher Schließmuskel des Mastdarmes

Ursprung: Lig. anococcygeum (ein Band vom Anus zum Os coccygis).
Ansatz: Lig. anococcygeum.
Funktion: Willkürlicher Verschluss des Mastdarms.
Innervation: N. pudendus
Der Muskel umfasst die sagittale, spaltförmige Öffnung des Rectums, den Anus. Bei der Frau überkreuzen sich die Muskelfasern vor dem Anus und gehen in den M. bulbocavernosus (Schwellkörpermuskel) über. Dieser umzieht den Scheidenvorhof. M. sphincter ani externus und M. bulbocavernosus stellen die muskulöse Grundlage des Dammes dar.

Oberschenkelknochen, Femur
(Abb. 85 und 86)

Das Femur ist der längste Röhrenknochen des Menschen. Seine Teile sind *Caput* (Kopf), *Collum* (Hals), *Diaphyse* oder *Corpus* (Schaft) und *distales Gelenkende*. Der überknorpelte *Kopf* sitzt dem Hals medial auf. Er stellt $^2/_3$ eines Kugelumfanges dar. Nahe dem Zentrum senkt er sich zur *Fossa capitis* (Kopfgrube) ein, in der das Lig. capitis femoris (Oberschenkelkopfband) verankert ist. Das *Collum* zeigt nach medial und aufwärts. Es bildet mit der Diaphyse den *Collodiaphysenwinkel*, der im mittleren Lebensalter 120–130° beträgt. Im ersten Lebensjahr ist das Collum noch ziemlich steil nach aufwärts gerichtet, wodurch der Collodiaphysenwinkel etwa 150° misst, während beim alten Menschen die Größe des Winkels meist die untere Grenze der Schwankungsbreite von 120° erreicht. Im Gebiet zwischen Hals und Schaft verdickt sich das Knochenmaterial zu den beiden Rollhügeln.

> Ist der Femurhals deutlich steiler gestellt und besitzt einen Collodiaphysenwinkel ab 138°, dann liegt eine *Coxa valga* (X-Hüfte) vor. Valgisierende Muskeln, wie der M. gluteus maximus, kurze Adduktoren und die tiefen Hüftmuskeln wirken der Coxa valga entgegen. Nimmt der Collodiaphysenwinkel auf 115° ab, liegt eine *Coxa vara* (O-Hüfte) vor. Varisierende Muskeln, wie ischiokrurale Muskeln, Adduktoren und kleine Gesäßmuskeln treten der Coxa vara entgegen.

Der *Trochanter major* (großer Rollhügel) liegt außen, der *Trochanter minor* (kleiner Rollhügel) an der Innenseite etwas nach hinten. Beide Trochanteren sind vorn durch eine Knochenlinie, *Linea intertrochanterica*, hinten durch eine Knochenleiste, *Crista intertrochanterica*, verbunden. Der Trochanter major überragt das Collum. An seiner medialen Seite senkt sich der Knochen zur *Fossa trochanterica* ein.

Der *Schaft* ist leicht nach hinten gebogen, wodurch das distale Gelenkende etwas nach dorsal zu liegen kommt. Auf der Hinterfläche erhebt sich die *Linea aspera* (dunkle Linie), welche aus zwei Knochenlippen, *Labium mediale* und *laterale*, besteht. Beide Lippen beginnen unterhalb der Trochanteren, verlaufen im mittleren Schaftdrittel nebeneinander und divergieren in Richtung auf den inneren und äußeren Epicondylus des distalen Gelenkendes. Sie stellen Verstärkungszüge des Schaftes dar.

Im Bereich des *distalen Gelenkendes* verdickt sich der Knochen zum *Epicondylus*[70] *medialis* und *lateralis*. Diese tragen an ihrer Unterseite die *Kondylen*, welche mit hyalinem Knorpel überzogen sind. Die Biegung der Kondylen ist ungleichmäßig, indem die vorderen Teile weniger als die hinteren Teile gekrümmt sind. Anders ausgedrückt: Der vordere Krümmungsradius ist größer als der hintere. Diese Form der Kondylen besitzt entscheidende Bedeutung für die Mechanik des Kniegelenkes. Auf der Hinterseite senkt sich der Knochen zur tiefen *Fossa intercondylaris* (Grube zwischen den Kondylen) ein. Vorn

---
[70] Epicondylus = Gebiet oberhalb des Conylus = Knochenvorwölbung in Gelenknähe

setzt sich der Gelenkknorpel von den Kondylen in Form eines Halbovals nach proximal fort. Diese Fläche, *Facies patellaris*, dient der Anlagerung der Patella (Kniescheibe).

Die quere Achse des distalen Gelenkendes entspricht nicht der queren Achse des proximalen Femurendes. Sie ist um etwa 12–20° nach einwärts gedreht. Man bezeichnet diesen Winkel als *Torsionswinkel*. Am Femur sind tastbar: Trochanter major, Epicondylus medialis und lateralis.

Zerlegt man den proximalen Teil des Femur in frontale Sägeschnitte, so stellt sich die Spongiosaarchitektur dar. Von den medialen und lateralen Abschnitten der Kompakta gehen bogenförmige Züge aus, die sich spitzwinklig kreuzen. Die medialen Spongiosasysteme enden am Trochanter major, am oberen Rand des Collum und des Caput, die lateralen am unteren Rand des Collum und des Caput. Auf diese Weise erhält das proximale Femurende eine Gewölbestruktur nach Art gotischer Spitzbögen. Im Kapitel Histologie wurde nachgewiesen, dass die Anordnung der Spongiosa den funktionellen Beanspruchungen gerecht wird, indem sie den Trajektorien (Linien größten Zugs oder Drucks) entspricht (Abb. 15).

Hüftgelenk, Art. coxae
(Abb. 81 und 82)

Im Hüftgelenk artikulieren das *Acetabulum* mit der *Facies lunata*, das *Labrum acetabuli*, ein Faserknorpelwulst, der am Limbus acetabuli befestigt ist, das *Lig. transversum acetabuli*, welches die Incisura acetabuli überbrückt, und das *Caput femoris*.

Im Inneren des Gelenkes verbindet das Lig. capitis femoris die Fovea capitis femoris mit der Fossa acetabuli. Außerdem strahlt dieses Band in das Lig. transversum acetabuli ein, das nicht nur der Vervollständigung der Gelenkpfanne dient, sondern gleichzeitig ein federndes Widerlager für den Oberschenkelkopf darstellt.

Die Kapsel umgreift die artikulierenden Teile ziemlich unmittelbar; sie ist eng. Sie heftet sich proximal außerhalb des Labrum acetabulare am Os coxae, distal vorn an der Linea intertrochanterica, hinten 1,5 cm medial der Crista intertrochanterica an. Ihre Wände sind durch kräftige Bänder ver-

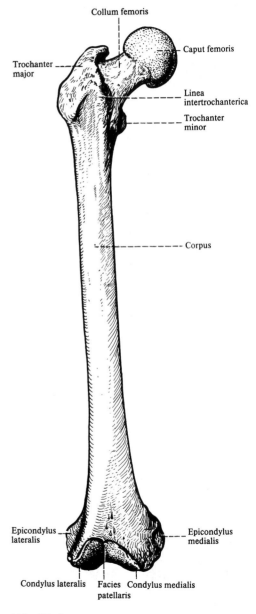

Abb. 85: Femur, von vorn

stärkt. Das *Lig. iliofemorale* (Darmbein-Oberschenkel-Band) gliedert sich in die Vorderwand ein. Es entspringt am Darmbein unterhalb der Spina iliaca anterior superior und zieht in zwei Teilen zum Trochanter major und minor. Der laterale Teil (Pars lateralis) ist stärker als der mediale (Pars medialis).

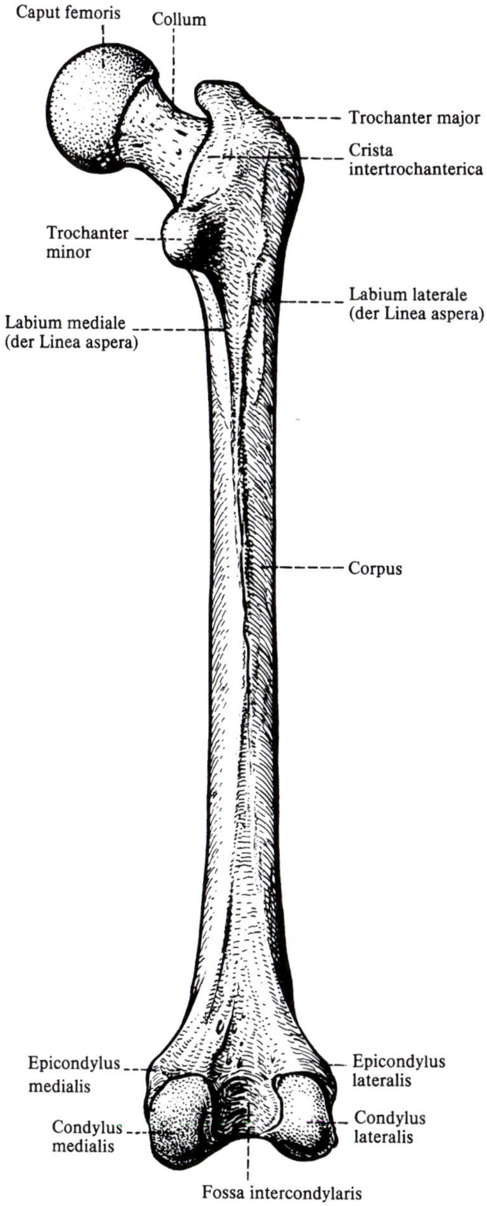

In die mediale Wand der Kapsel lagert sich das *Lig. pubofemorale* (Schambein-Oberschenkel-Band) ein. Es beginnt am Corpus und Ramus superior ossis pubis und endet am Trochanter minor. Die Hinterwand wird durch das *Lig. ischiofemorale* (Sitzbein-Oberschenkel-Band) verstärkt, ein Band, das vom Corpus ossis ischii bis zum Trochanter major und dem angrenzenden Abschnitt der Linea intertrochanterica reicht. Halbkreisförmige Faserzüge verlaufen in der Kapsel von vorn nach unten und hinten.

Abb. 86: Femur, von hinten

Man bezeichnet das Hüftgelenk als *Enarthrosis*, als Nussgelenk. Dieser Begriff leitet sich von der Form der artikulierenden Teile ab. Die Gelenkpfanne umgreift zu $^3/_4$ den Gelenkkopf, wie ähnlich die Nussschale den Kern umschließt. Die Gelenkflächen lassen erkennen, dass es sich um ein vielachsiges Gelenk handelt. Wie bei den anderen vielachsigen Gelenken des Menschen können auch hier die Bewegungen auf *drei* Hauptachsen zurückgeführt werden. Sagittale, frontale und Drehachse schneiden sich im Zentrum des Oberschenkelkopfes und bilden ein Achsenkreuz.

Um die *sagittale* Achse erfolgen *Abduktion* (40°) und *Adduktion* (10°), um die *frontale* Achse *Anteversion* oder Beugung (120°) und *Retroversion* oder Streckung (12°) und um die *Drehachse*, welche vom Zentrum des Femurkopfes zum Mittelpunkt des distalen Gelenkendes verläuft, *Innenrotation* (36°) und *Außenrotation* (12°). Ein Vergleich mit dem Schultergelenk zeigt, dass die Bewegungsausschläge im Hüftgelenk durchweg kleiner sind. Dies hat seine Ursache in der Anordnung und Ausprägung der Bänder. Das Hüftgelenk besitzt eine ausgesprochene *Bandhemmung*. Nur eine Bewegung erfährt keine Beeinträchtigung, die Anteversion oder Beugung, bei der sich alle Bänder entspannen. Die Retroversion wird dagegen von allen Bändern gehemmt. Mit 40° fällt die Abduktion sehr niedrig aus. Das Lig. pubofemorale und die Pars medialis des Lig. iliofemorale verhindern eine weitere Seitwärtsführung des herabhängenden Beines. Durch gleichzeitige Beugung kann man die genannten Bänder jedoch entlasten und damit die Abduktion erheblich verbessern. Dies wird deutlich, wenn man zunächst in aufrechter Haltung die Beine maximal abspreizt und danach den Rumpf vornüberbeugt. Nunmehr ist man in der Lage, die Beine weiter zu abduzieren. Ähnliche mechanische Verhältnisse liegen bei der Außenrotation vor. Lig. iliofemorale und pubofemorale hemmen diese Bewegung des herabhängenden Beines. Gleichzeitige Beugung führt auch hier zur Entspannung der Bänder und damit zur Vergrößerung der Außenrotation. Durch Training können die Bänder gedehnt und extreme Stellungen möglich werden (Spagat).

Im Hüftgelenk erfolgt nicht allein die Bewegung der unteren Extremität gegen den Rumpf, sondern auch die des Rumpfes gegen die fixierte untere Extremität. So werden Beugung, Seitwärtsneigung und Drehen des Rumpfes in den Zwischenwirbelgelenken und im Hüftgelenk ausgeführt. Derartige kombinierte Bewegungen treten zum Beispiel beim Diskuswerfen und Kugelstoßen auf. Weiterhin kann man das Becken im Hüftgelenk und in den Gelenken der Lendenwirbelsäule auf- und abwärts kippen. Dabei verringert bzw. vertieft sich die Lendenlordose.

Bei den Verrichtungen des täglichen Lebens ergänzen sich die Funktionen beider Hüftgelenke. Während des Laufens dient abwechselnd ein Bein als Stütze, *Standbein*, und ein Bein wird frei nach vorn geschwungen, *Spielbein*. Auf die wichtigen Beziehungen von Stand- und Spielbein wird im Zusammenhang mit der Besprechung der Hüftmuskulatur eingegangen. Beim Stehen fungieren beide Beine als Standbein. Werden dabei keine Muskeln angespannt, wie es bei längerem und lässigem Stehen der Fall ist, fällt der Schwerpunkt hinter die frontale Achse des Hüftgelenks. Der Rumpf wird in den Bändern gehalten.

Für die Beurteilung, ob die artikulierenden Teile der Art. coxae richtig zueinander stehen, benutzt man die sog. *Roser-Nélaton-Linie*[71]. Diese stellt die Verbindung der Spina iliaca anterior superior zum Tuber ischiadicum dar. Bei Beugung von 45° liegt der Trochanter major auf der Mitte der Linie.

Patella, Kniescheibe

Die Patella ist in die Endsehne des M. quadriceps femoris eingelagert; sie stellt das größte Sesambein dar. Die proximale Begrenzung verläuft fast horizontal und heißt Basis. Distal spitzt sich die Kniescheibe leicht zu. Die Hinterfläche, welche hyalinen Knorpel trägt und durch eine abgerundete senkrechte Leiste in zwei Felder geteilt wird, lagert sich der Facies patellaris des Femur an. Als Sesambein vergrößert die Patella die Hebelwirkung des M. quadriceps femoris und hält dessen Sehne vom Gelenkspalt fern.

> Bei einem Gelenkerguss hebt sich die Patella von ihrer Unterfläche, der Facies patellaris femoris, ab. Drückt man sie gegen den Erguss in die Tiefe, kehrt sie beim Loslassen wieder in die Ausgangslage zurück = *tanzende Patella*. Bei einem starken Erguss tanzt die Patella auch ohne ein Leerdrücken der Bursa suprapatellaris (S. 126).
> Eine Chondropathia patellae ist die Folge einer Degeneration des Gelenkknorpels der Patella infolge mechanischer Schädigung oder bei anlagebedingter Gelenkdysplasie (Dysplasie = Fehlgestaltung).

Tibia, Schienbein (Abb. 87)

An der Tibia unterscheidet man: *proximales Gelenkende*, *Corpus* (Schaft) und *distales Gelenkende*.

Im Bereich des proximalen Gelenkendes ragt das Knochengewebe in Form zweier Kondylen nach

---

[71] Roser, W. (1817–1888), Chirurg in Marburg.
Nélaton, R. (1807–1873), Chirurg in Paris

medial und lateral und bildet den *Condylus medialis* und *Condylus lateralis*. Deren Oberfläche ist mit Knorpel überzogen. Sie werden durch eine zweizipfelige Knochenerhebung, *Eminentia intercondylaris,* getrennt. Auch die Regionen vor und hinter der Eminentia, *Area intercondylaris anterior* und *posterior,* sind frei von Knorpelgewebe. Unterhalb des Condylus lateralis befindet sich eine Gelenkfläche zur Anlagerung des Wadenbeins.
Das proximale Gelenkende wird in der Klinik auch als *Tibiakopf* bezeichnet.
Ein Querschnitt durch das *Corpus* des Schienbeins lässt drei Kanten und Flächen erkennen. Die vordere Kante beginnt mit einer Rauigkeit, der *Tuberositas tibiae,* an der wichtige Muskeln ansetzen. Die mediale Kante ist abgerundet, die Dritte zeigt nach lateral. Die mediale Fläche wird nicht von Muskeln überlagert. Sie liegt unmittelbar unter der Haut und ist tastbar. Verletzungen sind hier besonders schmerzhaft, da das nervenreiche Periost direkt getroffen wird. Die zwei übrigen Flächen sind nach lateral und hinten gerichtet. Im unteren Drittel flacht sich die Tibia dorsoventral ab. Das distale Gelenkende verjüngt sich medial zum inneren Knöchel, *Malleolus medialis,* der innen mit Knorpel überzogen ist und die untere knorpelbedeckte Gelenkfläche der Tibia überragt. Lateral befindet sich ein flacher Einschnitt zur Anlagerung der Fibula.
Tibiakopf und -schaft liegen nicht auf einer Senkrechten, sondern sind um 7–14° in der Sagittalebene gegeneinander abgewinkelt. Das distale Ende der Tibia steht in Außenrotation von 12–20°. Meist entsprechen Innenrotation des distalen Femurabschnittes und Außenrotation des distalen Tibiaendes einander. Die Drehungen treten in beiden Knochen zu gleicher Zeit nach der Geburt auf. Dabei kommt es im Kniegelenk zu einer Einwärtsdrehung. Da das Femur proximal, die Tiba distal fixiert sind, erfährt der distale Femurteil Innenrotation, das distale Tibiaende Außenrotation.

Fibula, Wadenbein (Abb. 87)

Auch die Fibula ist wie alle Röhrenknochen dreigeteilt. Man unterscheidet *Caput, Corpus* und *Malleolus lateralis* (äußerer Knöchel).

Das *Caput* läuft proximal in einer Spitze aus. Zur Anlagerung an die Tibia dient eine flache Gelenkfläche. Am *Corpus* zeichnen sich vier Kanten ab. Da die Fibula spiralig um ihre Längsachse gedreht ist, wechseln die Kanten ihre Lage. Distal verdickt sie sich zum *Malleolus lateralis* (äußerer Knöchel), der an der Innenseite eine überknorpelte Gelenkfläche trägt und die sog. Malleolengabel (siehe unten) ergänzt.

Kniegelenk, Art. genus
(Abb. 88 und 89)

Im Kniegelenk artikulieren die Kondylen des Femur mit den Kondylen der Tibia, die Facies patellaris des Femur mit der Gelenkfläche der Patella. Die Kondylen von Femur und Tibia sind einander sehr unvollkommen angepasst. Um dieses Missverhältnis der Gelenkflächen auszugleichen, schieben sich zwei faserknorpelige, halbmondförmige Gelenkzwischenscheiben ein, der *Meniscus medialis* und *lateralis.* Quergeschnitten erscheinen die Menisci keilförmig. Die Basis des Keils liegt außen. Der laterale Meniscus nähert sich der Kreisform.

Die Menisci sind in folgender Weise im Gelenk befestigt: Von den Spitzen beider Menisci gehen kräftige kollagene Faserzüge aus, die an der Eminentia intercondylaris ansetzen. Der Umfang beider Menisci steht mit der Membrana fibrosa der Gelenkkapsel in unmittelbarem Zusammenhang. Der mediale Meniscus verbindet sich außerdem über diese Membran mit dem inneren Seitenband, während das äußere Seitenband keine Verbindung mit der Kapsel eingeht. Der innere Meniscus ist somit stärker fixiert. Zwischen den vorderen Rändern beider Menisci spannt sich das Lig. transversum genus, Kniequerband, aus.
Die Gelenkkapsel heftet sich am Femur 1 cm proximal der Knochenknorpelgrenze an. Im Bereich der Tibia weichen die beiden Schichten der Gelenkkapsel, Membrana synovialis und fibrosa, auseinander. Während die Membrana synovialis zur Eminentia intercondylaris zieht, gelangt die Membrana fibrosa zur Knochenknorpelgrenze der Tibia. Dadurch liegen die Kreuzbänder zwischen Membrana synovialis und fibrosa. Zwischen Tibia und Unterrand der Patella springt die Membrana synovialis in Falten vor. Diese werden durch das Corpus adiposum infrapatellare (Kniefettkörper)

Abb. 87: Tibia und Fibula, von vorn

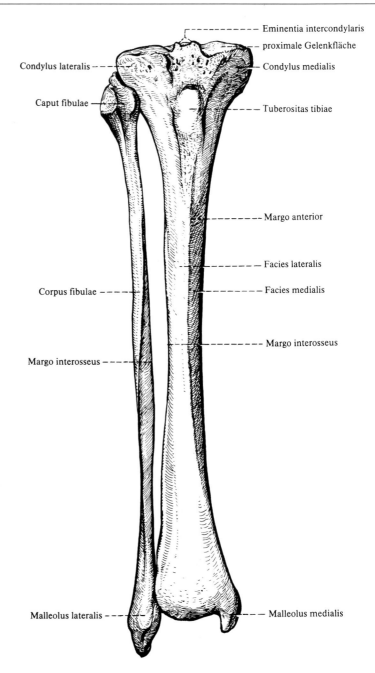

hervorgerufen, das den schmalen Raum zwischen Vorderfläche der Tibia und Lig. patellae einnimmt. Die Gelenkkapsel wird vorn, an den Seiten und hinten verstärkt. Vorn befindet sich das *Lig. patellae* (Kniescheibenband), welches von der Patella bis zur Tuberositas tibiae reicht und die Endsehne des M. quadriceps femoris darstellt. Vom medialen und lateralen Rand der Patella und des Lig. patellae spannen sich Bindegewebsplatten bis zur Tibia. Das innere Seitenband, *Lig. collaterale tibiale,* ver-

Kniegelenk 125

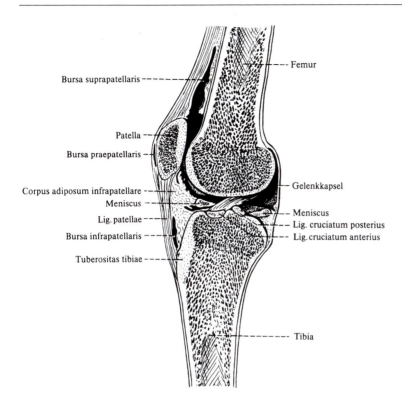

Abb. 88: Rechtes Kniegelenk, Sagittalschnitt

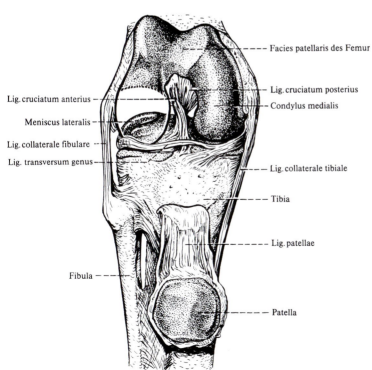

Abb. 89: Rechtes Kniegelenk, von vorn eröffnet

läuft vom Condylus medialis des Femur zum Condylus medialis der Tibia. Es gliedert sich in die Membrana fibrosa der Kapsel ein, während das äußere Seitenband, *Lig. collaterale fibulare*, das vom Condylus lateralis des Femur zum Caput der Fibula zieht, keine Beziehung zur Kapsel aufweist. In die Hinterwand ist das Lig. popliteum obliquum (schräges Kniekehlenband) eingelagert.

Die Kreuzbänder, *Ligamenta cruciata*, liegen – wie oben schon angedeutet – zwischen Membrana synovialis und fibrosa. Das vordere Kreuzband, Lig. cruciatum anterius, entspringt vor der Eminentia intercondylaris in der Area intercondylaris anterior und setzt an der medialen Seite des Condylus lateralis femoris an. Das hintere Kreuzband, Lig. cruciatum posterius, verläuft fast rechtwinklig dazu. Es nimmt von der Area intercondylaris posterior seinen Ausgang und befestigt sich an der lateralen Fläche des Condylus medialis femoris.

> Liegt ein Kreuzbandriss vor, lässt sich der Unterschenkel schubladenartig gegen den Oberschenkel verschieben.

- Läsion des vorderen Kreuzbandes – „vordere Schublade"
- Läsion des hinteren Kreuzbandes – „hintere Schublade"

Wie im Schultergelenk unterscheidet man selbständige *Schleimbeutel* und solche, die mit der Gelenkhöhle in Verbindung stehen. Zu den kommunizierenden Bursen zählen: Bursa suprapatellaris, Bursa des M. gastrocnemius, Bursa des M. semimembranosus. Die *Bursa suprapatellaris* ist die wichtigste. Sie liegt, wie es der Name sagt, oberhalb der Patella und reicht etwa 2–3 Querfinger zwischen M. quadriceps femoris und Vorderfläche des Femur nach proximal. Sie steht mit dem Gelenkinnenraum in breiter Verbindung. Die anderen kommunizierenden Bursen liegen unter den genannten Muskeln. Nicht kommunizierende Schleimbeutel sind: Bursa infrapatellaris profunda (zwischen Vorderfläche der Tibia und Lig. patellae), Bursa praepatellaris subcutanea und Bursa praepatellaris subfascialis (vor der Patella im subkutanen Fett-Bindegewebe bzw. unter der Faszie).

Femur und Tibia stehen im Kniegelenk nicht senkrecht übereinander. Durch die nach der Geburt auftretende Ausdehnung des Beckens in querer Richtung werden die Oberschenkelknochen gegen die Schienbeine nach außen abgewinkelt. Der Winkel heißt *Knieaußenwinkel* oder *Abduktionswinkel* (Abb. 90). Er beträgt 171–179°. Verbindet man die oberen Gelenkflächen beider Kondylen der Tibia, so erhält man eine horizontale Linie, die *Kniebasis* genannt wird. Diese zerlegt den Knieaußenwinkel in einen Winkel zwischen Kniebasis und Tibia von 90 bis 98° und einem zweiten Winkel zwischen Kniebasis und Femur von 81°. Der Knieaußenwinkel ist bei Frauen kleiner als bei Männern. Frauen besitzen deshalb normalerweise ein X-Bein (Genu valgum). Wegen der geringen Abweichung spricht man vom physiologischen X-Bein.

> Wird der Winkel größer als 180°, liegt eine O-Beinstellung (Genu varum) vor.

Bei Kindern treten nicht selten bis zum Laufenlernen leichte O-Beinstellungen als Folge der intrauterinen Hockstellung auf. Diese verwachsen sich meist in den ersten Lebensjahren.

Die *Traglinie* (Abb. 90) des Beines stellt eine gedachte Linie dar, welche die Mittelpunkte des Hüftgelenkes, Kniegelenkes und oberen Sprunggelenkes miteinander verbindet. Auf ihr liegen die Schwerpunkte des Körpergewichtes senkrecht übereinander.

Das Kniegelenk besitzt *zwei Achsen*, die Bewegungen gestatten, welche sich nur in geringem Maße ergänzen. Eine *quere Achse* läuft durch beide Kondylen des Femur. Um sie erfolgen *Beugung* und *Streckung*. Die aktive Beugung beträgt 120°. Belastet man jedoch den Oberschenkel, wie das z. B. in der Hocke geschieht, wird die Beugung passiv erhöht und erreicht fast 180°. Die Streckung des Unterschenkels misst 180°. Bis 170° handelt es sich um eine reine Streckbewegung, während sich von 170–180° die Tibia gleichzeitig um 5° nach außen dreht. Dieser Vorgang heißt *Schlussrotation*.

Bei Beugung und Streckung verformen sich die Menisci. Beugt man den Unterschenkel, so verschieben sich ihre seitlichen Anteile nach hinten zusammen mit der Gelenkkapsel und dem inneren Seitenband. Die Spitzen bleiben dagegen unverändert an der Eminentia intercondylaris haften. Dadurch erhalten die Menisci die Form unregelmäßiger Ovale. In maximaler Streckstellung keilen sich die Menisci zwischen Femur und Tibia ein und verhindern dadurch zusammen mit den Muskeln an der Hinterseite des Oberschenkels die Überstreckung des Kniegelenkes.

Die *zweite Achse* fällt mit der Längsachse der Tibia zusammen. Sie ist eine *Drehachse*. Drehbewegungen können – mit Ausnahme der Schlussrotation – nur im gebeugtem Kniegelenk ausgeführt werden, da in dieser Stellung die Seitenbänder erschlaffen. Die Entspannung dieser Bänder erklärt sich aus der ungleichmäßigen Biegung der Femurkondylen. Wie bereits erwähnt, sind diese vorn weniger gekrümmt als hinten, d. h., der Krümmungsradius ist in Streckstellung größer als in Beugestellung.

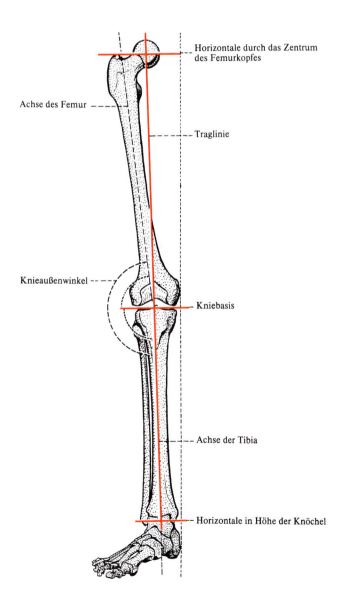

Abb. 90: Schematische Darstellung der Achsen von Femur und Tibia, des Knieaußenwinkels und der Traglinie

Dadurch wird der Abstand zwischen den beiden Befestigungspunkten eines jeden Seitenbandes in Beugung kleiner, dadurch erschlaffen die Seitenbänder. Die Drehungen nach innen und außen, *Innen-* und *Außenrotation,* sind unterschiedlich groß. Durch die Anordnung der Kreuzbänder, welche die Führung in Beugestellung übernehmen, kann der Unterschenkel besser nach außen als nach innen gedreht werden. Die Außenrotation beträgt 50°. Bei ihr wickeln sich die Kreuzbänder voneinander ab. Die Innenrotation misst nur 10°, da sich die Bänder beizeiten anspannen.

> Im täglichen Leben wird nicht selten der Oberschenkel mitsamt dem Rumpf gegen den fixierten Unterschenkel gedreht. Solche Bewegungen kommen besonders beim Skifahren und Fußballspielen vor. Sie gefährden neben den Kreuzbändern auch die Menisci.

Verbindungen von Tibia und Fibula

Tibia und Fibula sind durch Bänder und eine Membran fest miteinander verbunden. *Proximal* lagert sich das Caput der Fibula dem lateralen Kondylus der Tibia an. Eine straffe Kapsel und kurze kräftige Bänder fixieren die überknorpelten Gelenkflächen, sodass dieses Gelenk keine Bewegungsmöglichkeiten aufweist und somit ein straffes Gelenk, eine Amphiarthrose, darstellt. In 20 % der Fälle kommuniziert der Gelenkspalt über die Bursa des M. popliteus mit dem Kniegelenk. *Distal* fügt sich die Fibula einem Einschnitt der Tibia ein, der sich an deren lateralen Umfang befindet. Hier sind die beiden Knochen unmittelbar durch kurze straffe Bänder miteinander verbunden. Da überknorpelte Gelenkflächen fehlen, handelt es sich um eine Bandhaft, eine Syndesmose, die Tibia und Fibula nur etwa 2–3 mm auseinander weichen lässt.

Zwischen Tibia und Fibula ist ähnlich wie am Unterarm eine Zwischenknochenmembran, *Membrana interossea,* ausgespannt. Sie dient dem Druckausgleich, verhindert die Abscherung und trennt Beuger und Strecker des Unterschenkels.

Knochen des Fußes
(Abb. 91 und 92)

Zur Orientierung am Fuß gebraucht man *dorsal* (fußrückenwärts) und *plantar* (fußsohlenwärts). Das Fußskelett gliedert sich in *Fußwurzel, Mittelfuß* und *Zehenknochen.* Die Anordnung der *Fußwurzelknochen* ist nicht so klar wie die der Handwurzelknochen. Man unterscheidet:
Proximale Reihe: Talus, Calcaneus. Dabei liegen diese beiden Knochen nicht neben-, sondern übereinander.
Distale Reihe: Os cuneiforme mediale, intermedium und laterale (mediales, zwischengelagertes und laterales Keilbein), Os cuboideum (Würfelbein).
Zwischen Talus und die Ossa cuneiformia schiebt sich das Os naviculare (Kahnbein). Der *Talus* (Sprungbein) besteht aus *Caput, Collum* und *Corpus.*

Das Caput ist nach distal gegen das Os naviculare gerichtet. Dem kurzen Hals folgt der größte Teil, das Corpus. Es trägt eine nach proximal gewölbte Gelenkfläche von beträchtlicher Größe, die *Trochlea tali.* Diese ist vorn breiter als hinten, eine Tatsache, die für die Mechanik des oberen Sprunggelenkes Bedeutung besitzt. Auch die Seitenflächen der Trochlea sind überknorpelt. Die Unterseite des Taluskörpers zeigt drei Gelenkflächen, welche der Verbindung mit dem Calcaneus dienen. Sie liegen hintereinander, weshalb man eine vordere, mittlere und hintere Facies articularis calcanea unterscheidet. Die mittlere und vordere Gelenkfläche gehen ineinander über, während zwischen der mittleren und hinteren eine tiefe Furche eingegraben ist, der *Sulcus tali.*

Der *Calcaneus* (Fersenbein) ist der größte Fußwurzelknochen.

Sein proximaler Teil springt als Fersenhöcker, *Tuber calcanei,* vor. An der Unterfläche des Tuber calcanei ragen zwei kleine Fortsätze nach distal, Proc.

medialis und lateralis. Das *Sustentaculum talare* liegt an der medialen Seite. Es stellt einen nach kranial gewölbten Knochenvorsprung dar, der als Stütze für den Talus dient. Mit der oberen Seite grenzt der Calcaneus an den Talus. Vordere, mittlere und hintere Gelenkfläche lagern sich den entsprechenden Gelenkflächen des Talus an. Wie am Talus gehen vordere und mittlere Facies articularis talaris ineinander über, während die mittlere und hintere durch eine Furche, *Sulcus calcanei*, getrennt sind. Sulcus calcanei und Sulcus tali liegen übereinander und ergänzen sich zum *Sinus tarsi* (Fußwurzelhohlraum). Den distalen Abschluss des Fersenbeins bildet die Facies articularis cuboidea, eine Gelenkfläche für das Würfelbein.

Das *Os naviculare* ist nach proximal konkav, nach distal konvex gewölbt. Medialplantar zeichnet sich eine Rauigkeit ab, *Tuberositas ossis navicularis*, die man tasten kann.

Die *Keilbeine* sind dorsal breiter als plantar, vor allem das zweite und dritte Keilbein. Indem sie sich aneinander lagern, entsteht ein Gewölbe in querer Richtung.

Das *Os cuboideum* zeigt lateral und plantar eine überknorpelte Erhebung, um welche die Sehne des M. peroneus longus gleitet.

Die fünf *Mittelfußknochen*, Ossa metatarsi, bestehen aus *Basis*, *Corpus* und *Caput*.

Die Basen sind wie die Keilbeine dorsal breiter als plantar, wodurch auch sie sich gewölbeartig

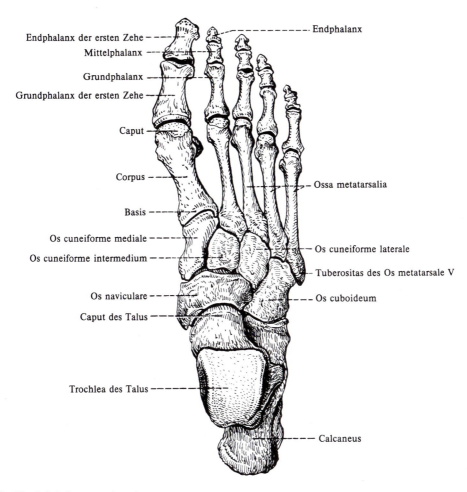

Abb. 91: Fußskelett von dorsal

aneinander fügen. Die Körper lassen eine leichte Biegung nach dorsal erkennen. Der zweite Mittelfußknochen ist der längste; er schiebt sich am weitesten nach proximal zwischen die Keilbeine. Am ersten und fünften Mittelfußknochen befinden sich Rauigkeiten. Die Tuberositas des fünften Mittelfußknochens kann man am äußeren Fußrand gut tasten.

Das Skelett der 2.–5. Zehe gliedert sich in *Grund-*, *Mittel-* und *Endphalanx.* An der Großzehe unterscheidet man nur *Grund-* und *Endphalanx.* Nicht selten sind die Mittel- und Endphalangen der 4. und 5. Zehe miteinander verschmolzen. Grund- und Mittelphalangen bestehen aus *Basis, Corpus* und *Caput,* die Endphalangen aus Basis, Corpus und einer distalen Rauigkeit.

Im Bereich der Zehenknochen treten *Sesambeine* auf. Regelmäßig trifft man zwei Sesambeine am Großzehengrundgelenk. In 4 % der Fälle kommt ein Sesambein an der medialen Seite des Grundgelenkes der 2. Zehe und in 10 % ein Sesambein an der medialen oder lateralen Seite des Grundgelenkes der 5. Zehe vor.

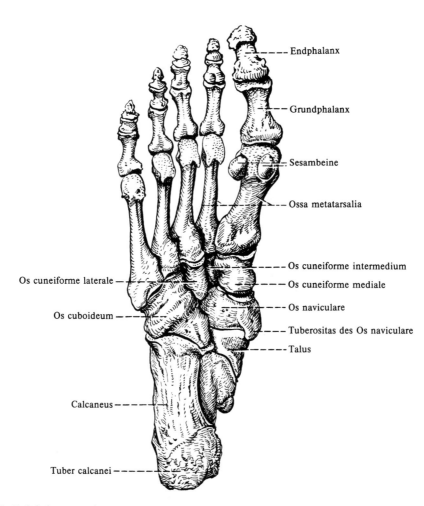

Abb. 92: Fußskelett von plantar

Oberes Sprunggelenk, Art. talocruralis (Abb. 93)

Im oberen Sprunggelenk sind Unterschenkel und Fuß gegeneinander beweglich. Die proximale Gelenkfläche wird von der sog. *Malleolengabel* gebildet. Diese besteht aus dem der Tibia angehörenden Malleolus medialis, der distalen Gelenkfläche der Tibia und dem Malleolus lateralis, welcher ein Teil der Fibula ist. Die Malleolengabel umfasst die *Trochlea* des Talus von oben, medial und lateral.

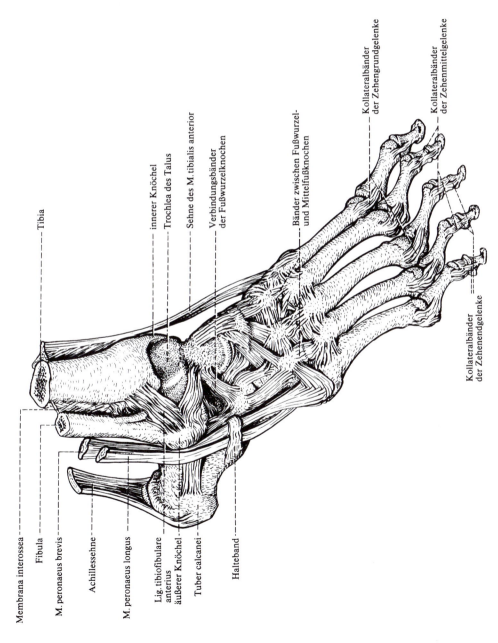

Abb. 93: Gelenke und Bänder des Fußes, von vorn-oben lateral

Die Gelenkkapsel befestigt sich ringsum an den Knochenknorpelgrenzen. Sie ist vorn und hinten dünn, an den Seiten verstärkt. Vom inneren Knöchel geht ein dreieckiges Band aus, *Lig. deltoideum* (Lig. collaterale mediale), das von der Spitze des Malleolus medialis fächerförmig zum Os naviculare, zum Calcaneus und zum Talus zieht. Die einzelnen Teile sind:
- Pars tibionavicularis: Oberflächlich mit langen Fasern zur Tuberositas ossis navicularis
- Pars tibiotalaris anterior: Tief mit kurzen Fasern zum Collum tali
  Funktion: Hemmung der Plantarflexion des Fußes und der Pronation des Talus
- Pars tibiocalcanea: Starke und lange oberflächliche Fasern am Sustentaculum tali calcanei
  Funktion: Verhindern der Pronation im oberen Sprunggelenk, Hemmung im unteren Sprunggelenk
- Pars tibiotalaris posterior: Stärkster der Faserzüge zur medialen Fläche des Processus posterior tali
  Funktion: Hemmung der Dorsalflexion und Pronation des Fußes.

Am äußeren Knöchel entspringen als Lig. collaterale laterale drei selbständige Bänder, von denen zwei zum Talus und eins zum Calcaneus ziehen (von vorn nach hinten):
- Lig. talofibulare anterius: Ein etwa 1 cm breiter Faserzug von der Vorderseite des Malleolus lateralis zum Collum tali
  Funktion: Hemmung der Plantarflexion des Fußes
- Lig. calcaneofibulare: Dicker Faserstrang von der Spitze des äußeren Knöchels zur lateralen Calcaneusfläche
  Funktion: Hemmung von Plantarflexion und Supination des Fußes
- Lig. talofibulare posterius: Stärkstes laterales Band, zieht in der Tiefe und geht fast transversal verlaufend zur lateralen Fläche des Processus posterior tali
  Funktion: Hemmung der Dorsalflexion.

Prellungen (Kontusionen) des Sprunggelenkes sind äußerst schmerzhaft, aber ungefährlich, wenn nicht durch gleichzeitiges Umknicken eine Bandverletzung entsteht. Eine Verstauchung (Distorsion) des Sprunggelenkes ist durch Schmerz und Schwellung gekennzeichnet. Das Ausmaß der Schwellung ist kein zuverlässiges Merkmal der Schwere der Verletzung. Es muss immer geprüft werden, ob nicht eine Bandverletzung vorliegt. Risse des äußeren Kapselbandapparates sind die häufigsten Verletzungen überhaupt. Sportler, die Basketball, Fußball, Handball oder Volleyball betreiben, sind gefährdet. Achtung: Exakte Diagnose stellen. Hinter einer „einfachen Zerrung" verbergen sich oft Bandzerreißungen.

Das obere Sprunggelenk besitzt durch Malleolengabel und Trochlea tali eine genaue Führung. Es ist ein *einachsiges Scharniergelenk*, dessen Achse quer durch den inneren und äußeren Knöchel und die Trochlea verläuft. Die Bewegungen sind *Dorsalflexion* (20°) und *Plantarflexion* (30°). Bei maximaler Dorsalflexion treibt die vorn etwas breitere Trochlea Tibia und Fibula ein wenig auseinander, d. h., die Syndesmosis tibiofibularis wird um 2–3 mm gelockert. Wegen der Form der Trochlea treten Luxationen nur bei Plantarflexion auf.

Unteres Sprunggelenk, Art. talotarsalis (Abb. 94)

Das untere Sprunggelenk liegt zwischen Talus, Calcaneus und Os naviculare. Das Lig. talocalcaneum interosseum, welches den Sinus tarsi ausfüllt und Talus und Calcaneus verbindet, scheidet es in eine hintere und vordere Abteilung. In der *hinteren Abteilung* artikulieren die hintere konkave Gelenkfläche an der Unterseite des Talus mit der entsprechenden konvexen Fläche auf der Oberseite des Calcaneus. Mittlere und vordere Gelenkfläche und Caput des Talus bilden zusammen den *Gelenkkopf* der *vorderen Abteilung*, während sich mittlere und vordere Gelenkflächen des Calcaneus, Os naviculare und das Lig. calcaneonaviculare plantare *pfannenförmig* aneinander legen. Das Lig. calcaneonaviculare plantare (Abb. 94 und 95) wird auch Pfannenband genannt, da auf ihm ein Teil des Taluskopfes ruht. Es ist insgesamt etwa dreieckig geformt und füllt den Raum zwischen Calcaneus und Os naviculare aus. Es befestigt sich am Sustentaculum talare und an der Unterseite des Os naviculare. Es stellt eine wichtige Stütze des Fußgewölbes dar. Wenn es nachgibt, kommt es zum Plattfuß. Deshalb heißt es auch Plattfußband.

Die Gelenkkapsel ist an der Knochenknorpelgrenze verankert. Sie umschließt die beiden Abteilungen des Gelenkes getrennt. Dorsal wird sie durch ein V-förmiges Band verstärkt, das vom Calcaneus zum Os naviculare und Os cuboideum zieht. Die seitlichen Bänder des oberen Sprunggelenkes reichen teilweise bis zum unteren Sprunggelenk.
Die Struktur des *Lig. talocalcaneum interosseum* ist für die Funktion des unteren Sprunggelenks von grundlegender Bedeutung. Würden die Fasern dieses Bandes parallel verlaufen und im Sinus tarsi auf kürzestem Wege Talus und Calcaneus verbinden, könnten keine Bewegungen ausgeführt werden. Die Fasern sind jedoch schräg gerichtet und kreuzen teilweise einander. Die hinteren kollagenen Bündel ziehen schräg nach vorn, die vorderen nach medialdorsal. Auf diese Weise lässt das Lig. talocalcaneum interosseum Ein- und Auswärtskippungen des Fußes zu.

Das untere Sprunggelenk ist ein *einachsiges Gelenk*. Den Verlauf der Achse kann man sich wegen der Vielzahl der Gelenkflächen schwer vorstellen. Die Achse tritt vorn medial am Os naviculare ein, kreuzt rechtwinklig das Lig. talocalcaneum interosseum und verlässt den Fuß hinten am lateralen Rand des Tuber calcanei. Auf die Horizontal- und Sagittalebene bezogen, bildet sie jeweils Winkel von 45°, die sich nach medial bzw. vorn öffnen. Die Grundbewegungen um diese schräge Achse sind *Pronation* und *Supination*. Bei der *Prona-*

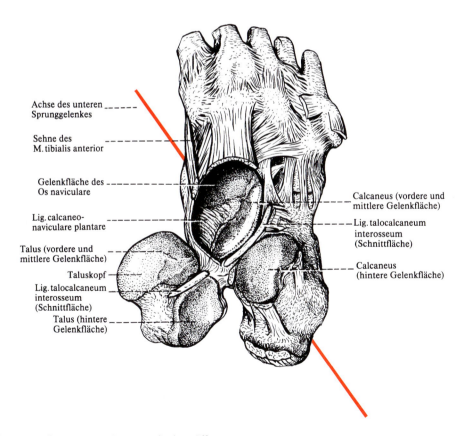

Abb. 94: Rechtes unteres Sprunggelenk, eröffnet

tion wird der Fuß nach auswärts gekantet, der innere Fußrand gesenkt, der äußere gehoben; gleichzeitig erfährt der Fuß eine leichte Dorsalflexion und Fibularabduktion. Die *Supination* stellt die entgegengesetzte Bewegung dar. Der Fuß wird einwärts gekantet, der innere Fußrand gehoben, der äußere gesenkt; gleichzeitig erfolgt eine leichte Plantarflexion und Tibialadduktion des Fußes.

Pro- und Supination laufen bei jedem Schritt ab. Nur mit Hilfe dieser Bewegung im unteren Sprunggelenk kann der Fuß abgerollt werden, d. h., harmonisch vom Fersenballen über den äußeren Fußrand, die metatarsalen Ballen[72] und Zehenballen auf dem Boden aufgesetzt werden. Ist die Bewegung im unteren Sprunggelenk behindert, so ergibt sich ein täppischer Gang, da der Fuß vom Fersenballen auf die metatarsalen Ballen und Zehenballen klappt.
Beim Schlittschuhlaufen und Sportfechten (rückgestellter Fuß) treten in besonderem Maße Pro- und Supination auf.

Fußwurzelzwischengelenke, Articulationes intertarsales (Abb. 95)

Diese Gelenke befinden sich zwischen den übrigen Fußwurzelknochen, also zwischen Os naviculare, den Ossa cuneiformia und Os cuboideum, zwischen Calcaneus und Os cuboideum. Durch zahlreiche kurze kräftige Bänder werden die Knochen aneinander gefesselt.

Ein großes Band, das *Lig. plantare longum* (großes Fußsohlenband), breitet sich vom Tuber calcanei fächerförmig über die plantare Fläche der Fußwurzelknochen und reicht bis zu den Basen der Mittelfußknochen II bis V. Kürzere Fasern setzen am Os cuboideum an (Abb. 95).

Durch diese Bänder ergeben sich nur geringfügige Wackelbewegungen in den Artt. intertarsales. Es handelt sich um straffe Gelenke, *Amphiarthrosen*.

Fußwurzel-Mittelfußgelenke, Articulationes tarsometatarsales (Abb. 93)

In ihnen artikulieren die distalen Gelenkflächen der Ossa cuneiformia und des Os cuboideum mit den Basen der Mittelfußknochen. Auch hier binden zahlreiche kurze Bänder und das Lig. plantare longum die Knochen aneinander.
Bedeutsam ist das querlaufende *Lig. metatarseum transversum profundum*, das tiefe Mittelfußquerband, welches vom Kopf des 1. Mittelfußknochens bis zu dem des 5. reicht. Es verhindert das Auseinanderweichen des Fußes, wie es beim Spreizfuß vorkommt. Die Fußwurzel-Mittelfußgelenke sind straffe Gelenke, *Amphiarthrosen*.

Obwohl die Fußwurzelzwischengelenke und die Fußwurzel-Mittelfußgelenke straffe Gelenke sind, lassen sie im Einzelnen doch geringe Wackelbewegungen zu, die sich ergänzen und insgesamt die *Verwindung* des Fußes ausmachen. Unter Verwindung versteht man eine Drehung des Vorfußes (Gebiet der Köpfe der Mittelfußknochen) gegen den Rückfuß (Calcaneus). Man kann sich davon überzeugen, wenn man mit einer Hand die Ferse fixiert und mit der anderen den Vorfuß um die Längsachse des Fußes dreht. Die Verwindung findet bei jedem Schritt statt. Sie ergänzt die Pronation und Supination des Fußes beim Abrollen und gestaltet den Gang noch weicher und fließender. Außerdem wird der Calcaneus beim Abstoßen und beim Zehenstand durch den M. soleus gegen den Vorfuß einwärts gedreht. Die Verwindung, Pro- und Supination finden auch im Schuh statt. Sie prägen das Innenrelief des Leders, ein Vorgang, den man als Einlaufen der Schuhe bezeichnet.

---

[72] Werden durch die Köpfe der Mittelfußknochen (Ossa metatarsi) hervorgerufen

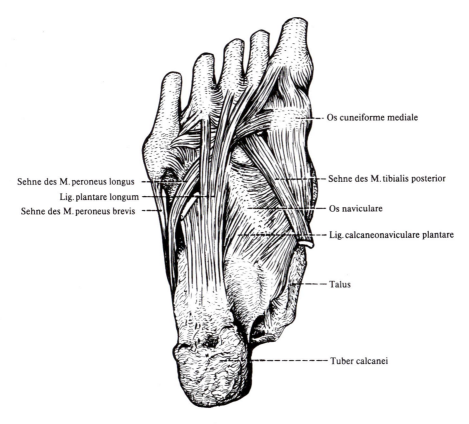

Abb. 95: Bänder und Sehnen des Fußes von plantar

Zehengrundgelenke, Articulationes metatarsophalangeales (Abb. 93)

Die Gelenkflächen werden von den Köpfen aller Mittelfußknochen und den Basen aller Grundphalangen gebildet. Seitenbänder verstärken die Kapsel. Es sind *zweiachsige Gelenke,* in denen gebeugt und gestreckt, ab- und adduziert werden kann. In Beugestellung erlischt die Fähigkeit zum Abspreizen; in dieser Stellung sind es *Scharniergelenke.*

Mittel- und Endgelenke der Zehen, Articulationes interphalangeales (Abb. 93)

Es artikulieren die Köpfe der Grund- bzw. Mittelphalangen mit den Basen der Mittel- bzw. Endphalangen. Die Kapseln sind eng und durch Seitenbänder verstärkt. Es sind *einachsige Scharniergelenke,* um deren quere Achse die Zehen in Mittel- und Endphalanx gebeugt und gestreckt werden. An den großen Zehen gibt es nur ein Grund- und Endgelenk.

Form des Fußes

Der Fuß des Menschen ist ein Stützfuß. Während der Menschenaffe einen Greiffuß besitzt und der Fuß in Supination steht, dient der Fuß des Menschen dem aufrechten Stand und Gang. Das bedeutet, dass der gesamte Körperdruck beim Stehen und Laufen auf den Füßen ruht. Zum Abfangen und Ableiten von Druck sind Gewölbestrukturen besonders geeignet. Beim Menschen treten zwei Gewölbeformen auf: das Längs- und das Quergewölbe. Auf diese Weise berühren nur Fersenballen, äußerer Fußrand, metatarsale Ballen und Zehenballen den Boden, d. h., die Weichteile der Fußsohle (Muskeln, Gefäße, Nerven) werden vor Druck geschützt. Außerdem ist der Gang durch die Gewölbebildung leichtfüßiger.

Das *Längsgewölbe* beginnt am Tuber calcanei, setzt sich auf das Sustentaculum talare fort und reicht über das Lig. calcaneonaviculare plantare, Os naviculare, Os cuneiforme mediale bis zum Caput des ersten Mittelfußknochens. Diese Organe sind nicht nur äußerlich miteinander verbunden, sie besitzen auch in ihrem Inneren Spongiosaarchitekturen, die sich zu einem System ergänzen, in das auch der Talus als der Knochen, auf dem das Körpergewicht ruht, mit einbezogen wird. Wie auf Abbildung 96 zu erkennen, kreuzen sich im Gebiet der Trochlea tali zwei Arten von Spongiosazügen. Die einen kommen vom Kopf des ersten Mittelfußknochens, die anderen vom Tuber calcanei. Damit nun das Längsgewölbe nicht unterhalb des Talus auseinander bricht, spannen sich weitere Spongiosazüge zwischen den vorderen und hinteren Spongiosabalken aus.

Der Erhaltung des Längsgewölbes dienen Bänder und Muskeln. Man kann allgemein formulieren, dass alle Bänder und Muskeln, die in Längsrichtung das Fußgewölbe durchlaufen, zu dessen Formerhaltung beitragen. Besonders wichtige Bänder sind das Lig. calcaneonaviculare plantare, auf dem der Taluskopf ruht, und das Lig. plantare longum, welches Fußwurzelknochen und Mittelfußknochen in Längsrichtung miteinander verklammert. Auch die Plantaraponeurose, auf die später eingegangen wird, stellt als kräftiges Bindegewebsorgan eine wesentliche Stütze dar. Hinzu kommen als aktive Verspanner die kurzen Fußmuskeln und hier besonders der M. flexor digitorum brevis und der M. abductor hallucis.

Das *Quergewölbe* ist auf folgende Faktoren zurückzuführen: Verlagerung des Talus nach medial durch das Sustentaculum talare, Bogenform des Os naviculare, Keilform der Ossa cuneiformia (vor allem des II. und III.), Keilform der Basen der Mittelfußknochen. Auch hier ergänzen sich die Spongiosastrukturen (Abb. 96), indem nach dorsal gewölbte Bögen vom inneren zum äußeren Fußrand laufen. Diese Bögen werden durch senkrechte Knochenbälkchen abgestützt.

Bänder und Muskeln fixieren auch das Quergewölbe. Allgemein formuliert kann man sagen, dass alle Bänder und Muskeln, welche in querer Richtung durch die Fußsohle ziehen, der Erhaltung des Quergewölbes dienen. Eine besonders wichtige Stütze stellt die plantare Sehnenschlinge dar (Abb.

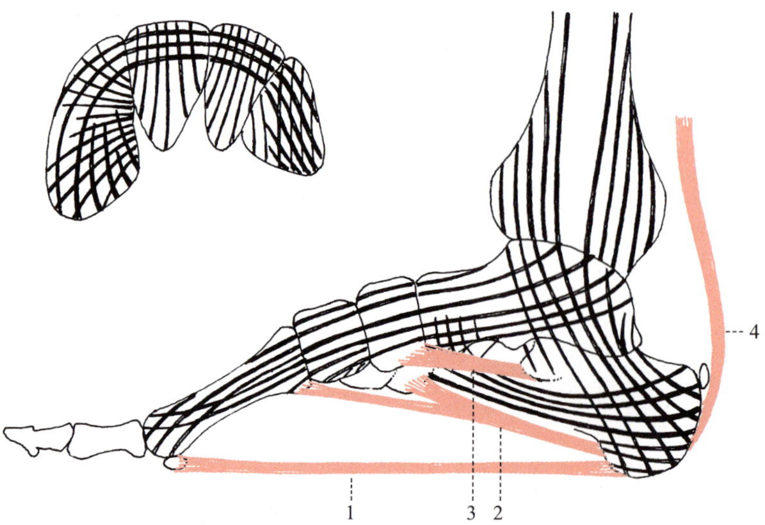

Abb. 96: Spongiosaarchitektur des Längs- und Quergewölbes des Fußes mit den in der Längsachse des Fußes ausgerichteten Bandstrukturen [L219]

1 Aponeurosis plantaris
2 Lig. plantare longum
3 Lig. calcaneonaviculare plantare
4 Achillessehne

105). Sie wird von den Endsehnen des M. tibialis anterior und des M. peroneus longus gebildet. Beide Sehnen setzen an der Unterfläche des Os cuneiforme mediale und des Os metatarsale I an. Dabei liegt die Sehne des M. peroneus longus zunächst am äußeren Fußrand, zieht um das Os cuboideum und danach durch das Fußgewölbe zum medialen Fußrand. In diesen beiden Sehnen ruht der Fuß wie in einem Steigbügel. Das Auseinanderweichen der Köpfe der Mittelfußknochen verhindert das Lig. metatarseum transversum profundum.

Faszien der unteren Extremität

Die Muskeln des Oberschenkels werden von der mächtigsten Faszie des menschlichen Organismus umhüllt, von der Fascia lata (wörtlich weite Faszie). Diese befestigt sich proximal am Darmbeinkamm, Leistenband und Seitenrand des Kreuzbeins. Im Bereich des Kniegelenkes geht sie in die Unterschenkelfaszie, die Fascia cruris, über. Sie besitzt besondere Verstärkungszüge. Der sehr kräftige, sehnenartige *Tractus iliotibialis* (Darmbein-Schienbein-Zug) reicht vom Darmbeinkamm bis zur Außenseite der Tibia. Er dient Muskeln als Ansatz und nimmt damit Einfluss auf die Bewegungen in Hüft- und Kniegelenk. Querlaufende Faserbündel von geringerer Stärke zeigt die Fascia lata unterhalb des Gesäßes – sie bedingen die Gesäßfalte – und oberhalb der Kniescheibe. Bindegewebige Trennwände zweigen in die Tiefe ab. Das *Septum intermusculare femoris mediale* trennt den M. vastus medialis und die Adduktoren, das Septum intermusculare femoris laterale den M. vastus lateralis und die Muskeln der Hinterseite des Oberschenkels. Unterhalb des Leistenbandes spaltet sich die Fascia lata in ein oberflächliches und tiefes Blatt auf. Das tiefe Blatt kleidet die *Fossa iliopectinea* (s. S. 144) aus, während das oberflächliche eine ovale Öffnung (Hiatus saphenus) erkennen lässt, durch welche die V. saphena magna tritt und in die V. femoralis mündet. Der *Hiatus saphenus* liegt unterhalb der Mitte des Leistenbandes; er ist lateral sichelförmig begrenzt, nach medial öffnet er sich flach. Um den spiralig über die Vorderfläche des Oberschenkels ziehenden M. sartorius bildet die Fascia lata eine Führungsscheide.

Die Faszie des Unterschenkels, *Fascia cruris*[73], beginnt am Kniegelenk und reicht bis zum Fuß. Sie befestigt sich am Vorderrand der Tibia, am Kopf der Fibula, am distalen Ende der Fibula und an beiden Knöcheln. Vor und hinter der fibularen Muskelgruppe entsendet die Faszie Trennwände in die Tiefe, *Septum intermusculare cruris anterius* und *posterius*. Die Sehnen der Unterschenkelstrecker werden durch zwei Verstärkungszüge in ihrer Lage fixiert. Das *Retinaculum musculorum extensorum superius*, das obere Halteband, spannt sich zwischen den distalen Abschnitten von Tibia und Fibula aus. Das untere Verstärkungsband, das *Retinaculum musculorum extensorum inferius*, ist x- oder y-förmig. Es entspringt bei X-Form von beiden Knöcheln und zieht unter Kreuzung zum inneren und äußeren Fußrand. Nicht selten fehlt der vom äußeren Knöchel kommende Schenkel, sodass das Retinaculum die Gestalt eines Y erhält. Die Sehnen der Unterschenkelbeuger gelangen zwischen zwei Blättern des *Retinaculum musculorum flexorum* zur Fußsohle. Dieses Halteband liegt zwischen innerem Knöchel und Innenseite des Calcaneus. Vom äußeren Knöchel zur Außenseite des Calcaneus verläuft das *Retinaculum musculorum fibularium superius* und *inferius*, das die Sehnen der fibularen Muskeln am äußeren Knöchel fixiert.

Gefäße, Nerven und Muskeln der Fußsohle werden durch die *Aponeurosis plantaris* geschützt. Diese entspringt am Tuber calcanei, überdeckt die Fußsohle, heftet sich am medialen und lateralen Fußrand an und gliedert sich distal in fünf Zipfel auf, die am Periost der Grundphalangen der Zehen ansetzen. Quere Faserzüge verbinden die

---

[73] crus = Schenkel

distalen Zipfel. Neben dem Schutz der Weichteile dient die Aponeurosis plantaris der Längsverspannung des Fußgewölbes.

Hüftmuskeln (Tafeln V und VI sowie Abb. 97 und 98)

Zu ihnen gehören: M. iliopsoas, M. gluteus maximus, M. gluteus medius, M. gluteus minimus, M. tensor fasciae latae, M. piriformis, M. obturatorius internus, M. gemellus superior, M. gemellus inferior, M. quadratus femoris, M. obturatorius externus.

M. iliopsoas (Darmbein-Lendenmuskel)

Er gliedert sich in M. iliacus und M. psoas major.

M. iliacus, Darmbeinmuskel

Ursprung: Fossa iliaca.

M. psoas major, großer Lendenmuskel

Ursprung: 1.–4. Lendenwirbel.
Ansatz für beide: Trochanter minor.
Beide Muskeln vereinen sich in ihrer Endstrecke. Sie ziehen gemeinsam unter dem Leistenband durch die Lacuna musculorum.
Lage zu den Achsen des Hüftgelenkes: Vor der *queren* Achse, medial der *sagittalen* Achse, erreicht von medial und vorn den hinteren Umfang der Drehachse.

Funktionen:
1. Bewegung
   a) Beugung, Adduktion und Außenrotation des herabhängenden Beines
   b) Beugung des Rumpfes, Erheben des Rumpfes aus der Rückenlage. Gleichzeitige Beugung des Rumpfes und Oberschenkels beim Hürdenlaufen.

2. Haltung
   Fixation des Hüftgelenkes.
Innervation: N. femoralis und direkte Äste des Plexus lumbalis.

M. gluteus maximus, großer Gesäßmuskel

Ursprung: Dorsalfläche des Os sacrum und der Darmbeinschaufel, Lig. sacrotuberale.
Ansatz:
Proximaler Teil: Tractus iliotibialis.
Distaler Teil: Rauigkeit unterhalb des Trochanter major.
Ein großflächiger Muskel, der das Oberflächenrelief des Gesäßes bestimmt.
Lage zu den Achsen des Hüftgelenkes: Alle Teile dorsal der *queren* Achse, alle Teile erreichen von medial und hinten die laterale Seite der *Drehachse,* der proximale Teil oberhalb der *sagittalen* Achse, der distale Teil unterhalb der *sagittalen* Achse.

Funktionen:
1. Bewegung
   a) Alle Teile strecken und drehen den Oberschenkel nach außen. Der proximale Teil abduziert, der distale adduziert
   b) Strecken des Rumpfes aus der Beugestellung, z. B. beim Bergsteigen, Rudern, nach der Verbeugung.
2. Haltung
   Fixation des Hüftgelenkes auf der Standbeinseite, verhindert das Abkippen nach der Spielbeinseite. Beim Sitzen schiebt sich der dorsale Rand des Muskels über den Sitzbeinhöcker, sodass dieser frei von Muskulatur ist.
Innervation: N. gluteus inferior.

M. gluteus medius, mittlerer Gesäßmuskel

Ursprung: Außenfläche der Darmbeinschaufel.
Ansatz: Trochanter major.
Er liegt unter dem M. gluteus maximus, wird aber vorn-seitlich nicht von ihm bedeckt. Die Fasern

Hüftmuskeln **139**

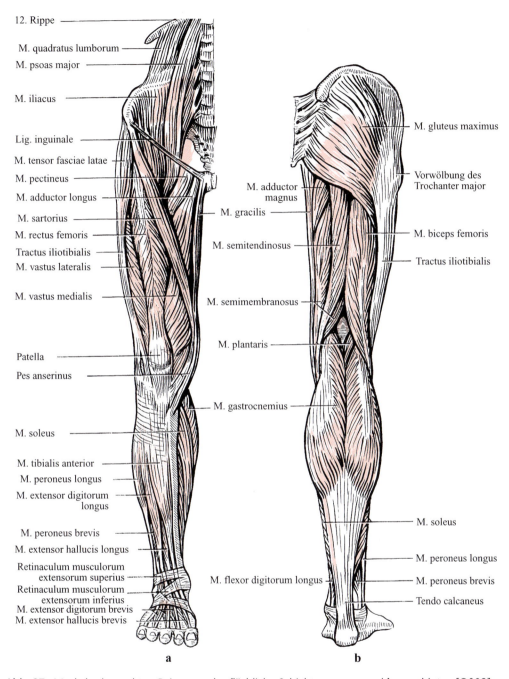

Abb. 97: Muskeln des rechten Beines, **a:** oberflächliche Schicht von vorn und **b:** von hinten [Q003]

des breitflächig entspringenden Muskels konvergieren zum Trochanter major hin.
Lage zu den Achsen des Hüftgelenkes: Alle Teile des Muskels oberhalb der *sagittalen* Achse, der vordere Teil vor, der hintere hinter der *queren* Achse, der vordere Teil erreicht die laterale Seite der *Drehachse* von vorn, der hintere von hinten.

Funktionen:
1. Bewegung
   a) Alle Teile abduzieren
      Vorderer Teil: Beugung und Innenrotation des Oberschenkels
      Hinterer Teil: Streckung und Außenrotation des Oberschenkels
   b) Der hintere Teil beteiligt sich beim Strecken des Rumpfes.
2. Haltung
   Fixiert das Hüftgelenk auf der Standbeinseite, verhindert das Abkippen nach der Spielbeinseite.

Innervation: N. gluteus superior.

M. gluteus minimus, kleiner Gesäßmuskel

Ursprung: Außenfläche der Darmbeinschaufel.
Ansatz: Trochanter major.
Dieser Muskel befindet sich unter dem M. gluteus medius. Die Fasern beider Muskeln verlaufen einander parallel.

Funktionen: Da der M. gluteus minimus die gleichen Beziehungen zu den Achsen des Hüftgelenkes wie der M. gluteus medius besitzt, sind auch ihre Funktionen identisch.
Innervation: N. gluteus superior.

M. tensor fasciae latae, Spanner der Oberschenkelfaszie

Ursprung: Spina iliaca anterior superior.
Ansatz: Tractus iliotibialis.
Ein Muskel von der Form eines flachen Rechteckes. Er stellt entwicklungsgeschichtlich eine Abspaltung des M. gluteus medius dar.

Funktionen:
1. Bewegung
   a) Beugung und Abduktion des Oberschenkels
   b) Neigung des Beckens.
2. Haltung
   Fixation des Hüftgelenkes auf der Standbeinseite, verhindert das Abkippen nach der Spielbeinseite.

Innervation: N. gluteus superior.

M. piriformis, birnenförmiger Muskel

Ursprung: Innenfläche des Kreuzbeins.
Ansatz: Fossa trochanterica.
Der Muskel zieht durch das Foramen ischiadicum majus von der Innenseite des Beckens zu dessen Außenseite. Dadurch wird das Foramen ischiadicum majus in ein Foramen supra- und infrapiriforme geteilt.

Innervation: Plexus sacralis.

M. obturatorius internus, innerer Hüftlochmuskel

Ursprung: Innenfläche der Membrana obturatoria.
Ansatz: Fossa trochanterica.
Auch dieser Muskel gelangt vom Innenraum des Beckens nach außen, und zwar durch das Foramen ischiadicum minus. Seine Sehne liegt der überknorpelten Incisura ischiadica minor unmittelbar an.

Innervation: Plexus sacralis.

M. gemellus superior, oberer Zwillingsmuskel

Ursprung: Spina ischiadica.
Ansatz: Fossa trochanterica.
Ein schmaler Muskel, welcher der Endsehne des M. obturatorius internus von oben angelagert ist.

Innervation: Plexus sacralis.

M. gemellus inferior, unterer Zwillingsmuskel

Ursprung: Tuber ischiadicum.
Ansatz: Fossa trochanterica.
Dieser schlanke Muskel grenzt von kaudal an die Endsehne des M. obturatorius internus.

Innervation: Plexus sacralis.

M. quadratus femoris, viereckiger Schenkelmuskel

Ursprung: Tuber ischiadicum.
Ansatz: Crista intertrochanterica.
Der Muskel schließt sich distal an den M. gemellus inferior an.

Innervation: Plexus sacralis.

M. obturatorius externus, äußerer Hüftlochmuskel

Ursprung: Außenfläche der Membrana obturatoria.
Ansatz: Fossa trochanterica.
Die Sehne beginnt am hinteren Umfang des Foramen obturatum, wendet sich spiralig um die Hinterfläche des Schenkelhalses und gelangt von hinten zur Fossa trochanterica.

Innervation: N. obturatorius.
Funktionen:
M. piriformis, M. obturatorius internus, M. gemellus superior und inferior, M. quadratus femoris und M. obturatorius externus erreichen von medial und hinten die laterale Seite der Drehachse des Hüftgelenkes. Dadurch drehen sie gemeinsam nach außen. Außerdem bewirken sie die sog. Feineinstellung im Hüftgelenk. Der M. obturatorius externus vermag zusätzlich zu abduzieren.

Adduktoren[74] (Tafel V, Abb. 97, 98)

Unter diesem Begriff fasst man Muskeln zusammen, deren Hauptfunktion im Hüftgelenk die Adduktion ist. Sie liegen an der Innenseite des Oberschenkels. Zu ihnen zählen der M. pectineus, M. adductor longus, M. adductor brevis, M. adductor magnus und M. gracilis.

M. pectineus, Kammmuskel

Ursprung: Pecten ossis pubis.
Ansatz: Hinterfläche des Femur, distal vom Trochanter minor.
Der M. pectineus spaltet sich während der Entwicklung vom M. iliopsoas ab.

Innervation: N. obturatorius und N. femoralis.

M. adductor longus, langer Adduktor

Ursprung: Ramus superior ossis pubis.
Ansatz: Labium mediale der Linea aspera.
Er schließt sich dem M. pectineus medial an.

Innervation: N. obturatorius.

M. adductor brevis, kurzer Adduktor

Ursprung: Ramus inferior ossis pubis.
Ansatz: Labium mediale der Linea aspera.
Er liegt vom Ursprung bis zum Ansatz unter dem M. adductor longus.
M. pectineus, M. adductor longus und brevis besitzen die gleichen Beziehungen zu den Achsen des Hüftgelenkes, dementsprechende gleiche Funktionen. Sie liegen ventral der *queren* Achse,

---

[74] adducere = heranführen

unterhalb der *sagittalen* Achse und erreichen von medial und vorn die Hinterseite der *Drehachse*.

Innervation: N. obturatorius.
Funktionen:
1. Bewegung
   a) Beugung, Adduktion und Außenrotation des Oberschenkels
   b) Adduktion des Beckens.
2. Haltung
   Fixation des Hüftgelenkes. Gegenspieler der Gesäßmuskeln. Bei Lähmung kippt der Rumpf nach der Standbeinseite.

M. adductor magnus, großer Adduktor

Ursprung: Ramus ossis ischii (ventraler Teil des Muskels), Tuber ischiadicum (dorsaler Teil des Muskels).
Ansatz: Labium mediale der Linea aspera (ventraler Teil), Epicondylus medialis des Femur (dorsaler Teil).
Er ist der kräftigste der Adduktoren. Zwischen den Ansätzen am Labium mediale der Linea aspera und am Epicondylus medialis befindet sich eine größere Lücke, der sog. Adduktorenschlitz. Der Ansatz am Epicondylus medialis liegt ziemlich weit ventral.

Funktionen:
1. Bewegung
   Ventraler Teil:
   a) Beugung und Außenrotation des Oberschenkels.
   Dorsaler Teil:
   a) Streckung und Innenrotation des Oberschenkels.
   Alle Teile:
   a) Adduktion des Oberschenkels
   b) Adduktion des Beckens.
2. Haltung
   Alle Teile:
   Fixation des Hüftgelenkes. Gegenspieler der Gesäßmuskeln.

 Bei Lähmung kippt der Rumpf nach der Standbeinseite.

Innervation: N. obturatorius, N. femoralis.

M. gracilis, schlanker Muskel

Ursprung: Ramus inferior ossis pubis.
Ansatz: Tuberositas tibiae.
Ein zweigelenkiger Muskel.

Funktionen: Hüftgelenk
1. Bewegung
   a) Adduktion des Oberschenkels
   b) Adduktion des Beckens.
2. Haltung
   Fixation des Hüftgelenkes. Gegenspieler der Gesäßmuskeln.

Funktionen: Kniegelenk
1. Bewegung
   a) Beugung, Innenrotation bei gebeugtem Knie.

 Bei Lähmung kippt der Rumpf nach der Standbeinseite.

Innervation: N. obturatorius.

Vordere Muskeln des Oberschenkels (Tafel V und Abb. 97)

Es sind der M. sartorius und der M. quadriceps femoris.

M. sartorius, Schneidermuskel

Ursprung: Spina iliaca anterior superior.
Ansatz: Tuberositas tibiae.
Ein schlanker Muskel, der spiralig über die Vorderseite des Oberschenkels zieht, von einer Scheide der Fascia lata gehalten. Er ist zweigelenkig.

Funktionen: Hüftgelenk
1. Bewegung
   a) Beugung, Abduktion und Außenrotation des Oberschenkels.

Funktionen: Kniegelenk
1. Bewegung
   a) Beugung, Innenrotation bei gebeugtem Knie.

Führt man all diese Bewegungen auf beiden Seiten aus, so ergibt sich der Schneidersitz.
Innervation: N. femoralis.

M. quadriceps femoris, vierköpfiger Oberschenkelmuskel

Ursprung:
M. rectus femoris: Darmbein, an der Spina iliaca anterior inferior.
M. vastus[75] intermedius: Vorderfläche des Femur.
M. vastus medialis: Mediale Fläche des Femur bis zum Labium mediale der Linea aspera.
M. vastus lateralis: Laterale Fläche des Femur bis zum Labium laterale der Linea aspera.
Ansatz: Tuberositas tibiae.
Der vierköpfige Oberschenkelmuskel gliedert sich in vier selbständig entspringende Muskeln auf, die mit einer gemeinsamen Endsehne zur Tuberositas tibiae ziehen. In die Endsehne ist das größte Sesambein des menschlichen Organismus eingelagert, die Patella. Zwischen Patella und Tibia wird die Endsehne auch Lig. patellae genannt. Der Muskel umgibt das Femur von vorn, medial und lateral. Durch den M. rectus femoris nimmt er auf Hüft- und Kniegelenk Einfluss.

Funktionen: Hüftgelenk
M. rectus femoris:
1. Bewegung
   a) Beugung des Oberschenkels
   b) Beugung des Rumpfes.
2. Haltung
   Fixation des Hüftgelenkes.

Funktionen: Kniegelenk
Alle Teile:
1. Bewegung
   a) Streckung des Unterschenkels
   b) Streckung des Oberschenkels und Rumpfes beim Aufstehen.
2. Haltung
   Hemmt die Beugung.

---
[75] vastus = weit, ungeheuer groß

Bei Lähmungen stürzen die Patienten nach vorn, da sie im Kniegelenk einknicken.

Innervation: N. femoralis.

Hintere Muskeln des Oberschenkels (Tafeln V, VI und Abb. 98)

Da diese Muskeln gemeinsam am Tuber ischiadicum entspringen und zum Unterschenkel ziehen, werden sie auch unter dem Begriff *ischiocruale Muskelgruppe* zusammengefasst. Zu ihnen gehören M. semitendinosus, M. semimembranosus und M. biceps femoris. Alle drei Muskeln sind zweigelenkig.

M. semitendinosus, halbsehniger Muskel

Ursprung: Tuber ischiadicum.
Ansatz: Tuberositas tibiae.
Der schlanke Muskel geht wenig distal der Mitte des Oberschenkels in seine lange Sehne über. Diese verbindet sich medial der Tuberositas tibiae mit den Endsehnen des M. sartorius und M. gracilis. Dabei entsteht ein Gebilde, das einem Gänsefuß ähnelt und deshalb *Pes anserinus* (Gänsefuß) genannt wird.

Funktionen: Hüftgelenk
1. Bewegung
   a) Streckung, Adduktion, Innenrotation des Oberschenkels
   b) Streckung des gebeugten Rumpfes, Adduktion des Beckens.
2. Haltung
   Fixation des Hüftgelenkes.

Funktionen: Kniegelenk
1. Bewegung
   a) Beugung, Innenrotation des gebeugten Unterschenkels.

2. Haltung
   Fixation des Kniegelenkes.
Innervation: N. tibialis.

M. semimembranosus, halbmembranöser Muskel

Ursprung: Tuber ischiadicum.
Ansatz: Condylus medialis der Tibia.
Der Muskel besitzt eine breite membranartige Ursprungssehne, der er seinen Namen verdankt. Ursprungssehne und Muskelbauch zeigen proximal eine Rinne, in die sich der M. semitendinosus einlagert.

Funktionen:
Da der Muskel mit dem M. semitendinosus weitgehend parallel verläuft, entfaltet er in Hüft- und Kniegelenk die gleichen Funktionen.
Innervation: N. tibialis.

M. biceps femoris, zweiköpfiger Oberschenkelmuskel

Ursprung:
Caput longum: Tuber ischiadicum.
Caput breve: Labium laterale der Linea aspera.
Ansatz: Caput fibulae.
Der kurze Kopf entspringt distal der Mitte der Linea aspera und vereint sich kurz vor dem Caput fibulae mit dem Caput longum.

Funktionen: Hüftgelenk
1. Bewegung
   a) Streckung, Adduktion und Außenrotation des Oberschenkels
   b) Streckung des gebeugten Rumpfes, Adduktion des Beckens.
2. Haltung
   Fixation des Hüftgelenkes.

Funktionen: Kniegelenk
1. Bewegung
   a) Beugung, Außenrotation des gebeugten Unterschenkels.
2. Haltung
   Fixation des Kniegelenkes.
Innervation:
• Caput longum: N. tibialis
• Caput breve: N. peroneus communis.

Die Muskeln der ischiocrualen Gruppe begrenzen von proximal die Kniekehle, der M. semitendinosus und M. semimembranosus auf der medialen, der M. biceps femoris auf der lateralen Seite.

Schenkeldreieck (Tafel V)

Unterhalb des Leistenbandes entsteht durch die Anordnung der Muskeln das Schenkeldreieck, *Trigonum femorale.* Die Basis dieses Dreiecks bildet das Leistenband, den distal-medialen Schenkel der M. adductor longus, den distal-lateralen Schenkel der M. sartorius. Den Boden füllen der M. iliopsoas und M. pectineus aus, weshalb dieses Gebiet auch *Fossa iliopectinea* genannt wird. Im Trig. femorale finden wichtige Gefäße und Nerven ihre Aufteilung.

Adduktorenkanal

An der Innenseite des Oberschenkels, zwischen M. vastus medialis und M. adductor magnus, liegt der Adduktorenkanal, über den A. und V. femoralis zur Kniekehle gelangen. Dabei ziehen die Gefäße durch den sog. Adduktorenschlitz, der sich zwischen den beiden Ansätzen des M. adductor magnus befindet. Die Membrana vastoadductoria, die zwischen M. vastus medialis und M. adductor magnus ausgespannt ist, vervollständigt den Spalt zum Kanal, dessen proximale Öffnung an der Innenseite des Oberschenkels, dessen distale Öffnung in der Kniekehle liegt.

Muskeln des Unterschenkels (Tafeln V, VI, Abb. 97 und 98)

Die Muskulatur des Unterschenkels gliedert sich in drei Gruppen, in die Strecker, die fibularen Muskeln und die Beuger.

Muskeln des Unterschenkels

Strecker

Zu ihnen gehören der M. tibialis anterior, M. extensor digitorum longus und M. extensor hallucis longus.

M. tibialis anterior, vorderer Schienbeinmuskel

Ursprung: Laterale Fläche der Tibia und Fascia cruris.
Ansatz: Plantare Fläche des Os cuneiforme mediale und der Basis des Os metatarsale I.
Der Muskel gelangt mit langer Sehne unter dem Retinaculum mm. extensorum superius und inferius zum medialen Fußrand.

Funktionen: Oberes und unteres Sprunggelenk
1. Bewegung
   a) Dorsalflexion, Tibialadduktion und Supination des Fußes
   b) Ventralführung des Unterschenkels, z. B. bei der Kniebeuge.
2. Haltung
   Fixation des oberen und unteren Sprunggelenkes.
Innervation: N. peroneus profundus.

M. extensor digitorum longus, langer Zehenstrecker

Ursprung: Vordere Kante der Fibula und Fascia cruris.
Ansatz: Dorsalseite der Grund-, Mittel- und Endphalanx der 2.–5. Zehe.
Der Muskel läuft distal in 4 Sehnen aus, die unter dem Retinaculum mm. extensorum superius und inferius zu den Zehenrücken ziehen. Eine Abspaltung des Muskels, dessen Sehne an der Basis des 5. Mittelfußknochens ansetzt, wird als *M. peroneus tertius* (Abb. 99) bezeichnet.

Funktionen: Oberes Sprunggelenk und Zehengelenke
1. Bewegung
   a) Dorsalflexion des Fußes und der 2.–5. Zehe bis zur Endphalanx
   b) Ventralführung des Unterschenkels, z. B. bei der Kniebeuge.
2. Haltung
   Fixation des Unterschenkels und der Zehengelenke.
Innervation: N. peroneus profundus.

M. extensor hallucis longus, langer Großzehenstrecker

Ursprung: Mediale Fläche der Fibula und Membrana interossea.
Ansatz: Dorsalseite der Grund- und Endphalanx der 1. Zehe.
Der Muskel wird proximal vom M. tibialis anterior und M. extensor digitorum longus bedeckt. Die Sehne gelangt distal zur Oberfläche und unter dem Retinaculum mm. extensorum superius und inferius zum Rücken der großen Zehe.

Funktionen: Oberes Sprunggelenk und Gelenke der großen Zehe
1. Bewegung
   a) Dorsalflexion des Fußes und der großen Zehe
   b) Ventralführung des Unterschenkels, Aufrichten im Zehenstand (Spitzentanz).
2. Haltung
   Fixation im oberen Sprunggelenk und in den Gelenken der großen Zehe.
Innervation: N. peroneus profundus.

Fibulare Muskeln

Es sind der M. peroneus longus und der M. peroneus brevis.

M. peroneus longus, langer Wadenbeinmuskel

Ursprung: Caput und laterale Fläche der Fibula.
Ansatz: Plantare Fläche des Os cuneiforme mediale und der Basis des Os metatarsale I.

Die Sehne des Muskels zieht hinter dem äußeren Knöchel unter dem Retinaculum mm. peroneorum zum lateralen Fußrand, wendet sich hier nach medial, wobei sie auf einer überknorpelten Erhebung des Os cuboideum gleitet, und durchquert das Fußgewölbe bis zum medialen Fußrand. M. peroneus longus und M. tibialis anterior setzen an den gleichen Knochenpunkten an. Sie ergänzen sich zur plantaren Sehnenschlinge, die das quere Fußgewölbe stützt (s. Abb. 105).

Funktionen: Oberes und unteres Sprunggelenk
1. Bewegung
   a) Plantarflexion, Fibularabduktion und Pronation des Fußes
   b) Streckung des Unterschenkels, z. B. beim Aufrichten aus der Hocke.
2. Haltung
   Fixation des oberen und unteren Sprunggelenkes. Stützung des queren Fußgewölbes.
Innervation: N. peroneus superficialis.

M. peroneus brevis, kurzer Wadenbeinmuskel

Ursprung: Laterale Fläche der Fibula, distal vom M. peroneus longus.
Ansatz: Tuberositas des Os metatarsale V.
Der Muskel liegt unter dem M. peroneus longus. Die Sehne grenzt an den äußeren Knöchel unmittelbar an. Sie zeigt eine Rinne, in die sich die Sehne vom M. peroneus longus einfügt. Der M. peroneus brevis endet am äußeren Fußrand.

Funktionen:
1. Bewegung
   a) Plantarflexion, Fibularabduktion und Pronation des Fußes
   b) Streckung des Unterschenkels, z. B. beim Aufrichten aus der Hocke.
2. Haltung
   Fixation des oberen und unteren Sprunggelenkes.
Innervation: N. peroneus superficialis.

Beuger

Die Beuger sind an Zahl und Größe den Streckern weit überlegen, weshalb bei ungewohnten und anstrengenden Läufen immer zuerst die Strecker schmerzen. Die Beuger lassen eine oberflächliche und tiefe Schicht erkennen.

Oberflächliche Beuger

Die oberflächlichen Beuger werden von einem dreiteiligen Muskel gebildet, vom M. triceps surae.

M. triceps surae, dreiteiliger Wadenmuskel

Er gliedert sich in M. gastrocnemius, M. soleus und M. plantaris.

M. gastrocnemius, bauchiger, hinter dem Schienbein liegender Muskel

Ursprung: Condylus medialis und lateralis des Femur (in zwei Köpfen).

M. soleus, Schollenmuskel

Ursprung: Hinterfläche von Tibia und Fibula.

M. plantaris, Fußsohlenmuskel

Ursprung: Condylus lateralis des Femur.
Der M. gastrocnemius ist der oberflächlichste Beuger. Er bestimmt das Oberflächenrelief der Wade. Dem lateralen Ursprungskopf schmiegt sich der M. plantaris an, ein kleiner, rückgebildeter Muskel, der noch bei den niederen Affen und Halbaffen sehr kräftig entwickelt ist und bei diesen Tieren über den Calcaneus hinweg in die Aponeurosis plantaris einstrahlt (deshalb die Bezeichnung Fußsohlenmuskel). Der M. soleus stellt einen großflächigen Muskel dar; er liegt unter dem M. gastrocnemius.

Ansatz: Über eine gemeinsame Endsehne, die *Achillessehne,* die mächtigste des menschlichen Körpers, am Tuber calcanei.
Der M. gastrocnemius wird im Knie- und oberen und unteren Sprunggelenk, der M. soleus nur in beiden Sprunggelenken wirksam. Der M. plantaris ist funktionell bedeutungslos.

Funktionen: M. gastrocnemius, Kniegelenk
1. Bewegung
   a) Beugung des Unterschenkels
   b) Beugung des Oberschenkels, z. B. bei der Kniebeuge.
2. Haltung
   Fixation des Kniegelenkes.

Funktionen: M. gastrocnemius, oberes und unteres Sprunggelenk
1. Bewegung
   a) Plantarflexion des Fußes beim Gehen, Laufen und Springen. Supination des Fußes (der Ansatz liegt medial der Achse des unteren Sprunggelenkes)
   b) Streckung des Unterschenkels, z. B. beim Aufrichten aus der Hocke.
2. Haltung
   Fixation beider Sprunggelenke.

Funktionen: M. soleus, oberes und unteres Sprunggelenk
1. Bewegung
   a) Plantarflexion des Fußes beim Gehen, Laufen und Springen. Supination des Fußes
   b) Streckung des Unterschenkels, z. B. beim Aufrichten aus der Hocke.
2. Haltung
   Fixation beider Sprunggelenke.
Innervation: N. tibialis.

M. gastrocnemius und M. soleus ergänzen sich in ihren Funktionen. Die Plantarflexion des Fußes ist bei Streckstellung im Kniegelenk am größten, da in dieser Situation der M. gastrocnemius am wirkungsvollsten zusammen mit dem M. soleus den Fuß beugt und damit vom Boden abstößt. Beide Muskeln erheben auch den Fuß auf die Zehenspitzen.

 Sind sie gelähmt, reichen die übrigen Plantarflexoren für die Aufgabe nicht aus.

Bei Beugung im Kniegelenk nimmt die Kraft des M. gastrocnemius, den Fuß zu beugen, ab. Hier springt der M. soleus ein.

Tiefe Beuger

Zu ihnen zählen M. popliteus, M. tibialis posterior, M. flexor digitorum longus und M. flexor hallucis longus.

M. popliteus, Kniekehlenmuskel

Ursprung: Epicondylus lateralis des Femur.
Ansatz: Proximale Hinterfläche der Tibia.
Ein kleiner Muskel, welcher der Kniegelenkkapsel von dorsal anliegt.

Funktionen:
1. Bewegung
   a) Beugung des Unterschenkels und Einwärtsdrehen des gebeugten Unterschenkels
   b) Beugung des Oberschenkels (Kniebeuge).
2. Haltung
   Fixation des Kniegelenkes.
Innervation: N. tibialis.

M. tibialis posterior, hinterer Schienbeinmuskel

Ursprung: Hinterfläche von Tibia, Fibula und Membrana interossea.
Ansatz: Tuberositas des Os naviculare, Os cuneiforme mediale, intermedium und laterale.
Die schlanke Endsehne des Muskels unterkreuzt kurz oberhalb des inneren Knöchels die Sehne des M. flexor digitorum longus. Danach tritt sie zwischen den beiden Blättern des Retinaculum mm. flexorum hindurch.

Funktionen: Oberes und unteres Sprunggelenk
1. Bewegung
   a) Plantarflexion, Tibialadduktion und Supination des Fußes
   b) Streckung des Unterschenkels, z. B. beim Aufrichten aus der Hocke.
2. Haltung
   Fixation beider Sprunggelenke.

Innervation: N. tibialis.

M. flexor digitorum longus, langer Zehenbeuger

Ursprung: Hinterfläche der Tibia.
Ansatz: Basis der Endphalangen der 2.–5. Zehe.
Die zunächst noch einheitliche Sehne des Muskels überkreuzt proximal vom inneren Knöchel die Sehne des M. tibialis posterior und an der Fußsohle die Sehne des M. flexor hallucis longus. Am inneren Knöchel liegt sie zwischen den beiden Blättern des Retinaculum mm. flexorum hinter der Sehne des M. tibialis posterior. Im Bereich der Fußsohle strahlt in die Sehne der M. quadratus plantae, ein Fußsohlenmuskel, ein. Sie teilt sich in 4 Endsehnen, welche die aufgegabelten Endsehnen des M. flexor digitorum brevis im Gebiet der Basen der Mittelphalangen durchziehen.

Funktionen: Oberes Sprunggelenk und Zehengelenke
1. Bewegung
   a) Plantarflexion des Fußes und der 2.–5. Zehe bis zur Endphalanx
   b) Streckung des Unterschenkels. Erheben in den Zehenstand.
2. Haltung
   Fixation des oberen Sprunggelenkes und der Zehengelenke der 2.–5. Zehe beim Zehenstand.

Innervation: N. tibialis.

M. flexor hallucis longus, langer Großzehenbeuger

Ursprung: Hinterfläche der Fibula und Membrana interossea.
Ansatz: Endphalanx der großen Zehe.
Er ist der kräftigste der tiefen Flexoren. Am inneren Knöchel liegt er am weitesten dorsal unter dem Retinaculum mm. flexorum. Zwischen seiner Sehne und der des M. flexor digitorum longus verlaufen die Gefäße und Nerven zur Fußsohle. Die Endsehne des M. flexor hallucis longus unterkreuzt an der Fußsohle die Sehne des M. flexor digitorum longus und verbindet sich an dieser Stelle mit ihr.

Funktionen: Oberes Sprunggelenk und Gelenke der großen Zehe
1. Bewegung
   a) Plantarflexion des Fußes und der großen Zehe bis zur Endphalanx. Unterstützt die Plantarflexion aller übrigen Zehen. Abrollen und Abstoßen des Fußes über die große Zehe beim Gehen, Laufen und Springen
   b) Streckung des Unterschenkels und Erheben in den Zehenstand.
2. Haltung
   Fixation des oberen Sprunggelenkes und der Gelenke der großen Zehe im Zehenstand.

Innervation: N. tibialis.

Muskeln des Fußes (Tafel VI und Abb. 97–100)

Man unterscheidet Strecker und Beuger. Die Strecker sind sehr schwach, die Beuger gliedern sich in Muskeln des Großzehenballens, des Kleinzehenballens und der Fußmitte.

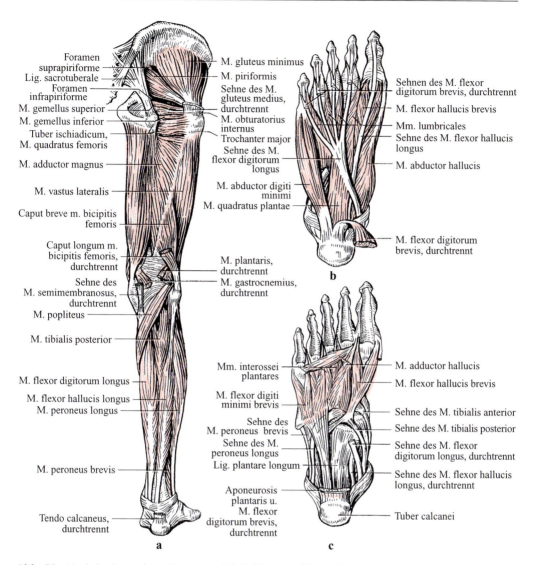

Abb. 98: Muskeln des rechten Beines, **a:** tiefe Schicht von hinten; **b:** mittlere Schicht der Muskeln der Fußsohle; **c:** tiefe Schicht der Muskeln der Fußsohle [Q003]

Streckmuskeln des Fußes

Tab. 9: Streckmuskeln des Fußes

Name	Ursprung	Ansatz	Funktion	Innervation
M. extensor digitorum brevis (kurzer Zehenstrecker)	Dorsalfläche des Calcaneus	Dorsalaponeurose der 2.–4. Zehe	Streckung (Dorsalflexion) der Zehen	N. peroneus profundus
M. extensor hallucis brevis (kurzer Großzehenstrecker)	Dorsalfläche des Calcaneus	Dorsalaponeurose der großen Zehe	Streckung (Dorsalflexion) der Zehen	N. peroneus profundus

Beugemuskeln des Fußes

Tab. 10: Muskeln des Großzehenballens

Name	Ursprung	Ansatz	Funktion	Innervation
M. abductor hallucis (Großzehenspreizer)	Medial am Tuber calcanei, Tuberositas ossis navicularis	Basis der Grundphalanx der 1. Zehe, mediales Sesambein	Abduktion und Beugung der großen Zehe	N. tibialis N. plantaris medialis
M. flexor hallucis brevis (kurzer Großzehenbeuger)	Ossa cuneiformia mediale und intermedium, Lig. plantare longum	Basis der Grundphalanx der 1. Zehe, mediales und laterales Sesambein	Beugung der großen Zehe im Grundgelenk	N. plantaris medialis
M. adductor hallucis (Großzehenanzieher)	Caput obliquum: Os cuneiforme laterale, Lig. plantare longum, Basen der Ossa metatarsi II bis IV Caput transversum: Gelenkkapseln der Zehengrundgelenke II (III)-IV (V)	Basis der Grundphalanx der 1. Zehe, laterales Sesambein	Adduktion und Beugung der 1. Zehe	N. plantaris lateralis

Muskeln des Fußes

Tab. 11: Muskeln des Kleinzehenballens

Name	Ursprung	Ansatz	Funktion	Innervation
M. abductor digiti minimi (Kleinzehenabspreizer)	Tuber calcanei, Tuberositas ossis metatarsi V, Aponeurosis plantaris	Basis der Grundphalanx der 5. Zehe	Abduktion und Beugung der 5. Zehe	N. plantaris lateralis
M. flexor digiti minimi brevis (kurzer Kleinzehenbeuger)	Basis ossis metatarsi V, Lig. plantare longum	Basis der Grundphalanx der 5. Zehe	Beugung (Plantarflexion) der 5. Zehe im Grundgelenk	N. plantaris medialis
M. opponens digiti minimi (Kleinzehengegenübersteller)	Lig. plantare longum	Lateraler Rand des Os metatarsi V	Opposition und Beugung (Plantarflexion) der 5. Zehe	N. plantaris lateralis

Tab. 12: Muskeln der Fußmitte

Name	Ursprung	Ansatz	Funktion	Innervation
M. flexor digitorum brevis (kurzer Zehenbeuger)	Tuber calcanei, Aponeurosis plantaris	Basis der Mittelphalangen der 2.–5. Zehe, Sehnen gegabelt: M. flexor digitorum longus zieht hindurch	Plantarflexion der 2.–5. Zehe bis zur Mittelphalanx	N. plantaris medialis
M. quadratus plantae (viereckiger Fußsohlenmuskel)	Mediale und plantare Fläche des Calcaneus	Lateral an Sehne des M. flexor digitorum longus	Verstärkt Wirkung des M. flexor digitorum longus und richtet ihn auf die Zehenachsen aus	N. plantaris lateralis
Mm. lumbricales (Regenwurmmuskeln)	Der 1. einköpfig, die anderen zweiköpfig medial von den Sehnen des M. flexor digitorum longus	Medialer Rand der Dorsalaponeurosen der 2.–5. Zehe	Plantarflexion der Grundphalanx, Dorsalflexion der Mittel- und Endphalanx der 2.–5. Zehe	N. plantaris medialis (II) N. plantaris lateralis (III–V)
Mm. interossei plantares (3) (Zwischenknochenmuskel der Fußsohle)	Einköpfig vom medialen Rand der Ossa metatarsi III, IV und V	Medialseite der Grundphalanx und Dorsalaponeurosen der 3.–5. Zehe	Adduktion der 3.–5. Zehe nach medial, Plantarflexion der Grundphalanx, Dorsalflexion der Mittel- und Endphalanx	N. plantaris lateralis
Mm. interossei dorsales (4) (Zwischenknochenmuskel des Fußrückens)	Zweiköpfig von den umgekehrten Seiten der Ossa metatarsi I–V	Dorsalaponeurosen der 2.–4. Zehe. An der 2. Zehe enden 2 Muskeln (medial und lateral), an den anderen Zehen nur einer (lateral)	Adduktion der 2. Zehe, Abduktion der 2.-4. Zehe, Plantarflexion in der Grundphalanx, Dorsalflexion in den übrigen Gelenken	N. plantaris lateralis

Sehnenscheiden des Fußes
(Abb. 99 und 100)

Am Fußrücken, unter dem Retinaculum mm. extensorum inferius, besitzen alle drei Extensoren eine eigene Sehnenscheide. Die Sehnenscheide des M. tibialis anterior reicht nach proximal bis unter das Retinaculum mm. extensorum superius. M. peroneus longus und brevis werden hinter dem äußeren Knöchel von einer gemeinsamen Sehnenscheide umhüllt, die sich nach proximal und distal in getrennte Scheiden aufgabelt. Im Bereich des inneren Knöchels bestehen für alle drei Flexoren getrennte Sehnenscheiden. Sie liegen zwischen den beiden Blättern des Retinaculum mm. flexorum.

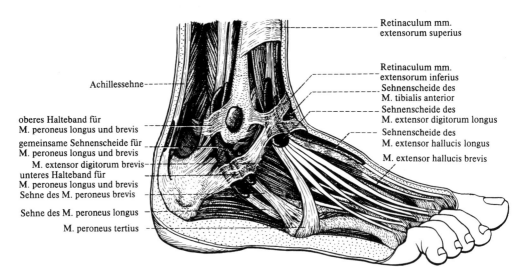

Abb. 99: Sehnenscheiden des Fußes, von lateral

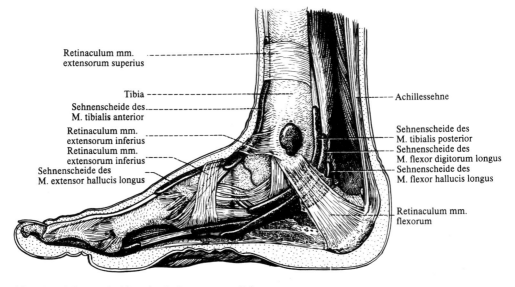

Abb. 100: Sehnenscheiden des Fußes, von medial

Muskelketten der unteren Extremität

Im Gebiet des Hüftgelenkes kreuzen sich zwei Muskelketten. Die eine Kette besteht aus den *Bauchmuskeln* und *Streckern des Hüftgelenkes,* die andere aus den *Rückenstreckern* und den *Beugern des Hüftgelenkes* (Abb. 101). Beide Glieder der jeweiligen Kette arbeiten in erster Hinsicht als Synergisten. So heben die Bauchmuskeln die ventralen Teile des Beckens, während die Strecker des Hüftgelenkes die dorsalen Abschnitte des Beckens senken. Dadurch wird die Beckenebene der Horizontalen genähert, die Beckenneigung verringert. Gleichzeitig flacht sich die Lendenlordose ab. Rückenstrecker und Beuger des Hüftgelenkes wirken entgegengesetzt. Sie heben die dorsalen Abschnitte des Beckens bzw. senken die ventralen. Auf diese Weise vergrößert sich die Beckenneigung. Außerdem erfährt die Lendenlordose eine kompensatorische Vertiefung. Kontrahieren sich beide Ketten gleichzeitig, so kann das Becken in jeder möglichen Stellung fixiert werden, da die Ketten als Antagonisten wirken.

Es sind jedoch noch andere funktionelle Muskelkombinationen möglich. So arbeiten z. B. beim Hürdenlaufen die Bauchmuskeln mit den Hüftbeugern zusammen, indem beide Rumpf und Oberschenkel einander nähern. Rückenstrecker und Hüftstrecker erreichen dagegen eine maximale Rückführung des Rumpfes (z. B. bei der Brücke).

Während des Laufens wechseln Stand- und Spielbein ständig. Durch die Kontraktion der *Abduktoren-Adduktoren-Kette* (Abb. 102) wird das Hüftgelenk der Standbeinseite festgestellt und dadurch verhindert, dass der Rumpf nach der Spielbeinseite abkippt. Außerdem beeinflussen sich Abduktoren und Adduktoren bei aktivem Abspreizen bzw. Heranführen der freien unteren Extremität durch gegenseitiges Vorspannen.

Die zwei längsten Ketten der unteren Extremität sind dreigliedrig. Sie reichen vom Becken bis zum Fuß. Dabei liegen die einzelnen Kettenglieder abwechselnd an der Vorder- und Hinterseite des Beines (Abb. 103 und 104). Die eine Kette setzt sich aus dem *M. iliopsoas,* den *ischiocruralen Muskeln* und den *Extensoren* des Unterschenkels zusammen, die andere besteht aus dem *M. gluteus maximus,* dem *M. quadriceps femoris* und dem *M. soleus.* Die Ketten wirken einander entgegengesetzt. Während der M. ilipsoas im Hüftgelenk beugt, die ischiocruralen Muskeln im Kniegelenk beugen und die Extensoren des Unterschenkels den Fuß dorsalflektieren, streckt der M. gluteus maximus im Hüftgelenk, streckt der M. quadriceps femoris im Kniegelenk und plantarflektiert der M. soleus den Fuß. Beide Ketten bestimmen das Muskelspiel beim Laufen. Die Iliopsoas-ischiocrurale Muskeln-Extensoren-Kette hebt das Bein beim Ausschreiten nach vorn (Abb. 103), die Gluteus maximus-Quadrizeps-Soleus-Kette drückt den Körper über das Bein vom Boden ab. Durch diese antagonistische Funktion der Ketten spannen sie sich gegenseitig und erhöhen damit die Kraftentfaltung der Muskeln. Ziehen sich beide Ketten gleichzeitig zusammen, können Hüft-, Knie- und oberes Sprunggelenk in jeder möglichen Position fixiert werden.

M. tibialis anterior und *M. peroneus longus* verbinden sich zu einer Muskelkette (Abb. 105), die wegen ihrer Beziehung zum Fußgewölbe auch als plantare Sehnenschlinge bezeichnet wird (s. auch S. 146). Ihr obliegt bei gleichzeitiger Anspannung die Stützung des Quergewölbes. Wechselseitige Kontraktionen führen zu Pro- und Supination des Fußes.

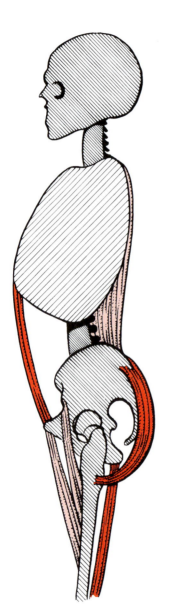

Abb. 101: Bauchmuskeln-Strecker des Hüftgelenkes-Kette (rot), Rückenstrecker-Beuger des Hüftgelenkes-Kette (hellrot)

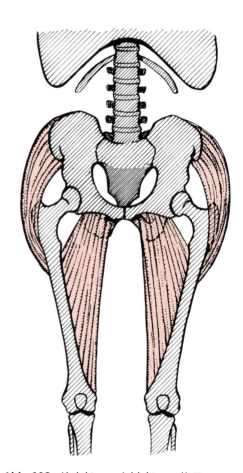

Abb. 102: Abduktoren-Adduktoren-Kette

Muskelketten der unteren Extremität 155

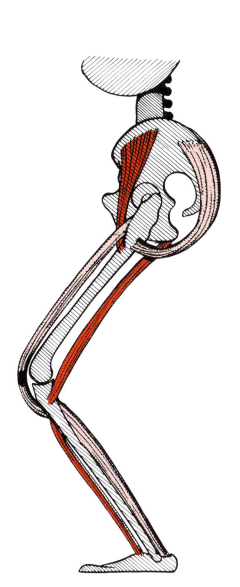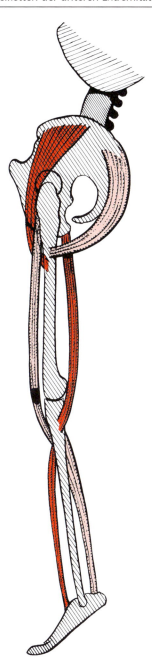

Abb. 103: Iliopsoas-ischiocrurale Muskeln-Extensoren-Kette (rot), Glutaeus maximus-Quadrizeps-Soleus-Kette (hellrot) bei Beugung im Hüft- und Kniegelenk und Dorsalflexion im oberen Sprunggelenk. Kontraktion der roten Kette

Abb. 104: Die gleichen Ketten wie auf Abbildung 103 bei Streckung in Hüft- und Kniegelenk und Plantarflexion im oberen Sprunggelenk. Kontraktion der hellroten Kette

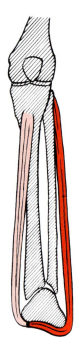

Abb. 105: Plantare Sehnenschlinge

Dorsale Stammesmuskulatur
(Abb. 106)

Die dorsale Stammesmuskulatur liegt unter Muskeln des Schultergürtels (M. trapezius, M. rhomboideus) sowie unter dem M. serratus posterior superior und dem M. serratus posterior inferior. Sie besteht aus einer Vielzahl von Einzelmuskeln, die sich in bestimmte Systeme ordnen lassen. Da sie von Rami dorsales der Spinalnerven innerviert werden, nennt man sie auch echte Rückenmuskeln. Insgesamt bilden sie den *M. erector spinae*, den Rumpfstrecker. Dieser liegt beiderseits der Wirbelsäule und wird von einer gemeinsamen Faszie umhüllt, der *Fascia thoracolumbalis*, die im Gebiet zwischen Thorax und Becken besonders kräftig entwickelt ist. Ihr tiefes Blatt reicht vom Darmbeinkamm bis zum Thorax. Es dient verschiedenen Bauchmuskeln als Ursprung und heißt *Aponeurosis lumbalis*.

Der M. erector spinae gliedert sich in folgende Systeme:

1. Spinotransversales System
Die Muskeln dieses Systems verlaufen prinzipiell vom Dornfortsatz zum Querfortsatz. Sie liegen in der Halsregion und erstrecken sich bis zum Kopf. Es sind der M. splenius cervicis und M. splenius capitis (Riemenmuskeln des Halses und des Kopfs). Bei einseitiger Kontraktion drehen sie die Wirbelsäule und den Kopf zur gleichen Seite. Doppelseitig heben sie das Gesicht und verstärken die Halslordose.

2. Sakrospinales System
Es ist das längste und breiteste System. Es beginnt am Kreuzbein und endet am Kopf. Drei Teile können unterschieden werden: *M. iliocostalis, M. longissimus* und *M. spinalis*. Der *M. iliocostalis* (Darmbeinrippenmuskel) zieht vom Darmbein und Kreuzbein zu den Rippenwinkeln. Der *M. longissimus* (langer Rückenmuskel) kommt ebenfalls vom Kreuzbein und gelangt bis zum Warzenfortsatz, Proc. mastoideus, des Schädels. Er ist gefiedert. Die medialen Zacken befestigen sich an den Querfortsätzen der Lenden-, Brust- und Halswirbel, die lateralen an den Rippenwinkeln. Der *M. spinalis* (Dornfortsatzmuskel) liegt seitlich an den Dornfortsätzen der Brustwirbel. Das sakrospinale System neigt einseitig die Wirbelsäule zur gleichen Seite und dreht und biegt den Kopf zur gleichen Seite. Doppelseitig wird das Gesicht gehoben und die Wirbelsäule gestreckt.

3. Transversospinales System
Bei diesem System liegen die Ursprünge an den Querfortsätzen und die Ansätze an den Dornfortsätzen. Es erstreckt sich vom Os sacrum bis zum Kopf und besteht aus langen und kurzen Muskeln. Zu ihm gehören *M. semispinalis thoracis, cervicis* und *capitis,* der *M. multifidus* und die mm. *rotatores*. Die *Mm. semispinales* (Halbdornmuskeln) liegen im Brust-, Hals- und Kopfgebiet, während der *M. multifidus* (vielgespaltener Muskel) der längste ist und vom Os sacrum bis zum Axis reicht. Die kleinen *M. rotatores* (Wirbeldreher) sind segmental gegliedert und nur im Brustkorbbereich ausgebildet. Sie ziehen vom Querfortsatz zum Dornfortsatz des nächsthöheren oder übernächsten Wirbels. Bei einseitiger Kontraktion neigt das transversospinale System Wirbelsäule und Kopf nach der gleichen Seite und dreht Wirbelsäule und Kopf nach der Gegenseite. Doppelseitig kontrahiert, hebt es das Gesicht und streckt die Wirbelsäule.

Dorsale Stammesmuskulatur 157

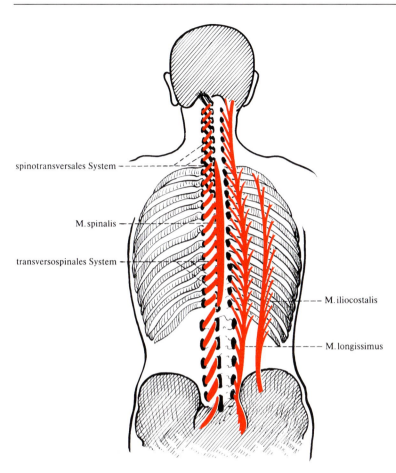

Abb. 106: M. erector spinae (Schema)

4. Segmentale Muskeln
Es sind kleine Muskeln, die sich segmental zwischen Dornfortsätzen und Querfortsätzen ausspannen. Außerdem gehören zu dieser Gruppe die *Mm. levatores costarum* (Rippenheber). Diese entspringen an den Querfortsätzen und setzen an der nächst tieferen Rippe an. Die segmentalen Muskeln führen nur geringe Bewegungen aus. Sie strecken die Wirbelsäule, neigen sie nach der gleichen Seite und heben die Rippen.

5. Tiefe Nackenmuskeln (Abb. 107)
Diese kurzen Muskeln liegen zwischen dem Hinterhauptsbein, dem Atlas und dem Axis, also zwischen den oberen und unteren Kopfgelenken. Sie heben bei doppelseitiger Kontraktion das Gesicht und neigen und drehen den Kopf bei einseitiger Kontraktion zur gleichen Seite.

Der M. erector spinae wird in den Artt. intervertebrales wirksam. Er dient der Bewegung und Haltung des Rumpfes und Kopfes.

Durch seinen Aufbau aus einer Vielzahl von Einzelmuskeln ist er in der Lage, recht differenzierte und abgestufte Bewegungen auszuführen. Er wird dabei – wie später noch genau zu besprechen ist – von anderen Muskeln, besonders den Bauchmuskeln, unterstützt. Im Bereich der Hals- und Lendenwirbelsäule kann der Rumpf am stärksten gestreckt werden, während die Form der Brustwirbeldornfortsätze keine Streckung zulässt. Da die *Streckung* und damit die Aufrichtung des Rumpfes eine sehr wesentliche Funktion des M. erector spinae darstellt, ist dieser Muskel in der Hals- und Lendenregion besonders kräftig. Seine Muskelmassen füllen Hals- und Len-

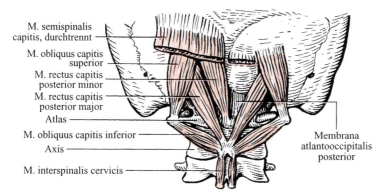

Abb. 107: Tiefe Nackenmuskeln [Q003]

denlordose vollkommen aus, während sich im Gebiet der Brustkyphose der Muskel abflacht und lange Sehnen aufweist. Bei der Beugung des Rumpfes lässt die Kontraktionskraft des M. erector spinae stufenweise nach, wodurch diese Bewegung harmonisch und flüssig-elegant wird. Die *Seitwärtsneigung* erfolgt in allen Teilen der Wirbelsäule fast gleichmäßig. Sie ist vor allem auf die lateralen Abschnitte des Rumpfstreckers zurückzuführen, da hier die längsten Sehnen und somit die längsten Hebelarme vorliegen. Diese seitlichen Teile werden durch bestimmte Kriechübungen gekräftigt. Stellung und Form der Gelenkfortsätze lassen *Drehungen* um die Längsachse der Wirbelsäule nur in deren Hals- und Brustbereich zu. Transversospinales System der einen und spinotransversales System der anderen Seite ergänzen sich dabei nach Art einer synergistischen Muskelkette. Bei allen Funktionen werden die Teile des M. erector spinae durch die Bauchmuskeln unterstützt, die sich entsprechend ihrem Verlauf in mehrgliedrige Muskelketten einfügen, die den Rumpf umgreifen.

Durch die aufrechte Haltung des wachen Menschen ist der M. erector spinae über lange Zeit ständig in Aktion, da er der Schwerkraft und dem Zug der Bauch- und Brustorgane entgegenwirkt. Er stellt weiterhin ein vielgliedriges System dar, das in der Lage ist, sich fortwährend nach geringen Bewegungen auf die neue Stellung einzuregulieren und damit die neue Haltung zu fixieren. Auch beim äußerlich ruhigen Sitzen und Stehen gleicht das Muskelspiel des Erector spinae geringe Schwankungen aus, die sich nach außen hin nicht abzeichnen. So hängt die Haltung eines Menschen wesentlich von der Leistung des Rumpfstreckers ab.

Ventrale Stammesmuskulatur

Zu den ventralen Stammesmuskeln zählen die *Zwischenrippenmuskeln*, der *M. transversus thoracis, M. serratus posterior superior* und *inferior*, das *Zwerchfell* und die *Bauchmuskeln*.

Mm. intercostales externi, äußere Zwischenrippenmuskeln (Tafel I)

Sie verlaufen zwischen den Rippen von hinten-oben nach vorn-unten und füllen die Zwischenräume von der Wirbelsäule bis zu den Knochen-Knorpel-Grenzen.

Mm. intercostales interni, innere Zwischenrippenmuskeln (Tafel I)

Sie kreuzen die mm. intercostales externi um 90°, indem sie von vorn-oben nach hinten-unten gerichtet sind. Sie reichen von den Rippenwinkeln bis zum Sternum. Die Zwischenrippenmuskeln sind Atemmuskeln. Während die mm. intercostales externi die nächst tiefere Rippe nach cranial und außen führen, also heben, ziehen die mm. intercostales interni diese nach kaudal und innen. Damit stellen die mm. intercostales externi Rippenheber, Inspirationsmuskeln[76], dar, die mm. intercostales interni dagegen Rippensenker, Exspirationsmuskeln[77]. Die Zwischenrippenmuskeln beeinflussen sich gegensätzlich im Sinne antagonistischer Kettenglieder. Bei gleichzeitiger Kontraktion verspannen sie die Zwischenrippenräume (s. auch Atemmechanik, S. 169).
Innervation: Nn. intercostales.

M. transversus thoracis, querer Brustkorbmuskel

Er entspringt an der Innenfläche des unteren Brustbeindrittels. Seine Fasern verlaufen nach lateral-kranial und befestigen sich an den Knochen-Knorpel-Grenzen der 3.–6. Rippe. Der Muskel senkt die Rippen während der Exspiration.
Innervation: Nn. intercostales.

M. serratus posterior superior, hinterer oberer Sägemuskel

Ursprung: Dornfortsätze vom 6. Halswirbel bis zum 2. Brustwirbel.
Ansatz: 2.–5. Rippe.

Die Fasern sind von kranial-medial nach kaudal-lateral gerichtet.

Funktionen:
1. Bewegung
   a) Heben der Rippen
   b) Neigen der Wirbelsäule zur gleichen Seite.

M. serratus posterior inferior, hinterer unterer Sägemuskel (Tafel II)

Ursprung: Dornfortsätze vom 11. Brustwirbel bis zum 2. Lendenwirbel.
Ansatz: 9.–12. Rippe.
Die Muskelfasern ziehen von kaudal-medial nach kranial-lateral.

Funktionen:
1. Bewegung
   a) Senken der Rippen
   b) Neigen der Wirbelsäule nach der gleichen Seite.

M. serratus posterior superior und M. serratus posterior inferior gehören trotz ihrer dorsalen Lage zur ventralen Stammesmuskulatur, weil sie von Rr. ventrales der Spinalnerven innerviert werden.

Zwerchfell, Diaphragma (Tafel VIII und Abb. 108)

Das Zwerchfell besteht aus einem sehnigen und einem muskulösen Teil. Der sehnige Teil heißt *Centrum tendineum* (Sehnenzentrum). Er hat die Form eines nach vorn gerichteten dreiblättrigen Kleeblattes. Er liegt zentral und dient allen muskulösen Abschnitten als Ansatz. Je nach Ursprung gibt es folgende muskulöse Teile:

Pars sternalis, Brustbeinteil

Ursprung: Innenfläche des Schwertfortsatzes.

---

[76] Inspiration = Einatmung
[77] Exspiration = Ausatmung

Pars costalis, Rippenteil

Ursprung: Innenfläche der 7. bis 12. Rippe, gegenüber dem M. transversus abdominis.

Pars lumbalis, Lendenteil

Ursprung: 1. bis 3. Lendenwirbelkörper, Sehnenbogen zwischen dem Körper und dem Processus costalis des 1. Lendenwirbels und Sehnenbogen zwischen Processus costarius des 1. Lendenwirbels und der 12. Rippe.
Ansatz: für alle Teile Centrum tendineum.
Die medialen Anteile der Pars lumbalis überkreuzen sich zweifach nach Art einer 8, wodurch zwei wichtige Öffnungen entstehen. Der untere Durchlass ist der Hiatus[78] aorticus (für die Aorta), der obere der Hiatus oesophageus (für Oesophagus). Im Hiatus aorticus ist die Aorta durch ein spezielles Band fest eingebaut, während der Oesophagus im Hiatus mit seiner Umgebung nur über lockeres Bindegewebe verbunden ist. Dadurch besteht hier die Möglichkeit einer Hernie, bei der Teile des Magens in den Brustraum verlagert werden.
Die V. cava inferior[79] zieht durch ein Loch im Centrum tendineum. Ihre Wandung ist mit den Bindegewebsfasern des Centrum tendineum fest verwachsen. Dadurch wird das Lumen der V. cava inferior bei der Atmung nicht verändert.

Das Zwerchfell bildet eine muskulös-sehnige Platte, die sich an der Grenze zwischen Brust- und Bauchraum ausspannt. Es wölbt sich vom Bauchraum in den Brustraum vor, sodass man eine *rechte* und *linke Zwerchfellkuppel* unterscheiden kann. Die rechte Zwerchfellkuppel steht etwas höher (4. Interkostalraum), die linke projiziert sich auf den 5. Interkostalraum. Zwischen beiden Kuppeln senkt sich das Zwerchfell etwas ein. Diese Senkung liegt im Bereich des Centrum tendineum, und da von kranial das Herz aufgelagert ist, bezeichnet man sie als Herzsattel. Bei der Kontraktion flachen sich beide Zwerchfellkuppeln ab, wodurch sich das Zwerchfell insgesamt nach kaudal bewegt und dadurch den Thoraxraum erweitert. Dies ist bei der Einatmung der Fall. Während der Ausatmung dagegen erschlafft der muskulöse Teil, die Zwerchfellkuppeln wölben sich nach kranial in den Thorax (s. Atemmechanik, S. 169).

Das Zwerchfell wird kranial von Pleura, kaudal von Peritoneum bedeckt. Der N. phrenicus versorgt das Zwerchfell motorisch und mit sensiblen Fasern diejenigen Anteile von Pleura und Peritoneum, welche dem Zwerchfell anliegen. Auf der rechten Seite verbinden sich die sensiblen Nerven des rechten N. phrenicus mit den Nerven der Leber und der Gallenblase. Da der N. phrenicus aus den Halssegmenten C_3, C_4 oder C_4, C_5 kommt und dadurch in erster Linie mit dem Dermatom C_4 in Verbindung steht, treten häufig bei Affektionen der Leber und der Gallenblase ausstrahlende Schmerzen im Schultergebiet auf.

---

[78] Hiatus = klaffende Lücke
[79] V. cava inferior = untere Hohlvene

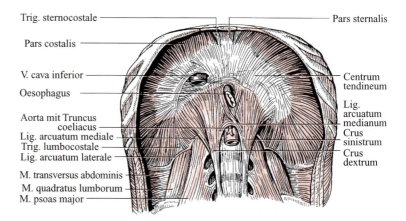

Abb. 108: Zwerchfell und angrenzende Muskeln, von unten [Q003]

Trig. sternocostale — Pars costalis — V. cava inferior — Oesophagus — Aorta mit Truncus coeliacus — Lig. arcuatum mediale — Trig. lumbocostale — Lig. arcuatum laterale — M. transversus abdominis — M. quadratus lumborum — M. psoas major — Pars sternalis — Centrum tendineum — Lig. arcuatum medianum — Crus sinistrum — Crus dextrum

Bauchmuskeln
(Tafel I, Abb. 109 und 110)

Die Muskeln der vorderen Bauchwand sind in einen knöchernen und bindegewebigen Rahmen eingespannt. Der knöcherne Rahmen besteht aus der unteren Thoraxapertur, der Lendenwirbelsäule und dem Becken. Er wird durch den bindegewebigen Rahmen ergänzt. Proc. xiphoideus und Symphyse sind durch die *Linea alba* (weiße Linie) verbunden. Sie ist in den kranialen Abschnitten etwa 2 cm breit, kaudal nur 2 mm. Etwa in der Mitte zwischen Proc. xiphoideus und Symphyse besitzt sie eine ringförmige Aussparung, den *Anulus umbilicalis* (Nabelring), den beim Erwachsenen eine bindegewebige Platte verschließt. Eine weitere Vervollständigung des Rahmens bildet das *Ligamentum inguinale,* Leistenband, welches von der Spina iliaca anterior superior bis zum Tuberculum pubicum reicht. Kurz vor dem Ansatz am Tuberculum pubicum spalten sich kollagene Faserbündel ab, die als *Lig. lacunare* (Lückenband) nach kaudal zum Pecten ossis pubis gelangen, und solche, die als *Lig. reflexum* (rückläufiges Band) nach kranial-medial zur Innenseite der Linea alba ziehen.

Man unterscheidet folgende Bauchmuskeln: M. obliquus externus abdominis, M. obliquus internus abdominis, M. transversus abdominis, M. rectus abdominis und M. quadratus lumborum.

M. obliquus externus abdominis, äußerer schräger Bauchmuskel

Ursprung: Außenfläche der 5.–12. Rippe.
Ansatz: Darmbeinkamm, Leistenband, Linea alba.
Die Fasern des Muskels sind von kranial-lateral nach kaudal-medial gerichtet. Der Ansatz erfolgt über eine flächenhafte Sehne, Aponeurose, deren kollagene Fasern die Richtung der Muskelfasern fortsetzen. Die Muskel-Sehnen-Übergänge liegen in einer parallel zur Linea alba verlaufenden Geraden, welche in Höhe der Spina iliaca anterior superior rechtwinklig nach lateral umbiegt. Dadurch entsteht die *Muskelecke,* welche sich bei muskelkräftigen Menschen nach außen abzeichnet. Im Bereich des Tuberculum pubicum weicht die Aponeurose des M. obliquus abdominis externus in Form zweier Zügel auseinander, deren einer zum Tuberculum pubicum, deren anderer zur Symphyse zieht. Die halbkreisförmige Öffnung wird lateral durch quergerichtete Fasern, *Fibrae intercrurales,* begrenzt. Sie stellt den äußeren Leistenring, *Anulus inguinalis superficialis,* dar.

Funktionen:
1. Bewegung
   Wegen der flächenhaften Ausdehnung des Muskels erscheint eine funktionelle Trennung in Punctum fixum und mobile und deren Vertauschen nicht sinnvoll. Einseitig neigt der Muskel den Rumpf zur gleichen Seite und dreht ihn zur Gegenseite. Doppelseitig: Beugen des Rumpfes, Heben des Beckens oder beides gleichzeitig; Exspiration; Bauchpresse.
2. Haltung
   Fixation des Rumpfes als Gegenspieler des M. erector spinae beim Tragen von Lasten.

Innervation: Nn. interostales V–XII, N. iliohypogastricus, N. ilioinguinalis.

M. obliquus internus abdominis, innerer schräger Bauchmuskel

Ursprung: Aponeurosis lumbalis, Darmbeinkamm, laterale $2/3$ des Leistenbandes.
Ansatz: Linea alba, kaudaler Rand der 9.–12. Rippe.
Die Fasern des Muskels sind von kaudal-lateral nach kranial-medial angeordnet. Sie kreuzen diejenigen des M. obliquus abdominis externus in einem Winkel von etwa 90°. Auch der innere schräge Bauchmuskel besitzt eine Aponeurose, deren kollagene Fasern die Richtung der Muskelfasern fortsetzen.

Funktionen:
1. Bewegung
   Einseitig: Neigen und Drehen des Rumpfes nach der gleichen Seite. Doppelseitig:

Beugen des Rumpfes, Heben des Beckens oder beides gleichzeitig; Exspiration; Bauchpresse.
2. Haltung
Fixation des Rumpfes als Gegenspieler des M. erector spinae beim Tragen von Lasten.
Innervation: Nn. intercostales V–XII, N. iliohypogastricus, N. ilioinguinalis.

M. transversus abdominis, querer Bauchmuskel

Ursprung: Innenfläche der 7.–12. Rippe, Aponeurosis lumbalis, Darmbeinkamm, laterale $2/3$ des Leistenbandes.
Ansatz: Linea alba.
Muskelfasern und kollagene Fasern verlaufen in querer Richtung.

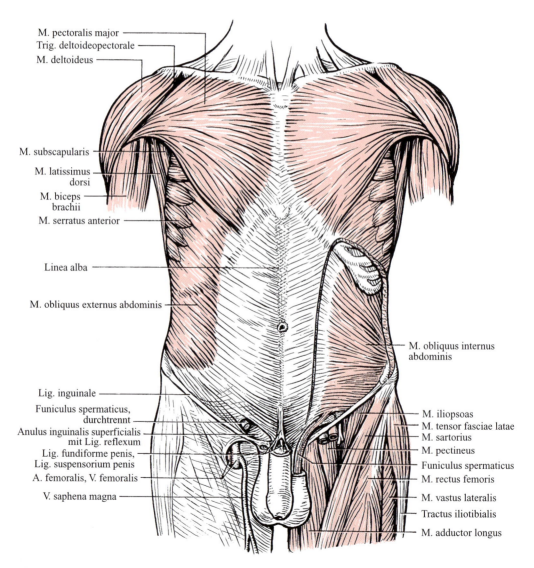

Abb. 109: Muskeln der vorderen Rumpfwand, oberflächliche Schicht. Der M. obliquus internus abdominis bildet die mittlere Schicht. [Q003]

Funktionen:
1. Bewegung
    Exspiration, Bauchpresse.
Innervation: Nn. intercostales V–XII, N. iliohypogastricus, N. ilioinguinalis.

M. rectus abdominis, gerader Bauchmuskel

Ursprung: Außenfläche des 5.–7. Rippenknorpels, Proc. xiphoideus.
Ansatz: Von der Symphyse bis zum Tuberculum pubicum.
In den geraden Bauchmuskel sind 3–4 Zwischensehnen, *Intersectiones tendineae,* eingelagert. Die oberste Intersectio liegt in Höhe der 8. Rippe, die Dritte in Nabelhöhe, eine dazwischen und eventuell eine halbausgebildete unterhalb des Nabels. Der Muskel wird von der Rektusscheide umhüllt (s. unten).

Funktionen:
1. Bewegung
    Beugung des Rumpfes, Hebung des Beckens oder beides gleichzeitig. Exspiration; Bauchpresse.
2. Haltung
    Fixation des Rumpfes als Gegenspieler des M. erector spinae beim Tragen von Lasten.
Innervation: Nn. interostales VII–XII.

M. pyramidalis, Pyramidenmuskel

Ursprung: Ramus superior ossis pubis.
Ansatz: Linea alba.
Er liegt vor dem Ansatz des M. rectus abdominis innerhalb der Rektusscheide. Es handelt sich um einen rudimentären Muskel, der bei Beuteltieren die Wand des Beutels verstärkt. Beim Menschen ist er funktionell bedeutungslos und fehlt in 18 % der Fälle.

Innervation: N. subcostalis.

M. quadratus lumborum, quadratischer Lendenmuskel

Ursprung: Darmbeinkamm, 12. Rippe.
Ansatz: Procc. costarii der Lendenwirbel.
Der Muskel füllt das Gebiet zwischen den dorsalen Abschnitten des Darmbeinkammes und der 12. Rippe aus. Da sowohl Muskelfasern, die sich an der 12. Rippe befestigen, wie auch solche, die vom Darmbeinkamm entspringen, zu den Procc. costarii der Lendenwirbel ziehen, überkreuzen sie sich neben der Wirbelsäule.

Funktionen:
1. Bewegung
    Einseitig: Neigen des Rumpfes nach der gleichen Seite. Doppelseitig: Verstärkung der Lendenlordose.
Innervation: Plexus lumbalis.

Faszien der vorderen Bauchwand

Eine *oberflächliche Faszie* bedeckt den M. obliquus externus abdominis. Sie reicht kaudal bis zum Leistenband und setzt sich kranial in die Brustfaszie fort. Ventral ist sie mit dem vorderen Blatt der Rektusscheide (s. unten) verwachsen. Der M. transversus abdominis wird an seiner Innenseite von der *Fascia transversalis* überzogen, die kranial auf die Unterfläche des Zwerchfells, dorsal auf den M. quadratus lumborum und kaudal auf den M. iliopsoas (s. S. 138) übergeht. Unterhalb der Linea arcuata liegt sie dorsal vom M. rectus abdominis.

Rektusscheide (Abb. 111)

Die Aponeurosen der Bauchmuskeln ordnen sich im Bereich des M. rectus abdominis so an, dass sie um ihn eine Scheide bilden. Die Bauweise dieser Scheide ändert sich an der *Linea arcuata,* einer bogenförmigen Linie, die etwa eine Handbreite kranial der Symphyse liegt. Oberhalb der Linea arcuata zeigt die Rektusscheide folgenden Aufbau:

Die Aponeurose des M. obliquus internus abdominis spaltet sich am lateralen Rand des M. rectus abdominis in ein vorderes und hinteres Blatt. Dem vorderen Blatt lagert sich die Aponeurose des M. obliquus externus abdominis an, dem hinteren die des M. transversus abdominis. Im Bereich der Linea alba durchflechten sich die kollagenen Fasern aller Aponeurosen, und zwar sowohl diejenigen der beiden Internusblätter wie auch die des Externus und Transversus, sodass die Linea alba eigentlich gar keine selbständige Bildung darstellt, sondern nur durch die Faserkreuzungen zustande kommt. An der Innenseite der Rektusscheide befinden sich Fascia transversalis und Bauchfell.

Unterhalb der Linea arcuata laufen die Aponeurosen aller Bauchmuskeln vor dem M. rectus abdominis und durchflechten sich in der Linea alba. Hinter dem geraden Bauchmuskel liegen nur Fascia transversalis und Bauchfell.

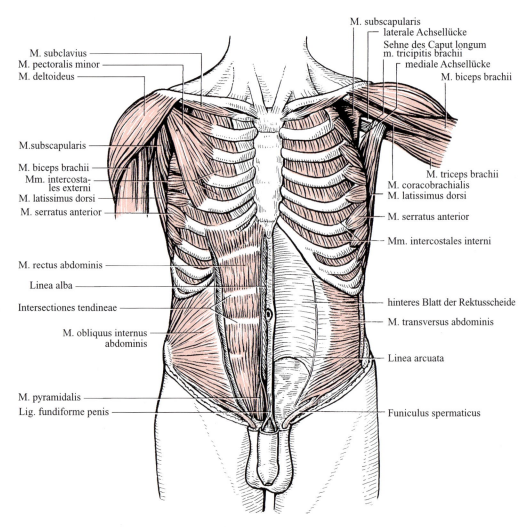

Abb. 110: Muskeln der vorderen Rumpfwand, mittlere und tiefe Schicht (M. transversus abdominis) [Q003]

Mit dem ventralen Blatt der Rektusscheide sind die Intersectiones tendineae fest verwachsen. Dadurch ist der M. rectus abdominis in der Lage, bei Drehen und Neigen des Rumpfes die Linea alba in der Mitte zu halten.

Leistenkanal, Canalis inguinalis
(Abb. 112)

Er liegt oberhalb des Leistenbandes und durchbricht als schmaler Spalt die vordere Bauchwand. Er verläuft von innen, kranial und lateral nach außen, kaudal und medial. Seine Länge beträgt 4–5 cm.
Die innere Öffnung heißt innerer Leistenring, *Anulus inguinalis profundus*, die äußere äußerer Leistenring, *Anulus inguinalis superficialis*. Der Leistenkanal besitzt folgende Wände:

Ventrale Wand: Aponeurose des M. obliquus externus abdominis.
Dorsale Wand: Fascia transversalis.
Kraniale Wand: freie untere Ränder vom M. obliquus internus abdominis und M. transversus abdominis.
Kaudale Wand: Lig. inguinale.
Der äußere Leistenring befindet sich zwischen besonders benannten Fasern (Crus mediale und laterale) der Aponeurose des M. obliquus externus abdominis. Den Boden bildet das Lig. reflexum. Er liegt etwa einen Querfinger lateral vom Tuberculum pubicum. Der innere Leistenring projiziert sich nach außen auf die vordere Bauchwand etwa einen Querfinger einwärts der Mitte des Leistenbandes.
Die Innenseite der vorderen Bauchwand, das parietale Blatt des Bauchfells (Peritoneum parietale, S. 203) zeigt ein Relief von Falten und Gruben.

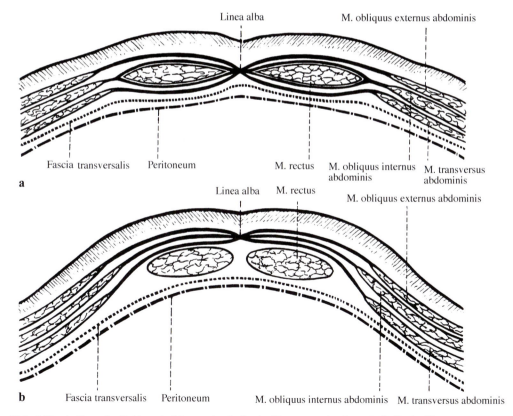

Abb. 111: Aufbau der Rektusscheide; **a:** oberhalb der Linea arcuata; **b:** unterhalb der Linea arcuata

Zwei dieser Gruben mit relativ dünner Wandung, die *Fossa inguinalis medialis* und die *Fossa inguinalis lateralis* projizieren sich nach außen auf die Öffnungen des Leistenkanales. Die Fossa inguinalis medialis entspricht dem äußeren Leistenring, und die Fossa inguinalis lateralis liegt unter dem inneren Leistenring.

Durch den Leistenkanal zieht beim Mann der Samenstrang, *Funiculus spermaticus*, welcher innerhalb einer dreifachen Hülle den Samenleiter, *Ductus deferens*, enthält. Im Leistenkanal der Frau verläuft das runde Mutterband, *Lig. teres uteri*, welches Uterus (Gebärmutter) und große Schamlippen verbindet.

> Der Leistenkanal stellt einen Ort des geringsten Widerstandes dar. Unter krankhaften Bedingungen kann sich Bauchfell durch den Kanal ausstülpen und im Bereich des äußeren Leistenringes unter die Haut treten. Da der *Leistenbruch* (Inguinalhernie) durch den Leistenkanal, d. h. vom Anulus inguinalis profundus zum Anulus inguinalis superficialis zieht, spricht man von Kanalhernie oder *indirekter Hernie*. Beim männlichen Geschlecht kann diese Hernie angeboren sein. Das tritt auf, wenn die Bauchfellausstülpung, die bei der Wandung des Hodens durch den Leistenkanal entsteht, sich nicht zurückbildet. Stülpt sich Bauchfell über die Fossa inguinalis medialis aus, so gelangt es auf direktem Weg durch die vordere Bauchwand in den äußeren Leistenring, es liegt eine *direkte Hernie* vor. Direkte Leistenhernien sind immer erworben.

Lacuna musculorum und vasorum, Muskel- und Gefäßlücke (Abb. 113)

Das Gebiet zwischen Leistenband und Becken wird durch einen Sehnenbogen, der vom Leistenband zum Becken zieht, in zwei Durchlässe geteilt. Die laterale *Lacuna musculorum*, Muskellücke, dient dem M. iliopsoas und dem N. femoralis als Durchtritt, in der medialen *Lacuna vasorum*, Gefäßlücke, gelangen A. und V. femoralis vom Becken zum Oberschenkel. Den engen, mit lockerem Bindegewebe erfüllten Raum zwischen V. femoralis und dem Lig. lacunare, der medialen Begrenzung der Gefäßlücke, bezeichnet man als Schenkelring, *Anulus femoralis*, da sich hier Schenkelhernien bilden können. Der Schenkelring stellt den Eintritt in den Schenkelkanal dar, der distal am *Hiatus saphenus* der Fascia lata endet.

Zusammenwirken und Ketten der Bauchmuskeln

Eine der wichtigsten Funktionen der Bauchmuskeln besteht in der Bewegung des Rumpfes. Der Verlauf der Muskelfasern und kollagenen Fasern des M. obliquus externus abdominis und des M. obliquus internus abdominis fordert geradezu heraus, diese beiden Muskeln als ein System aufzufassen. Die Faserrichtung des *Externus* der einen Seite wird auf der anderen Seite durch diejenige des *Internus* fortgesetzt, wodurch eine muskulös-sehnige Verbindung vom Rippenbogen der einen zum Darmbeinkamm der anderen Seite besteht. Diese Muskelkette dient der *Drehung* des Rumpfes. Bei starker Kontraktion nähern sich außerdem Brustkorb und Becken. Beide Externus-Internus-Ketten kreuzen sich in der Linea alba. Die Zusammenziehung der einen Kette bedeutet für die andere Dehnung und Vorspannung. *Seitwärtsneigungen* werden vom Externus und Internus der gleichen Seite ausgeführt. Die Muskelfaserkreuzungen zwischen Brustkorb und Darmbeinkamm erweisen sich für diese Bewegung als besonders günstig, weil sich dadurch Brustkorb und Darmbein in bedeutend stärkerem Maße zu nähern vermögen, als wenn die Muskelfasern kranio-kaudal verliefen. Solche Muskelfasern würden gestaucht. Neigung und Drehung werden durch die entsprechenden Teile des M. erector spinae unterstützt.

Bis auf den Transversus beteiligen sich alle vorderen Bauchmuskeln an der *Beugung* des Rumpfes und der *Hebung* des Beckens. Der M. rectus abdominis ist für diese Bewegungen besonders geeignet, da er durch die Intersectiones tendinae, die mit dem ventralen Blatt der Rektusscheide fest ver-

Zusammenwirken und Ketten der Bauchmuskeln   **167**

wachsen sind, in vier funktionell selbstständige Abschnitte aufgeteilt wird.
Die vorderen Bauchmuskeln bilden in Bezug auf die Beugung die Antagonisten zum M. erector spinae. Sie vermögen jedoch nicht, ohne Mithilfe des M. iliopsoas den Körper aus der horizontalen Lage aufzurichten. Beim Tragen von Lasten verhindern sie das Umkippen des Rumpfes nach dorsal. Durch allmähliches Nachlassen der

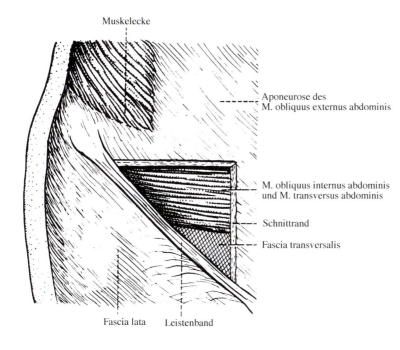

Abb. 112: Wände des Leistenkanals. Aus der Aponeurose des M. obliquus externus abdominis ist ein Dreieck ausgeschnitten.

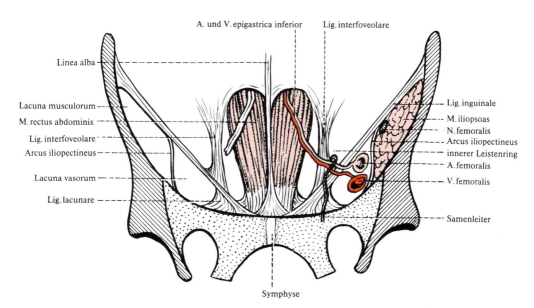

Abb. 113: Vordere Bauchwand, von innen gesehen. Lacuna vasorum, Lacuna musculorum

Kontraktionskraft ermöglichen sie das langsame Rückbeugen des Rumpfes.

Exspiration und *Bauchpresse* vereinen funktionell alle vorderen Bauchmuskeln. Deren gleichzeitige Kontraktion engt den Bauchraum ein und drängt das Zwerchfell nach oben. Auf diese Weise wird wiederum der Thoraxraum verkleinert und die Luft aus den Lungen gepresst. Erschlaffen die Bauchdecken, kontrahiert sich das Zwerchfell. Luft wird eingesaugt. Man bezeichnet diesen Vorgang als *Bauchatmung* (s. auch S. 171).

Die Wirkung der *Bauchpresse* besteht in einer Erhöhung des Druckes im Bauchraum. Es ziehen sich alle vorderen Bauch-

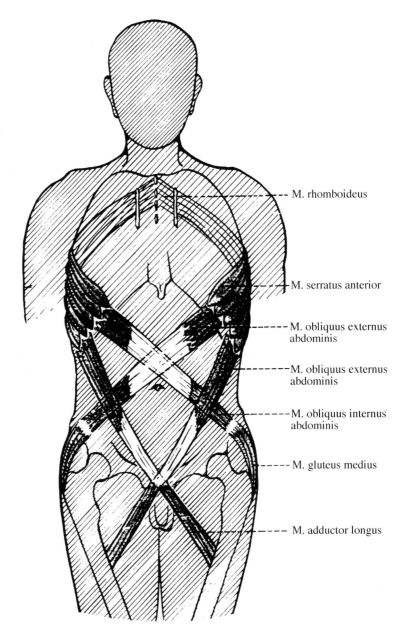

Abb. 114: Muskelketten des Rumpfes. Rhomboideus-Serratus anterior-Externus-Internus-Gluteus medius-Kette, Rhomboideus-Serratus anterior-Externus-Adductor longus-Kette

muskeln zusammen, wodurch das Zwerchfell wie bei der Bauchatmung nach oben getrieben würde, wäre es nicht fixiert. Die geschlossene Stimmritze verhindert jedoch, dass die Luft aus der Luftröhre, den Bronchien und der Lunge entweicht und stellt somit das Zwerchfell fest. Dadurch führt die Kontraktion der Bauchmuskeln zu Erhöhung des Druckes im Bauchraum. Unbedingte Voraussetzung für eine wirksame Bauchpresse ist demnach die geschlossene Stimmritze. Die Bauchpresse dient der Austreibung des Harns, des Stuhles und des Kindes während der Presswehen.

Die vorderen Bauchwandmuskeln verbinden die Muskeln des Schultergürtels und des Beckens. Sie schalten sich in Ketten ein, die von der Wirbelsäule bis zur unteren Extremität reichen. Im Wesentlichen handelt es sich um folgende zwei Muskelketten:

Rhomboideus-Serratus anterior-Externus-Internus-Gluteus medius-Kette (Abb. 114)

Unter Einfügung der Scapula legt sich diese Kette schlingenartig um den Rumpf und schafft weitere Fortsetzungsmöglichkeiten an der oberen und unteren Extremität. Sie dient vor allem der kombinierten Dreh-Neige-Bewegung des Rumpfes. Die Ketten beider Seiten kreuzen sich in der Linea alba.

Rhomboideus-Serratus anterior-Externus-Adductor longus-Kette (Abb. 114)

Auch diese Kette verbindet Wirbelsäule und untere Extremität. Sie überschreitet an der Symphyse die Medianlinie und gelangt zur Innenfläche des gegenseitigen Oberschenkels. Doppelseitige Kontraktion unterstützt wesentlich die Hebung des Beckens.

Durch die vielfältigen Überkreuzungen der vorderen Bauchwandmuskeln erhält die Bauchwand eine bedeutende Festigkeit. Gleichzeitiges Zusammenziehen der Muskeln kann sie bretthart machen und auf diese Weise Stößen und Schlägen den Einfluss auf die Eingeweide nehmen. Wird der Schlag oder Stoß überraschend ausgeführt, treten nicht selten erhebliche innere Störungen auf, da die erschlaffte Bauchdecke seine Kraft nicht mindert.

Atemmechanik (Abb. 115)

Obwohl in den vorangegangenen Kapiteln schon mehrfach auf die funktionellen Beziehungen verschiedener Muskeln zur Atmung hingewiesen wurde, erscheint es günstig und auch notwendig, die Mechanik der Atmung zusammenfassend darzustellen. Unter Atmung versteht man die Aufnahme von O_2 und die Abgabe von CO_2. Dieser Gasaustausch erfolgt an zwei Stellen: in der Zelle und in der Lunge; dementsprechend unterscheidet man *Zellatmung* und *Lungenatmung*. Zwischengeschaltet ist der Kreislauf, der Zell- und Lungenatmung zu einer funktionellen Einheit verbindet. Im Folgenden sollen jedoch ausschließlich die Vorgänge beschrieben werden, die zur Ventilation der Lunge führen, also der Lungenatmung dienen.

Die Aufnahme von Sauerstoff und die Abgabe von Kohlendioxid in der Lunge setzt deren Belüftung voraus. Durch Erweiterung und Verengung des Brustraumes wird in die Lungen Frischluft eingesaugt und verbrauchte Luft ausgestoßen, da die Lungen über die beiden Pleurablätter und die dazwischenliegende, undehnbare Flüssigkeit mit dem Brustraum verbunden sind und somit dessen Formveränderungen folgen müssen (s. auch S. 220).

An der aktiven Erweiterung und Verengung des Brustraumes beteiligen sich die Zwi-

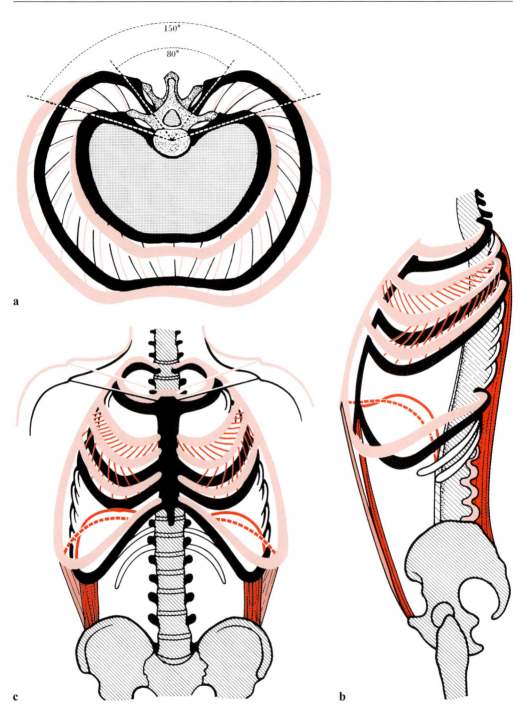

Abb. 115: Atemmechanik. Stellungen bei Inspiration (hellrot) und Exspiration (schwarz); **a:** von oben; **b:** von der Seite; **c:** von vorn

schenrippenmuskeln, das Zwerchfell, die Bauchmuskeln und in geringem Umfang auch die Rückenmuskeln. Wie bereits beschrieben, füllen kurze Muskeln die Zwischenrippenräume aus. Die *Mm. intercostales externi* verlaufen von hinten-oben nach vorn-unten, die *Mm. intercostales interni* dagegen von vorn-oben nach hinten-unten. Diese sich im Winkel von etwa 90° kreuzenden Muskeln werden in den Rippen-Wirbelgelenken und in den knorpeligen oder gelenkigen Brustbein-Rippenverbindungen wirksam. Während die mm. intercostales externi die Rippen nach kranial und außen führen, also heben, ziehen die mm. intercostales interni die Rippen nach kaudal und innen. Die jahrhundertealte Streitfrage nach der Funktion der Mm. intercostales ist heute entschieden, indem die Mm. intercostales externi als Inspirations-, die Mm. intercostales interni als Exspirationsmuskeln gelten. Durch die unterschiedliche Lage der Drehachsen der Artt. costovertebrales – die Drehachsen der Gelenke beider Seiten bilden im Bereich der 1. Rippe einen nach hinten offenen Winkel von etwa 150°, im Gebiet der 9. und 10. Rippe dagegen einen Winkel von etwa 80° – erweitert sich der Thorax in seinem oberen Abschnitt während der Inspiration vorwiegend nach ventral-kranial, also in sagittaler Richtung, in seinem unteren Abschnitt nach lateral-kranial, also in transversaler Richtung. Dabei bewirkt das Brustbein eine Art Parallelverschiebung der Rippen, deren brustbeinnaher, knorpeliger Anteil verwunden und gedreht wird. Die Bewegungen, die den oberen Teil des Thorax betreffen und sich in sagittaler Richtung vollziehen, bezeichnet man als *Brustatmung*, diejenigen des unteren Teiles des Thorax, die in transversaler Richtung ablaufen, als *Flankenatmung*.

Die *Ruheform* des Thorax ist unterschiedlich. Im Stehen liegt sie zwischen Inspirations- und Exspirationsstellung, im Liegen nahe der Inspirationsstellung. Daraus ergibt sich, daß im Liegen die Belüftung der Lunge schlechter ist. Andererseits bestehen im Liegen bessere Möglichkeiten für die Wiederbelebung, da der Thorax nach Kompression wieder in eine genäherte Inspirationsstellung zurückfedert.

Die Mm.intercostales dienen nicht nur der Bewegung der Rippen; sie verspannen auch, begünstigt durch ihre gekreuzte Verlaufsweise, die Zwischenrippenräume und verhindern, daß durch Druck von innen oder außen Verformungen auftreten.

Das *Zwerchfell* bildet den kaudalen Abschluß des Brustraumes. Während der Inspiration senkt es sich und bewirkt somit eine Vergrößerung des Brustraumes. Dieser Vorgang ist komplexer Art. Einmal wird die Bewegung des Zwerchfells nach kaudal durch die Kontraktion seines muskulösen Anteils erreicht, zum anderen durch die Erweiterung der unteren Thoraxabschnitte in transversaler Richtung. Dabei vergrößert sich der Winkel zwischen Brustwand und Zwerchfell. Die Senkung des Zwerchfells hat zur Folge, daß die Baucheingeweide nach kaudal verlagert werden. Da normalerweise zu diesem Zeitpunkt die Bauchdecken erschlafft sind, zeichnet sich eine leichte Vorwölbung ab. In der Exspirationsphase erschlaffen nunmehr die Muskelfasern des Zwerchfells und kontrahieren sich die *Bauchmuskeln;* das Zwerchfell steigt wieder hoch und wölbt sich in den Brustraum. Der Brustwand-Zwerchfell-Winkel wird kleiner. Bei ruhiger Atmung beträgt die Bewegung der Zwerchfellkuppeln in vertikaler Richtung etwa 2 cm, während das Centrum tendineum nur gering seine Lage verändert. Wegen der engen Beziehungen von Zwerchfell und Bauchmuskeln bezeichnet man diese Form der Atmung auch als *Zwerchfell-* oder *Bauchatmung* und wegen ihrer Intensität auch als *basale Atmung*.

Die *Rückenmuskeln* beteiligen sich insofern an der Atmung, als sie während der Inspiration eine Streckung des oberen Abschnittes der Lendenwirbelsäule bewirken und auf diese Weise einen gewissen Ausgleich des Überganges von Brustwirbelsäule in Lendenwirbelsäule herbeiführen.

Durch die Bewegung der Wirbelsäule nach dorsal erfolgt eine Vergrößerung des Brustraumes. Man nennt diese Form der Atmung *hintere untere Flankenatmung*.

Um den komplexen Vorgang Atmung zu verstehen, ist das Zerlegen in Teilvorgänge, hier als verschiedene Atmungsformen bezeichnet, unbedingt nötig. Man muss sich aber davor hüten, die Teilvorgänge zu verselbständigen. Denn alle Atemformen stehen untereinander funktionell in engem Zusammenhang. Es wurde schon darauf hingewiesen, dass die Senkung des Zwerchfells mit einer Erweiterung der unteren Thoraxapertur einhergeht, die wiederum durch die Mm. intercostales externi bewirkt wird. Weiterhin erfolgt, wie oben beschrieben, auch eine gewisse Vergrößerung des unteren Brustraumabschnittes durch die Streckung der Wirbelsäule, funktioneller Ausdruck der Kontraktion der Rückenmuskeln. In Seitenlage ist die Brust- und Flankenatmung der aufliegenden Seite eingeschränkt. Es steigt jedoch das Zwerchfell auf der freien Körperseite höher. Dadurch wird seine Atemexkursion größer und somit ein Ausgleich geschaffen, sodass auch in dieser Körperlage beide Lungen nahezu gleich intensiv beatmet werden.

Das Zusammenspiel der Atemmuskeln kann gestört sein. Nicht selten werden bei der Inspiration die Bauchmuskeln angespannt, wodurch die Senkung des Zwerchfells eine Hemmung erfährt und somit eine nur geringe Erweiterung des Brustraumes erfolgt. Man bezeichnet diese Fehlleistung als *paradoxe Atmung*. Entsprechende Übungen können sie korrigieren.

Besteht wegen krankhafter Veränderungen der Atemwege oder des Herzens Atemnot, so können noch weitere Muskeln zur Vergrößerung des Brustraumes eingesetzt werden. Man bezeichnet diese Muskeln als *Hilfsatemmuskeln*. Zu ihnen gehören: M. pectoralis major, M. pectoralis minor, M. serratus anterior, M. sternocleidomastoideus und Mm. scaleni. Es sind allesamt Muskeln, welche die Rippen zu heben vermögen. Bei denjenigen Muskeln, die sich am Humerus befestigen, ist dafür Voraussetzung, dass der Humerus fixiert wird. Menschen, die an Asthma bronchiale leiden, stützen deshalb im akuten Anfall die Arme fest auf.

Im Alter wird die Ventilation der Lunge geringer. Die Ursachen liegen in der Abnahme der Beweglichkeit besonders der Rippen-Brustbein-Verbindungen und der verminderten Leistung der Atemmuskeln, besonders der Bauchmuskeln.

> In den höheren Lebensjahrzehnten häufig auftretende Erkrankungen (Emphysem, chronische Bronchitis) führen zu einer Umformung des Thorax in Richtung Fassthorax und damit auch zur schlechteren Belüftung der Lungen.

Os hyoideum, Zungenbein

Das Zungenbein stellt einen Knochen dar, der nur über Muskeln und Bänder mit den Organen des Halses und Kopfes verbunden ist. Er besitzt in der horizontalen Aufsicht U-förmige Gestalt. Von dem ventralen *Körper* gehen horizontal nach hinten die *großen Hörner* ab, während die *kleinen Hörner* von der Grenze zwischen Körper und großen Hörnern nach hinten-oben ziehen. Das Zungenbein liegt beim Erwachsenen etwa in Höhe des 4. Halswirbels. Es ist tastbar und wird bei jedem Schluckakt nach aufwärts geführt.

Halsmuskeln (Tafel I und Abb. 116)

Man teilt die Halsmuskeln in *oberflächliche Muskeln, suprahyale Muskeln, infrahyale Muskeln, Skalenusgruppe* und *tiefe Muskeln* ein.

Oberflächliche Muskeln

Platysma, Halshautmuskel

Das Platysma liegt unmittelbar unter der Haut und reicht vom Gesicht (unterer Abschnitt) bis zur Brusthaut. Es spannt die Haut des Halses.

M. sternocleidomastoideus, Kopfwender

Ursprung: Manubrium sterni, medialer Teil der Clavicula.
Ansatz: Proc. mastoideus des Schläfenbeins.
Ein auf der Körperoberfläche sich deutlich abzeichnender Muskel, der schräg über die Seitenfläche des Halses verläuft. Er teilt den Hals in ein mediales und laterales Halsdreieck.

Funktionen:
1. Bewegung
   a) Einseitig: Neigen des Kopfes nach der gleichen Seite, Drehen des Kopfes nach der Gegenseite. Doppelseitig: Senken des Hinterkopfes, Heben des Gesichts
   b) Heben des Thorax, Hilfsinspirationsmuskel.
2. Fixation des Schultergürtels bei Belastung.

Innervation: N. accessorius und Plexus cervicalis.

Suprahyale Muskeln, obere Zungenbeinmuskeln

Sie liegen oberhalb des Zungenbeins.

M. digastricus, zweibauchiger Muskel

Ursprung:
Vorderer Bauch: Innenfläche der Mandibula nahe dem Kinn.
Hinterer Bauch: Warzenfortsatz des Schläfenbeins.
Ansatz: Beide Bäuche mit einer Zwischensehne am Os hyoideum.

Funktionen:
1. Bewegung
   a) Heben des Zungenbeins beim Schluckakt
   b) Senken des Unterkiefers.
Innervation: Vorderer Bauch: N. mylohyoideus (V_3). Hinterer Bauch: N. facialis.

M. mylohyoideus, Mundbodenmuskel

Ursprung: Innenfläche des Corpus der Mandibula.
Ansatz: Zungenbein.
Die Muskeln beider Seiten vereinen sich in der Medianlinie in einem Bindegewebsstreifen. Sie bilden die muskulöse Grundlage des Mundbodens.

Funktionen:
1. Bewegung
   a) Heben des Zungenbeins beim Schluckakt
   b) Senken des Unterkiefers.
Innervation: N. mylohyoideus.

M. geniohyoideus, Kinn-Zungenbeinmuskel

Ursprung: Innenfläche des Kinns.
Ansatz: Zungenbein.

Funktionen: Wie M. digastricus und M. mylohyoideus.
Innervation: Nn. cervicales über den N. hypoglossus.

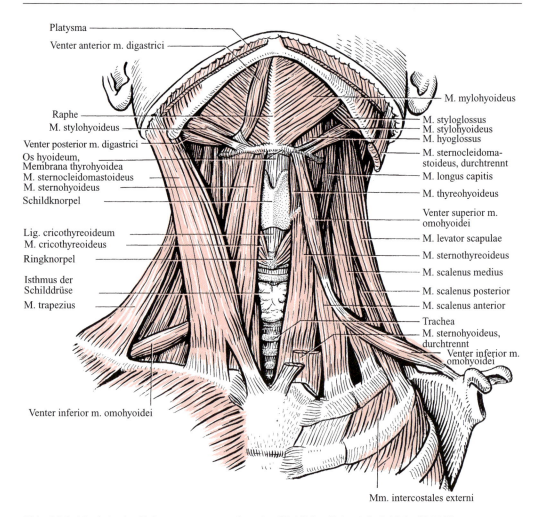

Abb. 116: Muskeln des Halses von vorn; rechts oberflächliche, links tiefe Schicht [Q003]

M. stylohyoideus, Griffelfortsatz-Zungenbeinmuskel

Ursprung: Proc. styloideus des Schläfenbeins.
Ansatz: Zungenbein.

Funktionen:
1. Bewegung
   a) Zieht das Zungenbein nach hinten und aufwärts.
Innervation: N. facialis.

Infrahyale Muskeln, untere Zungenbeinmuskeln

Sie liegen unterhalb des Zungenbeins.

M. sternohyoideus, Brustbein-Zungenbeinmuskel

Ursprung: Manubrium sterni.
Ansatz: Zungenbein.

Funktionen:
1. Bewegung
   a) Senken des Zungenbeins nach vorheriger Hebung.
2. Haltung
   Fixation des Zungenbeins beim Öffnen des Mundes durch die suprahyalen Muskeln.

Innervation: Ansa cervicalis.

M. sternothyroideus, Brustbein-Schildknorpelmuskel

Ursprung: Manubrium sterni.
Ansatz: Schildknorpel.

Funktionen:
1. Bewegung
   a) Senken des Kehlkopfes nach vorheriger Hebung.

Innervation: Ansa cervicalis.

M. thyrohyoideus, Schildknorpel-Zungenbeinmuskel

Ursprung: Schildknorpel.
Ansatz: Zungenbein.

Funktionen:
1. Bewegung
   a) Senken des Zungenbeins nach vorheriger Hebung
   b) Heben des Kehlkopfes.
2. Haltung
   Halten des Kehlkopfes.

Innervation: Ansa cervicalis.

M. omohyoideus, Schulter-Zungenbeinmuskel

Ursprung: Oberrand des Schulterblattes.
Ansatz: Zungenbein.
Der Muskel besteht aus einem oberen und unteren Bauch, die sich in einer Zwischensehne vereinen.

Funktionen:
1. Bewegung
   a) Senken des Zungenbeins nach vorheriger Hebung.

Die Zwischensehne ist mit dem mittleren Blatt der Halsfaszie verwachsen, wodurch der Muskel dieses Faszienblatt spannt.

Innervation: Ansa cervicalis.

Skalenusgruppe (Abb. 117)

Die Muskeln dieser Gruppe liegen seitlich der Wirbelsäule treppenförmig hintereinander.

M. scalenus anterior, vorderer Treppenmuskel

Ursprung: Querfortsätze des 3.–6. Halswirbels.
Ansatz: 1. Rippe.

M. scalenus medius, mittlerer Treppenmuskel

Ursprung: Querfortsätze aller Halswirbel.
Ansatz: 1. Rippe.

M. scalenus posterior, hinterer Treppenmuskel

Ursprung: Querfortsätze des 5.–7. Halswirbels.
Ansatz: 2. Rippe.

Funktionen (aller Skalenusmuskeln):
1. Bewegung
   a) Heben des Thorax, Hilfsinspirationsmuskeln
   b) Einseitig: Neigen der Halswirbelsäule nach der gleichen Seite.

2. Haltung
   Doppelseitig: Halten des Thorax, Fixation der Halswirbelsäule.

Innervation: Rr. ventrales der Nn. cervicales.

Zwischen M. scalenus anterior und medius befindet sich die sog. *Skalenuslücke,* die kaudal von der ersten Rippe begrenzt wird. Sie dient dem Durchtritt des Plexus brachialis und der A. subclavia, während die V. subclavia ventral vom M. scalenus anterior vorbeizieht.

Tiefe Muskeln

Sie umfassen den *M. longus colli* und den *M. longus capitis* (langer Halsmuskel, langer Kopfmuskel), zwei Muskeln, die sich derart ineinander schieben, dass sie nur schwer zu trennen sind (Abb. 117). Der M. longus capitis reicht nach kranial bis zum Hinterhauptbein, der M. longus colli nach kaudal bis zum 3. Brustwirbel. Sie liegen vor der Wirbelsäule und beteiligen sich an deren Beugung.

Halsfaszie, Fascia cervicalis

Die Halsfaszie gliedert sich in drei Blätter. Die *Lamina superficialis* überzieht als oberflächliches Blatt von vorn alle Organe des Halses. Sie geht kranial in die Gesichtsfaszie, kaudal in die Brustfaszie, dorsal in die Faszie des M. trapezius über und umscheidet den M. sternocleidomastoideus. Sie heftet sich fest am Zungenbein an. Zwischen Unterkiefer und Zungenbein spaltet sie sich in zwei Schichten auf. Das mittlere Blatt, die *Lamina praetrachealis,* wird kranial vom Zungenbein und seitlich von beiden Mm. omohyoidei begrenzt und bedeckt nur die mittleren und unteren Organe des Halses. Es ist dreieckig. Mit der Wand der V. jugularis interna und der Zwischensehne des M. omohyoideus bestehen feste Verbindungen. Da der M. omohyoideus das Faszienblatt spannt, wird das Lumen der V. jugularis interna offen gehalten. Bei

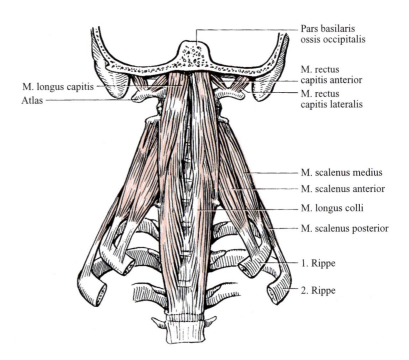

Abb. 117: Muskeln des Halses von vorn; Beziehung zwischen prävertebralen Muskeln und Mm. scaleni [Q003]

Verletzungen kann sie deshalb nicht kollabieren. Es besteht die Gefahr der Luftembolie. Vor den tiefen Halsmuskeln liegt die *Lamina praevertebralis,* das tiefe Blatt. Sie besitzt die gleiche Ausdehnung wie die tiefen Halsmuskeln und setzt sich lateral in die Faszie der Skalenusmuskeln fort.

Schädel, Cranium
(Abb. 118 und 119)

Die Form des Schädels wird durch ethnische Herkunft und Konstitution bestimmt und, wie wohl kein zweiter Knochen des Menschen, individuell geprägt. Zur Unterscheidung der mannigfachen Schädelformen benutzt man zahlreiche Messmethoden, von denen zwei hier aufgeführt seien. Es sind die Bestimmung des *Längen-Breiten-Index* und des *Gesichtswinkels*. Unter *Längen-Breiten-Index* versteht man das Verhältnis von größter Schädelbreite zur größten Schädellänge. Dabei wird die Schädelbreite in Prozent der Schädellänge ausgedrückt. Die Formel lautet:
   Breite / Länge × 100.
Nach der Größe dieses Index unterscheidet man drei Schädelformen. Schädel mit einem Index von 75–80 % heißen mesocephal (mittelschädlig); Schädel, deren Index unter 75 % liegt, nennt man dolichocephal (langschädlig), Schädel, die einen Index von über 80 % aufweisen, werden als brachycephal (breitschädlig) bezeichnet.
Zur Bestimmung des *Gesichtswinkels* zieht man eine horizontale Linie vom oberen Rand des äußeren Gehörganges zum unteren Rand der Augenhöhle und eine Zweite vom Spalt zwischen den ersten Schneidezähnen des Oberkiefers zum Stirnbein. Beide Linien bilden einen Winkel, der über das Profil des Gesichts Auskunft gibt und deshalb Gesichtswinkel heißt. Er beträgt bei erwachsenen Europäern im Mittel 80°. Neugeborene besitzen einen Winkel von 90°, da der Hirnschädel zu diesem Zeitpunkt stärker als der Gesichtsschädel entwickelt ist. Später gleichen sich die Verhältnisse aus, wodurch sich der Gesichtswinkel verringert.

Mit Ausnahme des beweglichen Unterkiefers vereinen sich die Schädelknochen des Erwachsenen zu einem fest gefügten Ganzen, das die Hülle des Gehirns und die Grundlage für das Gesicht darstellt. Diesen unterschiedlichen Aufgaben entsprechend, unterscheidet man den Hirnschädel, *Neurocranium*, vom Gesichtsschädel, *Viscerocranium*, auch Eingeweideschädel genannt, da er den Anfang der Atem- und Verdauungswege bildet.

Das Neurocranium gliedert sich in Schädeldach und Schädelbasis. Es besteht aus folgenden Knochen:
- Os occipitale (Hinterhauptbein)
- Os frontale (Stirnbein)
- Os temporale (Schläfenbein)
- Os parietale (Scheitelbein)
- Os sphenoidale (Keilbein)
- Os ethmoidale (Siebbein)

Zum Gesichtsschädel gehören:
- Maxilla (Oberkiefer)
- Os nasale (Nasenbein)
- Os palatinum (Gaumenbein)
- Vomer (Pflugscharbein)
- Os zygomaticum (Jochbein)
- Concha nasalis inferior (untere Nasenmuschel)
- Os lacrimale (Tränenbein)

Hinzu kommt als selbständiger Knochen die Mandibula (Unterkiefer).

Os occipitale, Hinterhauptbein

Die Teile des Hinterhauptbeins umschließen das große Hinterhauptloch, das *Foramen magnum,* welches eine breite Verbindung zwischen Schädelinnerem und Wirbelkanal schafft. Den ventralen Teil des Os occipitale bezeichnet man als *Basis,* die sich dem Keilbeinkörper anlagert, den seitlichen als *Pars lateralis,* an deren Unterfläche sich die *Condyli occipitales* (Gelenkhöcker) vorwölben.

Der dorsale Abschnitt umgibt als Hinterhauptschuppe, *Squama occipitalis,* die hinteren-unteren Abschnitte des Gehirns. An der Außenfläche der Schuppe springt die *Protuberantia occipitalis externa* (Hinterhaupterhebung) vor, die dem Nackenband und dem M. trapezius als Befestigung dient. Die Innenseite der Squama zeigt breite Längs- und Querfurchen zur Einlagerung von Hirnblutleitern.

Os temporale, Schläfenbein

Dieser Knochen ist ziemlich kompliziert gebaut. Er nimmt am Aufbau des Schädeldaches wie der Schädelbasis teil. In seinem Inneren enthält er den äußeren Gehörgang, das Mittelohr und das Innenohr. Die Teile sind: Pars petrosa, Pars tympanica, Pars squamosa.

Pars petrosa, Felsenteil oder Felsenbein

Die *Pars petrosa* besitzt die Form einer dreiseitigen Pyramide (wird deshalb auch Felsenbeinpyramide genannt), die sich in die Schädelbasis einfügt.

Dabei zeigt die Spitze nach medial und vorn, die Basis nach lateral und hinten. Die freien Seiten der Pyramide heißen *Facies anterior* (Vorderfläche), *Facies posterior* (Hinterfläche) und *Facies inferior* (Unterfläche). Facies anterior und posterior stoßen am *Margo superior* (oberer Rand) zusammen. Der Margo superior trennt die mittlere und hintere Schädelgrube. Auf der *Facies anterior* befinden sich mehrere kleine Öffnungen, auf der *Facies posterior* neben schmalen Furchen der *Porus acusticus internus* (Öffnung des inneren Gehörganges), welcher in den *Meatus acusticus internus* (innerer Gehörgang) führt.

Die Facies inferior zeigt als größte Öffnung die *Apertura externa canalis carotici* (äußere Öffnung des Kanals der inneren Halsschlagader). Hinter ihr senkt sich der Knochen zur *Fossa jugularis,* Grube der Drosselvene, ein, die sich nach medial in das *Foramen jugulare,* Drosselvenenloch, fortsetzt. Am dorso-lateralen Rand der Fossa jugularis entspringt der meist sehr lange und schlanke *Proc. styloideus,* Griffelfortsatz, und hinter diesem der *Proc. mastoideus,* Warzenfortsatz. Der Proc. mastoideus zählt zu den pneumatisierten Knochen. In seinem Inneren befinden sich die *Cellulae mastoideae,* bienenwabenähnliche Hohlräume, die von Schleimhaut ausgekleidet, mit dem Mittelohr verbunden und mit Luft gefüllt sind. Zwischen Proc. styloideus

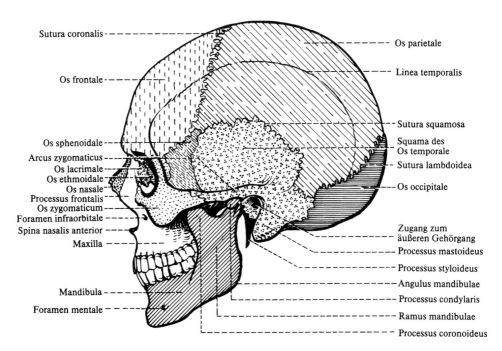

Abb. 118: Schädel, von lateral

und mastoideus liegt eine kleine, aber wichtige Öffnung, das *Foramen stylomastoideum.*
Die Pars petrosa enthält Teile des äußeren Gehörganges, das Mittelohr und das Innenohr.

Pars tympanica, Paukenteil

Dieser kleinste Teil des Schläfenbeins stellt eine Knochenrinne dar, die sich von unten her an die lateralen Abschnitte der Facies inferior der Felsenbeinpyramide anlagert und von vorn und unten den äußeren Gehörgang, *Meatus acusticus externus,* begrenzt.

Pars squamosa, Schuppenteil

Der Schuppenteil, meist kurz als Squama, Schuppe, bezeichnet, bildet mit der Felsenbeinpyramide nahezu einen rechten Winkel. Er gliedert sich in die seitliche Schädelwand ein und ist der Teil, welcher im Bereich der Schläfe liegt, also derjenige, dem das Schläfenbein seinen Namen verdankt. Am vorderen-unteren Umfang der Schuppe entspringt der *Proc. zygomaticus,* Jochbeinfortsatz, der sich mit dem entsprechenden Fortsatz des Os zygomaticum, Jochbein, zum *Arcus zygomaticus,* Jochbogen, verbindet. Die Unterseite der Squama zeigt eine wichtige Vertiefung, die *Fossa mandibularis,* und davor eine Vorwölbung, das *Tuberculum articulare.* Beide sind von Gelenkknorpel überzogen und artikulieren im Kiefergelenk mit dem Kopf der Mandibula.

Os sphenoidale, Keilbein

Wegen der Ähnlichkeit dieses Knochens mit einer Wespe nimmt man an, dass er ursprünglich als Os spheoidale (Wespenbein) bezeichnet worden ist und im Mittelalter durch einen Schreibfehler zum Os sphenoidale (Keilbein) wurde. Tatsächlich gleicht der Knochen in keiner Weise einem Keil. Trotzdem gilt heute nur die Bezeichnung Os sphenoidale, Keilbein.

Das Os sphenoidale liegt mit seinen lateralen, paarigen Teilen vor dem Os temporale jeder Seite und mit dem unpaaren zentralen Abschnitt vor der Basis des Os occipitale.

Man unterscheidet: *Corpus, Alae minores* (kleine Flügel), *Alae majores* (große Flügel) und *Procc. pterygoidei* (Flügelfortsätze).

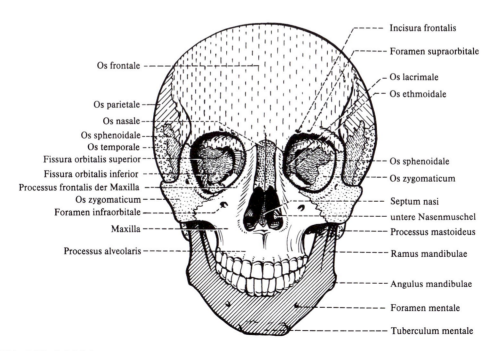

Abb. 119: Schädel, von vorn

Das unpaare Corpus stellt das Zentrum des Keilbeins dar. Seine obere Wand senkt sich zum Türkensattel, *Sella turcica*, ein, der die Hypophyse aufnimmt. Im Inneren enthält der Keilbeinkörper den *Sinus sphenoidalis*, die Keilbeinhöhle, welche wie der Proc. mastoideus zu den pneumatisierten Knochen zählt. Sie wird durch eine Knochenwand meist nicht symmetrisch geteilt und öffnet sich nach vorn.

Vom Corpus gehen die Fortsätze aus. Die paarigen Alae minores verschmelzen in der Medianlinie miteinander. Sie begrenzen von oben die *Fissura orbitalis superior* (oberer Augenhöhlenspalt) und werden nahe dem Keilbeinkörper vom *Canalis opticus* (Sehkanal) durchbohrt. Ebenfalls paarig sind die Alae majores. Sie entspringen lateral am Corpus und enthalten drei wichtige Öffnungen: das *Foramen rotundum* (rundes Loch), das *Foramen ovale* (ovales Loch) und das *Foramen spinosum* (Stachelloch). Die großen Flügel begrenzen die Fissura orbitalis superior von unten und die Fissura orbitalis inferior von hinten.

Die paarigen *Processus pterygoidei* ziehen von den seitlichen Bezirken des Keilbeinkörpers fast senkrecht nach abwärts. Sie bestehen aus einer *Lamina medialis* und *lateralis* (mediales und laterales Blatt). Zwischen beiden liegt die *Fossa pterygoidea*, Flügelgrube.

Os frontale, Stirnbein

Das Os frontale bildet den vorderen Abschnitt des Neurocraniums. Es gliedert sich in die *Squama frontalis* (Stirnbeinschuppe), *Pars nasalis* (Nasenteil) und *Partes orbitales* (Augenhöhlenteile).

Die während der Entwicklung paarig angelegte *Stirnbeinschuppe* verwächst beim Erwachsenen zu einem Knochenteil. Sie stellt die vordere Wand und einen Teil der oberen Wand des Schädels dar. Sie grenzt nach hinten an die Scheitelbeine und seitlich an die Keilbeine und Jochbeine. Ihr unterer Rand ist gewölbt. Er formt den oberen Rand des Zuganges zur Augenhöhle.

Die *Pars nasalis* lagert sich als kleiner Bezirk von unten an die Squama.

Zwischen den paarigen *Partes orbitales* schiebt sich von dorsal die Incisura ethmoidalis (Siebbeineinschnitt), welche die Siebbeinplatte aufnimmt. Die Partes orbitales liegen an der Schädelbasis. Sie grenzen dorsal an beide kleine Keilbeinflügel. Sie besitzen eine innere, dem Hirn zugekehrte Fläche und eine äußere, die das Dach der Augenhöhle bildet.

Im Inneren des Stirnbeins befindet sich die Stirnhöhle, *Sinus frontalis*. Sie ist paarig und wird durch ein Knochenseptum ungleich geteilt. Sie gehört zu den pneumatisierten Knochen. Da sie sich in den mittleren Nasengang öffnet, stellt sie eine Nebenhöhle der Nase dar.

Os parietale, Scheitelbein

Die Scheitelbeine sind nach außen konvex gewölbte Plattenknochen. Sie machen den größten Teil des Schädeldaches aus. Vorn verbinden sie sich mit der Stirnbeinschuppe, seitlich mit den großen Keilbeinflügeln und dem Os temporale, hinten mit der Schuppe des Os occipitale und in der Medianlinie untereinander.

Os ethmoidale, Siebbein

Dieser kompliziert gebaute Schädelknochen liegt zwar vorwiegend im Inneren des Gesichtsschädels, gehört aber zum Hirnschädel. Man unterscheidet: *Lamina cribrosa* (Siebbeinplatte), *Crista galli* (Hahnenkamm), *Labyrinthus ethmoidalis* (Siebbeinlabyrinth) und *Lamina perpendicularis* (senkrechtes Siebbeinblatt).

Die *Lamina cribrosa* schiebt sich in die Incisura ethmoidalis des Os frontale. Sie enthält etwa 30 kleine Löcher für den Durchtritt der Riechnerven. Vorn erhebt sich der Hahnenkamm, *Crista galli*, und teilt sie unvollständig.

Das *Siebbeinlabyrinth* enthält zahlreiche unregelmäßige Hohlräume, die Siebbeinzellen. Diese grenzen kaudal-medial an die Nasenhöhle. Sie zählen zu den pneumatisierten Knochen und stehen mit der Nasenhöhle in Verbindung. Die hinteren Siebbeinzellen münden in den oberen Nasengang, die vorderen und mittleren in den mittleren Nasengang. Sie sind Nebenhöhlen der Nase. An der Innenfläche des Siebbeinlabyrinthes wölben sich die *obere* und *mittlere Nasenmuschel* vor. Sie begrenzen den oberen und mittleren Nasengang. Die *Lamina perpendicularis* zieht von der Lamina cribrosa senkrecht nach abwärts. Sie beteiligt sich an der Bildung der knöchernen Nasenscheidewand.

Maxilla, Oberkiefer

Die Maxilla ist der größte Gesichtsknochen. Sie grenzt an Augen-, Nasen- und Mundhöhle. Ihre Teile sind *Corpus, Proc. frontalis, Proc. zygomaticus, Proc. alveolaris, Proc. palatinus.* Der *Körper* des Oberkiefers liegt in dessen Zentrum. Er enthält im Inneren eine Nebenhöhle der Nase, die *Oberkieferhöhle (Sinus maxillaris),* welche wie die übrigen Nasennebenhöhlen zu den pneumatisierten Knochen zählt. Sie mündet über eine halbmondförmige Öffnung, *Hiatus semilunaris,* in den mittleren Nasengang. An der Vorderfläche des Corpus endet der *Canalis infraorbitalis* mit dem *Foramen infraorbitale* (Loch unterhalb der Augenhöhle).

Vom Körper gehen vier Fortsätze aus. Der *Proc. frontalis* (Stirnbeinfortsatz) verbindet den Oberkiefer mit dem Stirnbein, der *Proc. zygomaticus* (Jochbeinfortsatz) mit dem Jochbein, der *Proc. alveolaris* (Zahnfortsatz) trägt die Zähne, und die *Processus palatini* (Gaumenfortsätze) beider Seiten vereinen sich in der Mittellinie zum harten Gaumen ($3/4$).

Os palatinum, Gaumenbein

Das Gaumenbein besteht aus zwei Knochenblättern, die nahezu rechtwinklig aneinander stoßen. Das senkrechte Knochenblatt heißt *Lamina perpendicularis.* Es lagert sich von dorsal an die Maxilla an. Die waagerechte *Lamina horizontalis* verschmilzt in der Medianlinie mit der gleichen Lamina der Gegenseite und vorn mit dem Hinterrand des Proc. palatinus der Maxilla. Das Gaumenbein bildet $1/4$ des harten Gaumens.

Os zygomaticum, Jochbein

Vom Jochbein entspringen drei Fortsätze. Der *Proc. frontalis* (Stirnfortsatz) zieht zum Stirnbein, der *Proc. maxillaris* (Oberkieferfortsatz) zum Oberkiefer und der *Proc. temporalis* (Schläfenbeinfortsatz) zum Os temporale. Dieser Fortsatz ergänzt sich mit dem Proc. zygomaticus des Schläfenbeins zum *Arcus zygomaticus* (Jochbeinbogen).

Os lacrimale, Tränenbein

Es handelt sich um einen kleinen rechteckigen Knochen. Er schiebt sich zwischen Stirnbein (oben), Proc. frontalis der Maxilla (vorn), Siebbein (hinten) und Oberkiefer (unten) ein. An seinem vorderen Rand befindet sich eine Furche, die sich mit einer Furche des Stirnfortsatzes des Oberkiefers zu einem Kanal vervollständigt, der von der Orbita zum *Canalis nasolacrimalis* (unterer Nasengang) führt.

Os nasale, Nasenbein

Die Nasenbeine beider Seiten, kleine rechteckige Knochen, vereinen sich dachfirstartig. Nach oben grenzen sie an das Stirnbein, nach hinten an den Proc. frontalis der Maxilla. Sie bilden den knöchernen Nasenrücken.

Vomer, Pflugscharbein

Dieser Knochen besitzt wegen seiner Form den Namen sehr zu Recht. Er beteiligt sich an der Bildung der knöchernen Nasenscheidewand. Vorn-oben ist er mit der Lamina perpendicularis des Siebbeins, unten mit dem harten Gaumen und hinten-oben mit dem Keilbeinkörper verbunden.

Concha nasalis inferior, untere Nasenmuschel

Während die obere und mittlere Nasenmuschel dem Siebbein angehören, stellt die untere Nasenmuschel einen selbständigen Knochen dar. Sie liegt von innen her der Maxilla und dem Os palatinum an und begrenzt den unteren Nasengang.

Mandibula, Unterkiefer

Geht man vom Knochenpräparat aus, ist die Mandibula ein selbständiger Knochen, der sich über das Kiefergelenk, die Kaumuskeln, Bänder und

Weichteile mit dem Schädel verbindet. Man unterscheidet *Corpus* und *Ramus* (Ast). Den horizontalen Teil der Mandibula bildet das *Corpus*. Er besitzt die Form einer Parabel und trägt die Zähne. Am *Angulus* (Winkel) geht das Corpus in den Ramus über. Der Winkel beträgt beim Erwachsenen etwa 100°, beim Neugeborenen und Greis wegen der fehlenden Zähne 120–135°. Nach oben läuft der *Ramus* in zwei Fortsätzen aus, in den vorderen *Kronenfortsatz* (Proc. coronoideus) und den hinteren *Gelenkfortsatz* (Proc. condylaris), der sich zum *Collum* (Hals) verjüngt und das *Caput* (Kopf) trägt. Die Achsen beider Köpfe konvergieren nach dorsal in einem Winkel von 150–160°.

Die Mandibula wird von einem Kanal, dem *Canalis mandibulae*, durchsetzt. Dieser beginnt an der Innenseite des Ramus mit dem *Foramen mandibulae* (Unterkieferloch) und endet an der Außenseite des Corpus etwa 1–2 cm lateral vom Kinn mit dem *Foramen mentale* (Kinnloch).

Schädel als Ganzes

Bis auf die Mandibula sind beim Erwachsenen die Schädelknochen miteinander verschmolzen. Deshalb erscheint es günstig, abschließend den Schädel als einheitlichen Knochen zu betrachten. Es ergeben sich zwanglos folgende Abschnitte: *Schädeldach, Schädelbasis, Augenhöhle, Nasenhöhle, untere Schläfengrube* und *Flügelgaumengrube*.

Schädeldach

Das Schädeldach bildet die obere und seitliche schützende Hülle für das Gehirn. Im Bereich der Schädelnähte sind die Knochen ineinander verzahnt. Zwischen dem Stirnbein und den Scheitelbeinen verläuft in querer Richtung die Kranznaht, *Sutura coronalis*. Beide Scheitelbeine stoßen an der längsgerichteten Pfeilnaht, *Sutura sagittalis*, aneinander. Hinterhauptbein und Scheitelbeine verbinden sich durch die Lambdanaht, *Sutura lambdoidea*. Beim Neugeborenen ist die Stirnbeinschuppe noch durch eine Naht längs geteilt. Außerdem bestehen zu diesem Zeitpunkt zwei wichtige bindegewebige Zuwachsflächen, die *große* und *kleine Fontanelle*. Die *große*, viereckige *Fontanelle* liegt zwischen den beiden Anteilen der Stirnbeinschuppe und beiden Scheitelbeinen. Die *kleine*, dreieckige *Fontanelle* befindet sich zwischen den Scheitelbeinen und der Hinterhauptschuppe. Während des ersten Lebensjahres schließt sich die kleine, während des zweiten die große Fontanelle (Abb. 120).

Schädelbasis (Abb. 121 und 122)

Innen- und Außenfläche der *Schädelbasis* unterscheiden sich wesentlich. Von innen betrachtet, gliedert sich die Schädelbasis in die *vordere, mittlere* und *hintere Schädelgrube*.

Die *vordere Schädelgrube* reicht bis zu den Hinterrändern der kleinen Keilbeinflügel. Sie enthält die *Lamina cribrosa* zum Durchtritt für die Geruchsnerven und die *Canales optici* für die Sehnerven. Im Gebiet der *mittleren Schädelgrube*, die am oberen Rand der Felsenbeinpyramide endet, liegen zahlreiche wichtige Durchlässe. Vorn befindet sich an der Grenze zur vorderen Schädelgrube die *obere Augenhöhlenspalte*, dahinter folgen das *Foramen rotundum*, ein wenig seitlich das *Foramen ovale* und *Foramen spinosum*. Das Zentrum der mittleren Schädelgrube bildet die *Hypophysengrube* des Keilbeinkörpers, an dessen lateralem Umfang der Canalis caroticus endet. Als *Foramen lacerum* bezeichnet man eine unregelmäßig begrenzte Öffnung zwischen Spitze der Felsenbeinpyramide und Keilbeinkörper, welche beim Lebenden durch Faserknorpel verschlossen ist. Dorsal vom oberen Rand der Felsenbeinpyramide beginnt die *hintere Schädelgrube*. Sie ist die größte. Im Mittelpunkt liegt das *große Hinterhauptloch*, das Schädelhöhle und Wirbelkanal verbindet. Vorn seitlich des Loches, zwischen Os occipitale und temporale, ergänzen sich zwei tiefe Einschnitte zum *Foramen jugulare* (Drosselvenenloch). Eine s-förmige Furche endet hier. Das die Condyli occipitales tragende Knochenmassiv wird vom *Canalis hypoglossi* (Hypoglossuskanal) durchbohrt. An der Hinterfläche der Felsenbeinpyramide beginnt der *Meatus acusticus internus* (innerer Gehörgang) mit dem *Porus acusticus internus*. Dorsal-lateral vom

Schädel **183**

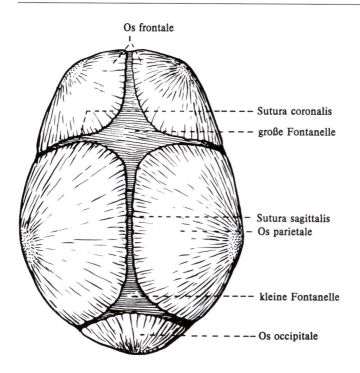

Abb. 120: Fontanellen des Neugeborenenschädels, von oben

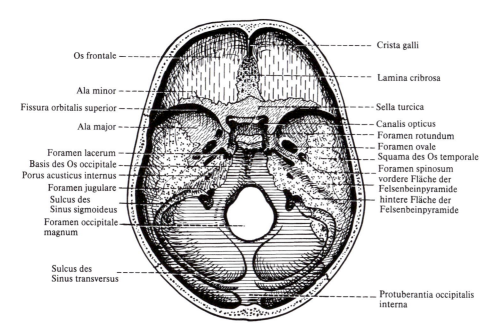

Abb. 121: Schädelbasis, von innen

Hinterhauptloch zeichnen sich Vertiefungen ab, welche das Kleinhirn aufnehmen.

Die *Außenfläche* der *Schädelbasis* besteht vorn aus dem harten Gaumen. Hinter den Schneidezähnen liegt das meist unpaare *Foramen incisivum* (Schneidezahnloch). Nahe dem Hinterrand des harten Gaumens, medial vom dritten Mahlzahn, endet jederseits der *Canalis palatinus majus* (Flügelgaumenkanal) mit dem *Foramen palatinum majus* (großes Gaumenloch). Dem harten Gaumen lagern sich die Procc. pterygoidei an. In der Medianebene, dorsal vom harten Gaumen, stoßen die Unterflächen von Keil- und Hinterhauptbein aneinander. Seitlich der *Procc. pterygoidei* befinden sich *Foramen ovale* und *Foramen spinosum*. Dahinter schiebt sich das Schläfenbein ein. Zwischen Keilbeinkörper und Spitze der Felsenbeinpyramide ist das *Foramen lacerum* zu erkennen. Auf der Unterseite der Felsenbeinpyramide beginnt der *Canalis caroticus* mit der *Apertura externa*. Seitlich dahinter vertieft sich der Knochen zur *Fossa jugularis,* die in das *Foramen jugulare* übergeht. Es folgen *Proc. styloideus, Foramen stylomastoideum* und *Proc. mastoideus*. Lateral-ventral der Pars petrosa liegt die Unterseite der Pars squamosa des Os temporale mit der *Fossa mandibularis* und dem *Tuberculum articulare*. Der hintere Teil der Schädelbasis wird auch an der Außenfläche vom Os occipitale gebildet. Das *Foramen magnum* umgeben die Seitenteile und die Schuppe des Hinterhauptbeins. Auf der Unterseite der Partes laterales wölben sich die *Condyli occipitales* vor.

Augenhöhle, Orbita (Abb. 123)

Die Augenhöhlen besitzen die Form vierseitiger Pyramiden, deren Achsen nach hinten konvergieren. Ihre Wände bauen sich folgendermaßen auf:

Dach: Os frontale (größter Teil), Ala minor (hinten).

Boden: Corpus maxillae, Os zygomaticum (vorn seitlich).

Mediale Wand (von vorn nach hinten): Proc. frontalis der Maxilla, Os lacrimale, Os ethmoidale, Keilbeinkörper.

Laterale Wand: Os zygomaticum (vorn), Ala major (hinten).

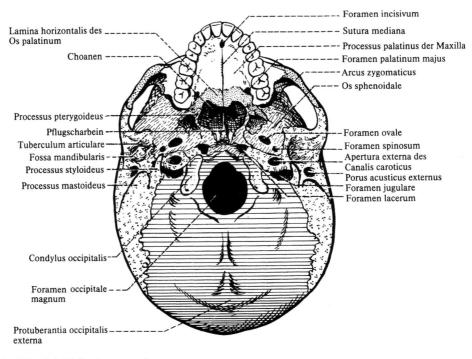

Abb. 122: Schädelbasis, von außen

Es bestehen zahlreiche *Öffnungen. Fissura orbitalis superior* und *Canalis opticus* führen in die vordere Schädelgrube, die *Fissura orbitalis inferior* verbindet die Augenhöhle mit der Fossa pterygopalatina (Flügelgaumengrube) und der Fossa infratemporalis (untere Schläfengrube). Der *Canalis nasolacrimalis* zieht von der medialen Wand der Augenhöhle zur Nasenhöhle. Am Boden der Orbita vertieft sich der *Sulcus infraorbitalis* zum *Canalis infraorbitalis,* welcher an der Vorderfläche der Maxilla endet.

An der Grenze von medialer Wand und Dach führt das *Foramen ethmoidale posterius* in die Siebbeinzellen, das *Foramen ethmoidale anterius* in die vordere Schädelgrube.

Nasenhöhle (Abb. 123)

Die knöcherne Nasenhöhle beginnt vorn mit einer birnenförmigen Öffnung, der *Apertura piriformis,* und endet hinten mit dem *Choanen*[80].
Ihre Wände sind:
Boden (breit): Maxilla und Os palatinum.

---

[80] Choana = wörtlich Trichter

Dach (schmal): Lamina cribrosa des Siebbeins, Os nasale.
Laterale Wand (von vorn nach hinten): Proc. frontalis der Maxilla, Os lacrimale, Os ethmoidale, Nasenmuscheln, Maxilla, Lamina perpendicularis des Gaumenbeins, Proc. pterygoideus.

Das *Septum nasi* (Nasenscheidewand) teilt die Nasenhöhle meist nicht streng symmetrisch in zwei Teile. Sein knöcherner Teil besteht aus der Lamina perpendicularis des Siebbeins und dem Pflugscharbein. Die Nasenmuscheln, welche von lateral in die Nasenhöhle vorragen, grenzen drei Nasengänge ab, den *Meatus nasi superior, medius* und *inferior* (oberer, mittlerer und unterer Nasengang). Zwischen der Nasenscheidewand und den medialen Umfängen der Nasenmuscheln befindet sich der gemeinsame Nasengang, *Meatus nasi communis.* Die Nasengänge stehen mit den Nebenhöhlen in Verbindung.

In den *oberen Nasengang* münden die hinteren Siebbeinzellen.

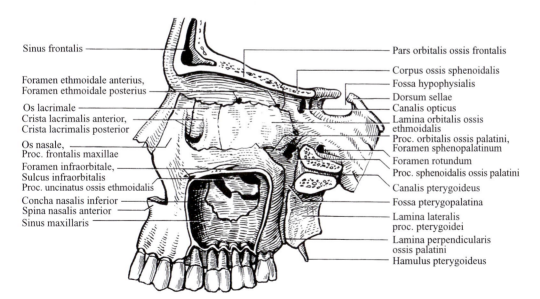

Abb. 123: Sagittalschnitt durch den Gesichtsschädel, weit lateral; Darstellung der medialen Wand der Augenhöhle und des Sinus maxillaris [Q003]

In den *mittleren Nasengang* münden die vorderen und mittleren Siebbeinzellen, der Sinus maxillaris, der Sinus frontalis.
In den *unteren Nasengang* mündet der Tränennasengang, Ductus nasolacrimalis.

Untere Schläfengrube, Fossa infratemporalis, und Flügelgaumengrube, Fossa pterygopalatina

Als *Fossa infratemporalis* bezeichnet man das Gebiet unterhalb der Squama temporalis. Ihre Wände sind:
Laterale Wand: Ramus der Mandibula.
Mediale Wand: Proc. pterygoideus des Keilbeins.
Dach: großer Keilbeinflügel.
Vorderwand: Maxilla, Jochbein.
Nach medial setzt sich die Fossa infratemporalis in die *Fossa pterygopalatina,* Flügelgaumengrube, fort, da der Proc. pterygoideus des Keilbeins keine vollständige mediale Wand darstellt. Begrenzungen der Fossa pterygopalatina:
Medial: Gaumenbein (Lamina perpendicularis).
Vorn: Maxilla.
Hinten: Proc. pterygoideus des Keilbeins.
Oben: Keilbeinkörper.
Lateral: offen.
Auch die Fossa pterygopalatina findet eine mediale Fortsetzung, und zwar über das *Foramen sphenopalatinum* in die Nasenhöhle.

Articulatio temporomandibularis, Kiefergelenk (Abb. 124)

Die Gelenkflächen an der Schädelbasis sind die *Fossa mandibularis* und das *Tuberculum articulare.* Diesen lagert sich das *Caput* der Mandibula als distale Gelenkfläche nicht unmittelbar an, da sich eine faserknorpelige *Gelenkscheibe* (Discus articularis) dazwischenschiebt. Alle artikulierenden Flächen werden von der Gelenkkapsel eingeschlossen, deren lateralen Teil das *Lig. laterale* verstärkt.
Die Bewegungen erfolgen um *drei Achsen.* Um die *quere Achse,* welche durch die Köpfe der Mandibula verläuft, wird der Unterkiefer nach abwärts und aufwärts geführt, der Kiefer also *geöffnet* bzw. *geschlossen.* Bei der Öffnung *gleitet* gleichzeitig das Caput mit der Gelenkscheibe aus der Fossa mandibularis auf das Tuberculum, beim Kieferschluss wieder zurück. Das bedeutet, dass gleichzeitig eine Bewegung um eine zweite Achse erfolgt, und zwar um eine *horizontale Schiebeachse.* Das Gleiten des Unterkieferkopfes kann man fühlen, wenn man den Zeigefinger in den äußeren Gehörgang steckt und den Mund öffnet und schließt. Die dritte Achse ist eine *Drehachse.* Sie fällt mit der Achse des Ramus mandibulae zusammen. Um sie dreht sich auf einer Seite das Caput der Mandibula in der Fossa mandibularis, während auf der anderen Seite das Caput aus der Fossa auf das Tuberculum articulare und zurückgleitet. Durch abwechselnde Drehung in den Gelenken beider Seiten entsteht die *Mahlbewegung.*
Beim *Neugeborenen* sind Fossa und Tuberculum flach, sodass nur geringe Niveauunterschiede bestehen. Demzufolge ist die Gefahr der Luxation groß.

Kaumuskeln, Mm. masticatorii (Abb. 125)

Sie dienen dem Kieferschluss, der Beiß- und Mahlbewegung. Zu ihnen zählen: M. masseter, M. temporalis, M. pterygoideus medialis und lateralis.

M. masseter, Kaumuskel

Ursprung: Jochbogen.
Ansatz: Außen am Unterkieferwinkel.

Funktionen:
1. Bewegung
   a) Kieferschluss.
2. Haltung
   Fixation des Kiefergelenkes beim Zahnhang.

Innervation: N. massetericus (V_3).

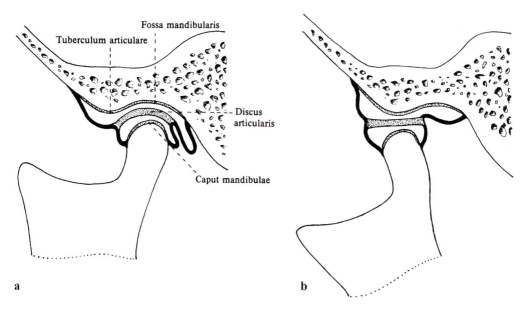

Abb. 124: Kiefergelenk, schematisch; **a:** bei Kieferschluß; **b:** bei geöffnetem Kiefer

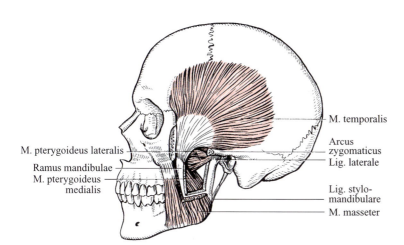

Abb. 125: Kaumuskeln der linken Seite. Zur Darstellung des M. pterygoideus medialis und des M. pterygoideus lateralis wurden Teile aus dem M. masseter, dem Ramus mandibulae und dem Arcus zygomaticus entfernt. [Q003]

M. temporalis, Schläfenmuskel

Ursprung: Schläfenbeinschuppe.
Ansatz: Kronenfortsatz der Mandibula.
Der Muskel entspringt fächerförmig und setzt am schmalen Kronenfortsatz an, auf den alle Muskelfasern gerichtet sind.

Funktionen:
1. Bewegung
   a) Kieferschluss. Die dorsalen Muskelfasern ziehen den Unterkiefer zurück.
2. Haltung
   Fixation des Kiefergelenkes beim Zahnhang.

Innervation: Nn. temporales profundi (V_3).

M. pterygoideus medialis, medialer Flügelmuskel

Ursprung: Proc. pterygoideus.
Ansatz: Innen am Unterkieferwinkel.

Funktionen:
1. Bewegung
   a) Kieferschluss.
2. Haltung
   Fixation des Kiefergelenkes beim Zahnhang.

Innervation: N. pterygoideus medialis (V_3).

M. pterygoideus lateralis, lateraler Flügelmuskel

Ursprung: Außenfläche des Proc. pterygoideus.
Ansatz: Dicht unterhalb des Unterkieferkopfes, Discus articularis des Kiefergelenkes.

Funktionen:
1. Bewegung
   a) Einseitig: Drehen des Unterkiefers, wobei Caput und Discus einer Seite aus der Fossa mandibularis auf das Tuberculum articulare gezogen werden. Wechselseitig: Mahlbewegung. Doppelseitig: Beteiligung beim Öffnen des Kiefers, indem die Muskeln Caput und Discus beider Seiten auf das Tuberculum articulare ziehen.

Innervation: N. pterygoideus lateralis (V_3).

M. masseter und M. pterygoideus medialis setzen außen und innen am Unterkieferwinkel an. Sie bilden eine *Muskelkette,* welche die Mandibula umgreift und dem Kieferschluss dient. Die Muskeln der Kette wirken als Synergisten.

Gesichtsmuskeln, Mm. faciei
(Abb. 126)

Unter der Haut des Gesichts liegen sehr viele Muskeln, die dem Gesicht Ausdruck verleihen, von Gemütsbewegungen abhängen und deshalb als mimische Muskeln bezeichnet werden. Außerdem ordnen sich bestimmte Muskeln um die Körperöffnungen ringförmig nach der Art von Schließmuskeln an. Das gilt in erster Linie für die Mund- und Lidspalte, während die äußere Nasenöffnung zwar erweitert und verengt, aber nicht verschlossen werden kann. Im Bindegewebe der Wange befindet sich der *M. buccinator* (Trompetermuskel), welcher für den Kauakt insofern von Wichtigkeit ist, als er die Nahrungsteilchen von außen her zwischen die Zahnreihen drückt. Die Gesichtsmuskeln werden vom N. facialis innerviert.

Körperoberfläche

Das Oberflächenrelief des Körpers wird durch Skelett, Muskeln und subkutanes Fettgewebe bestimmt. Schon aus diesem Grunde ist es abhängig vom Geschlecht und – wie dem vorausgegangenen Kapitel zu entnehmen – von der Konstitution. Außerdem prägen Erbfaktoren die Körperoberfläche und gewinnen Umwelt und funktionelle Beanspruchung Einfluß auf das Erscheinungsbild des Menschen. Man kann also schwerlich von *der* Körperoberfläche sprechen: sie ist individuell und damit einmalig. Deshalb muß versucht werden, die Oberfläche so zu schildern, daß die wesentlichsten Befunde enthalten sind und daraus die Besonderheiten des einzelnen Menschen abgeleitet werden können. Im Abschnitt „Körpertypen" wurde der Athlet als der Typ geschildert, welcher in der Mitte zwischen Extremen steht. Die folgende Beschreibung wird sich deshalb vor allem auf diesen Typ beziehen.

Das Oberflächenrelief des *Kopfes* hängt in erster Linie von der Form des Schädels ab. Wichtige tastbare Knochenpunkte sind: Zugang zu Orbita, Nasenrücken, die Nervenaustrittsstellen des N. trigeminus (etwa

Körperoberfläche **189**

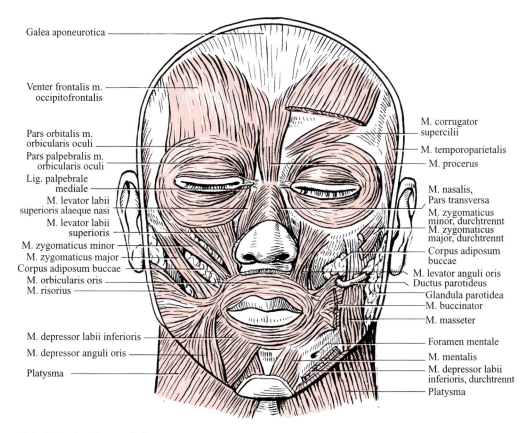

Abb. 126: Gesichtsmuskeln

1 cm unterhalb der Mitte des oberen Randes der Orbita, etwas medial der Mitte des unteren Randes des Augenhöhlenzuganges und etwa einen Querfinger seitlich der Kinnspitze), das Jochbein, darunter das Kiefergelenk, der Warzenfortsatz und die Protuberantia occipitalis externa an der Außenseite der Hinterhauptschuppe. Der M. masseter tritt in der seitlichen Wangengegend besonders beim Kauen deutlich hervor. Bei der Beurteilung der Gesichtsmuskulatur ist auf das Mienenspiel zu achten, um eine eventuell vorhandene Fazialislähmung zu erkennen.

Der M. sternocleidomastoideus teilt das *Halsgebiet* in zwei Dreiecke. Durch seinen Verlauf von dorsal-kranial nach medial-kaudal unterscheidet man das mediale und laterale Halsdreieck. Der Muskel zeichnet sich besonders bei der Seitwärtsdrehung des Kopfes ab. Die Grenze gegen den Nacken bildet der Vorderrand des M. trapezius, den man einwandfrei tasten kann. Unmittelbar am medialen Rand des M. sternocleidomastoideus ist die pulsierende A. carotis communis zu fühlen und in der Mittellinie des Halses – von oben nach unten – Zungenbein, Schildknorpel und Schilddrüse. Die untere Begrenzung des Halses bilden die sich nach außen deutlich abzeichnende Clavicula und das Manubrium sterni. Oberhalb des Schlüsselbeins, lateral vom M. sternocleidomastoideus, senkt sich die Haut zur Fossa supraclavicularis (obere Schlüsselbeingrube, im Volksmund „Salznäpfchen") ein. Bei geringem subkutanen Fettgewebe ist auch unterhalb der Clavicula eine Vertiefung sichtbar, die

Fossa infraclavicularis (untere Schlüsselbeingrube). Zwischen den Ursprüngen beider Mm. sternocleidomastoidei, oberhalb des Manubrium sterni, liegt eine weitere Grube, die Fossa jugularis (Drosselgrube). In der Tiefe tastet man hier die Trachea.

Die äußeren Flächen des Manubrium sterni und der Clavicula sind in ganzer Ausdehnung zu palpieren, ebenso das innere und äußere Schlüsselbeingelenk. Im Bereich der *Schulter* tritt als höchste Stelle das Acromion hervor. Von ihm läuft die ebenfalls sicht- und tastbare Spina scapulae nach dorsal.

> Bei Lähmung des M. serratus anterior steht die Scapula flügelförmig ab und höher (Scapula alata).

Das Oberflächenrelief der übrigen Schulterabschnitte bestimmt der M. deltoideus. Bei kräftiger Ausbildung zeichnen sich deutlich der vordere und hintere Rand des kappenförmigen Muskels ab. Unterhalb der Clavicula ist durch den Muskel der Proc. coracoideus zu fühlen. Den distalen Ansatz des M. deltoideus kann man an der Außenseite des Humerus tasten.

> Die Lähmung des Muskels führt zur sog. spitzen Schulter, da der Muskel atrophiert.

Zwischen M. deltoideus, Clavicula und M. pectoralis major senkt sich die Haut in die Fossa deltoideopectoralis ein. Die vordere Achselfalte wird durch den M. pectoralis major, die hintere Achselfalte durch den M. latissimus dorsi und den M. teres major hervorgerufen. Dazwischen liegt die Achselgrube, die bei der Abduktion des Armes besonders gut zu sehen ist.

Das Oberflächenbild der Vorderseite des *Oberarmes* prägt der M. biceps brachii. Seine Wulstung ruft zwei Furchen hervor, den Sulcus bicipitalis medialis und den Sulcus bicipitalis lateralis (mediale und laterale Bizepsfurche). Die Hinterseite des Oberarmes besitzt durch den M. triceps brachii eine etwa gleichmäßige Rundung, bis auf den Sulcus n. radialis. Hier ist der Humerusschaft palpabel. Sicht- und tastbar sind im Gebiet des Ellenbogengelenkes die beiden Epikondylen und das Olecranon. Sie befinden sich in Streckstellung auf einer Linie (Hueter-Linie). Bei Beugung gelangt das Olecranon nach distal, wodurch ein gleichschenkliges Dreieck entsteht (s. auch S. 75). Hinter dem Epicondylus medialis liegt nahe der Haut in einem Sulcus der N. ulnaris, der durch Anstoßen leicht gereizt wird (Musikantenknochen). In der Mitte der Ellenbeuge zeigt sich die Sehne des M. biceps brachii während der Beugung als derber Strang. Nach distal begrenzen zwei Muskelwülste die Ellenbeuge. Der mediale Muskelwulst wird durch die oberflächlichen Beuger des *Unterarmes*, der laterale durch die radiale Muskelgruppe hervorgerufen. Vom Olecranon aus kann man die gesamte hintere Kante der Ulna bis zum Proc. styloideus tasten, vom Radius dagegen nur den distalen Teil der lateralen Kante bis zum Proc. styloideus. Oberhalb des Handgelenkes hebt sich auf der palmaren Seite bei Beugung die Sehne des M. palmaris longus hervor. Diese Vorwölbung kann fehlen, da der Muskel nicht immer vorhanden ist.

Von den *Handwurzelknochen* sind das Os pisiforme, der Hamulus ossis hamati und am Grunde der Tabatière das Os scaphoideum zu tasten. Die Hohlhand gliedert sich in Daumenballen, Kleinfingerballen und Hohlhandmitte. Am Handrücken treten die Streckersehnen und die oberflächlichen Venen hervor. Alle Fingergelenke können palpiert werden.

Die Form des *Rumpfes* hängt von Thorax, Wirbelsäule und Becken ab. Frauen besitzen eine relativ enge untere Brustkorböffnung. Sie ist kleiner als das Becken. Dadurch verjüngt sich der Rumpf nach kranial. Bei Kindern und Männern kehren sich die Verhältnisse um. Hier besitzt das Becken einen geringeren Umfang als die untere Thoraxapertur. Der Rumpf verbreitert sich nach kranial. Bei beiden Geschlechtern sind folgende Knochenpunkte tastbar: Brustbein und Proc. xiphoideus, Rippen, oberer Rand der Darmbeinschaufel mit der Spina iliaca anterior superior, Tuberculum pubicum, Symphyse und die Dornfortsätze der Brust- und Lendenwirbel. Man muß beachten, daß die Spitzen der Dornfortsätze von Brustwirbeln etwa um einen Wirbel tiefer als der zugehörige Wirbelkörper liegen, während sich die Spitzen der Dornfortsätze von Lendenwirbeln etwa in gleicher Höhe befinden. Die Dornfortsätze der oberen sechs Halswirbel sind nicht fühlbar, da sie vom Nackenband bedeckt werden. Erst der Dornfortsatz des 7. Halswirbels grenzt unmittelbar an die Haut. Da man von ihm aus die Wirbel abzählt, bezeichnet man ihn auch als *Zählwirbel*.

Das Oberflächenrelief der *Brustwand* wird bei der Frau durch die Mamma[81] bestimmt. Diese besteht aus einem kleinen Drüsenkörper, den ein bindegewebiger Mantel und Fettgewebe umgeben. Die Menge des Fettgewebes variiert beträchtlich, weshalb die äußere Form der weiblichen Brust individuell ist. Sie liegt etwa zwischen der 3. und 7. Rippe, die Brustwarze etwa in Höhe des 4. Zwischenrippenraumes. Die Lage soll rechts und links ungefähr gleich sein.

> Für die klinische Beurteilung ist die Tatsache, daß man die Brustdrüse auf der Unterlage verschieben kann, von großer Bedeutung. Männer besitzen nur Brustwarzen und keine Drüsenkörper (mit Ausnahme krankhafter Befunde). Während der embryonalen[82] Entwicklung verläuft von der Achselhöhle zur Leistenbeuge die sog. Milchleiste. Sie ist eine Verdickung des Epithels. Auf ihr entsteht die Brustdrüse. Auch nach der Geburt können bei Frauen und Männern als Ausdruck einer Mißbildung überzählige Brustwarzen auf dieser Linie vorkommen.

Die Oberfläche der vorderen *Bauchwand* wird durch die Mittellinie – hervorgerufen durch die Linea alba – geteilt. Etwa in der Mitte zwischen Proc. xiphoideus und Symphyse liegt der Nabel, eine fettfreie Hautnarbe. Der Mittellinie laufen die Paramedianlinien[83] parallel. Hier zeichnen sich die Übergänge der Muskelfasern des Obliquus abdominis externus in seine Aponeurose ab. Auf der Grenze zwischen äußerem und mittlerem Drittel der Verbindungslinie von Nabel und Spina iliaca anterior superior biegen die Muskel-Sehnen-Übergänge rechtwinklig nach lateral um und rufen dadurch die Muskelecke hervor. Die Trennung der Bauchwand gegen den Oberschenkel bildet die Leistenbeuge, unter der Haut das Leistenband. Das Gebiet oberhalb der Symphyse heißt Regio pubica, Schamgegend. Sie ist behaart. Bei Frauen hat die Schambehaarung die Form eines Dreiecks, dessen Basis nach kranial zeigt, bei Männern die Form eines auf der Spitze stehenden Rhombus.

Als Michaelis[84]-Raute bezeichnet man bei Frauen das Feld zwischen Dornfortsatz des 5. Lendenwirbels, den beiden Spinae iliacae posteriores superiores und der Spitze der Gesäßfurche. Der Rhombus soll bei normalen Verhältnissen gleich lange Schenkel besitzen.

> Unregelmäßigkeiten weisen auf Veränderungen des kleinen Beckens hin. Deshalb spielt die Michaelis-Raute in der Geburtshilfe eine Rolle.

Muskelkräftige Männer lassen von dorsal den M. trapezius und den M. latissimus dorsi erkennen. Durch beide Muskeln kann man, wenn sie entspannt sind, den vielgliedrigen M. erector spinae tasten.
Es ist leicht verständlich, daß die beschriebenen Muskelerhabenheiten des Rumpfes bei reich entwickeltem Fettgewebe nivelliert und verdeckt werden.
Die Haut des Rumpfes besitzt, entsprechend der differenten Beanspruchung,

---

[81] Mamma = die (weibliche) Brust
[82] Embryo = die ungeborene Leibesfrucht
[83] Paramedian = der Medianlinie parallel
[84] Michaelis, Gustav Adolf (1798–1848), Gynäkologe in Kiel

recht unterschiedliche Dicke und Konsistenz. Die dünnsten Hautgebiete befinden sich in den Leistenbeugen und am Hals, während die Haut des Rückens besonders derb und fest ist.

Die Vorderseite des *Oberschenkels* erfährt durch den M. quadriceps femoris eine fast gleichmäßige Abrundung, die lediglich der M. sartorius, der spiralig von der Spina iliaca anterior superior zur Tuberositas tibiae verläuft, unterbricht. Die Seitenfläche ist unterhalb des Darmbeinkammes eingezogen. Hier tastet man in der Tiefe den Trochanter major.

Die Gesäßgegend schließt distal mit einer Furche ab. Sie entspricht nur ungefähr dem distalen Rand des M. gluteus maximus. Medial, schon an der Innenseite des Oberschenkels, fühlt man den Sitzbeinhöcker, der im Stehen vom M. gluteus maximus bedeckt wird, im Sitzen unter der Haut liegt. Tuber ischiadicum, Trochanter major und Spina iliaca anterior superior befinden sich bei um 45° gebeugtem Oberschenkel auf einer Linie (Roser-Nélaton-Linie, Abb. 127a, s. auch S. 122). Zur Bestimmung der Lage des Trochanter major dient weiterhin das *Bryant[85]-Dreieck* (Abb. 127c). Am liegenden Patienten werden Spina iliaca anterior superior und Spitze des Trochanter major markiert und verbunden. Von der Spina iliaca anterior superior fällt man nach dorsal das Lot, von der Trochanterspitze aus zieht man eine waagerechte Linie, die der Verlängerung der Schaftachse über den Trochanter major hinaus entspricht. Senkrechte und horizontale Linie schneiden sich rechtwinklig und sind außerdem gleichlang. Man erhält also ein gleichschenkliges, rechtwinkliges Dreieck. Die von Shoemaker[86] angegebene Linie stellt die Verbindung der Trochanterspitze mit der Spina iliaca anterior superior dar (Abb. 127b). Diese Linie, über die Spina iliaca anterior superior nach kranial medial verlängert, schneidet die Mittellinie des Körpers in Nabelhöhe oder etwas oberhalb. Nur bei pathologischem Hochstand des Trochanter major liegt der Schnittpunkt unterhalb des Nabels.

Auf der Hinterseite des Oberschenkels weichen die Muskeln der ischiocruralen Gruppe nach distal auseinander, so daß die proximale Begrenzung der Kniekehle entsteht. Die Sehnen des M. semitendinosus und des M. semimembranosus sind medial als derbe Bindegewebsstränge zu fühlen; lateral verläuft die Sehne des M. biceps femoris. Den distalen Abschluß der Kniekehle bilden die beiden Köpfe des M. gastrocnemius. Im Bereich des Kniegelenkes kann man außerdem tasten: die Kondylen des Femur und der Tibia, die Patella, das Lig. patellae, das Caput fibulae, die Tuberositas tibiae und die Seitenbänder.

An der medialen Seite des *Unterschenkels* liegt die Tibia unmittelbar unter der Haut. Sie ist bis zum inneren Knöchel palpabel. Die Fibula kann im distalen Drittel bis zum äußeren Knöchel getastet werden. Der innere und äußere Knöchel befinden sich auf einer queren Linie.

Längs- und Quergewölbe bestimmen die Form des *Fußes*. Das Längsgewölbe reicht vom Fersenballen über den medialen Fußrand bis zum metatarsalen Ballen, das Quergewölbe vom äußeren Fußrand bis zum medialen Fußrand, der den Boden nicht berührt. Die mediale Kante überragt die Tuberositas des Os naviculare, die laterale die Tuberositas des fünften Mittelfußknochens. Grund-, Mittel- und Endgelenke der Zehen sind in allen Teilen zu tasten. Die Endphalangen rufen die Zehenballen hervor.

Über die topographischen Beziehungen der Knochenpunkte der gesamten unteren Extremität gibt die *von Mikulicz[87]-Linie* (Abb. 128) Auskunft. Im Normalfall liegen Zentrum des Oberschenkelkopfes, Mitte der Patella, Mitte des oberen Sprunggelenkes und zweite Zehe auf einer Linie. Als

---

[85] Bryant, Thomas (1828–1914), Chirurg in London
[86] Shoemaker, J. (1871–1940), Chirurg in Den Haag
[87] Mikulicz, Johann von (1850–1905), Chirurg in Krakau, Königsberg und Breslau

Längenmeßpunkte (Abb. 128) benutzt man Spina iliaca anterior superior, Trochanter major, Kniegelenkspalt (medialer oder lateraler Rand) und Malleolus medialis. Unter *absoluter* oder *anatomischer Länge* des Beines versteht man die Entfernung zwischen der Spitze des Trochanter major und dem inneren Knöchel.

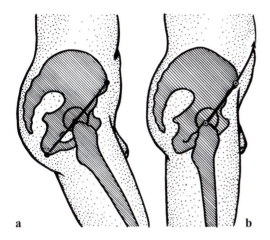
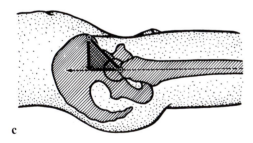

Abb. 127: Linien zur Bestimmung der Lage des Trochanter major; **a** Roser-Nélaton-Linie; **b** Shoemaker-Linie; **c** Bryant-Dreieck

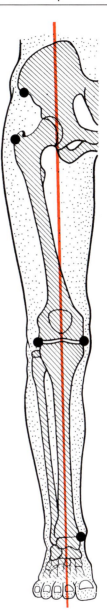

Abb. 128: Von-Mikulicz-Linie (rot) und Meßpunkte für die untere Extremität

Verdauungssystem

Zum Verdauungssystem gehören: Mundhöhle, Rachen, Speiseröhre, Magen-Darm-Kanal und als Anhangsorgane Leber, Bauchspeicheldrüse und Milz (Abb. 129).

Mundhöhle, Cavitas oris
(Abb. 130 und 131)

Den Spalt zwischen Lippen- und Zahnreihen bezeichnet man als Mundhöhlenvorhof (Vestibulum oris). Hinter dem letzten Mahlzahn verbindet er sich mit der eigentlichen Mundhöhle (Cavitas oris propria). Die Wände der Mundhöhle sind:
Dach: harter und weicher Gaumen.
Boden: Zunge und M. mylohyoideus.
Seitenwände: Wangen bzw. Zahnreihen.

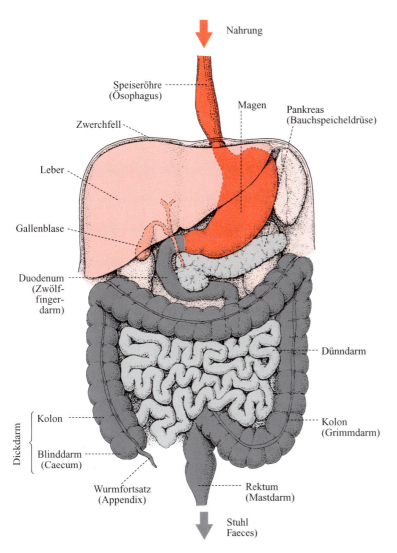

Abb. 129: Übersicht über die Verdauungsorgane [A400–190]

Der *harte Gaumen* (Palatum durum) bildet den vorderen Anteil des Mundhöhlendaches und stellt funktionell den Druckteil dar. Er besteht zu $3/4$ aus dem Proc. palatinus der Maxilla und zu $1/4$ aus der Lamina horizontalis des Gaumenbeins. Der *weiche Gaumen* gliedert sich in vorderen und hinteren Gaumenbogen und das Zäpfchen. Unmittelbar an den harten Gaumen schließt sich der *vordere Gaumenbogen* an, der von hier aus zu den Seitenrändern der Zunge zieht, während der *hintere Gaumenbogen* den Rachen erreicht. Zwischen vorderem und hinterem Gaumenbogen befindet sich jederseits eine Tasche (Gaumentasche, Sinus tonsillaris), welche die *Gaumenmandeln* (Tonsillae palatinae) aufnimmt. Vom oberen Abschnitt des weichen Gaumens (Palatum molle) hängt das *Zäpfchen* (Uvula) nach abwärts. Gaumenbögen und Zäpfchen sind Schleimhautfalten, die durch quer gestreifte Muskulatur hervorgerufen werden. Es sind der M. palatoglossus (im vorderen Gaumenbogen), der M. palatopharyngeus (im hinteren Gaumenbogen) und der M. uvulae im Zäpfchen. Außerdem strahlen in den weichen Gaumen, den man in seiner Gesamtheit auch als Gaumensegel (Velum palatinum) bezeichnet, Muskeln ein, die für die normale Funktion des weichen Gaumens von grundlegender Bedeutung sind. Ein Muskel spannt das Gaumensegel, M. tensor veli palatini, ein Muskel hebt das Gaumensegel, M. levator veli palatini. Beim Schluckakt bewirken die Muskeln des weichen Gaumens die Trennung von Pars nasalis und Pars oralis des Pharynx (s. S. 202).

> Eine Lähmung des Gaumensegels (bei bestimmten Infektionskrankheiten) hat zur Folge, dass Speiseteile über die Nasenöffnungen nach außen gelangen.

Der M. mylohyoideus bildet die Grundlage des *Mundbodens*. Ihm liegt von hinten und oben die Zunge auf. Durch einstrahlende Muskeln ist die Zunge mit folgenden Knochenpunkten verbunden: Innenseite des Kinns, Zungenbein und Processus styloideus. Diese Muskeln gehen in die Eigenmuskulatur der Zunge über.

Die *Zunge* (Lingua) besteht aus dem *Körper*, der etwa $2/3$ ausmacht, und der *Wurzel* (Radix linguae). Die Grenze zeichnet sich äußerlich durch den V-förmig nach vorn geöffneten *Sulcus terminalis* (Grenzlinie) ab. In seinem Bereich befinden sich die

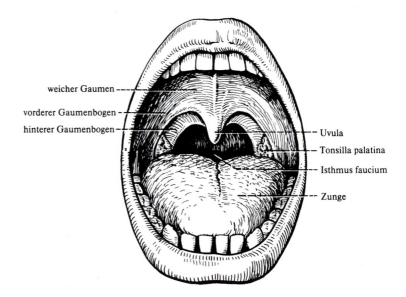

Abb. 130: Mundhöhle, von vorn

meisten Geschmacksknospen, kleine tonnenförmige Organe, die der Aufnahme von Geschmacksreizen dienen. Am seitlichen Rand der Zungenwurzel liegen jederseits die *Zungenmandeln* (Tonsillae linguales). Vom hinteren Rand der Zungenwurzel gehen eine mittlere und zwei seitliche Schleimhautfalten aus, welche die Vorderfläche des Kehldeckels (Epiglottis) erreichen. In den dazwischenliegenden Schleimhautgruben können sich Fremdkörper verfangen. Von der Unterseite des Zungenkörpers verläuft eine unpaare mediane Schleimhautfalte zum Mundboden; sie heißt *Zungenbändchen* (Frenulum linguae). Seitlich des Zungenbändchens wölben sich vom Mundboden her die Unterzungendrüsen (Glandulae sublinguales) vor.

Bei geschlossenen Zahnreihen bilden die *Zähne* die laterale Wand der Mundhöhle. Das Gebiss des Menschen ist *heterodont* und *diphyodont,* das bedeutet, dass es aus verschiedenen Zähnen besteht und zwei Zahngenerationen aufeinander folgen. Die erste Zahngeneration sind die *Milchzähne*, die Zweite die *bleibenden Zähne*. Bei den bleibenden Zähnen muss man *Ersatzzähne*, die an die Stelle der Milchzähne treten, von *Zuwachszähnen* unterscheiden, die keine Vorgänger haben und das Milchgebiss ergänzen. Das *Milchgebiss* des Menschen besteht aus 20 Zähnen. Ober- wie Unterkiefer enthalten 4 Schneidezähne, 2 Eckzähne und 4 sog. Milchmolaren, die Mahlzähne der 1. Zahngeneration. Sie schließen sich unmittelbar an die Eckzähne an. Backenzähne (Prämolaren) gibt es zu diesem Zeitpunkt noch nicht. Der Aufbau des *bleibenden Gebisses* beginnt damit, dass hinter dem zweiten Milchmolaren der erste bleibende Molar die Zahnschleimhaut durchbricht, meist im 6. Lebensjahr, weshalb dieser Molar auch *Sechsjahrmolar* heißt. Dadurch erhält das kindliche Gebiss vier funktionell wichtige Stützen, welche die Voraussetzung für den Zahnwechsel und den Durchbruch der weiteren Zuwachszähne bilden. Der Wechsel der Schneide- und Eckzähne erfolgt meist bis zum 11. Lebensjahr, im 11. Lebensjahr werden die Milchmolaren durch Prämolaren ersetzt, im 12. Jahr bricht der 2. Molar durch, deshalb auch *Zwölfjahrmolar* genannt, und zwischen dem 17. und 30. Lebensjahr der 3. Molar, der sog. Weisheitszahn.

Das vollständige Gebiss des erwachsenen Menschen besteht aus 32 Zähnen (Abb. 132). Jeder Zahn gliedert sich in Krone, Hals und Wurzel. Als *Krone* bezeichnet man den über das Zahnfleisch herausragenden Teil, als *Wurzel* den im Kiefer befestigten Abschnitt, als *Hals* den meist fließenden Übergang von beiden. Die Krone der Schneidezähne (Incisivi) zeigt eine relativ scharfe Kante. Sie schließt eine leicht nach außen konvex gewölbte Fläche ab. Bei den Eckzähnen (Canini) vereinen sich die Seitenkanten der Kronen zu einer Spitze. Prämolaren und Molaren besitzen Kauflächen, die durch die Ausbildung von Höckern gekennzeichnet sind. So tragen die Kauflächen der oberen Prämolaren 2 Höcker, die der unteren Prämolaren 2–3 Höcker, die der oberen Molaren meist 4 Höcker, selten 3 Höcker, die der unteren Molaren 5 Höcker. Auch die Anzahl der Wurzeln ist unterschiedlich. Im Oberkiefer haben Schneide- und Eckzähne eine Wurzel, die ersten Prämolaren nicht selten zwei Wurzeln, die zweiten Prämolaren meist eine Wurzel und die Molaren drei Wurzeln. Im Unterkiefer sind die Incisivi, Canini und Prämolaren durch eine Wurzel im Kiefer verankert, die Molaren verfügen über zwei Wurzeln.

Die Anordnung der Zähne ist im Ober- und Unterkiefer unterschiedlich. Während sie im Oberkiefer ein Halboval formen, bilden sie im Unterkiefer eine Parabel. Beim Zahnschluss (Okklusion) gelangen dadurch die Schneidezähne des Oberkiefers vor die des Unterkiefers. Im Bereich der Prämolaren und Molaren kommt es dagegen zu einer Art Verzahnung, indem sich die Höcker und Vertiefungen der Prämolaren und Molaren des Ober- und Unterkiefers ineinander passen.

Verdauungssystem

Die Kennzeichnung der Zähne erfolgt nach dem FDI-Schema, das 1970 von der **Fédération Dentale Internationale** eingeführt wurde. Das Gebiss wird in Ober- und Unterkiefer in insgesamt 4 Quadranten eingeteilt. Der obere rechte Quadrant des permanenten Gebisses erhält die Ziffer 1. Die weitere Bezifferung folgt der Richtung des Uhrzeigers und setzt sich in entsprechender Weise auf das Milchgebiss fort.

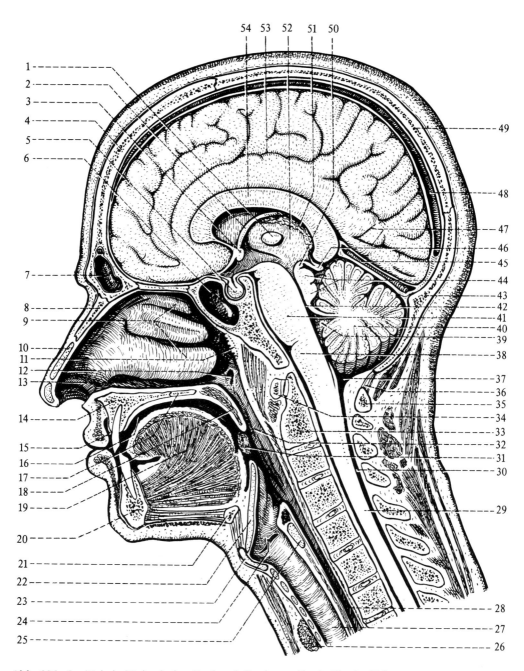

Abb. 131: Sagittalschnitt durch den Kopf und die oberen Abschnitte des Halses

Mundhöhle **199**

Permanentes Gebiss:	1	2	Milchgebiss:	5	6
	4	3		8	7

Für das permanente Gebiss ergibt sich demnach folgende Kennzeichnung:

18	17	16	15	14	13	12	11	21	22	23	24	25	26	27	28
48	47	46	45	44	43	42	41	31	32	33	34	35	36	37	38

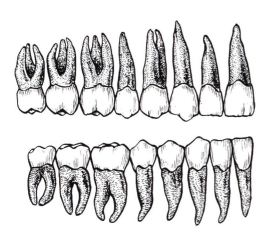

Abb. 132: Die Zähne des bleibenden Gebisses, von außen dargestellt, rechter oberer und unterer Quadrant

Längsschnitte durch Zähne zeigen deren *feingeweblichen Aufbau* (Abb. 133). Im Inneren von Krone, Hals und Wurzel enthält jeder Zahn einen Raum (Cavum dentis), der mit *Zahnmark* (Zahnpulpa), einem gallertartigen Bindegewebe, gefüllt ist. Dieses auch Pulpagewebe genannte Gewebe besteht aus netzig verbundenen Fibrozyten, gallertiger Grundsubstanz und kollagenen und argyrophilen Fasern. Außerdem kommen zahlreiche freie Zellen vor wie Histiozyten, Lymphozyten, Plasmazellen, Monozyten, Mastzellen und eosinophile Granulozyten. Elastische Fasern fehlen. Diejenigen Fibrozyten, welche peripher liegen und unmittelbar an die das Cavum dentis umgebende Schicht, das Dentin, grenzen, sind von besonderer Gestalt und besitzen spezielle Funktionen. Sie bilden während der Zahnentwicklung

1 Adhesio interthalamica
2 Fornix
3 Commissura anterior
4 Os frontale
5 Hypophyse
6 Sinus sphenoidalis
7 Sinus frontalis
8 Os nasale
9 obere, mittlere, untere Nasenmuschel
10 Nasenknorpel
11 Tonsilla pharyngea
12 Mündung der Tuba auditiva
13 Limen nasi
14 Maxilla
15 Vestibulum oris
16 Cavum oris
17 Os palatinum
18 Uvula
19 Zunge
20 Mandibula
21 Os hyoideum
22 Epiglottis
23 Schildknorpel
24 Ventriculus laryngis
25 Ringknorpel
26 Schilddrüse
27 Trachea
28 Oesophagus
29 Rückenmark
30 Cavum subarachnoideale
31 Tonsilla palatina
32 Pharynx
33 Dens des Axis
34 Atlas
35 Atlas
36 Membrana atlantooccipitalis posterior
37 Cisterna cerebellomedullaris
38 Medulla oblongata
39 IV. Ventrikel
40 Kleinhirn
41 Brücke
42 Aquaeductus cerebri
43 Os occipitale
44 Lamina tecti
45 Sinus rectus
46 Epiphyse
47 Sulcus calcarinus
48 Sinus sagittalis superior
49 Os parietale
50 Commissura posterior
51 Plexus chorioideus
52 III. Ventrikel
53 Sulcus cinguli
54 Corpus callosum

Abb. 133: Zahn und Zahnhalteapparat;
a: im Längsschnitt,
b: im Querschnitt

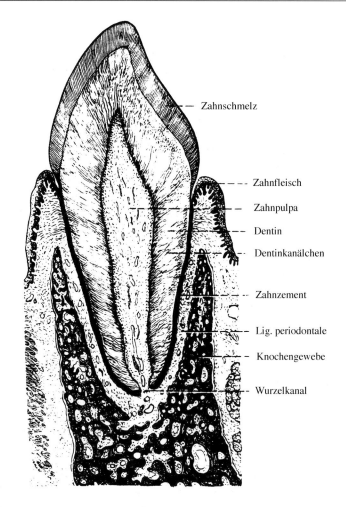

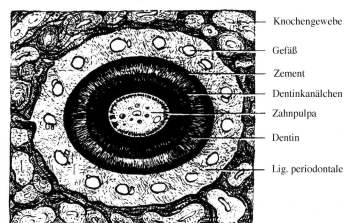

das Zahnbein (Dentin) und heißen deshalb *Odontoblasten*. Ihr hochprismatischer bis birnenförmiger Zellleib enthält neben Zentriolen, Golgiapparat und zahlreichen Mitochondrien ein gut entwickeltes Ergastoplasma. Vom Zellleib entspringt ein langer Fortsatz, der in einer Aussparung des Dentins, einem Dentinkanälchen, das Dentin von zentral nach peripher vollkommen durchsetzt. Die Odontoblasten spielen eine entscheidende Rolle im Rahmen des Dentinstoffwechsels. Sicher vollzieht sich über sie der Transport der Mineralien von der Blutbahn zum Dentin. Durch den *Wurzelkanal* gelangen Nerven und eine Arterie in die Zahnpulpa. Die Arterie verläuft im Cavum dentis aufwärts und entsendet zahlreiche Äste, die einen peripheren Plexus bilden. Der venöse Abfluss erfolgt im Bereich des Wurzelkanals über zwei klappenlose Venen. Bei den Nerven der Zahnpulpa handelt es sich um markhaltige und marklose Nerven. Sie innervieren die Blutgefäße, formen unter den Odontoblasten ein Geflecht und entsenden Fortsätze in die Dentinkanälchen.

Das Cavum dentis wird mit Ausnahme des Wurzelkanals vollständig vom *Zahnbein* (Dentin) umgeben. Das Dentin gehört zu den Hartsubstanzen und übertrifft in dieser Hinsicht den Knochen. Es ist zellfrei und enthält nur die Fortsätze der Odontoblasten und der Nervenzellen. Wie beim Knochengewebe besteht die Grundsubstanz aus einem organischen und anorganischen Anteil. Zu dem organischen Material gehören kollagene Fasern und eine sie umgebende amorphe Kittsubstanz. Das anorganische Material besteht vorwiegend aus Hydroxylapatit. Die kollagenen Fasern durchziehen den Zahn in Längsrichtung. Ihnen gleichgerichtet sind die Achsen der Apatitkristalle, die sich zwischen den kollagenen Fasern innerhalb der organischen Kittsubstanz befinden. Das gesamte Dentin wird von zentral-peripher gerichteten feinen, 1–3 µm dicken Röhrchen durchsetzt, den sog. Dentinkanälchen. Wie bereits beschrieben, enthalten diese die Fortsätze der Odontoblasten und marklose Nervenfasern.

Im Bereich der Zahnkrone wird das Dentin vom *Zahnschmelz* bedeckt. Der Schmelz stellt die härteste Substanz der tierischen Organismen dar, bedingt durch den hohen Gehalt an Hydroxylapatit. Der Schmelz ist zellfrei. Als Bausteine lassen sich an noch nicht ausgereiften Zähnen lang gestreckte, im Querschnitt etwa 2 bis 6 µm messende Gebilde isolieren, die als Schmelzprismen bezeichnet werden. Sie durchziehen den gesamten Zahnschmelz. Eine verkalkte organische Kittsubstanz verbindet die Schmelzprismen. Auf der Schmelzoberfläche liegt das Schmelzoberhäutchen, eine widerstandsfähige, 1 µm dicke, beim Erwachsenen wohl meist durchgekaute Membran.

Im Bereich des Zahnhalses lagert sich dem Dentin das *Zahnzement* an, das den Schmelz meist von unten her umgreift. Das Zement stellt histologisch Knochengewebe dar. Nahe dem Dentin ist es zellfrei, weiter peripher zellhaltig. Die Zellen heißen Zementozyten, gleichen aber morphologisch vollkommen den Osteozyten. Die kollagenen Fasern durchziehen das Zement in radiärer Anordnung und reichen bis in den Zahnhalteapparat.

Die Wurzeln aller Zähne sind in Aussparungen des Kiefers (Alveolen) eingefügt. Über die *Wurzelhaut* (Lig. periodontale) sind Zement und Knochenhaut der Alveolen nach Art einer Syndesmose miteinander verbunden. Da diese Strukturen funktionell eine Einheit bilden, fasst man sie unter dem Begriff *Periodontium* (Zahnhalteapparat) zusammen. Die Wurzelhaut besteht aus kollagenen Fasern und spindelförmigen Fibrozyten. Entsprechend der funktionellen Beanspruchung in vertikaler, horizontaler und tangentialer Richtung verlaufen die kollagenen Fasern im oberen Teil der Zahnwurzel radiär und leicht s-förmig, wobei sie sich vielfältig überkreuzen und mit den kollagenen Fasern des Zements und der Knochenhaut der Alveolen in unmittelbarem Zusammenhang stehen. Wurzelspitzenwärts ordnen sich die kollagenen Bündel zunächst schräg an, bis sie schließlich steil zur Wurzelspitze absteigen. Im oberen Abschnitt des Periodontiums nehmen somit die kollagenen Elemente horizontale und tangentiale Schübe auf, während sie im sich daran anschließenden Gebiet den vertikalen Druck, der auf dem Zahn lastet, in Zug umwandeln. An der Grenze von Krone und Wurzel strahlen kollagene Fasern des Zahnfleisches in das Zement ein. In den Maschen des kollagenen Faserwerkes liegen Gefäße, Nerven und Lymphkapillaren. Die Gefäße und Nerven stammen sowohl aus Zweigen der Pulpaarterie bzw. der Pulpanerven kurz vor deren Eintritt in den Wurzelkanal wie aus Arterien und Nerven der Alveolarwand. Die Lymphkapillaren fließen in Lymphbahnen des Zahnfleisches und der Kieferknochen ab.

In die Mundhöhle geben mehrere Speicheldrüsen ihr Sekret ab. Die *Ohrspeicheldrüse* (Glandula parotidea) liegt vor dem äußeren Gehörgang, lagert sich vorn dem M. masseter auf, reicht nach kaudal bis zum Corpus mandibulae und entsendet hinter dem Ramus mandibulae einen Fortsatz nach medial. Am vorderen Umfang verlässt der Ausführungsgang (Ductus parotideus) die Drüse, zieht durch den M. buccinator und mündet gegenüber dem 2. oberen Molaren in den Mundhöhlenvorhof.

Die *Unterkieferdrüse* (Glandula submandibularis) liegt unterhalb der Mandibula in einem Spalt der oberflächlichen Halsfaszie zwischen den beiden Bäuchen des M. digastricus. Der Ausführungsgang zieht um den hinteren Rand des M. mylohyoideus und gelangt dadurch auf die Mundbodenseite des Muskels. Er mündet lateral vom Zungenbändchen dicht hinter den Schneidezähnen.

Die *Unterzungendrüse* (Glandula sublingualis) ruft am Mundboden die Plica sublingualis hervor. Im Bereich dieser Falte enden zahlreiche kleine Ausführungsgänge dieser Drüse.

Rachen, Pharynx (Abb. 131)

Im Bereich des Rachens kreuzen sich Luft- und Speisewege. Der Pharynx ist an die Schädelbasis angeheftet und gliedert sich in drei Etagen. Die Oberste grenzt von dorsal an die Nasenhöhle und verbindet sich mit ihr über die Choanen. Man bezeichnet diesen oberen Pharynxabschnitt als *Pars nasalis* (Nasenhöhlenanteil). Seitlich befinden sich die Öffnungen der Ohrtrompeten, die vom Rachen zum Mittelohr führen. Den mittleren Teil des Rachens nennt man *Pars oralis* (Mundhöhlenteil), da er über den Isthmus faucium (Mundhöhlenenge) mit dem Cavum oris in Verbindung steht. Die *Pars laryngea* (Kehlkopfteil) stellt die 3. Etage dar. Sie öffnet sich vorn in den Kehlkopf.

Die Grundlage für die Wand des Pharynx bilden Muskeln, die ihn verengen (Schlundschnürer). Sie überlagern sich dachziegelartig. In sie strahlen von außen Muskeln ein, welche den Pharynx heben (Schlundheber). Am hinteren Abschnitt des Rachendachs wölbt sich die *Tonsilla pharyngea* (Rachenmandel) vor, an den Öffnungen der Ohrtrompeten liegen die *Tubentonsillen*. Rachen- und Tubenmandeln bilden mit den Gaumen- und Zungenmandeln den *lymphatischen Rachenring*. Jede Tonsille besteht als lymphatisches Organ aus knötchenförmigen Anhäufungen von Lymphozyten, welche ein helleres Zentrum, das vorwiegend Granulozyten und Plasmazellen enthält, umschließen. Diese sog. Reaktionszentren dienen der Abwehr eindringender Keime. Außerdem sollen sie besonders in der Kindheit zur Erreichung einer gewissen Immunität beitragen.

 Werden die Tonsillen mit den Keimen nicht fertig, erkranken sie häufig selbst.

Speiseröhre, Oesophagus
(Tafel VIII)

Etwa in der Höhe des 6. Halswirbels setzt sich der Rachen in die Speiseröhre fort. An dieser Stelle befindet sich die erste Enge der Speiseröhre, etwa 15 cm von den Zahnreihen entfernt. Man gliedert die Speiseröhre in einen *Hals-*, *Brust-* und *Bauchteil*. Der *Halsteil* reicht bis zum Durchtritt durch die obere Thoraxapertur. Er ist leicht nach links gebogen. Der *Brustabschnitt*, der längste der Speiseröhre, endet am Durchtritt durchs Zwerchfell. Im Bereich des 4./5. Brustwirbels wird die Speiseröhre durch den Aortenbogen und den linken Bronchus zum zweiten Mal eingeengt. Die Entfernung der zweiten Enge von den Zahnreihen beträgt 24 cm. Von dieser Stelle aus wölbt sich die Speiseröhre bis zur dritten Enge, hervorgerufen durch den Zwerchfelldurchtritt, nach rechts. Der Abstand dieser sog. Zwerchfellenge von den Zahnreihen misst 40 cm. Der *Bauchteil* der Speiseröhre ist mit nur 2 cm der kürzeste. Er endet am Eintritt in den Magen.

Die Speiseröhre grenzt mit ihrem ventralen Umfang im oberen Abschnitt an die Luftröhre, im unteren an den Herzbeutel, mit ihrem dorsalen Umfang kranial an die Wirbelsäule, kaudal an die Aorta.

Bauchfell, Peritoneum
(Abb. 134 und 140)

Bauchhöhle und Organe der Bauchhöhle sind von Peritoneum überzogen. Unter *parietalem*[88] *Peritoneum* versteht man den Teil des Bauchfells, welcher der hinteren, seitlichen und vorderen Bauchwand anliegt. Das *viszerale*[89] *Peritoneum* dagegen bedeckt die Eingeweide. Beide gehen ineinander über. Bilden sich dabei Bauchfellduplikaturen, so spricht man von einem sog. „Meso" des Organs.

Man unterscheidet drei verschiedene Peritonealbeziehungen (Abb. 134). *Intraperitoneal* liegt ein Organ, wenn es an einem Meso befestigt und bis auf dessen Ansatz von Peritoneum überzogen ist. Bei *retroperitonealer* Lage sind die Organe mit der hinteren Bauchwand breit verwachsen; nur die Vorderwand des Organs trägt Peritoneum. Eine Zwischenform stellt die *partiell intraperitoneale* Lage dar, bei welcher das Organ zwar hinten verwachsen ist, aber vorn und seitlich Peritonealüberzug aufweist.

> In der Klinik wird das viszerale Peritoneum auch als *Serosa* bezeichnet.

Magen-Darm-Kanal
(Tafel VII und Abb. 129)

Der Magen-Darm-Kanal gliedert sich in Magen, Dünndarm, Dickdarm und Mastdarm.

Der *Magen* (Gaster) liegt *intraperitoneal*. Die Mündung der Speiseröhre in den Magen bildet die *Cardia* (Magenmund). Von hier aus wölbt sich ein Teil des Magens nach oben, als *Fundus* (Grund) bezeichnet. Er ist meist mit Luft gefüllt. Der Cardia

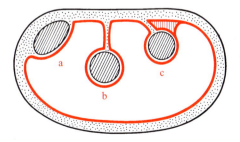

Abb. 134: Schematische Darstellung der Bauchfellbeziehungen; **a:** retroperitoneal; **b:** intraperitoneal; **c:** partiell intraperitoneal

---
[88] paries = Wand
[89] viscera = Eingeweide

schließt sich nach distal das *Corpus gastrium* (Magenkörper) an, auf das wiederum die *Pars pylorica* (Pförtnerteil) folgt. Die nach kranial und rechts gerichtete Biegung des Magens heißt *kleine Kurvatur*, die nach links und unten gerichtete Biegung *große Kurvatur*. Die Grenze zwischen Corpus und Pars pylorica zieht man von einem Einschnitt an der kleinen Kurvatur (Incisura angularis) zum tiefsten Punkt der großen Kurvatur, dem *Angulus gastricus* (Magenwinkel). Der Pylorus (Pförtner), ein verdickter Ringmuskel, verschließt den Magen gegen den Dünndarm. Während der peristaltischen Bewegung, besonders der Pars pylorica, öffnet er sich reflektorisch. Die Schleimhaut des Magens bildet an der kleinen Kurvatur Längsleisten, die auf kürzestem Wege Cardia und Pylorus verbinden und Magenstraße genannt werden. Auf die Wirbelsäule projiziert liegt die Cardia links des 10. Brustwirbels, der Pylorus rechts des 1. Lendenwirbels. Der Fundus grenzt kranial über das Zwerchfell an das Herz, mit der Vorderfläche lagert sich der Magen an die vordere Bauchwand und an die Leber an, dorsal des Magens befindet sich die Bursa omentalis (s. S. 213) und an deren Hinterwand Pankreas, linke Niere und Nebenniere, links vom Magen liegt die Milz.

Die *Teile des Dünndarms* sind Zwölffingerdarm (Duodenum), Leerdarm (Jejunum) und Krummdarm (Ileum).

Das *Duodenum* ist 25–30 cm lang. Es hat die Form eines nach links geöffneten C. Dadurch unterscheidet man einen *oberen, absteigenden, unteren* und *aufsteigenden Teil*. Der obere Teil liegt in Höhe des 1. Lendenwirbels, der absteigende erreicht den 3. Lendenwirbel an seiner rechten Seite, und der aufsteigende Teil endet links am 2. Lendenwirbel. Die Peritonealbeziehungen sind unterschiedlich. Der obere Teil liegt *intraperitoneal*, alle anderen Abschnitte befinden sich *retroperitoneal*. Das Duodenum umfasst von der rechten Seite den Kopf der Bauchspeicheldrüse (Abb. 139). In seinen absteigenden Teil münden Bauchspeicheldrüse und Ductus choledochus[90] (gemeinsamer Gallengang).

Das *Jejunum* beginnt an der Flexura duodenojejunalis (Zwölffingerdarm-Leerdarm-Biegung). Es misst beim Lebenden etwa 2 m und geht ohne scharfe Grenze in das *Ileum* über. Das Ileum reicht bis zur Einmündung in den Dickdarm. Seine Länge beträgt etwa 3 m. Jejunum und Ileum liegen *intraperitoneal*. Sie sind mit dem Mesenterium (Dünndarmgekröse) an der hinteren Bauchwand befestigt. Die Anheftungsstelle des Mesenteriums beginnt links am 2. Lendenwirbel und endet am rechten Kreuzbein-Darmbein-Gelenk. An dieser Stelle öffnet sich das Ileum in den Dickdarm. Im Inneren befinden sich zwei größere Schleimhautfalten, die durch die hier etwas verdickte Ringmuskulatur des Ileums hervorgerufen werden, sich periodisch öffnen und normalerweise eine rückläufige Bewegung des Darminhaltes verhindern.

Der *Dickdarm* (Colon) nimmt mit einem blinden, nach distal gerichteten Teil, dem *Caecum* (Blinddarm), seinen Anfang. Das Caecum hat die Größe von etwa 7 × 7 cm. Ist es mit der hinteren Bauchwand verwachsen, spricht man vom Caecum fixum, ist es dagegen beweglich, heißt es Caecum mobile. An seiner medial-dorsalen Wand, nicht am tiefsten Punkt, entspringt der *Wurmfortsatz* (Appendix vermiformis). Dessen Lage wechselt. Er kann nach medial über die Linea terminalis ins kleine Becken hängen, kann hinter dem Caecum hochgeschlagen sein oder sich auf der rechten Seite des Caecum befinden. Der Wurmfortsatz ist ein lymphatisches Organ, das der Abwehr von Bakterien dient, dabei aber nicht selten selbst erkrankt.

Auf das Caecum folgt der aufsteigende Teil des Dickdarmes, *Colon ascendens*, mit einer Länge von 20 cm. Es reicht bis zur Leber und Gallenblase und geht hier in den quer verlaufenden Dickdarm (Colon transversum) über. Die Umbiegungsstelle wird

---

[90] choledochus = galleaufnehmend

rechte Kolonflexur[91] genannt. Das Colon ascendens liegt *partiell intraperitoneal*.
Das *Colon transversum* heftet sich an der hinteren Bauchwand über das Mesocolon transversum an. Es liegt demzufolge intraperitoneal. Von der rechten Kolonflexur, die vorn an die 8. Rippe grenzt, zieht es leicht aufsteigend nach links bis zur linken Kolonflexur, die sich nahe der Milz in Höhe des dorsalen Anteils der 12. Rippe befindet. Seine Länge beträgt 50 cm. Bei älteren Menschen hängt der Querdarm meist girlandenförmig nach unten durch.
Der absteigende Teil des Dickdarmes, *Colon descendens*, verläuft an der linken Körperseite von der Milz nach abwärts bis zum oberen Rand der linken Darmbeinschaufel. Er ist 30 cm lang und liegt wie das Colon ascendens *partiell intraperitoneal*. Colon ascendens, transversum und descendens umrahmen die Dünndarmschlingen.
Den letzten Abschnitt des Dickdarmes bildet ein s-förmig gebogener Teil, das *Colon sigmoideum*. Dessen Länge schwankt zwischen 15 und 50 cm. Die Befestigung erfolgt über das Mesocolon sigmoideum, wodurch das Colon sigmoideum *intraperitoneal* liegt.
Man kann den Dickdarm makroskopisch an folgenden Merkmalen erkennen: Alle Abschnitte verfügen über sog. *Taenien*. Es handelt sich dabei um Längsmuskelbänder, die den Dickdarm puffärmelförmig raffen. Auf diese Weise entstehen größere Ausbuchtungen, die sog. *Haustren*. Weiterhin kennzeichnen den Dickdarm die *Appendices omentales*, von Peritoneum überzogene Fettanhängsel.
Etwa in Höhe des dritten Kreuzbeinwirbels setzt sich der Dickdarm ohne scharfe Grenze in den Mastdarm, *Rectum*, fort. Dieser ist 10–20 cm lang und besitzt zwei Teile, die *Ampulla recti* (Mastdarmampulle) und den *Canalis analis* (Analkanal). Die *Ampulla recti* bildet den erweiterten Abschnitt. Sie paßt sich der Kreuzbeinkrümmung an und ist demzufolge nach dorsal gewölbt. Im Inneren befinden sich 3 quere Schleimhautfalten, 2 auf der linken Seite, 1 auf der rechten Seite. Die rechte Falte, *Kohlrausch-Falte*[92], liegt 6 1/2 cm vom After (Anus) entfernt. Der *Canalis analis* beginnt mit einer Biegung des Rectums nach vorn. Er reicht bis zum After. Die Schleimhaut zeigt Längsfalten. Das Rectum ist nur an seinem vorderen Umfang von kranial her bis zur Höhe der Kohlrausch-Falte von Peritoneum bedeckt.
Der Verschluss des Rectums erfolgt durch den M. sphincter ani internus und den M. sphincter ani externus. Der *M. sphincter ani internus* (innerer Schließmuskel des Afters) stellt verdickte Ringmuskulatur des Rectums dar. Er öffnet und schließt sich reflektorisch. Der *M. sphincter ani externus* (äußerer Schließmuskel des Afters) besteht dagegen aus quer gestreiften Muskelfasern, die den spaltförmigen Anus umgreifen und sich dabei ventral und dorsal kreuzen. Durch diese Anordnung wird ein vollkommener Verschluss der Analöffnung möglich. Der M. sphincter ani externus öffnet und schließt sich willkürlich.

Mikroskopischer Aufbau (Abb. 135)

In allen Abschnitten des Magen-Darm-Kanals kann man einen gemeinsamen Bauplan beobachten, der in den einzelnen Gebieten gering verändert ist. Danach gliedert sich der Magen-Darm-Kanal in Mucosa (Schleimhaut), Submucosa[93], Muscularis (Muskelschicht) und Serosa.
Die *Mucosa* besteht aus einschichtigem Zylinderepithel, dem sich retikuläres Bindegewebe als Tunica propria[94] anschließt. Die Grenze zur Submucosa bildet eine

---

[91] flexura = Biegung
[92] Kohlrausch, Otto Ludwig Bernhard (1811–1854), Arzt in Hannover
[93] submucosus = unter der Schleimhaut
[94] proprius = eigen, alleinegehörend

dünne Lage glatter Muskulatur, die sog. Muscularis mucosae (Muskulatur der Schleimhaut). Die Bestandteile der Mucosa sind demnach: Epithel, Tunica propria und Muscularis mucosae.

Die *Submucosa* enthält lockeres kollagenes Bindegewebe, das reich an Gefäßen, Nervenfasern und Nervenzellen ist. Sie dient der Ernährung der Darmwand und als Verschiebeschicht der Schleimhaut gegen die Muskulatur.

Die *Muscularis* zeigt Bündel glatter Muskelzellen, die sich lumenwärts ringförmig und peripher längs anordnen. Zwischen den inneren ringförmigen und der äußeren längsgerichteten Schicht bestehen zahlreiche Übergänge. Im Grenzgebiet der beiden Schichten liegen Nervengeflechte und Nervenzellen.

Der Aufbau des *Oesophagus* unterscheidet sich durch die Ausbildung der Schleimhaut. Sie trägt mehrschichtiges unverhorntes Plattenepithel.

An der Cardia des *Magens* geht das mehrschichtige unverhornte Plattenepithel des Oesophagus in einschichtiges Zylinderepithel über, das sich in Form verzweigter Schläuche in die Tiefe senkt. Im Fundus- und Korpusteil des Magens sind die Zellen der Drüsenschläuche differenziert. Man unterscheidet *Hauptzellen*, die Pepsinogen und Kathepsin produzieren, *Belegzellen*, die Beziehungen zur Absonderung der Salzsäure besitzen und den intrinsic factor sezernieren, der aus der Nahrung einen Stoff, den extrinsic factor, der mit Vitamin B_{12} identisch ist, der Voraussetzung für die Blutbildung darstellt, herauslöst, und *Nebenzellen*, die, im Halsteil der Drüsenschläuche liegend, durch mitotische Teilung für die Regeneration der Epithelzellen sorgen und einen schleimähnlichen Stoff

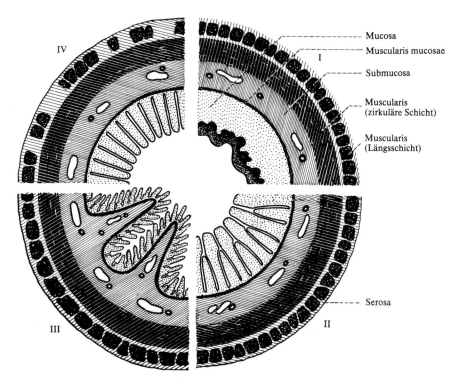

Abb. 135: Aufbau der Abschnitte des Verdauungskanals (Schema); **I** Oesophagus; **II** Magen; **III** Dünndarm; **IV** Dickdarm

(Mucoid) bilden. Dieses Mucoid überzieht die Schleimhaut des Magens und schützt sie vor Selbstverdauung. Außer den Epithelzellen konnten in letzter Zeit durch immunhistochemische Reaktionen verschiedene endokrine Zellen nachgewiesen werden. Im Fundus-Corpusteil, in der Pars pylorica und im Dünndarm gibt es endokrine Zellen. Endokrine Zellen des Fundus-Corpusteiles sind die L-Zellen, die Gastroglukagon (s. S. 213) produzieren. Die Pars pylorica enthält die G-Zellen, die Gastrin absondern und die ECL-Zellen (enterochromaffin like cells), die Histamin bilden. Sowohl im Fundusteil wie auch in der Pars pylorica kommen D-Zellen, die Somatostatin abgeben und EC-Zellen, die Serotonin freisetzen, vor. Bei der Bildung der Salzsäure wirkt Gastrin auf die histaminbildenden Zellen. Die Belegzellen sondern die für die Salzsäurebildung notwendigen Bestandteile ab. Histamin aktiviert in den Belegzellen die Carboanhydrase, wodurch die H$^+$-Ionen freigesetzt werden, während die Cl-Ionen durch aktiven Transport abgegeben werden. H$^+$-Ionen verbinden sich im Magenvolumen mit Cl-Ionen zur Salzsäure.

Die Schleimhaut des *Dünndarms* ist durch die Ausbildung von *Falten, Zotten, Krypten* und *Mikrovilli* charakterisiert. Unter Falten versteht man makroskopisch sichtbare Schleimhautfalten mit einer Höhe von 0,5–1 cm. Von diesen gehen wiederum Ausstülpungen aus, die 0,5–1,5 mm messen. Man bezeichnet sie als Zotten. Das bedeutet, dass die Oberfläche der Falten vollkommen mit Zotten besetzt ist. Zwischen jeweils zwei Zotten senkt sich das Epithel schlauchförmig ein. Diesen Abschnitt nennt man Krypte. Die Mikrovilli sind 0,1 µm dicke und 1,5 µm lange parallel verlaufende feine Zytoplasmafortsätze der Zylinderepithelzellen, die exakt nur im Elektronenmikroskop sichtbar sind. Im Bereich der Krypten fehlen sie. Durch die Falten, Zotten, Krypten und Mikrovilli wird eine bedeutende Vergrößerung der aktiven Oberfläche erreicht, welche die Resorptionsvorgänge im Dünndarm begünstigt. Vier verschiedene Zellarten findet man im Bereich der Zotten und Krypten. Die Stammzellen sind die *Enterozyten*, hochdifferenzierte zylinderförmige Epithelzellen, die in den Krypten entstehen und an den Zottenspitzen abgestoßen werden. Der Weg von der Krypte zur Zottenspitze dauert nur 3–4 Tage, sodass in diesem Zeitraum das gesamte Dünndarmepithel neu gebildet wird. Die Enterozyten enthalten alkalische Phosphatase, Lipase, Glucosidase und Na-K-ATPase. Am Grunde der Krypten liegen *Paneth-Körnerzellen*, die im apikalen[95] Zellbereich azidophile Granula aufweisen. Sie produzieren Lysozym, das die Zellwand der Bakterien abbaut. *Becherzellen* sind birnenförmige, schleimbildende Zellen, die in den Krypten und Zotten vorkommen. Der Schleim bildet einen Schutzfilm. Die *endokrinen Zellen* des Dünndarms produzieren Enteroglukagon (L-Zellen), Somatostatin (D-Zellen), Gastrin (G-Zellen), Serotonin (EC-Zellen), Sekretin (S-Zellen) und Cholecystokinin (I-Zellen).

Im *Duodenum* liegen zusätzlich zu den beschriebenen Zellen in der Submukosa die *Gll. duodenales*, die Brunner[96]-Drüsen. Es sind verzweigte tubuloalveoläre Drüsen, die ein Mukoid als Schutzstoff, ein proteolytisches Enzym und die Enterokinase absondern, die Trypsinogen in Trypsin umwandelt.

Im Dickdarm kommen lediglich *unregelmäßige Falten* und *Krypten* vor, Zotten fehlen. Zwischen den Zylinderepithelien liegen in diesem Darmabschnitt sehr zahlreiche schleimbildende Becherzellen. Die Muskulatur unterscheidet sich von derjenigen des Dünndarms durch die unvollständige Ausbildung der äußeren Längsmuskelschicht. Diese ist nur in Form der Taenien vorhanden.

Die *Appendix vermiformis* stellt einen besonderen Dickdarmabschnitt dar, dessen

---

[95] Apex = Spitze
[96] Brunner, Johann Konrad (1653–1727), Professor in Heidelberg

Tunica propria zahlreiche Lymphfollikel (B-Lymphozyten) enthält, die bis in die Submukosa reichen. Man bezeichnet den Wurmfortsatz auch als Darmmandel.

Leber, Hepar
(Tafel VII, Abb. 136)

Die Leber befindet sich im rechten oberen Bauchraum. Ihre kraniale Fläche ist gewölbt und grenzt unmittelbar an das Zwerchfell, *Facies diaphragmatica*. Im Bereich der Area nuda sind beide Organe miteinander verwachsen. Die nach unten gerichtete Fläche heißt *Facies visceralis* (Eingeweidefläche). Beide Leberflächen gehen vorn in einem scharfen Rand und hinten in einem abgerundeten Rand ineinander über. Mit der Facies visceralis lagert sich die Leber der rechten Niere und Nebenniere, der rechten Kolonflexur, dem oberen Teil des Duodenums und dem Magen an.

Die Leber ist 1500 g schwer. Sie besteht aus zwei Lappen. Die Grenze zwischen dem *rechten* und *linken* Leberlappen entspricht auf der Facies diaphragmatica dem Ansatz des *Lig. falciforme hepatis*, einer sichelförmigen Bauchfellfalte, die vom Nabelgebiet zur Leber zieht. Auf der Facies visceralis scheidet beide Leberlappen eine sagittal verlaufende Furche. Der rechte Leberlappen besitzt nahe dem linken zwei kleine Lappen, den *Lobus quadratus* und den Lobus caudatus (quadratischer und schweifförmiger Lappen). Sie werden durch die nahezu horizontale Leberpforte voneinander getrennt. An der *Leberpforte* (Porta hepatis) treten die Leberarterie und die Pfortader in die Leber ein, während der Lebergang das Organ verlässt. Die rechte Begrenzung des Lobus quadratus bildet die Gallenblase, die rechte Begrenzung des Lobus caudatus die untere Hohlvene. Gallenblase und Hohlvene lagern sich der Leber unmittelbar an, wobei sich die untere Hohlvene von hinten her tief in das Lebergewebe eingräbt und in diesem Bereich die 2–3 Lebervenen aufnimmt.

Die äußere Einteilung der Leber in rechten und linken Lappen entspricht nicht der Verteilung der Gefäße und Gallenwege, da die Blutgefäße und Gallenwege des linken Leberabschnittes außer dem linken Leberlappen noch Lobus caudatus und quadratus versorgen. Das bedeutet, dass im Inneren der linke Leberlappen bis zur Gallenblase und unteren Hohlvene reicht.

Lage der Leber: Nach aufwärts reicht die Leber (von vorn betrachtet) auf der rechten Seite bis in Höhe der 5. Rippe, auf der linken Seite endet die obere Lebergrenze an der 6. Rippe, wenig links vom Brustbein. Der untere Leberrand folgt auf der rechten Seite zunächst dem Rippenbogen, verlässt diesen in Höhe der 8. Rippe, zieht etwa in der Mitte zwischen Schwertfortsatz und Nabel nach links aufwärts und endet an der 6. Rippe links vom Brustbein.

Mikroskopischer Aufbau
(Abb. 137 und 138)

Die Leber wird außen von einer festen kollagenen Kapsel umgeben, von der sich bindegewebige Trennwände ins Innere erstrecken und dadurch die Leber aufgliedern. Als Baueinheit bezeichnet man das *Leberläppchen*. Es enthält in seinem Zentrum eine dünnwandige Vene (Zentralvene), von der strahlenförmig die *Leberzellbalken* abgehen. Die Leberzellbalken bilden ein dreidimensionales Fachwerk von in einfacher oder doppelter Reihe angeordneten polygonalen Leberzellen, den *Hepatozyten*. Es sind hoch differenzierte Zellen, die mit Mikrovilli in den Disse-Raum (s. unten) ragen. Zwei aneinander grenzende Hepatozyten bilden mit ihrem Plasmalemm die Wand der Gallenkapillaren. Der Raum zwischen den Leberläppchen ist mit Bindegewebe angefüllt. Er stellt sich im histologischen Schnitt meist dreieckig dar. Man nennt ihn

Glisson[97]-Dreieck. Jedes Glisson-Dreieck enthält einen Gallengang, eine Arterie und eine Vene. Die Arterie ist ein Ast der Leberarterie, die Vene ein Ast der Pfortader, welche das an Nährstoffen reiche Blut des Magen-Darm-Kanals der Leber zuführt. Arterie und Vene der Glisson-Dreiecke zweigen sich in der Peripherie der Leberläppchen in kleine Gefäße auf, die in Form miteinander verbundener Kapillaren (auch Sinusoide genannt) zwischen den Leberzellbalken die Läppchen durchströmen. Die Wand der Sinusoide besteht aus gefensterten Endothelzellen und v. Kupffer-Sternzellen, die z. T. ziemlich lange Fortsätze wie Fangarme in die Sinusoide entsenden. Sie vermögen Bakterien, aber auch kleine Fetttröpfchen, Eiweißkörper und Bruchstücke geschädigter Erythrozyten aufzunehmen. Sie enthalten Peroxidase als Ausdruck ihrer bakteriziden Tätigkeit. Endothelzellen und v. Kupffer[98]-Sternzellen sitzen keiner Basallamina auf. Zwischen den Sinusoiden und den Leberzellbalken liegt der Disse[99]-Raum, ein Spaltraum mit retikulären Fasern, Fibrozyten und den Mikrovilli der Hepatozyten. Das Blut der Sinusoide sammelt sich in der Zentralvene der Leberläppchen. Die Zentralvenen aller Läppchen fließen letztendlich zu 2–3 Lebervenen zusammen, die in die untere Hohlvene münden. Die von den Leberzellen gebildete Gallenflüssigkeit wird an die Gallenkapillaren abgegeben. Diese verlassen das Leberläppchen an dessen Peripherie und vereinen sich zu kleinen Gallengängen. Im Bereich der Leberpforte verbindet sich ein großer Gallengang des rechten und linken Leberlappens zum gemeinsamen Lebergang (Ductus hepati-

---

[97] Glisson, Francis (1597–1677), Anatom in Cambridge
[98] v. Kupffer, Karl Wilhelm (1829–1902), Anatom in Kiel, Königsberg und München
[99] Disse, Joseph (1852–1912), Anatom in Göttingen, Halle und Marburg

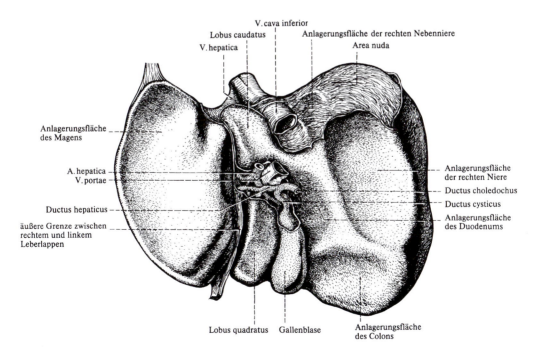

Abb. 136: Leber, von hinten und unten betrachtet

cus). Dieser leitet die Gallenflüssigkeit zur Gallenblase.

Die Leber ist die größte exokrine Drüse des Organismus. Die Absonderung der Galle ist nur eine Tätigkeit des für den Zwischenstoffwechsel wichtigen „parenchymatösen" Organes. Sie nimmt im Pfortaderkreislauf eine zentrale Stellung ein und bezieht Blut aus Magen, Darm, Milz und Pankreas. Die Leberzellen führen zahlreiche Teilvorgänge im Kohlenhydrat-, Lipid- und Eiweißstoffwechsel aus. Dazu gehören Aufnahme, Umwandlung und Abgabe von Monosacchariden, Auf- und Abbau sowie Speicherung von Glykogen, Aufnahme von Aminosäuren, Abgabe von Plasmaeiweißen, Bildung von Cholesterol und Gallensäuren, Vorbereitung der Ausscheidung des Eiweißstickstoffes, Bildung von Harnstoff und Harnsäure.

Der Abbau des Blutfarbstoffes Hämoglobin zum Gallenfarbstoff Bilirubin, die Bereitstellung von Blutgerinnungsstoffen und die Gewährleistung verschiedener Vitaminwirkungen sind weitere Aufgaben. Während der Fetalperiode und perinatalen Periode befinden sich im retikulären Bindegewebe der Leber Blutbildungszentren.

Diesen unterschiedlichen Funktionen genügen die Leberzellen nicht zu gleicher Zeit und im gleichen Umfang.

Vielmehr unterliegen die Leberzellen in ihrer Tätigkeit einer Tagesrhythmik. Das bedeutet, dass die genannten Stoffe zu ganz bestimmten Tageszeiten Maxima und Minima aufweisen. So enthalten die Leberzellen morgens 8 Uhr wenig Galle, dagegen in reicherem Maße Glykogen. Danach nimmt die Glykogenmenge bis 20 Uhr ab, die Gallenbildung steigt. Die Fettablagerung erreicht ihr Maximum 2 Uhr, ihr Minimum 14 Uhr. Die Enzymaktivitäten der Leberzellen folgen diesem Rhythmus.

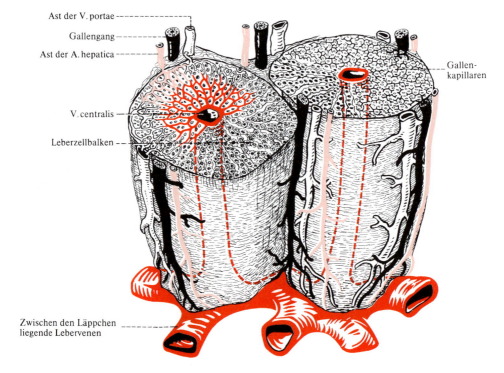

Abb. 137: Mikroskopischer Aufbau der Leber (Schema)

Gallenblase, Vesica biliaris
(Abb. 136)

An der Gallenblase unterscheidet man *Fundus* (Grund), *Corpus* (Körper) und *Collum* (Hals). Der Fundus überragt den vorderen Leberrand in Höhe der 8. Rippe. Das Corpus verschmälert sich nach der Leberpforte zu zum Hals, der sich wiederum in den Gallenblasengang (Ductus cysticus) fortsetzt. Eine im Inneren des Ductus cysticus durch die Anordnung der glatten Muskulatur spiralig verlaufende Schleimhautfalte öffnet und verschließt die Gallenblase in beiden Richtungen. *Ductus cysticus* und *hepaticus* vereinen sich an der Leberpforte zum *Ductus choledochus*, der in den absteigenden Teil des Duodenums mündet. An dieser Stelle wölbt sich die Schleimhaut des Zwölffingerdarmes als Papilla duodeni major vor. Unmittelbar proximal der Mündung vereint sich der Ductus choledochus meist mit dem Ductus pancreaticus (s. unten), häufig unter Bildung einer Erweiterung, einer Ampulla hepatopancreatica, die durch einen glattmuskulären Sphinkter (Sphinkter Oddi[100] der Chirurgen) im Bereich der Papille verschlossen oder geöffnet wird. Er regelt unabhängig von der Peristaltik den Abfluss der Gallenflüssigkeit.

Die Funktion der Gallenblase besteht in erster Linie in der Eindickung der Gallenflüssigkeit, wodurch die „Blasengalle" etwa 5–6mal konzentrierter als die „Lebergalle" ist. Lebergalle und Blasengalle unterscheiden sich weiterhin in ihrer Farbe. Lebergalle sieht wegen des Bilirubingehaltes gelb, Blasengalle wegen des oxidativ umgewandelten Bilirubins grün oder dunkelbraun aus.

---

[100] Oddi, Ruggero (1864–1913), Chirurg in Bologna

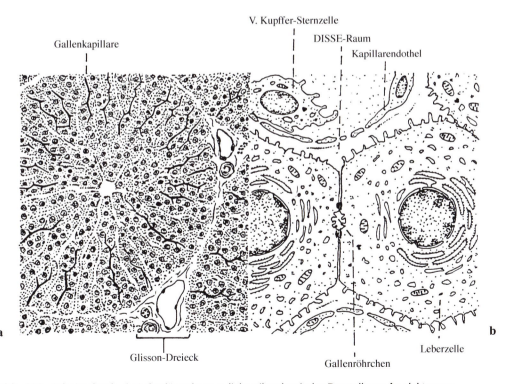

Abb. 138: Schnitt durch ein Leberläppchen; **a:** lichtmikroskopische Darstellung; **b:** elektronenmikroskopisches Bild [L219]

Bauchspeicheldrüse, Pancreas (Abb. 139)

Die Bauchspeicheldrüse ist mit der hinteren Bauchwand in Höhe des 2. Lendenwirbels verwachsen. Sie liegt *retroperitoneal*. Sie besteht aus *Kopf, Körper* und *Schwanz*. Der Kopf paßt sich der Konkavität des Duodenums an, sodass er von rechts vom Zwölffingerdarm umgriffen wird. Der Schwanz erreicht mit seiner Hinterfläche das Hilum der linken Niere und berührt mit der Vorderfläche das Hilum der Milz. Der Längsachse des Pancreas läuft der Ausführungsgang, *Ductus pancreaticus,* parallel. Er mündet entweder mit dem Ductus choledochus zusammen oder dicht neben ihm auf der *Papilla duodeni major* in den absteigenden Teil des Duodenums. In über 90 % der Fälle existiert etwas kranial vom Ductus pancreaticus ein akzessorischer Ausführungsgang, der sich allein in den Zwölffingerdarm öffnet.

Mikroskopischer Aufbau

Die Bauchspeicheldrüse stellt die räumliche Vereinigung einer *exokrinen* und einer *endokrinen* Drüse dar. Der größte Teil gehört der exokrinen Drüse an. Unter exokrinen Drüsen versteht man ganz allgemein solche, die ihr Sekret über einen Ausführungsgang an eine innere oder äußere Oberfläche abgeben. Das *exokrine Pancreas* ist durch lockeres, gefäßführendes Bindegewebe in unregelmäßig geformte Läppchen gegliedert. Diese bestehen aus kubischen bis pyramidenförmigen Zellen, die sich zu beerenartigen Gebilden, sog. Acini, zusammenfügen. Aus den Acini gehen schmale Schläuche hervor. Sie vereinen sich und münden letztendlich in den Ductus pancreaticus. Die exokrinen Pankreaszellen besitzen ein stark entwickeltes Ergastoplasma, meist streifig an der Zellbasis gelegen. Der apikale Zellabschnitt lässt Granula erkennen. Da aus diesen Körnchen das Pankreassekret hervorgeht, heißen sie Prosekretgranula. Das Pankreas

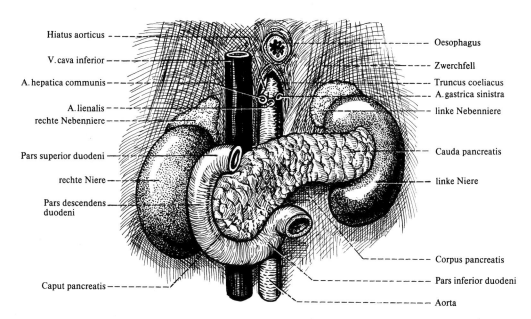

Abb. 139: Topographische Beziehungen zwischen Nieren, Pankreas und Duodenum

produziert täglich etwa 2 Liter Sekret, in ihm kommen eiweiß-, fett- und kohlenhydratspaltende Enzyme vor, die dem Speisebrei beigemengt werden.

- Der *endokrine Anteil* ist inselförmig in die exokrine Drüse eingelagert. Da diese Inseln von Langerhans[101] erstmalig beschrieben worden sind, heißen sie Langerhans-Inseln. Sie bilden in ihrer Gesamtheit eine endokrine Drüse. Jede endokrine Drüse ist durch das Fehlen eines Ausführungsganges gekennzeichnet. Sie gibt ihr Produkt (Inkret) an das Gefäßsystem ab. Die endokrinen Drüsen haben meist regulative Funktionen zu erfüllen. Die Zellen der Langerhans-Inseln werden in A-, B-, D- und PP-Zellen unterschieden. Zahlenmäßig kommen am meisten die B-Zellen vor. Sie bilden das *Insulin*, ein Hormon, das den Blutzuckerspiegel senkt, die Permeabilität der Zellmembranen für Glukose erhöht und die Glukoseoxidation fördert. Die A-Zellen produzieren *Glukagon*, welches den Blutzuckerspiegel durch Abbau des Leberglykogens erhöht. In den D-Zellen wird *Somatostatin* synthetisiert, ein Peptidhormon, das dem von den somatotropen Zellen des Hypophysenvorderlappens (s. S. 277) abgesonderten Somatotropin entgegenwirkt. Dabei ist ein vom Hypothalamus gebildeter release inhibiting factor zwischengeschaltet. Das Somatostatin dämpft auch die Aktivität des Inselorgans. PP-Zellen bilden das *Pankreas-Polypeptid*. Dieses wirkt hemmend auf die Salzsäureproduktion des Magens und ist somit ein Gastrin-Antagonist.

Netz und Netzbeutel
(Abb. 140)

Großes und *kleines Netz* (Omentum majus und minus) stellen größere Bauchfelldoppelblätter dar, die bestimmte Organe miteinander verbinden. Das *kleine Netz* spannt sich zwischen der Leberpforte einerseits und dem oberen Teil des Duodenums und der kleinen Kurvatur des Magens andererseits aus. Es gliedert sich entsprechend diesen Befestigungen in das Lig. hepatoduodenale (Leber-Zwölffingerdarm-Band) und das Lig. hepatogastricum (Leber-Magen-Band). Das Lig. hepatoduodenale enthält den sog. *Leberstrang*. Man versteht darunter die Organe, welche zur Leberpforte ziehen. Es handelt sich um den Ductus choledochus, der am weitesten rechts liegt, die Vena portae (Pfortader), welche sich medial anschließt, aber etwas weiter dorsal verläuft, und die A. hepatica propria (Leberarterie), die sich am weitesten medial befindet.

Das *große Netz* nimmt von der großen Kurvatur des Magens seinen Ausgang und befestigt sich am Zwerchfell (Lig. gastrophrenicum), am Hilum der Milz (Lig. gastrosplenicum) und am Colon transversum (Lig. gastrocolicum). Außerdem zieht der freie Teil des großen Netzes (Pars libera) über das Colon transversum nach abwärts und legt sich schürzenartig auf die Dünndarmschlingen.

Durch die Verlagerung der Bauchorgane während der Entwicklung entsteht im rechten Oberbauch eine Bauchfelltasche, die *Bursa omentalis* (Netzbeutel). Sie ist über das *Foramen omentale* (Netzbeutelloch) erreichbar. Das Foramen omentale befindet sich im rechten Oberbauch zwischen Leber und Duodenum und wird ventral durch das Lig. hepatoduodenale begrenzt. Die Bursa omentalis erstreckt sich zwischen der hinteren Bauchwand und dem Magen nach links bis zum Hilum der Milz. Die Vorderwand wird demnach von der Hinterfläche des Magens, vom kleinen Netz und vom großen Netz (mit Ausnahme der Pars libera) gebildet.

An der Hinterwand liegen Pancreas, linke Niere und linke Nebenniere. Obwohl man vom Netzbeutel spricht, stellt die Bursa omentalis beim Lebenden nur einen kapillären Spalt dar, sodass die Hinterwand des Magens sehr eng an das Pancreas grenzt, was klinisch insofern von Bedeutung ist, als Magengeschwüre in das Pancreas penetrieren können.

---

[101] Langerhans, Paul (1847–1888), Arzt und Pathologe in Freiburg

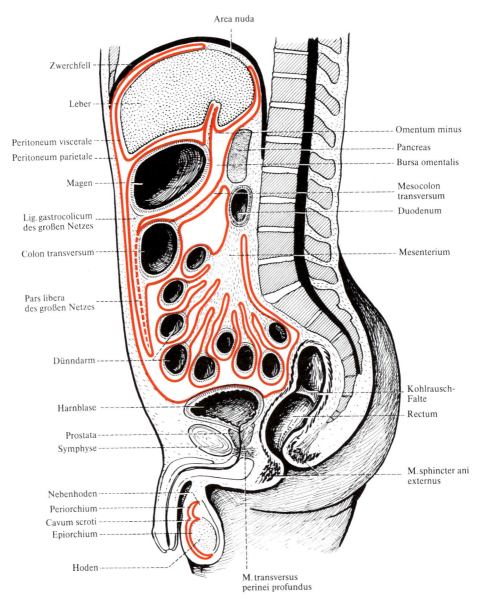

Abb. 140: Sagittalschnitt durch die Bauch- und Beckeneingeweide des Mannes (halbschematisch) mit besonderer Berücksichtigung der Peritonealverhältnisse

Atmungssystem

Dem Atmungssystem gehören Nase, Kehlkopf, Luftröhre und die Lungen an.

Nase, Nasus (Abb. 131)

Die Nase gliedert sich in einen äußeren und inneren Teil (äußere Nase und Nasenhöhle). Die Grundlage der *äußeren Nase* bilden der knöcherne Nasenrücken und die Nasenknorpel. Den Innenraum der äußeren Nase bezeichnet man als *Vestibulum nasi* (Nasenvorhof).

Die *Nasenhöhle* (Cavitas nasi) wird durch die Nasenscheidewand in einen rechten und linken Abschnitt geteilt. In beide wölben sich von lateral die obere, mittlere und untere Nasenmuschel vor. Dadurch entstehen folgende Nasengänge: Unterhalb der oberen, mittleren und unteren Nasenmuschel, der obere, mittlere und untere Nasengang, zwischen der Scheidewand und dem medialen Umfang der drei Nasenmuscheln der gemeinsame Nasengang und zwischen dem hinteren Rand der drei Nasenmuscheln und den Choanen der Nasen-Rachen-Gang. Der knöchernen Nasenhöhle entsprechend, unterscheidet man den Boden, das Dach und die laterale Wand (Aufbau der Wände s. S. 185). Mit der Nasenhöhle verbinden sich mehrere ebenfalls mit Schleimhaut ausgekleidete sog. *Nasennebenhöhlen* (Sinus paranasales). Die Beziehung zwischen Nebenhöhlen und Nasengängen wurde auf Seite 185 dargelegt. Im Bereich der vorderen Abschnitte der oberen Nasenmuschel befindet sich die Riechgegend in Form von pfenniggroßen Riechfeldern. Gleich große Bezirke liegen auch gegenüber den Nasenmuscheln am Nasenseptum.

Kehlkopf, Larynx
(Abb. 131 und 141)

Das Gerüst des Kehlkopfes bilden die Kehlkopfknorpel (Schild-, Ring-, Stell- und Kehldeckelknorpel). Der *Schildknorpel* (Cartilago thyroidea) besteht aus zwei Platten, die sich beim Mann unter einem Winkel von 90°, bei der Frau und bei Knaben vor der Pubertät unter einem Winkel von 120° vereinen. Vom hinteren Rand beider Platten entspringen zwei nach kaudal und zwei nach kranial gerichtete Schildknorpelhörner. Am *Ringknorpel* (Cartilago cricoidea) unterscheidet man die hintenliegende Ringknorpelplatte von dem sich nach vorn wölbenden Ringknorpelbogen. Die *Stellknorpel* (Cartilago arytenoidea) besitzen die Form von annähernd dreiseitigen Pyramiden. Der *Kehldeckelknorpel* (Epiglottis) gleicht einem Tennisschläger oder Fahrradsattel.

Die Kehlkopfknorpel sind durch Gelenke, Membranen und Muskeln verbunden. Zwischen Schild- und Ringknorpel besteht ein Gelenk, in dem der Ringknorpelbogen gehoben und gesenkt werden kann. Da auf der Ringknorpelplatte die Stellknorpel liegen und sich an den Stellknorpeln die Stimmbänder befestigen, werden in diesem Gelenk durch die Kontraktion der entsprechenden Muskeln die Stimmbänder gespannt oder entspannt. Obere Kante der Ringknorpelplatte und Basis der Stellknorpel sind in einem weiteren Gelenk verbunden. In diesem Gelenk können bestimmte Muskeln die Stimmbänder voneinander entfernen oder einander nähern, d. h. die Stimmritze erweitern oder verengen.

Der Innenraum des Kehlkopfes zerfällt in drei Etagen: Oberstock oder *Vestibulum laryngis* (Kehlkopfvorhof), Mittelstock oder *Ventriculus laryngis* (Kehlkopfkammer) und Unterstock oder *Pars inferior* (unterer Teil). Das *Vestibulum laryngis* beginnt mit dem *Aditus laryngis* (Kehlkopfeingang). Dieser wird vorn durch den Kehldeckel, hinten durch die Stellknorpel und seitlich durch Schleimhautfalten begrenzt. An dieser Stelle öffnet sich der untere Abschnitt des Rachens nach vorn. Das Vestibulum reicht bis zu den *Taschenfalten* (Plicae vestibulares). Danach schließt sich der *Ventriculus laryngis* an. Er stellt einen Hohlraum dar, der sich vor allen Dingen nach lateral ausweitet. Er endet kaudal an den *Stimmfalten* (Plicae vocales, Abb. 142). Diese wölben sich keilförmig nach medial vor. Sie enthalten im Inneren das *Stimmband* (Lig. vocale, medial) und den *Stimmmuskel* (M. vocalis, lateral). Den Spalt zwischen beiden Stimmbändern bezeichnet man als *Stimmritze* (Rima glottidis). Deren Größe wechselt sehr. Während sie bei der Atmung durch die Kehlkopfmuskeln erweitert wird, ist sie beim Sprechen und Singen nur spaltförmig geöffnet und beim Pressen vollständig verschlossen. Unterhalb der Stimmlippen liegt die Pars inferior. Sie geht am unteren Rand des Ringknorpels ohne scharfe Grenze in die Trachea über.

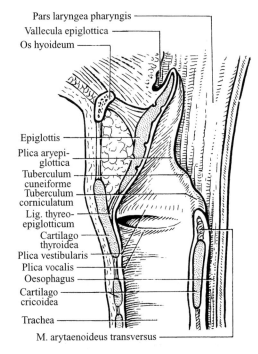

Abb. 141: Medianschnitt durch den Kehlkopf
[Q003]

Luftröhre, Trachea
(Tafel VIII)

Die Luftröhre besitzt eine Länge von etwa 12 cm. Sie beginnt am unteren Rand des Ringknorpels und endet an ihrer Aufteilung in den rechten und linken Stammbronchus. Die Grundlage der Wand bilden u-förmige hyaline Knorpel, die dorsal durch Bindegewebe und glatte Muskulatur zu einem Rohr geschlossen werden.
Zwischen den Knorpelspangen spannt sich elastisches Bindegewebe aus, wodurch die Luftröhre in sich elastisch ist. Dadurch kann sie beim Schluckakt gedehnt werden, wobei die suprahyalen Muskeln das Zungenbein nach aufwärts ziehen und der Kehlkopf dieser Bewegung folgen muss. Die Dehnungsreserve besteht also in der Trachea.
Mehrzeiliges Flimmerepithel und Becherzellen kleiden die Trachea innen aus. Unter dem Epithel liegen schleimbildende Drüsen. Während des Verlaufs von kranial nach kaudal tritt die Luftröhre durch die obere Thoraxapertur in den Thorax ein. Die Teilung, *Bifurcatio tracheae*, erfolgt in Höhe des 4.–5. Brustwirbels.

Lungen, Pulmones
(Tafel VII, Abb. 143 und 144)

Die Lungen besitzen die Form, die ihnen Brustkorb, Zwerchfell und Herz vorschreiben, d. h., sie füllen dank ihrer Ausdehnungsfähigkeit den Raum zwischen den genannten Organen aus. Beide Lungen lassen eine leicht nach innen gewölbte *Basis* und eine *Spitze* erkennen. Die Basis grenzt ans Zwerchfell und heißt deshalb auch *Facies diaphragmatica*. Den Rippen gegenüber liegt die *Facies costalis* (Rippenfläche), während die mediale, sagittal gerichtete Fläche *Facies mediastinalis* genannt wird. Mit dieser Fläche lagern sich die Lungen den Organen des Mittelfells

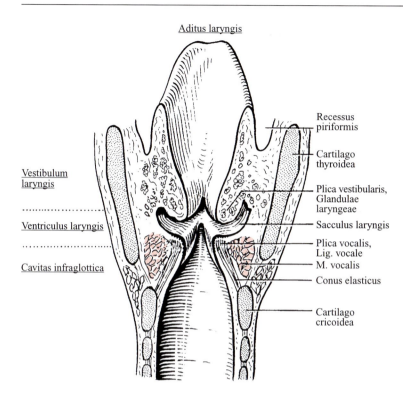

Abb. 142: Etagen des Kehlkopfes (Frontalschnitt, Ansicht von dorsal) [Q003]

(Mediastinum) an. Die Facies mediastinalis der rechten Lunge grenzt mit Furchen an den Oesophagus und die obere Hohlvene und mit einem flachen Eindruck ans Herz. Die Facies mediastinalis der linken Lunge zeigt dagegen eine tiefe Aussparung für die Anlagerung des Herzens (Incisura cardiaca) und eine Furche für die Aorta. Auf der Facies mediastinalis beider Lungen, etwa im Zentrum, befindet sich das *Hilum*, früher als Hilus, („Hilusdrüsen") bezeichnet, die Lungenwurzel. Hier treten der Bronchus und die Lungenarterien ein und die Lungenvenen aus. Dabei liegen die Venen am weitesten vorn, dann folgen Arterie und Bronchus. Die Anordnung von unten nach oben ist am rechten Hilum: Venen, Arterie, Bronchus; am linken: Venen, Bronchus, Arterie.

Rechte und linke Lunge sind unterschiedlich gegliedert. Die rechte Lunge besteht aus drei, die linke aus zwei Lappen. Die Lappen der rechten Lunge heißen Ober-, Mittel- und Unterlappen, diejenigen der linken Lunge Ober- und Unterlappen.

Die Grenze zwischen Ober- und Unterlappen verläuft vom Dornfortsatz des 3. Brustwirbels um den Thoraxumfang bis zum Ansatz der 6. Rippe am Sternum. Sie wird von einer tiefen, bis zum Hilum reichenden Spalte gebildet, die wegen des schrägen Verlaufs *Fissura obliqua* heißt. Der Oberlappen liegt somit vorwiegend vorn, der Unterlappen vorwiegend hinten. Der Mittellappen ist eigentlich ein Teil des Oberlappens. Er befindet sich nur vorn. Die *Fissura horizontalis pulmonis dextri* trennt ihn vom Oberlappen. Diese beginnt in der Axillarlinie am Schnittpunkt von Fissura obliqua und 4. Rippe und zieht von hier aus entlang der 4. Rippe bis zum Sternum. Die linke Lunge wird nur durch die Fissura obliqua in Ober- und Unterlappen geteilt. Der linke Oberlappen endet vorn mit einem zungenförmigen Fortsatz, der *Lingula*.

Jeder Lungenlappen besteht aus *Segmenten* (Sublobi). Ein Lungensegment hat die Form eines Kegels, dessen Basis nach peripher und dessen Spitze zum Hilum zeigt.

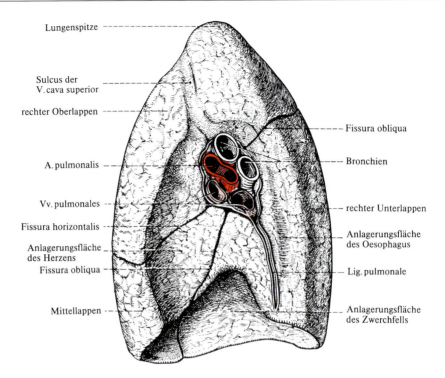

Abb. 143: Rechte Lunge, von medial

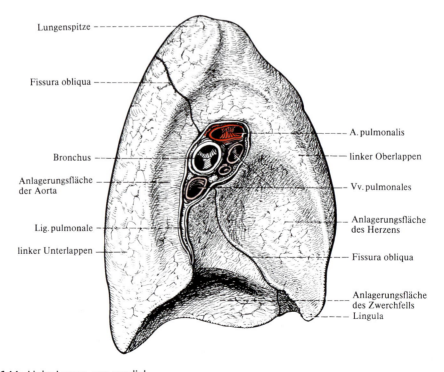

Abb. 144: Linke Lunge, von medial

Jedes Lungensegment besitzt einen eigenen Bronchus, eine eigene Arterie und eine eigene Vene (Segmentbronchus, Segmentarterie, Segmentvene). Die Grenze zwischen den Segmenten verläuft entlang selbständiger Venen. Es sind Venen, die nicht von Arterie und Bronchus begleitet werden. Sie heißen *Intersegmentvenen.* Bei der Präparation der Segmente benutzt man sie als Leitfaden.

Der rechte Oberlappen besteht aus 3 Segmenten, der Mittellappen aus 2 Segmenten und der rechte Unterlappen aus 5 Segmenten. Der linke Oberlappen enthält 5 Segmente, der linke Unterlappen 4 Segmente.

Mikroskopischer Aufbau
(Abb. 145)

Der Feinbau der Lunge lässt sich am günstigsten von den Bronchien aus darstellen. Im Bereich der Lungenwurzel teilt sich jederseits der *Stammbronchus* in *Lappenbronchien* und diese dann innerhalb der Lungenlappen in *Segmentbronchien.* Durch weitere Aufzweigungen werden die Bronchien immer kleiner. Von einem Querschnitt von 1 mm an heißen sie Bronchiolen. Ein *Bronchiolus terminalis* versorgt ein Lungenläppchen, das etwa 2×2 cm misst. Innerhalb des Lungenläppchens teilt sich der Bronchiolus terminalis in 2–3 *Bronchioli respiratorii* und diese wiederum in 2–3 *Alveolengänge,* von denen seitlich Ausbuchtungen, die *Alveolen* (Lungenbläschen), ausgehen. Bronchien und Bronchiolen stellen in ihrer Gesamtheit den *Bronchialbaum* dar.

Das mehrzeilige, Becherzellen enthaltende Flimmerepithel der Trachea setzt sich auch auf die Bronchien fort. In die Wände der Bronchien sind neben glatten Muskelzellen hyaline Knorpel von unregelmäßiger Gestalt eingelagert, die bei einem Durchmesser der Atemwege von weniger als 1 mm verschwinden. Die Grundlage der Wände bilden dann ausschließlich glatte Muskelzellen, das Epithel ist ein einschichtiges Flimmerepithel. Mit der weiteren Verklei-

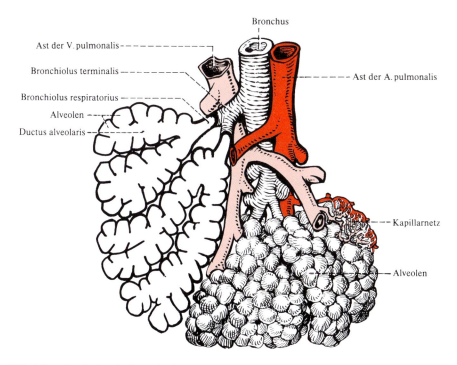

Abb. 145: Mikroskopischer Aufbau der Lunge

nerung des Durchmessers der Bronchiolen verringert sich auch die Höhe des Epithels. Es wird flimmerlos und kubisch, Becherzellen fehlen. Die Alveolen, deren Zugang glatte Muskelzellen ringförmig umfassen, werden schließlich von Epithelzellen ausgekleidet. Diese Zellen gliedert man in Pneumozyten vom Typ I und vom Typ II. Die Pneumozyten Typ I kommen zu 95 % vor. Es sind flache Zellen mit wenigen Organellen. Die Pneumozyten Typ II sind kubisch und enthalten zahlreiche Zellorganellen und Mikrovilli. Diese hohen Pneumozyten Typ II produzieren einen feinen Phospholipidfilm, das „Surfactant", das das Alveolarlumen auskleidet. Der Phospholipidfilm wirkt als „Detergens", indem er die Oberflächenspannung der Alveolenwände herabsetzt. Den Pneumozyten folgt außen eine Basallamina, die durch Verschmelzung der Basallamina der Pneumozyten und der Kapillaren entstanden ist. Der Basallamina schließt sich das Endothel der Kapillaren an, welche die Alveolen netzartig umgeben. Der Gasaustausch erfolgt somit über die Blut-Luft-Schranke (Abb. 146), die aus Pneumozyten, Basallamina und Endothelzellen besteht. Die Anzahl der Alveolen beträgt etwa 300 Millionen, ihre Oberfläche 70–80 m².

Das Zwischengewebe der Lunge ist elastisches Bindegewebe. Es enthält neben Arterien, Venen, Lymphgefäßen und Kapillaren[102] in großer Zahl elastische Fasern, die sich vielfältig verbinden und bedingen, dass die Lunge immer das Bestreben hat, sich zusammenzuziehen. Ihre Entfaltung erfolgt passiv.

Pleura, Rippenfell

Beide Lungen und die Innenfläche des Thorax sind von Pleura bedeckt. Man kann sich vorstellen, dass die Pleura jederseits einen in sich vollkommen geschlossenen Sack bildet, in den sich eine Lunge einstülpt. Auf diese Weise legt sich ein Blatt der Pleura unmittelbar auf die Lungenoberfläche, während ein Zweites dem Brustkorb innen anliegt. Beide Blätter gehen am Lungenhilum ineinander über. Die die Lunge bedeckende Pleura heißt *Pleura pulmonalis* (Lungenfell). Sie folgt der Lungenoberfläche auch in die Spalten und

---

[102] Kapillare = Haargefäß (abgeleitet von capillum = das Haar), feinstes Blutgefäß, mit anderen Kapillaren netzig verbunden

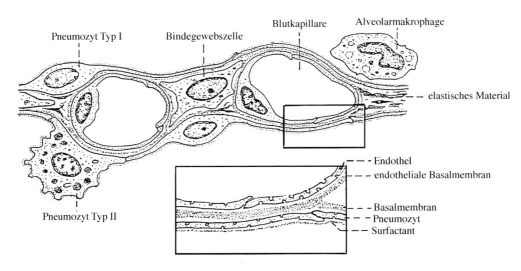

Abb. 146: Darstellung der Blut-Luft-Schranke [L219]

ermöglicht, dass sich die Lungenlappen gegeneinander bewegen können. Die Pleura, welche den Brustkorb innen auskleidet, bezeichnet man als *Pleura parietalis* (wandständige Pleura oder Rippenfell). Sie bildet im Bereich der oberen Thoraxapertur die Pleurakuppel, verbindet sich als *Pars costalis* mit den Rippen, als *Pars diaphragmatica* mit dem Zwerchfell und begrenzt als *Pars mediastinalis* von lateral das *Mediastinum* (Mittelfell), einen Raum, in dem das Herz, die großen Gefäße, der Oesophagus und der Thymus bzw. Thymusfettkörper liegen. Als *Lig. pulmonale* (Lungenband) bezeichnet man die Umschlagfalte beider Pleurablätter. Sie zieht vom Lungenhilum an der medialen Seite des Unterlappens nach abwärts (Abb. 143 und 144).

Den zwischen beiden Pleurablättern bestehenden *kapillären Spalt* füllt seröse Flüssigkeit aus, die *undehnbar* ist. Das bedeutet, dass unter normalen Bedingungen beide Pleurablätter nicht voneinander abgehoben werden können. Da die Lunge wegen ihres Gehaltes an elastischen Fasern ständig unter Zug steht, wird auch die Pleuraflüssigkeit auf Zug beansprucht. Man kann diese Zugkraft als „Unterdruck" messen. Sie beträgt in Ruhe 0,3–0,5 kPa (2–4 mmHg) und erhöht sich auf 2,0–4,0 kPa (15–30 mmHg) bei tiefer Inspiration. Die Pleuraflüssigkeit bewirkt somit, dass die Lunge den Bewegungen des Brustraumes folgen muss. Andererseits ermöglicht sie, dass sich Pleura visceralis und Pleura parietalis bei der Atmung relativ reibungsarm gegeneinander verschieben können. Ersetzt man die Flüssigkeit durch ein dehnbares Gas, wie es beim Pneumothorax der Fall ist, zieht sich die Lunge zusammen und nimmt nicht mehr an den Atembewegungen teil. Da die Pleura von einschichtigem Plattenepithel bedeckt wird, vermag sie jedoch Luft oder Gas zu resorbieren, sodass nach einer gewissen Zeit beide Pleurablätter wieder über seröse Flüssigkeit aneinander grenzen und somit die Lunge entfaltet ist.

Herz und Gefäßsystem

Dazu gehören: das Herz, die Arterien, die Venen, die Kapillaren (Haargefäße) und das Lymphgefäßsystem.

Das Blutgefäßsystem dient der Ernährung des gesamten Organismus und dem Abtransport sowie der Entfernung der im intermediären Stoffwechsel entstehenden Schlackenstoffe. Weiterhin nimmt es durch den Transport von Hormonen Einfluss auf die Steuerung der vegetativen Körperfunktionen und spielt im Rahmen der Wärmeregulation eine wichtige Rolle. Es gliedert sich in drei Kreisläufe. Man unterscheidet den *kleinen* oder *Lungenkreislauf*, den *großen* oder *Körperkreislauf* und den *Pfortaderkreislauf* (Abb. 147). Der *Lungenkreislauf* beginnt in der rechten Herzkammer und erreicht die Lungen über die Lungenarterien. Diese teilen sich vielfältig bis zu den Kapillaren, welche die Lungenalveolen netzartig umgeben. Hier erfolgt der Gasaustausch – Abgabe von Kohlendioxid, Aufnahme von Sauerstoff. Danach transportieren die Lungenvenen das sauerstoffreiche Blut zum linken Vorhof, wo der Lungenkreislauf endet.

Der *Körperkreislauf* nimmt im linken Ventrikel seinen Anfang. Über die große Körperschlagader (Aorta) und deren Äste gelangt das Blut zu den verschiedensten Organen, in deren Bereich sich die Arterien wiederum bis zu den Kapillaren aufgliedern. Wegen ihrer dünnen Wandung sind diese geeignet, Nährstoffe und Sauerstoff zu den Organen durchtreten zu lassen und Schlackenstoffe und Kohlendioxid von den Organen aufzunehmen. Nunmehr fließen die Kapillaren zu kleineren Venen zusammen, die sich wiederum zu großen Venen vereinen. Das verbrauchte Blut der unteren Körperhälfte wird über die untere Hohlvene, das der oberen Körperhälfte über die obere Hohlvene dem rechten Vorhof zugeleitet. Hier findet der Körperkreislauf seinen Abschluss.

Eine Sonderstellung nehmen die Eingeweide des Bauchraumes ein. Ihren Kreislauf bezeichnet man als *Pfortaderkreislauf*. Die Besonderheit besteht darin, dass die Venen des Magen-Darm-Kanals nicht nur Schlackenstoffe und Kohlendioxid, sondern auch resorbierte Nahrungsstoffe enthalten. Indem sich die Venen des Bauchraumes vereinen, entsteht die *Pfortader* (Vena portae). Diese führt das Blut zur Leber. Im Bereich der Leber gliedert sie sich in zahlreiche Äste auf, die sich dem Kapillarnetz der Leber zuordnen. Der Abfluss aus der Leber erfolgt über die Lebervenen, die in die untere Hohlvene münden. Der Pfortaderkreislauf besteht demnach aus folgenden Stationen: Arterien des Bauchraumes, Kapillarnetz der Bauchorgane, Venen des Bauchraumes, Pfortader, Kapillarnetz der Leber, Lebervenen, untere Hohlvene.

Man unterscheidet Arterien und Venen. Unabhängig von ihrem Inhalt heißen diejenigen Blutgefäße, die zum Herzen ziehen, *Venen*, und diejenigen, die vom Herzen ausgehen, *Arterien*. Im Körperkreislauf enthalten die Arterien Sauerstoff und Nährstoffe, die Venen Kohlendioxid und Schlackenstoffe. Im Lungenkreislauf kehren sich die Verhältnisse um. Hier führen die Arterien das verbrauchte kohlendioxidhaltige Blut, während die Venen sauerstoffreiches Blut besitzen.

Die Aufnahme von Sauerstoff erfolgt über die Lungen, die Aufnahme der Nährstoffe über den Magen-Darm-Kanal. Die Entfernung der Endprodukte des Kohlenhydrat- und Fettstoffwechsels in Form von Kohlendioxid geschieht über die Lungen. Die Endprodukte des Eiweißstoffwechsels werden als Harnstoff, Harnsäure und Ammoniak (stickstoffhaltige Abbauprodukte) in den Nieren ausgeschieden.

Den *Bluttransport* bewirkt die rhythmische Kontraktion der Herzkammern. Im Bereich des Körperkreislaufes, der die wesentlich größere Strecke umfasst, wird während der Systole des linken Ventrikels das Blut in die Aorta gepresst, die als Arterie vom elastischen Typ (s. S. 241) gespannt und gering gedehnt wird. Dabei wandelt sich die kinetische Energie des Blutdruckes in potentielle Energie um. Während der Diastole unterstützt die sich zusammenziehende Aorta den Weitertransport des Blutes; die potentielle geht wieder in kinetische Energie über. Man bezeichnet diese Funktion der Aorta als „Windkesselfunktion". Sie verhindert, dass während der Diastole der Blutdruck auf 0 absinkt, wie es in einer starren Röhre der Fall wäre. Die systolische Drucksteigerung pflanzt sich wellenförmig als „Pulswelle" fort. In der Peripherie sorgen die glatten Muskelzellen der Arterien vom muskulösen Typ (s. S. 241) für den Tonus der Arterienwand und regeln durch Veränderung der Querschnittsgröße die Durchblutung der zugehörigen Organe. Den venösen Rückstrom bewirken: der nach Passage des Kapillarnetzes verbleibende Restdruck, die Saugwirkung des Herzens, die Atmung und die Kompression der Venen durch die Skelettmuskulatur.

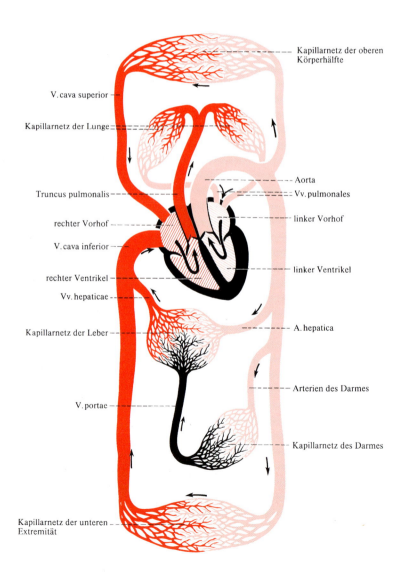

Abb. 147: Kreislauf (Schema)

Herz, Cor (Abb. 148 und 149)

Das Herz besteht aus 4 Hohlräumen: Dem rechten und linken Vorhof (*Atrium*) und der rechten und linken Herzkammer (*Ventrikel*). Rechter und linker Teil des Herzens, d. h. also rechter und linker Vorhof sowie rechter und linker Ventrikel, sind durch die Herzscheidewand vollkommen voneinander getrennt, während rechter Vorhof und rechte Kammer sowie linker Vorhof und linke Kammer sich über bestimmte Öffnungen verbinden.

Der *rechte Vorhof* besitzt die Form eines auf der Spitze stehenden Eies. In ihn münden von oben die obere Hohlvene (V. cava superior) und von unten die untere Hohlvene (V. cava inferior) sowie der Sinus coronarius (Herzkranzsinus), welcher das verbrauchte Blut des Herzens enthält. Dieser Teil des rechten Vorhofs grenzt sich innen durch eine Leiste (Crista terminalis), außen durch eine Furche (Sulcus terminalis) ab. Wegen der Einmündung der oberen und unteren Hohlvene bezeichnet man ihn als *Sinus venarum cavarum*, Hohlvenenraum. Den verbleibenden Teil des rechten Vorhofs nennt man den eigentlichen rechten Vorhof. Beide unterscheiden sich auch in ihrem Innenrelief, indem der Sinus venarum cavarum eine glatte innere Oberfläche aufweist, während sich im eigentlichen rechten Vorhof vielfältig verbundene Muskelwülste (Trabeculae carneae) nach innen wölben. Vom eigentlichen rechten Vorhof geht eine Ausstülpung, das *rechte Herzohr*, aus, das sich von rechts der Aorta anlegt.

Die Trennung gegen den linken Vorhof erfolgt durch das *Septum interatriale* (Vorhofseptum). An ihm unterscheidet man einen muskulösen und membranösen Anteil, der in Form einer ovalen Grube (Fossa ovalis) in das muskulöse Septum eingelagert ist. Bei 22 % der Herzen kann das membranöse Septum schlitzförmig geöffnet sein und somit eine Verbindung zwischen rechtem und linkem Vorhof bestehen. Zwischen rechtem Vorhof und rechtem Ventrikel liegt das *Ostium atrioventriculare dextrum* (rechte Vorhof-Kammer-Öffnung). Diese Öffnung wird während der Kontraktion der rechten Kammer durch die *Valva tricuspidalis* (Dreisegelklappe) geschlossen. Wie im Namen angedeutet, besteht die Klappe aus drei Segeln, und zwar aus einem vorderen, hinteren und septalen Segel. Durch Aneinanderlagerung schaffen sie eine vollkommene Trennung zwischen rechter Kammer und rechtem Vorhof. Jedes Segel ist annähernd dreieckig geformt. Es befestigt sich mit seiner Basis an einem Faserring, der an der Grenze von rechtem Vorhof und rechter Kammer liegt und zum Herzskelett (s. S. 228) gehört. Weiterhin verbinden sich die Segel über feine Sehnenfäden (Chordae tendineae) mit der Muskulatur des Herzens, und zwar in der Weise, dass von den Papillarmuskeln, kegelstumpfförmige Vorwölbungen der Herzmuskulatur, die Sehnenfäden immer zu zwei benachbarten Segeln ziehen. Dadurch werden bei der Kontraktion der Ventrikelmuskulatur die Segel einander genähert. Man unterscheidet einen vorderen, einen hinteren sowie mehrere septale Papillarmuskeln. Die Valva tricuspidalis öffnet sich während der Diastole[103] des rechten Ventrikels durch die Systole[104] des rechten Vorhofs und lässt das Blut in den rechten Ventrikel eintreten; sie schließt sich dagegen während der Systole des rechten Ventrikels und verhindert damit den Rückfluss des Blutes in den rechten Vorhof.

Der *rechte Ventrikel* erscheint von außen gesehen pyramidenförmig, wobei die Spitze nach links zur Herzspitze gerichtet ist. Im Querschnitt besitzt er halbmondförmige Gestalt, da er sich dem wesentlich größeren linken Ventrikel von rechts anlagert. Er gliedert sich in einen *Ein-* und *Ausströmungsteil*. Beide stehen spitzwinklig zueinander. Auf den Ausströmungsteil folgt der *Truncus pulmonalis* (Stamm der Lun-

---

[103] Diastole = Erschlaffung
[104] Systole = Zusammenziehung

genarterien). Die Grenze zwischen rechtem Ventrikel und Truncus pulmonalis bildet die *Valva trunci pulmonalis* (Pulmonalisklappe). Es handelt sich um eine Taschenklappe, die aus drei kleineren Taschen besteht, welche sich einerseits in Richtung des Blutflusses öffnen und sich andererseits beim Erschlaffen des rechten Ventrikels aneinander lagern und dadurch verhindern, dass das Blut aus dem Truncus pulmonalis in den rechten Ventrikel zurückfließt.

Der *linke Vorhof* besitzt die Form eines querliegenden Rechteckes. An den vier Ecken münden die vier Lungenvenen klappenlos. Eine ohrenförmige Ausstülpung, *linkes Herzohr*, legt sich von links um den Truncus pulmonalis. Der linke Vorhof verbindet sich mit dem linken Ventrikel über das *Ostium atrioventriculare sinistrum* (linke Vorhof-Kammer-Öffnung). Die beiden Herzräume werden während der Kontraktion des linken Ventrikels durch die *Valva bicuspidalis* (Zweisegelklappe) getrennt. Da diese Klappe in ihrer Form einer Mitra[105] ähnelt, heißt sie auch Mitralisklappe (kurz: Mitralis). Sie besteht aus einem vorderen und hinteren Segel. Wie bei der Valva tricuspidalis sind die Segel mit ihrer Basis an einem zum Herzskelett gehörenden Faserring befestigt und über feine Sehnenfäden mit dem vorderen und hinteren Papillarmuskel verbunden. Auch hier ziehen Chordae tendineae eines Papillarmuskels immer zu beiden Segeln, damit bei der Kontraktion der Verschluss ermöglicht wird. Die Klappe öffnet sich während der Diastole des linken Ventrikels durch die Kontraktion des linken Vorhofs, wodurch das Blut ungehindert in den linken Ventrikel fließen kann. Während der Kontraktion des linken Ventrikels verhindert sie den Rückfluss in den linken Vorhof.

Der *linke Ventrikel* stellt sowohl in Bezug auf die Stärke der Wandung wie auf das Ausmaß des Inhaltes den größten Abschnitt des Herzens dar. Er besitzt Kegelform. Die Spitze ist nach links unten gerichtet und bildet die Herzspitze. Rechter und linker Ventrikel sind durch das *Septum interventriculare* (Kammerseptum) getrennt. Es besteht aus einem wesentlich größeren muskulösen Teil, der sich von kaudal nach kranial erstreckt und dem etwa nur kleinfingernagelgroßen membranösen Abschnitt, der den muskulösen Teil fortsetzt und sich von unten her an das Herzskelett (s. unten) anlagert. Man unterscheidet im linken Ventrikel einen *Ein-* und *Ausströmungsteil*. Dem Ausströmungsteil folgt die große Körperschlagader (Aorta). An der Grenze zwischen linkem Ventrikel und Aorta liegt die *Valva aortae* (Aortenklappe). Es handelt sich wie im Truncus pulmonalis um eine Taschenklappe mit drei kleinen Taschen. Sie öffnet sich in Richtung des Blutstromes und verhindert den Rückfluss des Blutes während der Erschlaffung des linken Ventrikels.

Das Herz gliedert sich in folgende Schichten: *Endokard* (Herzinnenhaut), *Myokard* (Herzmuskulatur) und *Epikard* (viszerales Blatt des Herzbeutels).

Endothel und gefäßführendes lockeres Bindegewebe bauen das *Endokard* auf, das die Herzhöhlen auskleidet. Dabei überzieht es auch beide Seiten aller Klappen, deren Grundlage kollagene Faserbündel und zarte elastische Fasernetze bilden.

Das *Myokard* besteht aus Herzmuskelzellen, lockerem gefäßführendem Bindegewebe und einem ausgeprägten Kapillarnetz. Der mikroskopische Querschnitt zeigt, dass eine Herzmuskelzelle von etwa 4 Kapillaren umgeben ist, wobei jede Kapillare meist zwei Herzmuskelzellen anliegt. Der intensive Stoffwechsel findet damit seinen morphologischen Ausdruck. Das Myokard besitzt eine sehr sinnfällige funktionelle Struktur (Abb. 150). Im Bereich der Ventrikel können drei Schichten isoliert werden, die jedoch alle unmittelbar miteinander verbunden sind. Es sind Muskelzüge, die, vom Herzskelett ausgehend, außen spiralig nach links zur

---

[105] Mitra = Kopfbedeckung eines Bischofs

Herz 227

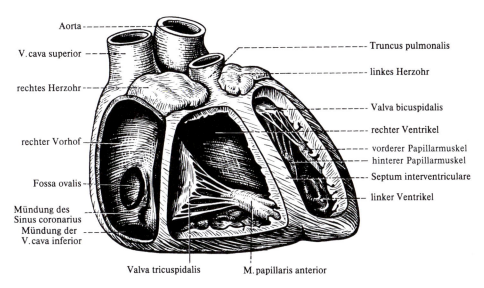

Abb. 148: Herz, von ventral. Rechter Vorhof, rechter Ventrikel, linker Ventrikel eröffnet

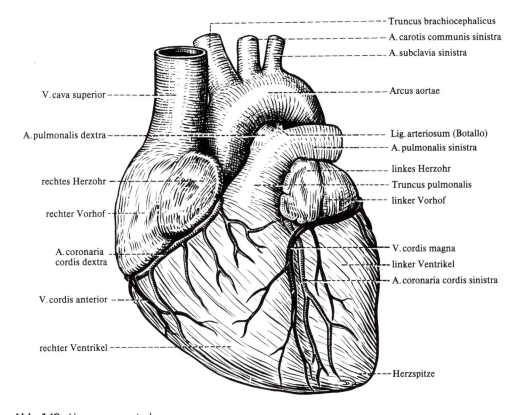

Abb. 149: Herz, von ventral

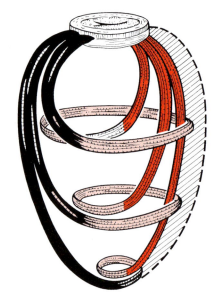

Abb. 150: Schematische Darstellung der Struktur des Myokards im Bereich des linken Ventrikels

Herzspitze ziehen, hier umkehren und innen spiralig wieder nach rechts und aufwärts zum Herzskelett gelangen. Aus diesen beiden spiraligen Muskelschichten zweigen Herzmuskelzellbündel ab, die ringförmig die Ventrikel umgeben und somit die mittlere der drei Schichten formieren. Im Bereich der muskulösen Herzscheidewand durchflicht sich die Muskulatur beider Ventrikel. Durch die geschilderte Anordnung wird es möglich, dass sich beide Ventrikel gleichzeitig kontrahieren und dabei die Kammerhöhlen in allen drei Dimensionen verkleinern.

Im Bereich der Vorhöfe besteht das Myokard aus zwei Schichten. Eine äußere transversale Schicht gehört beiden Vorhöfen an, während die Innenschicht in Schleifen verläuft und die Einmündungen der Gefäße ringförmig umgreift. Solche ringartigen Bildungen liegen im linken Vorhof an den Mündungsstellen der Lungenvenen. Sie verhindern den Rückstrom des Blutes während der Vorhofsystole. Im rechten Vorhof greift die Herzmuskulatur auf die herznahen Abschnitte beider Hohlvenen über und formt an der Mündung des Sinus coronarius einen Ring. Das *Epikard* (s. S. 226) liegt dem Myokard außen auf. Es besteht aus lockerem, gefäßführendem Bindegewebe und einschichtigem Plattenepithel.

Die Stärke des *Myokards* hängt von der Leistung der einzelnen Herzabschnitte ab. Da die Vorhöfe das Blut nur bis zu den Ventrikeln weitertransportieren müssen, ist es hier schwach ausgebildet. Der rechte Ventrikel dagegen pumpt das Blut bis in die Lungen. Die Stärke der Wandung beträgt 5–7 mm. Die größte Arbeit leistet der linke Ventrikel, da durch seine Kontraktionskraft das Blut bis in die Körperperipherie gelangen muss. Die Dicke der Wandung mißt 10–14 mm. Die Herzmuskulatur ist in der Lage, sich besonderen Erfordernissen des Körpers anzupassen. Bei dauernder Mehrbelastung erfährt das Myokard eine Verdickung (Hypertrophie), die man makroskopisch messen kann. Mikroskopisch kommt es dabei zur Verdickung und Verlängerung der einzelnen Herzmuskelzelle. Erst bei einem Herzgewicht von über 500 g, dem *kritischen Herzgewicht*, treten Teilungsvorgänge der Herzmuskelzellen auf. Chronische Stauungszustände führen in den Hohlräumen des Herzens dagegen zur Rückbildung der Muskulatur (Hypotrophie).

Die Muskulatur der Vorhöfe und der Ventrikel ist vollkommen getrennt, indem zwischen Vorhöfen und Kammern bindegewebige Ringe eingeschaltet sind. Zwei weitere Bindegewebsringe befinden sich am Truncus pulmonalis und an der Aorta. Man bezeichnet die Gesamtheit dieser bindegewebigen Strukturen als *Herzskelett*. Es dient der Vorhofs- wie der Kammermuskulatur als Ursprung. Außerdem befestigen sich innen die verschiedenen Herzklappen.

Bestimmte Bezirke der Herzmuskulatur sind in erster Linie befähigt, Erregungen weiterzuleiten. Sie taugen wenig zur Kontraktion. Man fasst sie unter dem Begriff *Erregungsleitungssystem* zusammen (Abb.

151). Dieses beginnt mit dem sog. *Sinusknoten* (auch Keith-Flack-Knoten[106] genannt), der zwischen der Mündung der V. cava superior und dem rechten Herzohr liegt. Von hier aus laufen mehrere kleine Bahnen zum linken Vorhof. Der größere Anteil des Erregungsleitungssystems gelangt über den rechten Vorhof zum *Aschoff-Tawara-Knoten*[107], der sich an der Grenze von rechtem Vorhof und rechtem Ventrikel befindet und deshalb auch als *atrioventrikulärer Knoten* bezeichnet wird. Danach beginnt das *His[108]-Bündel*. Es durchzieht das Herzskelett und den membranösen Teil des Septum interventriculare. An der oberen Kante des muskulösen Abschnittes des Kammerseptums teilt es sich in einen rechten und linken Schenkel. Die Schenkel ziehen zu beiden Seiten des Septums nach abwärts und gliedern sich danach in zahlreiche feine Fasern, sog. *Purkinje[109]-Fasern*, auf, die an den einzelnen Herzmuskelzellen enden. Das Erregungsleitungssystem steuert die Herzaktionen. Es bewirkt, dass sich die Vorhöfe bzw.

---

[106] Keith, Arthur (1866–1955), Anatom in London; Flack, Martin (1882–1931), Physiologe in London

[107] Aschoff, Ludwig (1866–1942), pathologischer Anatom in Freiburg im Br.; Tawara, Suana (1873–1952), pathologischer Anatom in Fukuoka (Japan)

[108] His, Wilhelm der jüngere (1863–1934), Internist in Basel, Göttingen und Berlin. Sohn des berühmten Anatomen

[109] Purkinje, Johannes Evangelista (1787–1869), Physiologe und Pathologe in Breslau und Prag

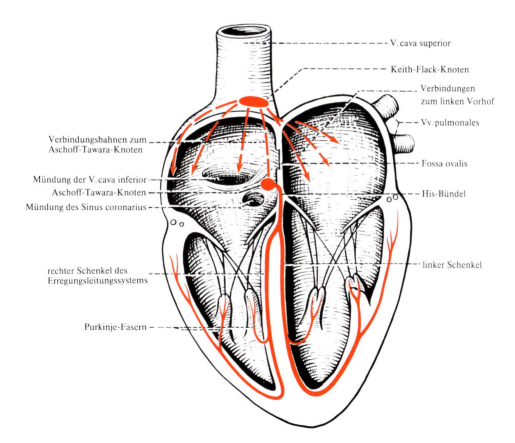

Abb. 151: Erregungsleitungssystem

die Ventrikel gleichzeitig zusammenziehen, während die Kontraktion der Vorhöfe einerseits mit der der Kammern andererseits wechselt.

Betrachtet man das *Herz* als *Ganzes,* so kann man die Gestalt eines Kegels feststellen, an dem *Basis* und *Spitze* zu unterscheiden sind. Die Basis des Herzens liegt dorsal und wird von den Vorhöfen gebildet. Die Spitze zeigt nach links unten. Die kürzeste Verbindung zwischen Basis und Spitze nennt man *Herzachse.* Sie verläuft von rechts, oben und hinten nach links, unten und vorn. Die Größe des Herzens entspricht etwa der Faust des betreffenden Menschen oder in Zahlen ausgedrückt: Herzachse 13 cm, Entfernung von rechts unten nach links oben 9 cm, Entfernung von vorn nach hinten 7 cm. Die Größe hängt von Alter, Konstitution und Beanspruchung ab. Das Gewicht beträgt im Mittel 300 g.

Die Grenzen zwischen den Herzhöhlen zeichnen sich an der Oberfläche des Herzens als Furchen ab. Rechter und linker Ventrikel werden durch den *Sulcus interventricularis* (Zwischenkammerfurche) an der Vorder- und Hinterseite getrennt, während die Grenze zwischen Vorhöfen und Herzkammern durch den *Sulcus coronarius* (Herzkranzfurche) gebildet wird. Außerdem unterscheidet man am Herzen einen scharfen rechten und einen stumpfen linken Rand.

Das Herz steht im Thorax nicht aufwärts wie etwa ein Pfefferkuchenherz, sondern die Herzachse bildet mit der Horizontalebene einen Winkel von 40°. Das bedeutet, dass das Herz im Thorax liegt. Der Sulcus interventricularis verläuft deshalb nicht senkrecht, sondern von rechts oben nach links unten, und der Sulcus coronarius steht nicht waagerecht, sondern ist von rechts unten nach links oben gerichtet. Den Angrenzungen entsprechend, unterscheidet man folgende Flächen: die vorn liegende *Facies sternocostalis* (Brustbeinrippenfläche), gebildet von rechtem Vorhof, rechter Kammer, linkem Herzohr, linker Kammer; die nach hinten zeigende *Facies pulmonalis* (Lungenfläche oder Herzbasis), gebildet von linkem Vorhof, rechtem Vorhof, linker Kammer; die nach unten gerichtete *Facies diaphragmatica* (Zwerchfellfläche), gebildet von linker Kammer, rechter Kammer, rechtem Vorhof.

Gefäße des Herzens

Das Herz verfügt über eigene Gefäße. Eine rechte und linke Herzkranzarterie verlassen unmittelbar oberhalb der Aortenklappe die Aorta.

Die *rechte Herzkranzarterie* (A. coronaria cordis dextra) zieht im Sulcus coronarius nach rechts und endet im hinteren Sulcus interventricularis. Sie versorgt somit vorwiegend die rechten und hinteren Abschnitte des Herzens. Die *linke Herzkranzarterie* (A. coronaria cordis sinistra) besitzt einen nur etwa 1 cm langen Stamm, der sich in einen vorderen Ramus interventricularis und einen hinteren Ramus circumflexus[110] teilt. Der Ramus interventricularis verläuft im vorderen Sulcus interventricularis, während der Ramus circumflexus nach links und hinten gelangt. Die linke Herzkranzarterie ernährt somit vorwiegend die vorderen und linken Abschnitte des Herzens. Das entspricht dem „Normalversorgungstyp" (70 %). Beim „Linksversorgungstyp" (20 %) übernimmt die linke Herzkranzarterie die Versorgung der hinteren Abschnitte der rechten Kammer, während beim „Rechtsversorgungstyp" (10 %) große Teile der hinteren Wand der linken Kammer von der rechten Herzkranzarterie erfasst werden. Die *Venen* des Herzens sammeln sich im *Sinus coronarius* (Herzkranzsinus), der sich in dem hinteren Teil des Sulcus coronarius befindet und in den rechten Vorhof mündet.

Die größeren Arterien und Venen liegen in den Furchen des Herzens. Sie werden von wenig Fettgewebe umgeben, das die Furchen ausgleicht und somit eine glatte Oberfläche des Herzens schafft. Man bezeichnet dieses Fettgewebe wegen seiner Lage als subepikardiales (unter dem Epikard gelege-

---

[110] circumflexus = umgebogen

nes) Fettgewebe. Überschreitet es die Furchen, liegt eine krankhafte Vermehrung vor.

Herzbeutel, Pericardium

Wie die Lunge in die Pleura, so ist auch das Herz in einen serösen Beutel, den Herzbeutel, eingestülpt. Dadurch lagert sich ein Teil des Beutels unmittelbar dem Herzen als *viszerales Blatt* auf, während der äußere Teil das *parietale Blatt* bildet.
Das viszerale Blatt heißt auch *Epikard*, das parietale Blatt *Perikard*. Beide gehen an den großen Gefäßen in der Nähe ihrer Mündung in die Herzräume und an den dorsalen Wänden der Vorhöfe ineinander über. Zwischen Peri- und Epikard befindet sich die Cavitas pericardiaca (Herzbeutelhöhle), die einen kapillaren Spalt darstellt und etwa 10 cm^3 einer klaren, eiweißhaltigen Flüssigkeit enthält. Dadurch wird erreicht, dass bei den Herzaktionen Epi- und Perikard möglichst reibungsarm aufeinander gleiten.

Gefäße des Lungenkreislaufs

Der Truncus pulmonalis (gemeinsamer Stamm der Lungenarterien) entspringt aus dem rechten Ventrikel und teilt sich unterhalb des Aortenbogens in die A.[111] *pulmonalis dextra* (rechte Lungenarterie) und die *A. pulmonalis sinistra* (linke Lungenarterie). Die rechte Lungenarterie verläuft hinter der Aorta nach rechts zum rechten Lungenhilum. Die linke Lungenarterie kreuzt von vorn den linken Stammbronchus und gelangt danach zum linken Hilum. Im Inneren der Lungen gliedern sich beide Lungenarterien vielfältig auf bis zu den Kapillaren, welche die Lungenalveolen umgeben.

An jedem Hilum verlassen jederseits zwei Lungenvenen die Lunge. Sie sind durch den Zusammenfluss der kleineren Venen innerhalb der Lungen entstanden. Sie münden in die vier Ecken des linken Vorhofes.

Gefäße des Körperkreislaufes

Arterien (Abb. 152)

Die größte Arterie des menschlichen Organismus ist die *Aorta*. Sie entspringt aus dem linken Ventrikel und ist hakenförmig gekrümmt. Dadurch unterscheidet man folgende Teile: *Aorta ascendens* (aufsteigende Aorta), *Arcus aortae* (Aortenbogen) und *Aorta descendens* (absteigende Aorta). Die *Aorta ascendens* liegt völlig innerhalb des Herzbeutels. Aus ihr gehen die beiden Herzkranzarterien hervor. Der *Aortenbogen*, der am Austritt aus dem Herzbeutel beginnt, überlagert in etwa 1 cm Abstand den linken Bronchus. Er zeigt nicht nur eine Krümmung von kaudal nach kranial und wieder nach kaudal, sondern auch von ventral nach dorsal, sodass er sich dem linken Umfang der Brustwirbelsäule nähert. Auf das Skelettsystem bezogen, liegt er in Höhe des 1. und 2. Sternokostalgelenkes. Vom Aortenbogen nehmen die großen Arterien für Hals, Kopf und obere Extremitäten ihren Ausgang. *Die Aorta descendens* beginnt an der linken Seite des 4. Brustwirbels. Kurz vor dem Zwerchfelldurchtritt wendet sie sich dem vorderen Wirbelsäulenumfang zu und gelangt in dieser Weise in den Bauchraum. Sie verläuft danach eine kurze Strecke vor der Lendenwirbelsäule, erreicht dann die linke Seite der Lendenwirbelsäule und teilt sich am unteren Rand des 4. Lendenwirbels in die A. iliaca communis dextra und sinistra (rechte und linke gemeinsame Beckenschlagader).

---

[111] A. = Abkürzung von Arterie

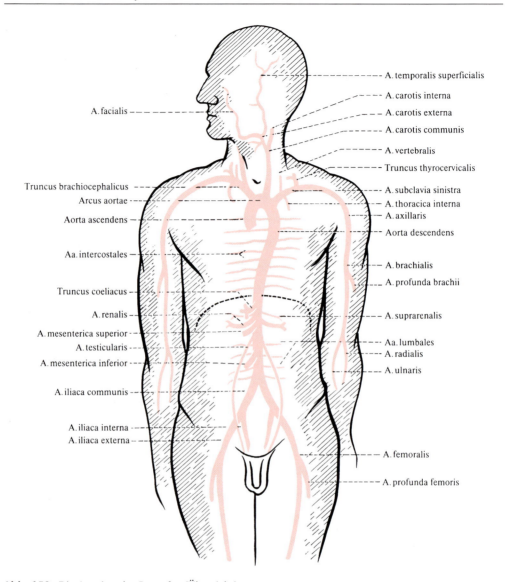

Abb. 152: Die Arterien des Rumpfes (Übersicht)

Äste des Aortenbogens

Aus dem Aortenbogen entspringen der *Truncus brachiocephalicus* (gemeinsamer Stamm der rechten Arm- und Kopfarterien), die *A. carotis communis sinistra* (gemeinsame linke Halsschlagader) und die *A. subclavia sinistra* (linke Schlüsselbeinarterie). Der Truncus brachiocephalicus verläuft nach rechts aufwärts und teilt sich in die A. carotis communis dextra (rechte gemeinsame Halsschlagader) und die A. subclavia dextra (rechte Schlüsselbeinarterie). Die weiteren Aufspaltungen der Arterien sind auf der rechten und linken Seite gleich.

A. carotis communis

Die A. carotis communis zieht im Halsgebiet nach kranial und gabelt sich etwa in Höhe des oberen Schildknorpelrandes in die *A. carotis externa* (äußere Halsschlagader) und die *A. carotis interna* (innere Halsschlagader). Die *A. carotis externa* versorgt über zahlreiche Äste die Schilddrüse, den Kehlkopf, die Zunge (A. lingualis), den weichen Gaumen, das Gesicht (A. facialis), die Schläfengegend (A. temporalis superficialis), den mittleren Abschnitt der harten Hirnhaut (A. meningea media), Unter- und Oberkiefer, die Kaumuskeln und die hinteren Abschnitte der Nasenhöhle. Die *A. carotis interna* entsendet zum Halsgebiet keine Äste. Sie gelangt durch den Canalis caroticus in das Schädelinnere. Hier entspringt die A. ophthalmica (Augenarterie), welche sich wieder vielfältig aufgliedert. Die weiteren Zweige der A. carotis interna ziehen zu den mittleren und vorderen Abschnitten des Gehirns (A. cerebri media, A. cerebri anterior).

A. subclavia

Wie bereits angeführt, kommt die linke A. subclavia aus dem Aortenbogen und die rechte aus dem Truncus brachiocephalicus. Beide gelangen durch die obere Thoraxapertur, biegen nach lateral um und treten zwischen Clavicula und 1. Rippe in die Achselhöhle ein.
Aus der konvexen Seite geht die *A. vertebralis* (Wirbelsäulenarterie) hervor. Diese zieht in den Löchern der Querfortsätze der Halswirbel nach aufwärts, durch das Foramen magnum in den Schädel und vereint sich mit der Arterie der Gegenseite zur A. basilaris. Diese wiederum entsendet jederseits eine A. cerebri posterior (hintere Hirnarterie). Indem sich vordere, mittlere und hintere Hirnarterie miteinander verbinden, entsteht an der Hirnbasis ein Arterienring, der *Circulus arteriosus cerebri*.

Gegenüber der A. vertebralis entspringt die *A. thoracia interna* (innere Brusthöhlenarterie). Sie verläuft etwa $1^{1}/_{2}$ cm lateral vom Brustbein nach abwärts. Der *Truncus thyrocervicalis* (gemeinsamer Stamm für Schilddrüse und Hals) geht aus der Konvexität der A. subclavia lateral der A. vertebralis hervor. Mit zahlreichen Ästen versorgt er die Schilddrüse und das Halsgebiet.

A. axillaris

Die A. axillaris stellt die direkte Fortsetzung der A. subclavia dar. Man zieht die Grenze am Durchtritt zwischen 1. Rippe und Clavicula, d. h., hier endet die A. subclavia, und es beginnt die A. axillaris. Diese durchmisst die Achselhöhle und wendet sich dann zur Beugeseite des Oberarmes. Sie geht am lateralen Rand der Endsehne des M. latissimus dorsi ohne direkte Grenze in die A. brachialis (Armarterie) über. Die Äste der A. axillaris versorgen die laterale Brustwand, die Achselhöhle und, indem bestimmte Arterien durch die mediale und laterale Achsellücke ziehen, das Gebiet der Schulter und des Schulterblattes. Über das Schulterblatt besteht ein wichtiger Umgehungskreislauf, der eine Anastomose zwischen A. subclavia und A. axillaris schafft, sodass die A. axillaris in der Achselhöhle unterbunden werden kann.

A. brachialis (Abb. 153)

Die A. brachialis verläuft entlang der medialen Seite des M. biceps brachii und teilt sich in der Ellenbeuge in die *A. radialis* (Speichenarterie) und *A. ulnaris* (Ellenarterie). Etwa in der Mitte des Oberarmes geht aus der A. brachialis die *A. profunda brachii* (tiefe Armarterie) hervor, die im Sulcus n. radialis zur Hinterseite des Oberarmes gelangt und sich mit dem Gefäßgeflecht des Ellenbogengebietes verbindet.

Da dieses Geflecht weiterhin mit der A. radialis und ulnaris im Zusammenhang steht, kann die A. brachialis nach dem Abgang der A. profunda brachii unterbunden werden. Der Kollateralkreislauf ist gewährleistet.

A. radialis

Die A. radialis zieht an der radialen Seite des Unterarmes nach distal, wendet sich unmittelbar oberhalb des Handgelenkes zur Handrückenseite, liegt am Boden der sog. Tabatière (Spalt zwischen den Sehnen des M. abductor pollicis longus und M. extensor pollicis brevis einerseits und der Sehne des M. extensor pollicis longus andererseits) und tritt dann zwischen dem 1. und 2. Mittelhandknochen zur Hohlhand. Sie bildet mit einem Ast aus der A. ulnaris den *tiefen Hohlhandbogen,* der den Daumen und die radiale Seite des Zeigefingers sowie die Mittelhand ernährt.

A. ulnaris

Die A. ulnaris gelangt an der Innenseite des M. flexor carpi ulnaris zur Hohlhand. Sie verbindet sich mit einem kleinen Ast der A. radialis zum *oberflächlichen Hohlhandbogen.* Dieser versorgt die ulnare Seite des Zeigefingers sowie 3., 4. und 5. Finger.
Die arterielle Versorgung der Hand zusammenfassend, kann man sagen, dass $1^1/_2$ radiale Finger vom tiefen Hohlhandbogen und $3^1/_2$ ulnare Finger vom oberflächlichen Hohlhandbogen ernährt werden, wobei die A. radialis in erster Linie den tiefen Hohlhandbogen und die A. ulnaris den oberflächlichen Hohlhandbogen speisen.
Aus der A. ulnaris zweigt unmittelbar distal des Ellenbogengelenkes die kurze *A. interossea communis* (gemeinsame Zwischenknochenarterie) ab, die sich wiederum in die A. interossea anterior (vordere Zwischenknochenarterie) und die A. interossea posterior (hintere Zwischenknochenarterie) aufgliedert. Die *A. interossea anterior* zieht auf der Vorderfläche der Membrana interossea; die *A. interossea posterior* zwischen oberflächlichen und tiefen Extensoren bis in das Gebiet der Handwurzelknochen. Der Unterarm besitzt somit 4 Längsarterien.

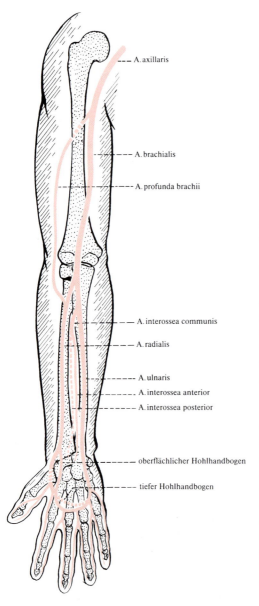

Abb. 153: Die Arterien der oberen Extremität

Aorta descendens (Abb. 152)

An ihr unterscheidet man zwei Abschnitte: *Aorta thoracica* (Brustaorta) – oberhalb des Zwerchfells – und *Aorta abdominalis* (Bauchaorta) – unterhalb des Zwerchfells. Die *Aorta thoracica* entsendet zahlreiche Äste zum Brustkorb (Aa. intercostales), zum Zwerchfell (Aa. phrenicae superiores), zu den Bronchien (Aa. bronchiales) und zur Speiseröhre (Aa. oesophageae).
Aus der *Aorta abdominalis* entspringen paarige und unpaarige Äste. Zu den paarigen Ästen zählen:
A. suprarenalis (Nebennierenarterie), A. renalis (Nierenarterie), A. testicularis (Hodenarterie) bzw. A. ovarica (Eierstockarterie), ferner paarige Äste zum Zwerchfell (Aa. phrenicae inferiores) und zur hinteren Bauchwand (Aa. lumbales).
Die unpaarigen Äste sind: Truncus coeliacus, A. mesenterica superior und A. mesenterica inferior.

Der *Truncus coeliacus*[112] (Abb. 154) entspringt unmittelbar unterhalb des Zwerchfells. Er stellt einen kurzen Arterienstamm dar, der sich in die *A. splenica* (Milzarterie), *A. gastrica sinistra* (linke Magenarterie) und *A. hepatica communis* (gemeinsame Leberarterie) teilt. Aus *der A. splenica* gehen nicht nur Äste hervor, die zum Hilum der Milz ziehen, sondern auch zahlreiche kleine Arterien zum Pankreas, zum Magenfundus (Aa.[113] gastricae breves – kurze Magenarterien) und die A. gastroomentalis sinistra (linke Magen-Netz-Arterie), welche von links her die große Kurvatur des Magens versorgt. Die *A. gastrica sinistra* erreicht den Magen im Bereich der Cardia und verläuft von hier aus an der kleinen Kurvatur nach rechts. Sie verbindet sich mit der A. gastrica dextra (rechte Magenarterie), einer Abzweigung aus der A. hepatica communis oder A. hepatica propria.
Die *A. hepatica communis* selbst gliedert sich in die A. gastroduodenalis (Magen-Zwölffingerdarm-Arterie) und die A. hepatica propria (spezielle Leberarterie). Die A. gastroduodenalis zieht hinter dem Pylorus nach abwärts und gabelt sich danach in die A. gastroomentalis dextra und A. pancreaticoduodenalis superior (obere Bauchspeicheldrüsen-Zwölffingerdarm-Arterie). Die A. gastroomentalis dextra wiederum gelangt zur großen Kurvatur des Magens und versorgt diese von rechts. Sie geht kontinuierlich in die A. gastroomentalis sinistra über. Beide Arterien liegen der Magenwand nicht unmittelbar an, sondern halten einen Abstand von etwa $1^1/_2$ cm. Die Arterien der kleinen Kurvatur (A. gastrica dextra und sinistra) berühren den Magen dagegen unmittelbar. Die A. pancreaticoduodenalis superior verläuft in einer Rinne zwischen Duodenum und Pancreas, deren obere Abschnitte sie versorgt. Die A. hepatica propria gelangt zur Leberpforte und teilt sich hier in einen rechten und linken Ast, der in den jeweiligen Leberlappen eintritt.

Die *A. mesenterica superior* (obere Gekrösearterie) entspringt dicht unterhalb des Truncus coeliacus aus der Aorta. Aus ihr gehen zahlreiche Arterien hervor, die den unteren Teil des Duodenums (A. pancreaticoduodenalis inferior), das Jejunum (Aa. jejunales), das Ileum (Aa. ileales), das Caecum (A. ileocolica), das Colon ascendens (A. colica dextra) und das Colon transversum (A. colica media) erreichen.
Die *A. mesenterica inferior* (untere Gekrösearterie), ebenfalls ein direkter Zweig der Aorta, gibt Arterien ab, welche zum Colon descendens (A. colica sinistra), Colon sigmoideum (Aa. sigmoideae) und oberen Rectum (A. rectalis superior) ziehen.
In Höhe des 4. Lendenwirbels teilt sich die Aorta in die A. iliaca communis dextra und *sinistra* (rechte und linke gemeinsame Darmbeinarterie). Diese beiden Arterien gabeln sich wiederum in Höhe der Kreuzbein-Darmbeingelenke in eine *A. iliaca interna* (innere Beckenarterie) und eine *A. iliaca externa* (äußere Beckenarterie) auf.
Die *A. iliaca interna* zieht über die Linea terminalis ins kleine Becken und gliedert sich hier in zahlreiche Äste, welche die Beckenwand, die Gesäßgegend und die Eingeweide des kleinen Beckens, insbesondere die inneren Geschlechtsorgane, versorgen. Als wichtige Arterie gelangt bei der Frau die A. uterina (Gebärmutterarterie) zum Seitenrand des Uterus.
Die *A. iliaca externa* tritt durch die Lacuna vasorum zur Vorderfläche des Ober-

---

[112] coeliacus = zur Bauchhöhle gehörend
[113] Aa. = Abkürzung von Arteriae (Arterien)

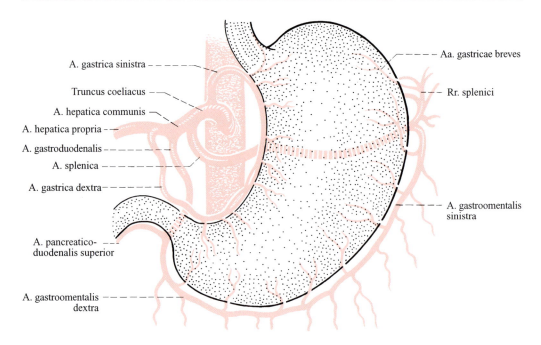

Abb. 154: Die Arterien des Magens

schenkels. Nach Verlassen der Lacuna vasorum wird sie *A. femoralis* (Schenkelarterie) genannt.

A. femoralis

Die *A. femoralis* (Abb. 155) verläuft am Oberschenkel in einer Linie, welche die Mitte des Leistenbandes mit dem Epicondylus medialis femoris verbindet. Dabei durchsetzt die Arterie den Adduktorenkanal und erreicht auf diese Weise die Kniekehle. Sie liegt nunmehr an der Hinterseite der unteren Extremität. Der wichtigste Ast der A. femoralis ist die A. profunda femoris (tiefe Schenkelarterie). Aus ihr gehen drei Arterien hervor, die als Arteriae perforantes (hindurchtretende Arterien) zur Hinterseite des Oberschenkels, der über keine eigene Arterie verfügt, ziehen. Weitere, nach medial und lateral gerichtete Äste verbinden sich mit Ästen der A. iliaca interna. Dadurch entsteht ein ausreichender Kollateralkreislauf zwischen A. profunda femoris und A. iliaca interna, weshalb die A. femoralis proximal des Abganges der A. profunda femoris ohne Gefahr unterbunden werden kann. Zu den Arterien des Kniegelenkes besitzt die A. profunda femoris keine ausreichende Kollateralverbindung.

Von der Kniekehle ab wird die Schenkelarterie als *A. poplitea* (Kniekehlenarterie) bezeichnet. Aus ihr zweigen mehrere kleine Äste geringer Bedeutung ab. Sie durchmisst die Kniekehle und teilt sich im Gebiet zwischen den beiden Köpfen des M. gastrocnemius in die *A. tibialis anterior* (vordere Schienbeinarterie) und *A. tibialis posterior* (hintere Schienbeinarterie).

A. tibialis anterior

Die *A. tibialis anterior* durchbricht den proximalen Teil der Membrana interossea und verläuft zwischen den Streckern des Unterschenkels nach distal. Sie erreicht den Fußrücken und heißt von hier ab

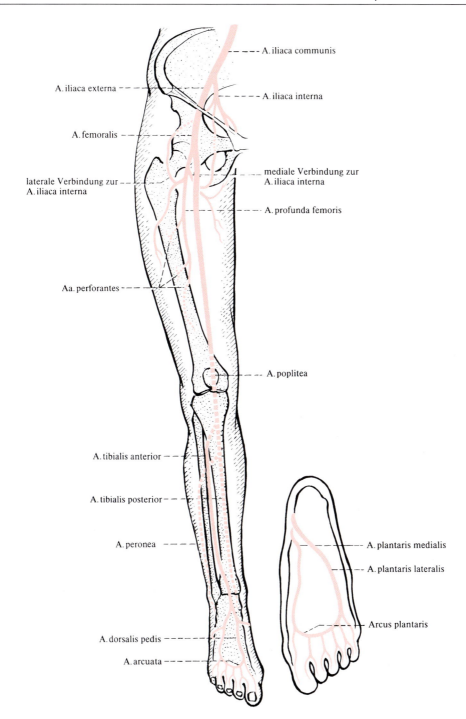

Abb. 155: Die Arterien der unteren Extremität

A. dorsalis pedis (Fußrückenarterie). Diese bildet am Fußrücken entweder ein arterielles Geflecht oder im Bereich der Basen der Mittelfußknochen eine bogenförmige Arterie (A. arcuata). Sie verbindet sich rückläufig mit der lateralen Fußwurzelarterie und mit den Arterien der Fußsohle.

A. tibialis posterior

Die *A. tibialis posterior* liegt zwischen den oberflächlichen und tiefen Beugern. Hinter dem inneren Knöchel teilt sie sich in die *A. plantaris medialis* und *lateralis* (mediale und laterale Fußsohlenarterie). Die *A. plantaris medialis* bleibt während ihres Verlaufs nach distal im Bereich des medialen Fußrandes. Die stärkere *A. plantaris lateralis* wendet sich dagegen zunächst zum äußeren Fußrand und danach in einem nach distal konvexen Bogen zum medialen Fußrand, wo sie sich mit der A. plantaris medialis verbindet. Die bogenförmige Anastomose zwischen A. plantaris medialis und lateralis heißt *Arcus plantaris* (Fußsohlenbogen). Aus ihm entspringen 4 Mittelfußarterien. Sie sind jeweils in zwei Zehenarterien aufgespalten. Dicht unterhalb des Kniegelenkes entspringt aus der A. tibialis posterior die *A. peronea* (Wadenbeinarterie). Diese endet am äußeren Knöchel.

Venen (Abb. 156)

Die Venen der oberen Körperhälfte führen ihr Blut der *V.*[114] *cava superior* (obere Hohlvene) zu, welche in den rechten Vorhof mündet. Die V. cava superior entsteht durch Zusammenfluss der V. brachiocephalica dextra und sinistra (rechte und linke Arm-Kopf-Vene). Diese wiederum bilden sich aus der Vereinigung der V. subclavia (Schlüsselbeinvene) mit der V. jugularis interna (innere Drosselvene).

Die V. jugularis interna sammelt das venöse Blut des Halses und des Kopfes, die V. subclavia das der oberen Extremitäten und des Brust-Achselhöhlen-Gebietes.

Neben der Brustwirbelsäule verlaufen zwei selbständige Venen (V. azygos[115] und hemiazygos[116]). Sie gehen aus Längsanastomosen der dünnen Lendenvenen hervor. In Höhe des 6. Brustwirbels mündet die links liegende *V. hemiazygos* in die *V. azygos,* die sich wiederum mit der V. cava superior vor deren Einmündung in den rechten Vorhof verbindet. V. azygos und hemiazygos nehmen Venen der Brustwand, des Oesophagus und der Bronchien auf.

Die *V. iliaca communis dextra* und *sinistra* (rechte und linke gemeinsame Beckenvene) vereinen sich in Höhe des 4. Lendenwirbels zur *V. cava inferior,* welche von kaudal in den rechten Vorhof eintritt. Die wichtigsten Zuflüsse sind: zwei oder drei Vv.[117] hepaticae (Lebervenen), V. renalis dextra und sinistra (rechte und linke Nierenvene), V. suprarenalis dextra (rechte Nebennierenvene), V. testicularis dextra (rechte Hodenvene) bzw. V. ovarica dextra (rechte Eierstockvene). Die linke V. suprarenalis und die linke V. testicularis bzw. die linke V. ovarica münden in die linke V. renalis.

V. iliaca communis dextra und sinistra gehen aus der Vereinigung der V. iliaca externa und interna hervor. Die V. iliaca interna (innere Beckenvene) nimmt das venöse Blut der Beckeneingeweide auf, während die *V. iliaca externa* die Fortsetzung der *V. femoralis* (Schenkelvene) darstellt und somit das Blut der unteren Extremitäten führt.

Die meisten kleinen Venen stellen sog. Begleitvenen dar. Sie folgen – meist doppelt – den Arterien und besitzen die gleiche Bezeichnung.

Selbständige Venen sind die *Hautvenen.* Aus dem venösen Geflecht des Hand-

---

[114] V. = Abkürzung von Vena (Vene)

[115] azygos = unmittelbar
[116] hemi = halb
[117] Vv. = Abkürzung von Venae (Venen)

rückens gehen die V. cephalica und die V. basilica hervor. Die *V. cephalica* verläuft an der radialen Seite des Unter- und Oberarmes und mündet dicht unterhalb der Clavicula in die V. axillaris. Die ulnar liegende *V. basilica* gelangt bereits in der Mitte des Oberarmes in die Tiefe zur V. brachialis. In der Ellenbeuge verbinden sich beide Hautvenen vielfältig. Diese Anastomosen werden meist zur intravenösen Injektion benutzt. Das venöse Geflecht des Fußrückens fließt über die V. saphena[118] magna und die V. saphena parva ab. Die *V. saphena magna* liegt zunächst vor dem inneren Knöchel, danach an der Innenseite des Unterschenkels, dann hinter dem Epicondylus medialis femoris und weiter an der Innenseite des Oberschenkels. Sie mündet

---

[118] saphenus = verborgen

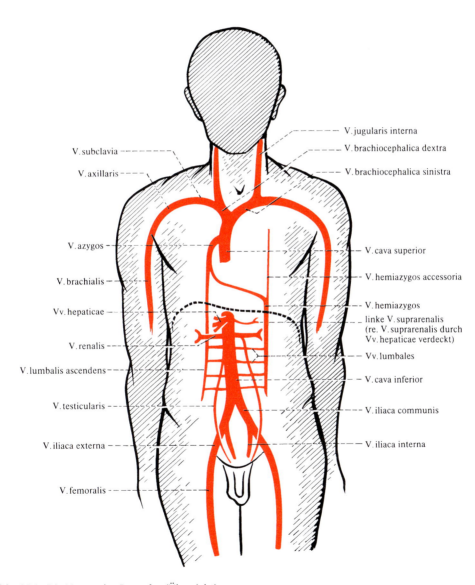

Abb. 156: Die Venen des Rumpfes (Übersicht)

über den Hiatus saphenus (s. S. 137) dicht unterhalb des Leistenbandes in die V. femoralis. Die *V. saphena parva* zieht hinter dem äußeren Knöchel über die Wade zur Kniekehle und führt hier das Blut der V. poplitea zu.

> Beide Hautvenen der unteren Extremitäten können sich infolge Wandschwäche oder chronischer Stauung knotenförmig erweitern und sog. Varizen bilden.

Die Hautvenen des Rumpfes bilden im Bereich des Nabels ein Geflecht. Von ihm führt die *V. thoracoepigastrica*[119] nach kranial zur V. axillaris und die V. epigastrica superficialis nach kaudal zur V. femoralis. Außerdem kann das Blut aus dem Nabelgebiet über tiefe Venen abfließen, und zwar nach kranial über die V. epigastrica superior → V. thoracia interna zur V. brachiocephalica oder nach kaudal über die V. epigastrica inferior zur V. iliaca externa.

Pfortader, V. portae (Abb. 157)

Das venöse Blut der Bauchorgane gelangt nicht unmittelbar in die untere Hohlvene, sondern wird zunächst der Leber zugeleitet. Im Bereich der Leberpforte besteht ein gemeinsamer Venenstamm von etwa 6 cm Länge, die *V. portae*. Die Wurzeln der Pfortader sind die *V. splenica* (Milzvene) und die *V. mesenterica superior* (obere Gekrösevene). Ihr Zusammenfluss liegt hinter dem Kopf des Pankreas. Alle weiteren Venen des Bauchraumes münden in die beiden genannten Venen bzw. direkt in die V. portae. Die Pfortader teilt sich an der Leberpforte in einen rechten und linken Ast, der in den jeweiligen Leberlappen eintritt. In den Leberläppchen mischt sich das Blut der Pfortader mit dem der Leberarterie. Der Abfluss erfolgt gemeinsam über die Lebervenen.

---

[119] epigastricus = sich auf dem Bauch befindend

Venöse Umgehungskreisläufe

Durch Leberschrumpfung kann die V. cava inferior kurz vor ihrer Mündung in den rechten Vorhof beträchtlich eingeengt werden. Die Folge ist eine Stauung des Blutes. Um den Kreislauf aufrechtzuerhalten, sucht sich das Blut Wege, die zur oberen Hohlvene und damit doch noch zum rechten Vorhof führen. Man bezeichnet sie als *Umgehungskreisläufe* oder Kollateralkreisläufe. Die wichtigsten sind:
1) V. cava inferior → Vv. lumbales → Längsanastomosen der Vv. lumbales → V. azygos bzw. V. hemiazygos → über die V. azygos in die V. cava superior.
2) V. cava inferior → Vv. iliacae communes → Vv. iliacae externae → dann tief weiter über Vv. epigastricae inferiores → Vv. epigastricae superiores → Vv. thoracicae internae → Vv. brachiocephalicae → V. cava superior oder von den Vv. epigastricae inferiores und superiores segmental über Vv. intercostales zu V. azygos oder hemiazygos → V. cava superior oder von den Vv. iliacae externae zu den → Vv. femorales → dann oberflächlich weiter über Vv. epigastricae superficiales → Vv. thoracoepigastricae → Vv. axillares → Vv. subclaviae → Vv. brachiocephalicae → V. cava superior.

Die Leberschrumpfung führt gleichzeitig zu Stauungen im Bereich der Pfortader. Auch hier sucht das Blut Wege zur Umgehung der Leber. Es sind vor allem zwei:
1) V. portae → Magenvenen → Venengeflecht des Oesophagus → V. azygos und V. hemiazygos → V. cava superior.
2) V. portae → V. splenica → V. mesenterica inferior → Venengeflecht des Rektums → Vv. iliacae internae → Vv. iliacae externae → über die oberflächlichen und tiefen Venen der vorderen Bauchwand zu den Vv. brachiocephalicae → V. cava superior.

Die aufgeführten, durch Stauung bedingten Umgehungskreisläufe führen bevorzugt zu folgenden venösen Erweiterungen: Oesophagusvarizen, Haemorrhoiden (Erweiterungen der geflechtartigen Venen des Rektums) und Erweiterungen und Schlängelungen der oberflächlichen Rumpfvenen, genannt *Caput medusae*.

Mikroskopischer Aufbau von Arterien, Venen, Kapillaren und arteriovenösen Anastomosen (Abb. 158)

Arterien sind nicht nur dickwandiger als Venen, sondern besitzen auch einen anderen Feinbau. Man unterscheidet zwei Arten des Arterienaufbaus: Arterien vom *elastischen Typ* und Arterien vom *muskulösen Typ*. Bei Arterien elastischen Typs handelt es sich um die großen herznahen Arterien. Je weiter sich die Arterien vom Herzen entfernen, umso mehr wandelt sich ihr Aufbau in denjenigen des muskulösen Typs um. Beide Arterienformen lassen eine Dreiteilung erkennen: *Intima* (Innenhaut), *Media* (mittlere Schicht) und *Adventitia*[120] (äußere Schicht).

Die Intima besteht aus Endothel, Basalmembran, wenigem kollagenem Bindegewebe und einer elastischen Membran, der Elastica interna, welche die Grenze zur Media bildet. Die Media enthält bei Arterien elastischen Typs vorwiegend elastische, sich lamellenförmig aneinander fügende Fasern und nur wenige glatte Muskelzellen. Bei Arterien muskulösen Typs kehren sich die Verhältnisse um. Hier dominieren die glatten Muskelzellen über die elastischen Bauelemente. Die äußerste Schicht, die Adventitia, beginnt vielfach mit der Elastica externa, einer ebenfalls elastischen Membran. Sie stellt die Grenze zwischen Media und Adventitia dar. Die übrigen Anteile der Adventitia bauen sich aus reichlich elastischen und kollagenen Fasern sowie kleinen Gefäßen auf. Es ist diejenige Schicht, welche das Gefäß mit der Umgebung verbindet. Die Elastica externa kann fehlen.

---

[120] adventitius = dazukommend

Im Prinzip besitzen auch die *Venen* die beschriebene Dreiteilung. Jedoch gehen die drei Schichten kontinuierlich ineinander über, sodass eine scharfe Trennung unmöglich ist. Außerdem sind die Venenwände wesentlich dünner, wodurch das Lumen in histologischen Präparaten nicht voll entfaltet, sondern oval, nicht selten gewellt erscheint.

Unterhalb der Einmündung kleinerer Venen besitzen die größeren Venen *Klappen*, welche den Rückfluss des Blutes verhindern. In Form und Aufbau ähneln sie den Taschenklappen des Herzens. Sie stellen Intimafalten mit einem Gerüst von kollagenen Fasern dar. Während der Durchströmung legen sie sich der Venenwand so eng an, dass sie bei Lebendbeobachtungen häufig nicht zu sehen sind. Venenklappen kommen vor allem in den Venen der Extremitäten vor; in den Venen der Körperhöhle fehlen sie meist.

Die *Kapillaren* stellen die dünnwandigsten Blutgefäße des Organismus dar. Sie sind zwischen den arteriellen und venösen Teil des Blutgefäßsystems eingeschaltet. Sie verbinden sich in kurzen Abständen und formen auf diese Weise ausgedehnte Netze, die der Oberfläche der Organabschnitte, die sie versorgen, aufgelagert sind. Durch die Wand der Kapillaren gelangen die ernährenden Stoffe an das Organ, und es werden in umgekehrter Richtung die Schlackenstoffe vom Organ an das Gefäßsystem abgegeben. Die Kapillarwand besteht im Inneren aus Endothelzellen, sehr flachen epithelartigen Zellen, welche eng aneinander grenzen und die Kapillare innen auskleiden. An bestimmten Stellen ist das Zytoplasma der Endothelzellen bis auf das Plasmalemm mit einer Stärke von nur 7,5 nm (75 Å) verdünnt. Durch derartige „Poren" soll der Stofftransport besonders begünstigt werden. Außerdem gibt es Kapillaren, die echte Lücken zwischen den Endothelzellen aufweisen. Den Endothelzellen liegt außen eine zarte Basalmembran an, welche aus einem Eiweißlipidsystem aufgebaut ist und im Elektronenmikroskop

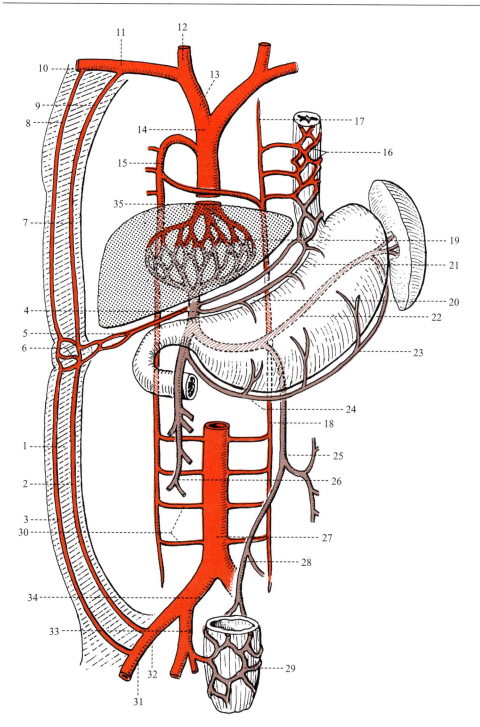

Abb. 157: Venensystem des Stammes, Pfortaderkreislauf und venöse Umgehungswege [L219]

geschichtet erscheint. Die Basalmembran kann ebenfalls lückenhaft sein oder gar völlig fehlen (z. B. in der Leber). Nicht selten (z. B. im Gehirn) lagern sich der Basalmembran Bindegewebszellen in Form von Perizyten an. Die Durchlässigkeit der Kapillaren ist somit in den einzelnen Organen verschieden. Sie gewinnt damit Einfluss auf die Intensität des Stoffaustausches zwischen Blutgefäßsystem und Organen. Der Durchmesser der Kapillare ist ebenfalls verschieden groß, er beträgt im Mittel 10 µm. Er hängt vor allen Dingen vom Quellungszustand des Zytoplasmas der Endothelzellen ab.

Das Blut der Arterien ergießt sich nicht in jedem Fall in das Kapillarnetz, es kann auch unter Umgehung des Kapillarnetzes über eine Kurzverbindung unmittelbar in die zugehörige Vene abfließen. Man nennt diese Kurzverbindung *arteriovenöse Anastomose*. Sie besitzt als besonders auffälliges Bauelement unter dem Endothel liegende, etwas blasig erscheinende und häufig vielfach übereinander geschichtete epitheloide[121] Zellen. Die arteriovenösen Anastomosen können durch Quellung und Entquellung der epitheloiden Zellen geschlossen und geöffnet werden. Das bedeutet, dass das Blut einmal über das Kapillarnetz geleitet wird oder zum anderen unmittelbar in die Vene fließen kann. Durch diese funktionellen Möglichkeiten wird der Blutstrom im Kapillarnetz geregelt und werden indirekt Stoffwechsel und Temperatur des Kapillargebietes sowie der

---

[121] epitheloid = epithelähnlich

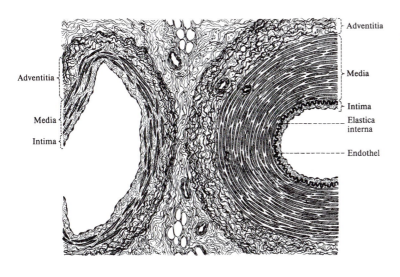

Abb. 158: Mikroskopischer Aufbau einer Arterie vom muskulösen Typ (rechts) und einer Vene (links)

1 vordere Rumpfwand
2 V. epigastrica inferior
3 V. epigastrica superficialis
4 V. portae
5. V. umbilicalis
6 Vv. paraumbilicales
7 Vv. epigastricae superiores
8 Vv. thoracoepigastricae
9 Vv. thoracicae internae
10 V. axillaris
11 V. subclavia
12 V. jugularis interna
13 V. brachiocephalica
14 V. cava superior
15 V. azygos
16 Vv. oesophageales
17 V. hemiazygos accessoria
18 V. hemiazygos
19 Leberstrombett
20 V. gastrica dextra
21 V. gastrica sinistra
22 V. splenica
23 V. gastroomentalis sinistra
24 V. gastroomentalis dextra
25 V. mesenterica inferior
26 V. mesenterica superior
27 V. cava inferior
28 V. rectalis superior
29 Plexus venosus rectalis
30 Vv. lumbales
31 V. femoralis
32 V. iliaca externa
33 V. iliaca interna
34 V. iliaca communis
35 V. cava inferior

venöse Blutdruck beeinflusst. Weiterhin können Stauungen vermieden werden. Arteriovenöse Anastomosen kommen an den Spitzen der Extremitäten, in den Darmzotten, in Speicheldrüsen, Zunge, Ovar und Penis vor.

Hirnblutleiter, Sinus durae matris
(Abb. 159)

Die Hirnblutleiter stellen besondere Bildungen des venösen Systems dar. Sie liegen innerhalb des Schädels zwischen dem äußeren und inneren Blatt der harten Hirnhaut (Dura mater, s. S. 309), die vornehmlich aus Bindegewebe besteht. Sie besitzen keine eigene Wandung und können somit nicht kollabieren. In sie münden die Venen der Augenhöhle und des Gehirns. Sie leiten das venöse Blut der V. jugularis interna zu. Über kurze, kleine Venen stehen sie mit den Venen der Kopfhaut in Verbindung.

Die wichtigsten Hirnblutleiter sind:
1. *Sinus cavernosus*[122]. Er liegt zu beiden Seiten der Sella turcica. Er nimmt vor allem die Augenhöhlenvenen und die mittlere Hirnvene auf. Die A. carotis interna zieht s-förmig durch ihn.
2. *Sinus sagittalis superior.* Er verläuft auf der Innenseite der Pfeilnaht von vorn nach hinten.
3. *Sinus sagittalis inferior.* Er befindet sich unterhalb des Sinus sagittalis superior im freien Rand der Falx cerebri, Hirnsichel, einer medianen Scheidewand der harten Hirnhaut.
4. *Sinus rectus*[123]. In ihn mündet die große Hirnvene (V. cerebri magna). Er verbindet den Sinus sagittalis inferior mit dem Sinus sagittalis superior.
5. *Sinus transversus.* Er zieht von der Verbindungsstelle des Sinus rectus mit dem Sinus sagittalis superior etwa horizontal nach lateral.
6. *Sinus sigmoideus*[124]. Er bildet die Fortsetzung des Sinus transversus. In s-förmigem Verlauf erreicht er das Foramen jugulare an der Schädelbasis und geht hier in die V. jugularis interna über. Über ihn erfolgt der Abfluss der Hirnblutleiter.

---

[122] cavernosus = höhlenreich
[123] rectus = gerade
[124] sigmoideus = s-förmig

Gefäße des Körperkreislaufes **245**

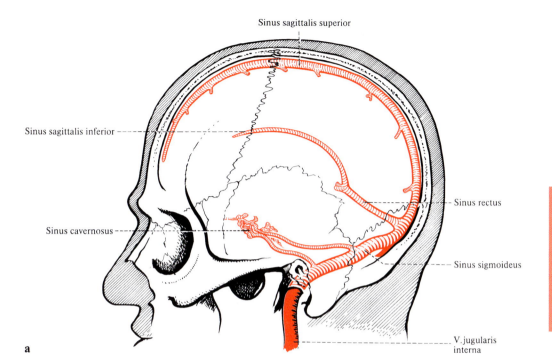

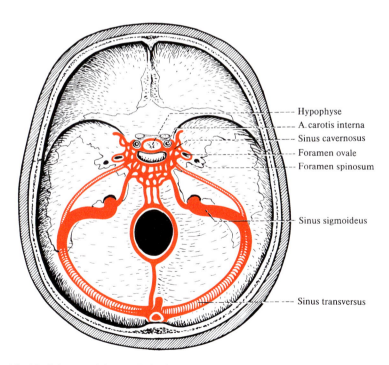

Abb. 159: a Hirnblutleiter, Ansicht von links; **b** Hirnblutleiter, Ansicht von oben

Lymphsystem

Lymphozyten und Abwehr

Bei den Lymphozyten unterscheidet man große, im Querschnitt 10–15 µm messende Lymphozyten, die im Kern ein locker gefügtes Chromatin aufweisen und einen etwas breiteren Plasmasaum besitzen, und kleine Lymphozyten, deren querer Durchmesser etwa 7,5 µm beträgt, und die um einen chromatindichten Kern nur wenig, stark basophiles Zytoplasma erkennen lassen. Beide sind amöboid beweglich, beide können aber nicht phagozytieren.

Große Lymphozyten entstehen aus kleinen Lymphozyten, nachdem diese gewachsen sind und sich mitotisch geteilt haben. Die großen Lymphozyten differenzieren sich danach teils zu Plasmazellen, teils zu kleinen Lymphozyten.

Die Lymphozyten sind ständig in Bewegung, verändern ständig ihre Ortszugehörigkeit. Nachdem sie mehrere Stunden bis Tage im lymphatischen Gewebe verweilt haben, gelangen sie über Lymphgefäße ins Blut. Der Aufenthalt in den Blutgefäßen ist jedoch nur von kurzer Dauer – nur einige Stunden –, dann durchdringen sie die Wand postkapillärer Venulen und treffen wieder in lymphatischem Gewebe ein.

Das Schicksal der Lymphozyten ist unterschiedlich: 1. ein Teil der Lymphozyten geht bei der Erfüllung der Aufgaben zugrunde, 2. ein Teil gelangt in das Lumen der Schleimbeutel und zerfällt, 3. ein Teil transformiert sich zu Plasmazellen und geht danach zugrunde, 4. der größte Teil der Lymphozyten bildet sich zu Lymphoblasten um, aus denen neue Lymphozyten durch Mitose hervorgehen.

Die kleinen Lymphozyten unterscheiden sich nach Herkunft und Funktion. Die Lymphoblasten können aus den embryonalen Blutbildungsstätten in den Thymus einwandern und sich hier zu kleinen Lymphozyten differenzieren. Sie werden als T-Lymphozyten bezeichnet. Die Lymphoblasten können sich aber auch im Knochenmark selbst zu kleinen Lymphozyten differenzieren; sie heißen *B-Lymphozyten*[125]. Beide Lymphozyten sind Träger der Immunität. Ihre Unterscheidung ist licht- wie elektronenmikroskopisch nicht möglich; die Trennung erfolgt immunologisch und histochemisch. Die T-Lymphozyten enthalten membranständige Antikörper und Antigenrezeptoren, die sich direkt mit dem Antigen in einer Antigen-Antikörper-Reaktion verbinden. Auf diese Weise werden Zellen mit artfremdem Eiweiß abgetötet (z. B. Absterben eines Transplantats). Wegen des unmittelbaren Kontaktes der T-Lymphozyten mit dem Antigen schreibt man ihnen die zellgebundene Immunität zu.

Die B-Lymphozyten enthalten in ihrer Zellmembran in hohem Maße Immunglobuline. Bei der Differenzierung der B-Lymphozyten zu Plasmazellen werden die Immunglobuline, die spezielle Antikörper darstellen – z. B. gegen Erythrozyten des Schafes –, an die Zellsäfte Blut oder Lymphe abgegeben. Wegen dieser Eigenschaft sieht man in den B-Lymphozyten die Träger der humoralen Immunität[126]. Die Immunglobuline reagieren dann in Blut oder Lymphe ebenfalls direkt mit den Antigenen.

Die B-Lymphozyten besitzen noch eine weitere, wichtige Eigenschaft. Sie sind in der Lage, nach Kontakt mit einem ersten Antigen dieses wieder zu erkennen (Gedächtniszellen) und eine übermäßige Antikörperbildung in Gang zu setzen, auch dadurch, dass sich die wieder erkennenden Zellen selbst vermehren und Antikörper bilden und abgeben.

---

[125] bone-marrow = Knochenmark
[126] humor = Flüssigkeit

Lymphknoten und Lymphgefäße

Zum Lymphsystem gehören die Lymphknoten und die Lymphgefäße. Wie das Blutgefäßsystem ist das Lymphsystem geschlossen. Es beginnt mit dünnwandigen fingerförmigen Ausläufern, den Lymphkapillaren, welche Flüssigkeit aus dem Zwischengewebe, Interstitium, aufnehmen. Die Lymphkapillaren bestehen aus einer geschlossenen Schicht von flachen Endothelzellen, denen keine Basalmembran anliegt. Vielmehr verbinden feine Filamente die Endothelzellen mit den kollagenen Fasern der Umgebung. Dadurch werden die Lymphkapillaren offen gehalten und kollabieren nicht beim interstitiellen Ödem. Andererseits sind sie dehnbar und damit erweiterbar. Die nachfolgenden Gefäße sind ähnlich wie kleine Venen aufgebaut. Sie enthalten Klappen, die den Rückfluss verhindern. Die Menge der glatten Muskelzellen wechselt in den peripheren Lymphgefäßen, weshalb sie oft perlschnurartig aussehen. Den Lymphfluss bewirken: Kontraktion der Skelettmuskulatur, die selbst frei von Lymphkapillaren ist, Kontraktion der glatten Muskulatur der Eingeweide, der durch die Atmung entstehende Sog und eine Art peristaltische Bewegung der glatten Muskulatur der Lymphgefäße; sie verläuft von Klappe zu Klappe in segmentartigen Schüben. In die Lymphbahnen sind, nach Regionen gegliedert, Lymphknoten eingeschaltet, die der Filtration und der Entgiftung dienen. Lymphknoten, zu denen ein bestimmtes Einflussgebiet gehört, nennt man regionäre Lymphknoten. Sie schwellen bei Entzündungen des entsprechenden Gebietes an und bilden damit einen wertvollen diagnostischen Hinweis. Die Lymphe passiert häufig nicht nur eine Lymphknotenstation, sondern mehrere.

Das größte Lymphgefäß stellt der *Ductus thoracicus* (Lymphbrustgang) dar. Er beginnt in Höhe des 1. Lendenwirbels durch Vereinigung der beiden *Trunci lumbales* (Lendenlymphstränge) und des *Truncus intestinalis* (Darmlymphstrang). Er zieht zusammen mit der Aorta durchs Zwerchfell, verläuft an der Brustwirbelsäule nach kranial, schließt sich oberhalb des Aortenbogens dem Oesophagus an und mündet in den Angulus venosus sinister (linker Venenwinkel), der durch Vereinigung der V. jugularis interna sinistra mit der V. subclavia sinistra entsteht. Der Ductus thoracicus nimmt die Lymphgefäße der unteren Extremitäten, des Bauchraumes, der linken Thoraxhälfte, der linken Seite von Kopf und Hals und der linken oberen Extremität auf. Die Lymphgefäße der rechten Kopf- und Halsseite, der rechten oberen Extremität und der rechten Thoraxhälfte vereinen sich zu einem etwa 1 cm langen Lymphstamm, dem *Ductus lymphaticus dexter*, der in den Angulus venosus dexter (rechter Venenwinkel), entstanden durch Vereinigung der V. jugularis interna dextra und V. subclavia dextra, mündet.

Die Lymphflüssigkeit, kurz die *Lymphe*, ist in der Zusammensetzung dem Blutplasma (s. S. 258) bis auf den viel geringeren Gehalt an Eiweißkörpern sehr ähnlich, wobei jedoch zu berücksichtigen ist, dass die Menge der Bestandteile generell vom zugehörigen Organ abhängt (z. B. hoher Fettgehalt der Darmlymphe). Da die Lymphe außer den Blutplättchen auch alle Stoffe, die zur Gerinnung nötig sind, enthält, kann sie, wenn auch langsamer, gerinnen.

Regionäre Lymphknoten
(Abb. 160 und 161)

Nodi lymphatici occipitales (Hinterhauptlymphknoten). Sie liegen im Bereich des Nackens.
Region: Kopfhaut
Nll.[127] *submandibulares* (Unterkieferlymphknoten). Sie bilden eine wichtige

---

[127] Nll. = Abkürzung von Nodi lymphatici (Lymphknoten)

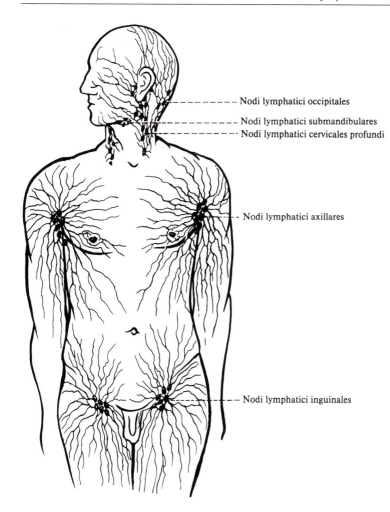

Abb. 160: Oberflächliche Lymphbahnen und Lymphknoten

- Nodi lymphatici occipitales
- Nodi lymphatici submandibulares
- Nodi lymphatici cervicales profundi
- Nodi lymphatici axillares
- Nodi lymphatici inguinales

Gruppe unmittelbar unterhalb des Unterkiefers.
Region: Haut der Nase, der Lippen, der Wangen, die 1. Station für alle Zähne des Ober- und Unterkiefers.
Nll. cervicales profundi (tiefe Halslymphknoten). Sie verbinden sich kettenförmig entlang der V. jugularis interna.
Region: Lippen, Zunge, Gaumen, Gaumenmandel, Rachen, Kehlkopf, Schilddrüse, 2. Station für alle Zähne.
Nll. axillares (Achsellymphknoten). Sie liegen in der Achselhöhle.
Region: Arm, seitliche Brustwand, Brustdrüse, Schultergegend, Bauchwand oberhalb des Nabels.

Nll. inguinales (Leistenlymphknoten). Sie befinden sich in der Leistengegend.
Region: Bein, äußere Genitalien, Bauchwand unterhalb des Nabels, bei der Frau äußeres Drittel der Vagina.
Nll. iliaci (Beckenlymphknoten). Sie liegen an der Seitenwand des kleinen Beckens.
Region: Innere Genitalien von Mann und Frau.
Nll. mesenterici (Gekröselymphknoten). 100–200 Lymphknoten, die im Mesenterium hintereinander geschaltete Ketten bilden.
Region: Dünndarm.
Nll. lumbales (Lendenlymphknoten). Liegen beiderseits der Bauchaorta.

Abb. 161: Lymphknotengruppen des Stammes [L219]

1 Truncus jugularis
2 Truncus subclavius
3 Ductus lymphaticus dexter
4 Truncus bronchomediastinalis
5 Ductus thoracicus
6 Nll. intercostales
7 Nll. mediastinales posteriores
8 Nll. mediastinales anteriores
9 Nll. hepatici
10 Cisterna chyli
11 Nll. coeliaci
12 Nll. lumbales
13 Nll. mesenterici
14 Nll. iliaci externi
15 Nll. iliaci interni
16 Nll. inguinales profundi
17 Nll. inguinales superficiales

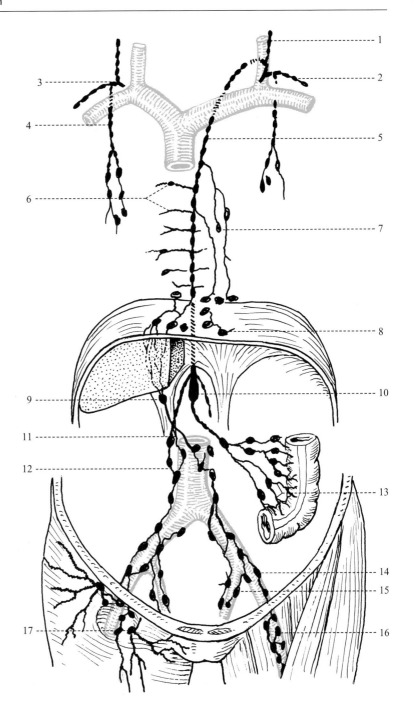

Region: Dickdarm, Niere, Nebenniere, Hoden, Nebenhoden, Ovar, Tube, Corpus uteri.
Nll. coeliaci (Bauchhöhlenlymphknoten). Am Abgang des Truncus coeliacus.
Region: Magen-Darm-Kanal.

Mikroskopischer Aufbau eines Lymphknotens (Abb. 162)

Die Lymphknoten stellen bohnenförmige Gebilde dar. Sie werden außen von einer aus kollagenem Bindegewebe bestehenden Kapsel umgeben. Von dieser gehen dünne Trennwände ins Innere ab. Zwischen Kapsel und Trennwand spannt sich retikuläres Bindegewebe als Grundgewebe aus. Aus ihm entstehen in erster Linie Lymphozyten. Die Lymphozyten sind peripher sehr dicht gelagert, im Zentrum dagegen locker. Dadurch kann man Rinde und Mark des Lymphknotens unterscheiden. Im Bereich der Rinde enthält das retikuläre Bindegewebe dendritische Retikulumzellen, welche B-Lymphozyten bilden. Sie lagern sich zu 0,2 × 1 mm großen Knötchen zusammen und umschließen Lymphoblasten (Lymphozytenbildungszellen) und Plasmazellen. Dadurch formieren sich die Reaktionszentren oder Primärfollikel. Aus den Retikulumzellen des Markes (interdigitierende Retikulumzellen) entstehen die locker und gleichmäßig angeordneten T-Lymphozyten.

Die Lymphknoten werden von Lymphe durchströmt. Die heranführenden Lymphgefäße heißen Vasa afferentia. Sie durchbrechen die bindegewebige Kapsel und ergießen sich in den sog. Randsinus, der einen mit Lymphe gefüllten Raum zwischen bindegewebiger Kapsel und Lymphgewebe darstellt. Er wird von zahlreichen Retikulumzellen reusenartig unterbrochen. Danach fließt die Lymphe in schmalen Intermediärsinus durch die Rindensubstanz und in Marksinus durch das Lymphknotenmark. Alle Marksinus vereinigen sich und verlassen als Vas efferens (herausführendes Gefäß) im Hilum den Lymphknoten. An dieser Stelle tritt die ernährende Arterie in den Lymphknoten ein. Sie teilt sich in zahlreiche Äste auf, aus denen ein enges Kapillarnetz hervorgeht. Von ihm gelangen zahlreiche kleine Venen zum Hilum, wo sie sich zu einer Vene vereinen und den Lymphknoten verlassen.

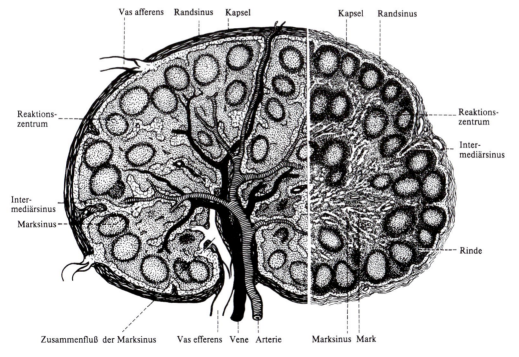

Abb. 162: Mikroskopischer Aufbau eines Lymphknotens; links schematisch, rechts histologisches Schnittbild

Thymus

Der Thymus besteht aus einem rechten und linken Lappen und befindet sich hinter den oberen Abschnitten des Brustbeins. Beim Neugeborenen ist der Thymus mit einem Gewicht von 15 g relativ groß. Er nimmt bis zur Geburt an Gewicht zu (bis 40 g). Nach der Pubertät bildet sich der Thymus zurück (Involution), so daß beim Erwachsenen nur noch ein Thymusfettkörper vorkommt. Mikroskopisch enthält der Thymus ein netzartiges Grundgewebe, das sich aus Epithelzellen gebildet hat. Es ist mit Lymphozyten besetzt, die peripher dichter aneinanderliegen als zentral, wodurch Rinde und Mark unterschieden werden können. Im Mark erkennt man als Charakteristikum die Hassall[128]-Körperchen. Es handelt sich um zwiebelschalenartig umeinandergeschichtete epithelähnliche Zellen. Die Rückbildung des Thymus während der Pubertät erfolgt von der Rinde aus.

Die Lymphozyten des Thymus sind kleine Lymphozyten, T-Lymphozyten (s. S. 247). Sie stammen aus dem Knochenmark, vermehren sich in der Rinde des Thymus, werden hier zu T-Lymphozyten geprägt und in das Blut ausgeschwemmt. Ein kleiner Teil gelangt in das Thymusmark.

Der Thymus ist ein übergeordnetes lymphatisches Organ, das kurz vor und nach der Geburt entscheidenden Einfluß auf die Ausbildung der anderen lymphatischen Organe hat. Eine Funktionsminderung führt zur Senkung der Abwehrkraft. Im Zuge der Rückbildung des Thymus wird diese Steuerfunktion offenbar anderen lymphatischen Organen übertragen. Im Thymus kommt ein den gesamten lymphatischen Apparat stimulierender Wirkstoff, *Thymopoetin*, vor.

Es bestehen Verbindungen zu den Geschlechtshormonen und zu den Hormonen der Nebennierenrinde insofern, als Zufuhr dieser Hormone bei beiden Geschlechtern zur Rückbildung führt. In gleichem Sinne ist die Rückbildung während der Pubertät zu erklären.

Milz, Splen (Abb. 163)

Die Milz befindet sich im linken Oberbauch etwa in Höhe der 10. Rippe. Sie ist allseitig vom Peritoneum umgeben und durch das Lig. phrenicosplenicum und das Lig. gastrosplenicum in ihrer Lage fixiert. Das Lig. phrenicosplenicum entspringt an der Vorderfläche der linken Niere und am Zwerchfell, das Lig. gastrosplenicum an der großen Kurvatur des Magens. Beide Ligamenta ziehen zum Hilum der Milz. Sie stellen Bauchfellduplikaturen dar, in denen Blut- und Lymphgefäße sowie Nerven verlaufen. Die Milz ist etwa 12 cm lang, 8 cm breit und 4 cm dick. Man unterscheidet zwei Flächen: die nach kranial gewölbte *Facies diaphragmatica* (Zwerchfellfläche) und die *Facies visceralis* (Eingeweidefläche). Mit der Facies visceralis grenzt die Milz an den Magen, die linke Niere und Nebenniere und die linke Kolonflexur. Das Hilum der Milz erreicht der Schwanzteil des Pancreas. Der hintere Rand der Milz ist abgerundet, der vordere scharf und meist eingekerbt.

Mikroskopischer Aufbau (Abb. 164)

Die Milz zählt zu den Lymphorganen. Sie wird außen von einer dicken, vorwiegend aus kollagenen, aber auch aus elastischen Fasern und einzelnen glatten Muskelzellen aufgebauten Kapsel umgeben, von der bindegewebige Balken nach innen abgehen. Zwischen Kapsel und Balken spannt sich retikuläres Bindegewebe als Grundgewebe der Milz aus. Dieses kann sich entweder zu bluthaltigen venösen Sinus formieren oder etwa 0,2–0,6 mm große, kugelförmige An-

---

[128] Hassall, Arthur (1817–1894), Arzt in London

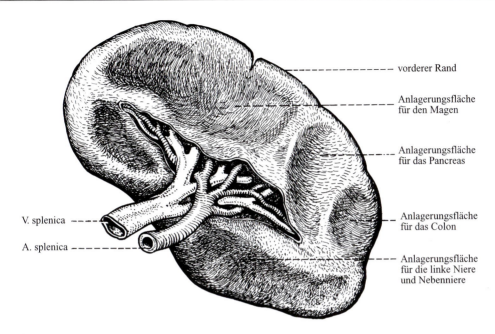

Abb. 163: Milz, von unten betrachtet (Facies visceralis)

sammlungen von Lymphozyten, sog. Milzknötchen oder Malpighi[129]-Körperchen, sowie periarterielle Lymphozytenscheiden bilden. Die Gesamtheit der bluthaltigen Hohlräume heißt *rote Pulpa,* die Gesamtheit des lymphatischen Gewebes *weiße Pulpa.* Die Milzkörperchen liegen in der roten Pulpa verstreut. Der durch die Milz führende Blutstrom bestimmt den weiteren Aufbau. Im Bereich des Milzhilum tritt die meist schon mehrfach geteilte Arterie ein. Sie gliedert sich hier in weitere zahlreiche Äste auf, die dann innerhalb der Milz zunächst in den bindegewebigen Balken verlaufen und deshalb *Balkenarterie* heißen. Äste der Balkenarterien treten in das retikuläre Bindegewebe der Pulpa ein und werden von T-Lymphozyten scheidenartig umgeben. Danach durchziehen die Arterien meist exzentrisch die Milzkörperchen. In diesem Bereich werden sie als *Zentralarterien* bezeichnet. Die Milzknötchen bestehen aus B-Lymphozyten und Plasmazellen. Die aus den Malpighi-Körperchen austretenden Arterien zweigen sich pinselförmig auf und gehen in Kapillaren über. Diese münden meist unmittelbar in einen venösen Sinus, nur wenige öffnen sich frei in das retikuläre Grundgewebe und gelangen sekundär durch die Sinuswand in den venösen Hohlraum. Die Abgabe von Sauerstoff und Nährstoffen und die Aufnahme von Kohlendioxid und von Schlackenstoffen erfolgt in den Kapillaren. Der Abfluß aus den venösen Sinus geschieht über Venen, die in der Pulpa liegen und deshalb *Pulpavenen* heißen. Diese treten danach in die Milzbalken als *Balkenvenen* ein und vereinen sich im Bereich des Milzhilum zur Milzvene.

Die Milz hat vielfältige Funktionen zu erfüllen. 1) Blutfilter, Abbau gealterter Erythrozyten, Leukozyten und Thrombozyten, 2) Immunologische Abwehr durch T- und B-Lymphozyten, 3) Abwehr durch Phagozytose, 4) Bildung von Lymphozyten, 5) Speicherung des aus dem Hämoglobin stammenden Eisens als Ferritin.

---

[129] Malpighi, Marcello (1628–1694), Anatom in Rom

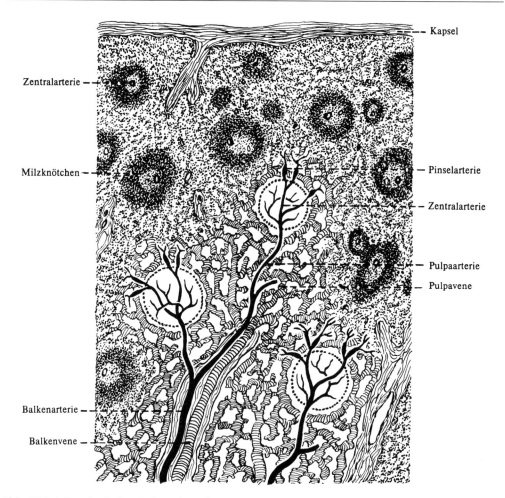

Abb. 164: Mikroskopischer Aufbau der Milz; im unteren Bildteil schematische Darstellung der Gefäßbeziehungen, im oberen Bildteil histologisches Schnittbild

Blut (Tafel IX)

Das in den Herzhöhlen und den Blutgefäßen strömende Blut verbindet die Organe des Menschen funktionell in mehrfacher Hinsicht. Es versorgt sie mit Sauerstoff und Nährstoffen, nimmt von ihnen Schlackenstoffe des Kohlenhydrat-, Fett- und Eiweißstoffwechsels auf, die in der Lunge bzw. der Niere ausgeschieden werden, und es schaltet sich in den Regelkreis *endokrine Drüse – Erfolgsorgan – endokrine Drüse* als Träger der regulatorisch wirksamen Substanzen (Hormone und die Hormonproduktion hemmenden Stoffe) ein. Es spielt weiterhin eine bedeutende Rolle im komplexen Geschehen der Abwehr von körperschädigenden Stoffen (Bakterien, Toxine) und bei der Wärmeregulation.

Das Blut besteht aus *Zellen, flüssigem Plasma* und *nichtzelligen geformten Elementen*. Es reagiert schwach alkalisch bei einem pH-Wert von 7,36.

Die Gesamtheit der Blutzellen macht 45 Vol.-% aus. Man unterscheidet *Erythrozyten* (rote Blutzellen), *Leukozyten* (weiße Blutzellen) und *Thrombozyten* (Blutplättchen). Die differenzierte Darstellung von Erythrozyten und Leukozyten erfolgt im gefärbten Blutausstrich. Die klassische Färbemethode ist die nach Pappenheim[130]. Man benutzt dabei zwei Farblösungsgemische, das nach Giemsa[131] und das nach May-Grünwald[132]. Die Giemsa-Lösung besteht aus Methylenblau, Methylenazur und Eosin, die May-Grünwald-Lösung aus eosinsaurem Methylenblau. Bei der folgenden Beschreibung der einzelnen Blutzellen soll die Pappenheim-Färbung als Grundlage dienen.

Die *Erythrozyten* sind kernlose, bikonkave Scheiben. Zu den Zellen werden sie deshalb gerechnet, weil sie ursprünglich kernhaltig sind und erst während der Reifung im roten Knochenmark den Kern verlieren. Ungefärbt erscheint der einzelne Erythrozyt gelbgrün; durch Überlagerung vieler Erythrozyten entsteht ein roter Farbton. Im Blutausstrich färben sich die Erythrozyten rot an. Die meisten Erythrozyten, *Normozyten*, besitzen einen queren Durchmesser von 7,5 µm und eine Dicke von 1,8–2,4 µm. Daneben enthält das Blut kleine rote Blutzellen, *Mikrozyten*, (2,2–6 µm im Querschnitt) und sehr große rote Blutzellen, *Makrozyten*, (10 bis 15 µm im Querschnitt). Unter *Megalozyten* versteht man besonders große, oval geformte Erythrozyten, die sich wegen des erhöhten Hämoglobingehaltes (s. unten) stärker anfärben, eine Erscheinung, die als Hyperchromasie bezeichnet wird. Kommen im Ausstrich unterschiedlich große Erythrozyten vor, so spricht man von *Anisozytose*. Diese ist beim Neugeborenen normal. Später tritt sie nur bei krankhaften Veränderungen (z. B. bei perniziöser Anämie) auf. Enthält das Blut Erythrozyten nicht nur von verschiedener Größe, sondern auch von verschiedener Gestalt (rechteckige, keulen- und birnenförmige Erythrozyten), liegt eine *Poikilozytose*[133] vor.

Das *Zytoplasma* der Erythrozyten verdichtet sich peripher zu einer Zellmembran, die im Elektronenmikroskop drei Schichten erkennen läßt. Äußere und innere Schicht bestehen aus Eiweißkörpern, die mittlere enthält vorwiegend Lipide. Im Inneren der Erythrozyten ist das Zytoplasma licht- wie elektronenoptisch ohne besondere Struktur. Es fehlen als Einlagerungen Mitochondrien und Golgiapparat. Die Erythrozyten sind kernlos. Aus diesem Grunde haben sie ihre Teilungsfähigkeit verloren und gehen nach 100–120 Tagen zugrunde. Der Abbau erfolgt in Milz, Leber und im Knochenmark. Das Zytoplasma der Erythrozyten

---

[130] Pappenheim, Arthur (1870–1916), Hämatologe in Berlin
[131] Giemsa, Gustav (1876–1948), Chemiker in Hamburg
[132] May, Richard (1863–1937), Kliniker in München; Grünwald, L., 1902 Assistent bei Prof. May in München

[133] poikilos = bunt, mannigfaltig

setzt sich vorwiegend aus Eiweißkörpern zusammen, zu denen auch das 34 % des Zellvolumens ausmachende *Hämoglobin* gehört. Da die rote Farbe des strömenden Blutes auf das Hämoglobin zurückzuführen ist, wird dieser Eiweißkörper auch Blutfarbstoff genannt. Das Hämoglobin enthält Eisen und reagiert schwach alkalisch, ist also azidophil. Das in das Hämoglobinmolekül eingebaute Eisen vermag Sauerstoff zu binden und abzugeben und dient somit dem Sauerstofftransport. Die Azidophilie bedingt, daß sich Erythrozyten mit Eosin im Blutausstrich rot anfärben. Stärkere oder schwächere Färbung bezeichnet man als *Hyper-*[134] oder *Hypochromasie*[135]. *Polychromasie*[136] liegt dann vor, wenn unausgereifte Erythrozyten neben dem sauren Eosin auch das basische Methylenblau aufnehmen und deshalb blaustichig erscheinen. Mit basischen Farbstoffen, z. B. Brillantkresylblau, gelingt weiterhin in 3–20 % der Erythrozyten die Darstellung fädiger, häufig netzig verbundener, teils auch körniger Einschlüsse. Man nennt solche Zellen *Retikulozyten*. Sie sind wie die polychromatischen Erythrozyten noch nicht voll ausgereift. Zeichen der Unreife treten besonders nach Blutverlusten auf, wenn die Regeneration etwas überstürzt erfolgt.

Zu den bemerkenswerten Eigenschaften der Erythrozyten gehören ihre Verformbarkeit und Elastizität. In engen Kapillaren nehmen sie ovale Gestalt an, die sie sofort wieder aufgeben, wenn die räumlichen Verhältnisse es gestatten.

Sehr empfindlich reagieren die Erythrozyten auf Veränderungen des physiko-chemischen Zustandes des Blutplasmas. Hypertonisches Plasma bringt sie durch Wasserabgabe zum Schrumpfen (Stechapfelform), hypotonisches Plasma läßt sie durch Wasseraufnahme größer werden, bis sie schließlich platzen und der Blutfarbstoff in das Blutplasma übertritt, ein Vorgang, den man als *Hämolyse* bezeichnet. Zur Hämolyse kommt es auch, wenn man blutgruppenungleiches Blut zuführt.

Die Anzahl der Erythrozyten beträgt beim Mann etwa 5×10^{12} pro Liter (5 Mill. pro mm^3), bei der Frau etwa $4{,}5 \times 10^{12}$ pro Liter (4,5 Mill. pro mm^3). Für die Gesamtmenge des Blutes von 5 Litern ergeben sich somit 25 bzw. 22,5 Billionen Erythrozyten. Da ein Erythrozyt eine Oberfläche von 160 µm^2 besitzt, errechnet man für das gesamte Blut eine aktive Oberfläche von 4000 m^2.

Für die Vermehrung der Erythrozytenzahl gebraucht man den Begriff Polyglobulie. Sie tritt vor allem bei verringertem Sauerstoffgehalt der Luft auf (z. B. im Hochgebirge), um den Sauerstoffbedarf des Organismus zu decken. Lebenduntersuchungen des strömenden Blutes haben ergeben, daß die Erythrozyten im Zentrum der Gefäße fließen, während sich die Leukozyten im Wandstrom fortbewegen. Zwischen Erythrozyten und Leukozyten befindet sich ein zellfreier Plasmastreifen.

100 cm^3 Normalblut enthalten 16 g Hämoglobin (Hb), das entspricht 9,9 mmol/l. Über die Beziehung von Volumen der Erythrozyten zum Volumen des Vollblutes gibt der *Hämatokritwert* Auskunft. Die Bestimmung erfolgt durch Zentrifugieren, wobei die Erythrozyten sedimentieren. An speziellen Glaskapillaren wird das Volumen der Erythrozyten als Bruchteil des Vollblutvolumens abgelesen. Der Normwert liegt bei Männern etwas höher als bei Frauen, im Mittel beträgt er 0,40 (40 %).

Die *Leukozyten* sind vielgestaltig. Man trennt *Granulozyten*, *Monozyten* und *Lymphozyten* voneinander ab. Im Gegensatz zu den Erythrozyten besitzen die weißen Blutzellen einen Kern. Ihre Gesamtzahl beträgt $5-8 \times 10^9$ pro Liter (5000–8000 pro mm^3).

Granulozyten nennt man solche Leukozyten, die in ihrem Zytoplasma Körnchen (Granula) enthalten. Da diese Körnchen sich im nach Pappenheim gefärbten Blut-

---
[134] hyper = über
[135] hypo = unter
[136] polys = viel

ausstrich teils mit dem sauren Eosin, teils mit dem basischen Methylenblau und teilweise mit beiden Farbstoffen – allerdings schwach – darstellen, unterscheidet man eosinophile (oder azidophile), basophile und neutrophile[137] Granulozyten. Alle Granulozyten vermögen sich amöboid zu bewegen und zu phagozytieren. Ihr Kern ist unregelmäßig geformt. Meist gliedert er sich in mehrere Segmente auf, die durch schmale Brücken von Kernmaterial verbunden sind. Man spricht von segmentkernigen Granulozyten. Diese Segmentierung bildet sich während der Blutreifung aus. Die Vorläufer der Granulozyten besitzen zunächst einen großen runden Kern, der sich später streckt, etwas einbuchtet, dann wurstförmig und stabförmig wird und sich schließlich segmentiert. Granulozyten mit wurst- und stabförmigem, zum Teil nach Art eines S gewundenem Kern stellen somit Jugendformen dar, die noch nicht den vollen Reifegrad erreicht haben.

Im strömenden Blut zeigen die Granulozyten Kugelform und einen Durchmesser von 8,5 µm. Im Blutausstrich werden sie platt gedrückt und erlangen dadurch Scheibenform mit dem wesentlich größeren Durchmesser von 11–14 µm.

Die *neutrophilen Granulozyten* stellen unter den Granulozyten den Hauptanteil. Sie machen beim Erwachsenen 55–68 %, beim Kleinkind 40–50 % der Leukozyten aus. Ihre sehr feinen Granula färben sich mit sauren und mit basischen Farbstoffen nur schwach an. Im elektronenmikroskopischen Bild ist erkennbar, daß sich die Körnchen aus einer strukturlosen Masse, umgeben von einer dünnen Membran, aufbauen. Bei Frauen besitzen die segmentierten Kerne der neutrophilen Granulozyten teilweise trommelschlegelartige Fortsätze, sog. drum-sticks, die Ausdruck von zwei X-Chromosomen sind. Werden unter 500 neutrophilen Granulozyten mindestens 6 mit einem drum-stick gezählt, gilt die Diagnose „weiblich" als sicher.

Nicht alle Kerne der neutrophilen Granulozyten sind segmentiert. Man findet auch beim Erwachsenen 2–3 % stabförmige Kerne. Wie bereits erwähnt, stellen sie unreife Entwicklungsstufen dar. Man bezeichnet die Zellen als „Stabkernige".

Die neutrophilen Granulozyten sind besonders zur amöboiden Beweglichkeit und Phagozytose fähig. Sie vermögen bei Entzündungen die Kapillarwand zu durchwandern und im Gewebe schädigende Stoffe aufzunehmen (Blutmikrophagen). Durch ihre Anreicherung entsteht Eiter, weshalb man sie auch Eiterkörperchen nennt. Diese verfetten und gehen zugrunde.

Die Granula der *eosinophilen Granulozyten* sind stark lichtbrechend und wesentlich gröber. Sie bestehen aus Eiweißkörpern und Lipiden. Im elektronenmikroskopischen Bild lassen sie eine lamelläre Innenstruktur erkennen. Sie enthalten hydrolytische Enzyme, die im Rahmen des Abbaus von phagozytierten Stoffen eine Rolle spielen. Die eosinophilen Granulozyten kommen zu 2–4 % im strömenden Blut vor. Bei Typhus abdominalis, allergischen und parasitären Erkrankungen sind sie vermehrt. Da sie die Kapillarwand zu durchwandern vermögen, trifft man sie auch im Bindegewebe an. Sie phagozytieren Antigen-Antikörperkomplexe.

Die *basophilen Granulozyten* sind im strömenden Blut selten. Sie machen nur 0,5 bis 1 % der Leukozyten aus. Diese etwas kleineren Zellen (8–11 µm im Durchmesser) besitzen grobe Granula, die wie die der eosinophilen Granulozyten submikroskopisch lamellär strukturiert sind. Sie enthalten das gefäßerweiternde Histamin sowie Heparin, das der Blutgerinnung entgegenwirkt und chemotaktische Faktoren, die andere Lymphozyten bei Vorliegen einer Entzündung anlocken. Bei chronischen Eiterungen vermehren sich die basophilen Granulozyten.

Die *Monozyten* sind im allgemeinen größer als die Granulozyten. Sie messen 12 bis 20 µm. Der Kern ist meist eingebuchtet und

---

[137] neuter = keiner von beiden

sieht somit nieren- oder bohnenförmig aus. Das Plasma reagiert basophil. Es enthält oft Vakuolen und feine, mit sauren Farbstoffen darstellbare Azurkörnchen. Sie vermögen wie die neutrophilen Granulozyten Fremdkörper aufzunehmen und werden deshalb auch als *Blutmakrophagen* bezeichnet. Experimentelle Untersuchungen haben ergeben, daß sie sich im lockeren Bindegewebe in Histiozyten umwandeln können. Sie machen 4–7 % der Leukozyten aus. Ihre Vermehrung kann Ausdruck einer Abwehrreaktion des retikuloendothelialen Systems sein.

Zwei verschiedene Formen der *Lymphozyten* kommen im Blut vor, die kleinen (Durchmesser 6–8 µm) und großen Lymphozyten, wobei die kleinen bei weitem überwiegen. Der Anteil beider an der Gesamtzahl der Leukozyten beträgt bei Erwachsenen 20–30 %, bei Kleinkindern 40–50 %.

Der Kern ist chromatinreich, groß, rund und füllt fast die gesamte Zelle aus. Das geringe Zytoplasma enthält wenige Azurgranula. Die großen Lymphozyten messen 10–15 µm, die kleinen 7,5 µm im Querschnitt. Beide sind gering amöboid beweglich, sie können jedoch nicht phagozytieren und enthalten kaum Lysosomen. Hinter ihrer morphologischen Gleichförmigkeit verbirgt sich eine Vielfalt von Aufgaben im Rahmen der immunologischen Abwehr. Sie sind die immunkompetenten Zellen in Blut- und Bindegewebe (s. S. 247).

Das flüssige *Plasma* des strömenden Blutes besteht zu 90 % aus Wasser. Es stellt eine Lösung von Eiweißkörpern, Salzen und Kohlenhydraten dar, die Fette und Lipide in feinster Verteilung enthält. Der Gesamteiweißgehalt beträgt etwa 7–8 %, wobei im Mittel 4,4 % auf die *Albumine*, 2,2 % auf die *Globuline* und 0,3 % auf das *Fibrinogen* entfallen. Aus dem *Fibrinogen* entsteht während der Gerinnung des Blutes *Fibrin*. Fibrin ist ein Faserkörper. Er baut sich aus einem Filz von Fibrinfäden auf, in dessen Maschen die Blutkörperchen liegen. Fibrinfäden und Blutkörperchen bezeichnet man als Blutkuchen, den verbleibenden Rest von Flüssigkeit, der vom Blutkuchen abgepreßt wird, als *Serum*. Anders ausgedrückt: Das Blutplasma nennt man nach Ausfällung des Fibrins Blutserum. Es ist eine klare gelbe Flüssigkeit, die nur wenige Zellen enthält.

Fibrinfäden stellen Kristallnadeln dar, die im elektronenmikroskopischen Bild in regelmäßigen Abständen von 18–20 µm (180–200 Å) quergestreift erscheinen. An frisch entnommenem Blut kann man im Mikroskop verfolgen, wie die „Fibrinkristalle" aussprossen.

Zu den geformten, nichtzelligen Bestandteilen des Blutes gehören die *Blutplättchen* und die *Blutstäubchen*. Die *Blutplättchen* (Thrombozyten) sind im Durchmesser etwa 1–4 µm große, unregelmäßig begrenzte Gebilde. Sie bestehen aus einem zytoplasmatischen Anteil, dem Hyalomer, und einem gekörnten, zentral liegenden Anteil, dem Granulomer. Die Thrombozyten enthalten das Enzym, welches die Blutgerinnung in Gang bringt, die Thrombokinase, auch Thromboplastin genannt. Durch Zerfall der Thrombozyten wird das Enzym frei. Die quantitative Erfassung der Blutplättchen ist schwierig. Mit der von FONIO angegebenen Zählmethode ermittelt man normalerweise 200–300 × 10^9 pro Liter (200000–300000/mm³). Die *Blutstäubchen* (Hämatokonien) stellen im Blutplasma fein suspendierte lichtbrechende Granula dar, die ihrer Natur nach zu den Eiweißkörpern gehören. Die Funktion ist unbekannt.

Um die einzelnen Bestandteile des Blutes übersichtlich darzustellen, bedient sich der Kliniker des sog. *Blutbildes* oder Blutstatus. Für den Erwachsenen gelten folgende Normalwerte:

Erythrozyten: 4,5–5 × 10^{12}/l (4,5–5 Mill./mm³)
Hämoglobin: 9,9 mmol/l (16 g/100 cm³ = 100 %)
Hämatokritwert: 0,40 (40 %)
Thrombozyten: 200–300 × 10^9/l (200000–300000/mm³)

Neutrophile Granulozyten: 50–70 %; davon 2–3 % Stabkernige
Eosinophile Granulozyten: 2–4 %
Basophile Granulozyten: 0,5–1 %
Lymphozyten: 20–35 %
Monozyten: 4–7 %

Urogenitalsystem

Wegen der engen anatomischen und entwicklungsgeschichtlichen Beziehung fasst man im Allgemeinen das Harn- und Geschlechtssystem unter dem Begriff Urogenitalsystem zusammen. Es gliedert sich demnach in das System der Harnorgane und der männlichen und weiblichen Geschlechtsorgane.

Harnorgane (Tafel VIII)

Zu den Harnorganen gehören: Niere, Nierenbecken, Ureter, Harnblase und Harnröhre.

Niere, Ren (Abb. 165)

Die Niere besitzt eine so charakteristische Form, dass man sie zum Vergleich mit anderen morphologischen Gegebenheiten benutzt. Sie ist 12 cm lang, 6 cm breit und 3 cm dick. Ihr Gewicht beträgt 200 g. Die Konsistenz ist derb, ihre Farbe rotbraun und die Oberfläche beim Erwachsenen glatt. Man unterscheidet eine *Vorder-* und *Hinterfläche*, einen *oberen* und *unteren Nierenpol* und das *Nierenhilum*. Sie liegt *retroperitoneal*. Mit der hinteren Fläche grenzt die Niere an die hintere Bauchwand (M. quadratus lumborum, M. psoas major, Pars lumbalis des Zwerchfells), während die vordere Fläche zum Teil von Peritoneum überzogen wird. Am Nierenhilum verlässt am weitesten ventral die *Nierenvene* (V. renalis) das Organ. Dahinter befindet sich zunächst die *Nierenarterie* (A. renalis) und am weitesten dorsal das *Nierenbecken*, aus welchem der *Ureter* (Harnleiter) hervorgeht. Rechte und linke Niere unterscheiden sich nach Größe und Lage. Die rechte Niere ist etwas kleiner und liegt tiefer (zwischen dem 12. Brustwirbel und 2.–3. Lendenwirbel). Die größere linke Niere befindet sich weiter kranial (zwischen 11. Brustwirbel und 2. Lendenwirbel). Die oberen Nierenpole sind etwa 7 cm, die unteren 11 cm voneinander entfernt, sodass die Längsachsen nach kranial konvergieren. Da die lateralen Ränder beider Nieren etwas nach dorsal gekippt sind, konvergieren die Querachsen nach ventral und bilden einen Winkel von etwa 90°. An die Vorderfläche der rechten Niere lagern sich direkt die rechte Kolonflexur und am Hilum das Duodenum an, während sich zwischen Niere und Leber Peritoneum einschiebt. An das Hilum der linken Niere grenzen der Schwanzteil des Pankreas und die linke Kolonflexur unmittelbar an. Zwischen linker Niere und Magen und linker Niere und Milz befindet sich Peritoneum. Auf den oberen Polen beider Nieren sitzen die Nebennieren, nicht an der höchsten Stelle, sondern etwas nach medial verschoben.

Die Niere wird von der bindegewebigen *Capsula fibrosa* umgeben, die sich am Nierenhilum mit dem Nierenbindegewebe fest verbindet. Ihr Aufbau ist so fest, dass sie bei Schwellungszuständen nur wenig nachgibt. Auf die Capsula fibrosa folgt außen die *Capsula adiposa* (Fettkapsel). Diese enthält zahlreiche Bindegewebsblätter. Sie heftet die Niere an die hintere Bauchwand an und bewirkt, dass die Niere keinen größeren Erschütterungen ausgesetzt ist. Beim Nachgeben der Capsula adiposa kommt es zum Abstieg der Niere (Wanderniere).

Innerer Aufbau (Abb. 165 und 166)

Auf einem Längsschnitt durch die Niere kann man zwei Anteile erkennen: Die äußere, 5–7 mm breite *Rinde,* welche das *Mark* umschließt. Das Mark besteht aus etwa 12 sog. *Nierenpyramiden.* Es handelt sich dabei um pyramidenförmig angeordnetes Nierengewebe. Die Spitzen der Pyramiden zeigen auf das Hilum, die Basen nach peripher. Von den Pyramidenbasen ziehen sog. Markstrahlen rindenwärts. Die *Rinde* stellt nicht nur den äußeren Anteil der Niere dar, sondern schiebt sich auch zwischen die Nierenpyramiden als *Nierensäulen*.

Rinde wie Mark bestehen aus sehr unterschiedlich aufgebauten Nierenkanälchen, aus Arterien, Venen und Bindegewebe. Der Unterschied im Feinbau liegt darin, dass ganz allgemein im Bereich der Rinde die *Nierenkanälchen* gewunden und im Mark gestreckt verlaufen. Die Baueinheit der Niere ist das *Nephron*. Es beginnt mit dem *Nierenkörperchen*, einem kugelförmigen, durchschnittlich 250 µm großen Gebilde, das in seinem Zentrum ein Knäuel arterieller Kapillaren (Glomerulus) enthält. Dieses ist in den Anfangsteil des Nephron eingestülpt, sodass eine Schicht von Plattenepithelzellen den Kapillaren unmittelbar aufliegt, während eine Zweite wandständig sich anordnet. Das Kapillarknäuel wird aus einem zuführenden Gefäß (Vas afferens) gespeist. Ein abführendes Gefäß (Vas efferens) verlässt den Glomerulus an gleicher Stelle, die man deshalb als Gefäßpol bezeichnet. Vas afferens und Vas efferens sind arteriell. In der Wand der Vasa afferentia liegen epitheloide Zellen, als Polkissen zusammengefasst, welche *Renin* bilden. Dieses proteolytische Enzym wandelt *Angiotensinogen* in *Angiotensin* um, das über die Erhöhung des Blutdruckes den

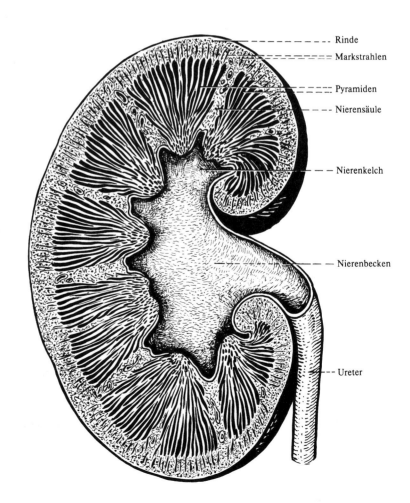

Abb. 165:
Frontalschnitt durch die Niere

- Rinde
- Markstrahlen
- Pyramiden
- Nierensäule
- Nierenkelch
- Nierenbecken
- Ureter

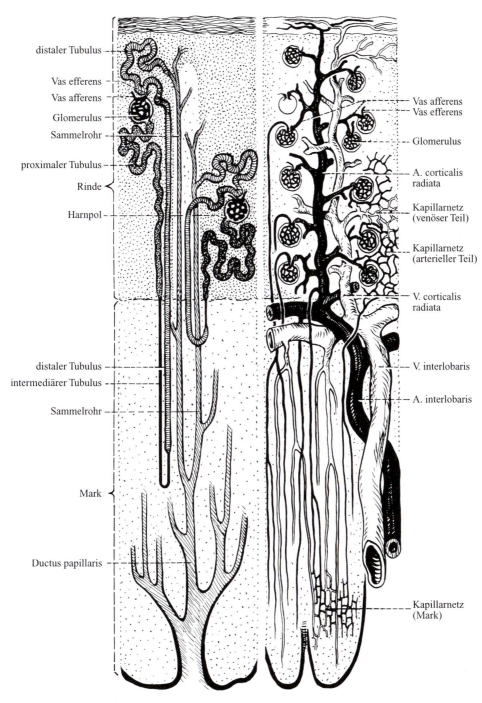

Abb. 166: Mikroskopischer Aufbau der Niere (Schema); links Darstellung der Harnkanälchen, rechts Darstellung der Gefäße

Filtrationsdruck steigert. Außerdem wirkt Renin auf das Aldosteron der Nebennierenrinde, das wiederum zur Intensivierung der Na⁺-Rückresorption führt. Zwischen Vas afferens und Vas efferens liegen Teile des distalen Tubulus[138] (s. unten), die ein hohes Epithel aufweisen und als *Macula densa* bezeichnet werden. Sie sollen die Zellen des Polkissens über den Gehalt des Sekundärharns an Na⁺-Ionen informieren. Bemerkenswert ist der Aufbau der Blut-Harnschranke. Innen werden die Kapillarschlingen von einem Endothel mit Poren ausgekleidet: Es hält die Zellen des Blutes zurück. Die darauf folgende geschlossene Basallamina lässt nur Moleküle mit einem geringeren Molekulargewicht als 400000 durchtreten, während die der Basallamina aufliegenden Epithelzellen (sog. Podozyten oder Epizyten) über Schlitzporen nur Moleküle mit einem Molekulargewicht von weniger als 70000 passieren. Der dabei gebildete Primärharn entsteht somit durch eine abgestufte Ultrafiltration. Gegenüber vom Gefäßpol liegt der Harnpol. Hier beginnt der schlauchförmige Teil des Nephrons mit dem *proximalen Tubulus* (Hauptstück), der in der Nähe des Nierenkörperchens stark geschlängelt, nahe dem Mark dagegen gestreckt verläuft. Die innere Auskleidung des proximalen Tubulus bildet kubisches Epithel mit einem Saum von Mikrovilli und etwa senkrecht zur Zellbasis angeordneten Mitochondrien. An der Grenze von Rinde und Mark gehen unvermittelt die kubischen Epithelzellen in flache Epithelzellen über, wobei sich gleichzeitig das Lumen verengt: Der proximale Tubulus setzt sich in den intermediären Tubulus fort. Der *intermediäre Tubulus* (Überleitungsstück) ist haarnadelförmig, indem er zunächst gestreckt zur Spitze der Markpyramiden zieht, hier um 180° umbiegt und wieder rindenwärts verläuft. Es ist identisch mit dem dünnen Teil der *Henle*[139]*-Schleife*. Auf das Überleitungsstück folgt der *distale Tubulus* (Mittelstück). Dessen kubische Epithelzellen besitzen dicht nebeneinander und senkrecht zur Zellbasis liegende Mitochondrien und einzelne Mikrovilli. Im Gebiet des Markes verläuft der distale Tubulus gerade (entspricht dem dicken Teil der Henle-Schleife), im Rindenbereich legt es sich in starke Windungen, nähert sich dem Nierenkörperchen, bildet zwischen Vas afferens und Vas efferens die Macula densa und geht danach in das Sammelrohr über. Mit dem *Sammelrohr* beginnen die ableitenden Harnwege, d. h. mit dem distalen Tubulus endet das Nephron. Die Sammelrohre ziehen in den Markstrahlen und in den Markpyramiden nierenbeckenwärts. Dabei vereinigen sie sich vielfältig und bilden die Ductus papillares (Nierenkelchgänge), welche in das Nierenbecken münden. Das Epithel der Sammelrohre ist kubisch bis zylindrisch, das der Ductus papillares zylindrisch.

In den Nierenkörperchen wird durch Ultrafiltration des Blutplasmas der *Primärharn* gebildet, der sich vom Plasma insofern unterscheidet, als er eiweißfrei ist. Er enthält jedoch die stickstoffhaltigen Endprodukte des Eiweißstoffwechsels (außer Ammoniak), weiterhin Glucose und in hohem Maße Wasser. Auf dem Wege durch den schlauchförmigen Teil des Nephrons erfährt der Primärharn vielfältige Veränderungen durch Resorption und Exkretion, sodass sich der ausgeschiedene Harn vom Primärharn wesentlich unterscheidet. Im proximalen Tubulus erfolgt die Resorption vor allem von Glucose, aber auch von Wasser und Chloriden sowie die Exkretion körperfremder Stoffe. Der intermediäre Tubulus dient hauptsächlich der Konzentration des Primärharns durch Resorption von Wasser. In den Epithelzellen des distalen Tubulus wird Ammoniak gebildet und sezerniert. Harnstoff soll in allen Abschnitten des Nephrons in geringem Maße resorbiert werden.

---

[138] Tubulus = Röhrchen
[139] Henle, Jakob (1809–1885), Anatom in Göttingen

Die Gefäße der Niere beteiligen sich an der Strukturbildung der Niere. Die im Bereich des Hilum bereits mehrfach geteilte Nierenarterie gliedert sich innerhalb der Niere weiterhin auf. *Aa. interlobares* (Zwischenlappenarterien) verlaufen in den Nierensäulen nach peripher. Im Bereich der Basen der Nierenpyramiden biegen sie nahezu rechtwinklig um und entsenden sowohl in die Nierenpyramiden wie zur Rinde Äste. Die in der Rinde liegenden Äste heißen *Aa. corticales radiatae* (Zwischenläppchenarterien). Von ihnen gehen kleinere Arterien ab, die als Vas afferens in das Nierenkörperchen eintreten. Wie bereits erwähnt, bildet sich hier ein arterielles Gefäßknäuel, aus dem das Vas efferens herausführt. Danach verbinden sich die Vasa efferentia zu einem Kapillarnetz, das nunmehr der Ernährung der Niere dient. Aus dem venösen Teil dieses Netzes gehen Venen hervor, welche in die *Vv.*[140] *corticales radiatae* (Zwischenläppchenvenen) einmünden. Diese ziehen in Richtung auf die Pyramiden, verlaufen hier deren Basen parallel und gelangen als *Vv. interlobares* (Zwischenlappenvenen) über die Nierensäulen zum Nierenhilum. Die Vereinigung sämtlicher Vv. interlobares ergibt die Nierenvene.

Nierenbecken, Pelvis renalis

Das Nierenbecken liegt im Bereich des Nierenhilum am weitesten dorsal. Es stellt einen Hohlraum individueller Form dar, von dem als Ausstülpung die Nierenkelche ausgehen. Diese umfassen die Spitzen der Nierenpyramiden.

Harnleiter, Ureter

Der Harnleiter bildet die Fortsetzung des Nierenbeckens. Über ihn gelangt der Harn zur Harnblase. Seinem Verlauf entsprechend, unterscheidet man einen *Bauchteil* (Pars abdominalis) und einen *Beckenteil* (Pars pelvica). Die Pars abdominalis liegt an der hinteren Bauchwand und geht im Bereich der Linea terminalis in die Pars pelvica über. Beim Mann verläuft der Harnleiter an der lateralen Wand des kleinen Beckens und tritt danach von hinten und lateral in die Harnblase ein, wobei er die Harnblasenwand schräg durchsetzt. Bei der Frau befindet sich die Pars pelvica des Ureters zunächst hinter dem Eierstock und danach in dem Lig. latum uteri (breites Mutterband). Dabei nähert er sich bis auf $1^{1}/_{2}$ cm dem Uterus. Anschließend durchzieht er zwischen Harnblase und Uterus eine Bauchfellaussackung und tritt wie beim Mann von lateral und hinten durch die Harnblasenwand. Der Ureter besitzt drei enge Stellen: die erste Enge 7 cm kaudal vom Nierenbecken, die zweite Enge an der Linea terminalis und die Dritte am Durchtritt durch die Harnblasenwand.

Mikroskopischer Aufbau

Die Wand des Ureters zeigt folgende Schichtung: Übergangsepithel, kapillarreiche Tunica propria, die ohne scharfe Grenze in das gefäßführende Bindegewebe der Submukosa übergeht, Muskulatur. Im Bereich der Pars abdominalis sind die Züge der glatten Muskelzellen innen längs, außen ringförmig angeordnet. Im Gebiet der Pars pelvica schließt sich außen eine dritte längsgerichtete Muskellage an. Alle drei Muskelzellschichten sind untereinander verbunden. Sie bilden im Grunde genommen eine Muskelspirale, deren Steigungswinkel in der ringförmig erscheinenden Schicht flach und in den Längsschichten steil ist. Die Kontraktion erfolgt wellenförmig nach Art einer Peristaltik. Sie beginnt an der Muskulatur des Nierenbeckens und endet an der Harnblase. Da auf diese Weise der Harn transportiert wird, tropft der Harn rhythmisch in die Harnblase.

Harnblase, Vesica urinaria

Die Harnblase stellt ein ovoides Hohlorgan dar, dessen Füllungskapazität beträchtlich individuell schwankt und zwischen 200 und 400 cm³ beträgt. Man unterscheidet den nach ventral-kranial gerichteten *Harnblasenscheitel*, den *Harnblasenkörper* und den *Harnblasengrund* (Fundus vesicae). Schneidet man die Harnblase von

---

[140] Vv. = Abkürzung von Venae (Venen)

vorn her auf, so erkennt man an ihrer Hinterfläche das Harnblasendreieck, *Trigonum vesicae*, dessen Spitze nach abwärts gerichtet ist. Die beiden oberen äußeren Ecken des Dreiecks werden von den Mündungen der Harnleiter gebildet, die sich halbmondförmig abzeichnen. Die nach distal gerichtete Spitze reicht bis zur inneren Harnblasenöffnung, *Ostium urethrae internum*. In diesem Bereich liegt der willkürliche Sphinkter der Harnblase. In der Klinik wird der untere Abschnitt auch als *Blasenhals* bezeichnet. Die Harnblase verbindet sich über mehrere Bänder mit angrenzenden Organen: Beim Mann nach vorn mit der Symphyse und nach hinten mit dem Rectum, bei der Frau nach vorn ebenfalls mit der Symphyse, nach hinten mit der Vagina.

Vom Harnblasenscheitel bis zur Einmündungsstelle der Ureteren ist die Harnblase mit Peritoneum bedeckt, das sich beim Mann von hier aus auf das Rectum überschlägt. Die dadurch entstehende Aussackung heißt *Excavatio[141] rectovesicalis*. Bei der Frau zieht das Peritoneum von der Harnblase zum Uterus. Der Raum zwischen beiden Organen wird *Excavatio vesicouterina* genannt. Danach gelangt das Peritoneum vom Uterus über das hintere Scheidengewölbe zum Rectum und begrenzt die *Excavatio rectouterina* (Douglas[142]-Raum).

Mikroskopischer Aufbau

Wie Nierenbecken und Ureter wird auch die Harnblase von Übergangsepithel ausgekleidet. Es folgen Tunica propria, Submucosa und die Muskulatur, die wesentlich kräftiger als im Ureter ausgebildet ist (bis zu 1 cm Dicke). Im Prinzip lässt die Muskulatur eine Gliederung in äußere und innere Längsschicht und mittlere Ringschicht erkennen, jedoch gehen die Muskelzellbündel der Schichten vielfältig ineinander über. Dadurch wird die Harnblase bei der Kontraktion von allen Seiten her eingeengt. Besondere Muskelzellschlingen umgreifen die innere Harnblasenöffnung von ventral und dorsal. Sie bilden den unwillkürlichen Schließmuskel, den *M. sphincter vesicae*.

Weibliche Harnröhre, Urethra feminina

Ihre Länge beträgt nur $2^1/_2$–4 cm. Sie ist leicht s-förmig gebogen. Sie beginnt an der Harnblase, durchsetzt den M. transversus perinei profundus (tiefer querer Dammmuskel) und endet am *Ostium urethrae externum* (äußere Harnröhrenöffnung) im Bereich der äußeren Geschlechtsorgane etwa 2–3 cm hinter der Clitoris (Kitzler). Am Durchtritt durch den M. transversus perinei profundus ordnet sich die quer gestreifte Muskulatur ringförmig an. Sie bildet den willkürlichen Sphinkter, den *M. sphincter urethrae*.

Männliche Geschlechtsorgane (Abb. 167)

Sie bestehen aus Hoden, Nebenhoden, Samenleiter, Samenblase, Vorsteherdrüse und männlichem Glied.

Hoden, Testis

Der Hoden ist etwa 30 g schwer und von ovoider Gestalt. Man unterscheidet einen *oberen* und *unteren Pol*, eine *mediale* und *laterale Fläche*. Er liegt im Scrotum (Hodensack), das durch ein bindegewebiges Septum in einen rechten und linken Abschnitt geschieden wird. Teile des Bauchfells, die während der letzten Monate der Embryonalentwicklung durch den

---

[141] Excavatio = Aushöhlung
[142] Douglas, James (1675–1742), Arzt in London

Männliche Geschlechtsorgane **267**

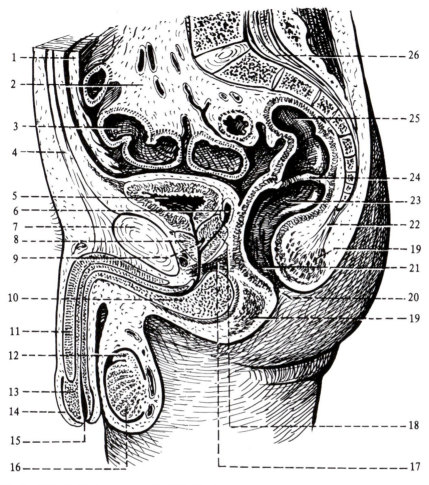

Abb. 167: Sagittalschnitt durch das männliche Becken

 1 Pars libera des großen Netzes
 2 Mesenterium
 3 Dünndarm
 4 Linea alba
 5 Harnblase
 6 Vesicula seminalis
 7 Symphyse
 8 Prostata
 9 Utriculus prostaticus
10 Corpus spongiosum penis
11 Corpus cavernosum penis
12 Nebenhoden
13 Glans penis
14 Praeputium
15 Ostium urethrae externum
16 Hoden
17 M. transversus perinei profundus
18 Ductus ejaculatorius
19 M. sphincter ani externus
20 Anus
21 Canalis analis
22 Lig. anococcygeum
23 Ampulla recti
24 Kohlrausch-Falte
25 Rectum
26 Cauda equina

Leistenkanal in das Scrotum gelangen, nach der Geburt jedoch die Verbindung mit dem Peritoneum der Bauchhöhle verlieren, lagern sich dem Hoden und Nebenhoden seitlich als Epiorchium und Periorchium an. Zwischen beiden befindet sich das mit Flüssigkeit gefüllte Cavum scroti. Bei Vermehrung der serösen Flüssigkeit liegt eine Hydrozele vor.

Mikroskopischer Aufbau

Der Hoden wird außen von einer kräftigen Bindegewebskapsel umgeben, die sich dorsal im kranialen Drittel verdickt. Von dieser Stelle aus dringen bindegewebige Septen in das Innere des Hodens ein. Zwischen Kapsel und Trennwänden liegen die sehr stark gewundenen Hodenkanälchen (Tubuli contorti). Diese münden letztendlich in den *Ductus epididymidis* (Nebenhodengang). Im Inneren enthalten die Tubuli contorti in mehreren Schichten das Keimepithel, das aus den Zellen der Spermatogenese (Reifung der Samenzellen) und *Sertoli[143]-Zellen* besteht. Diese versorgen die unfertigen Keimzellen mit Nährstoffen und bilden ein Androgen-bindendes Protein (männliches Sexualhormon-bindendes Eiweiß). Sie ermöglichen, dass über verschiedene Zwischenstadien die Spermien (Samenfäden) gebildet werden.

Die Spermien bestehen aus Kopf, Mittelstück und Schwanz. Insgesamt besitzen sie eine Länge von 50–60 µm. Der Kopf ist verbreitert und enthält den Zellkern.

Im Gewebe zwischen den Hodenkanälchen befinden sich die *Leydig[144]-Zwischenzellen*. Diese stellen epithelartige Zellen dar, welche sich kugel- oder strangförmig aneinander fügen. Sie bilden das männliche Sexualhormon Testosteron und sind demnach innersekretorische Drüsen. Sie werden übergeordnet von ICSH (s. S. 278) gesteuert.

Nebenhoden, Epididymis

Der Nebenhoden liegt dem Hoden von hinten und oben kappenförmig auf. Er besteht aus *Caput, Corpus* und *Cauda* (Schweif). Die Cauda biegt am unteren Hodenpol haarnadelförmig nach kranial um und geht an dieser Stelle in den Ductus deferens (Samenleiter) über. Der Nebenhoden enthält in seinem Inneren den Nebenhodengang, *Ductus epididymidis*. Dieser ist äußerst stark gewunden. Ausgestreckt würde er eine Länge von 4 m aufweisen.

Samenleiter, Ductus deferens

Der Ductus deferens zieht im Scrotum nach aufwärts, gelangt durch den Leistenkanal, wendet sich am inneren Leistenring nach medial und abwärts, verläuft über das Dach der Harnblase ventral-medial der Uretereinmündung, tritt durch die Prostata (Vorsteherdrüse) zwischen Isthmus und Seitenlappen und mündet im Bereich der Prostata in die Harnröhre. Unmittelbar vor dem Eintritt in die Prostata ist der Ductus deferens zu einer *Ampulle* erweitert. Diese liegt medial der Samenblase. Den sich in der Prostata befindenden Endabschnitt bezeichnet man als *Ductus ejaculatorius*[145]. Er nimmt kurz vor seiner Mündung den Ausführungsgang der Samenblase auf.

Samenblase, Glandula vesiculosa

Die Samenblase stellt ein etwa 4–5 cm langes Gebilde dar, dessen Oberfläche durch zahlreiche Vorbuchtungen unregelmäßig gestaltet ist. Beide Samenblasen liegen der Hinterwand der Harnblase an. Ihre Längsachsen konvergieren nach kaudal.

---

[143] Sertoli, Enrico S. (1842–1910), Physiologe in Mailand
[144] Leydig, Franz von (1821–1908), Physiologe und Anatom in Würzburg

[145] ejaculatorius = zum Herausschleudern dienend

An den medialen Umfang beider Samenblasen grenzen die Ampullen der Samenleiter. Von dorsal lagert sich über Bindegewebe das Rectum an. Die Ausführungsgänge der Samenblasen münden, wie schon erwähnt, jederseits in den Ductus ejaculatorius. Die Samenblasen sind akzessorische[146] Geschlechtsdrüsen. Ihr alkalisches Sekret (pH = 7,3) wird dem Ejakulat beigemengt.

Prostata, Vorsteherdrüse

Die Prostata hat die Form eines abgestumpften Kegels, dessen Basis nach kranial gerichtet ist. Die Basis berührt unmittelbar den Harnblasenfundus, die Spitze ruht auf dem M. transversus perinei profundus. Nach vorn verbindet sich die Prostata mit der Symphyse, nach hinten mit dem Rectum. Sie besitzt keinerlei Beziehung zum Peritoneum. Sie wird nicht im Zentrum, sondern etwas ventral von der Harnröhre bogenförmig durchzogen. Die Teile der Prostata sind *rechter* und *linker Lappen*, *Isthmus*[147], der die Seitenlappen verbindet und *Pars praeurethralis*. Man versteht darunter denjenigen Abschnitt der Prostata, der vor der Harnröhre liegt.

Die Harnröhre erscheint innerhalb der Prostata im Querschnitt halbmondförmig, da sich von hinten der Samenhügel (Colliculus seminalis) vorwölbt. Auf ihm münden jederseits der Ductus ejaculatorius und die Ausführungsgänge (15–20) der Prostata. Als Utriculus prostaticus bezeichnet man einen etwa 1 cm langen nach dorsal gerichteten Blindsack, der entwicklungsgeschichtlich einen Rest der Vagina darstellt. Auch die Prostata gehört zu den akzessorischen Geschlechtsdrüsen, deren schwach saures Sekret (pH = 6,5) dem Ejakulat beigefügt wird.

---

[146] akzessorisch = hinzukommend, zusätzlich
[147] Isthmus = Enge

Penis, männliches Glied

Am männlichen Glied unterscheidet man äußerlich *Radix* (Wurzel), *Corpus* und *Glans* (Eichel). Es besteht im Inneren aus einem paarigen (Corpus cavernosum penis) und einem unpaaren Schwellkörper (Corpus spongiosum penis). Der unpaare liegt dem paarigen Schwellkörper von unten her in einer Rinne an. Alle drei Schwellkörper werden von einer bindegewebigen Hülle umgeben, der sich die äußere Haut anschließt. Diese bildet im Bereich der Glans ein Doppelblatt, wodurch die Vorhaut (Praeputium) entsteht, die sich hinter der Glans anheftet. Nach dorsal geht die Haut des Penis in die Bauchhaut bzw. in die Haut des Scrotums über. Der paarige Schwellkörper enthält jederseits eine größere Arterie und ein ausgedehntes venöses Hohlraumsystem, welches durch Blutfüllung die Aufrichtung (Erektion) bewirkt. Im unpaaren kaudalen Schwellkörper verläuft der längste Abschnitt der männlichen Harnröhre. Die Nn. cavernosi penis (s. S. 330) bewirken Erektion und Ejakulation.

Männliche Harnröhre, Urethra masculina

Die männliche Harnröhre ist etwa 25–30 cm lang. Sie ist s-förmig gebogen. Eine Krümmung liegt vor, eine hinter der Symphyse. Man unterscheidet folgende Abschnitte: *Pars intramuralis, Pars prostatica, Pars membranacea* und *Pars spongiosa*. Im Bereich der Pars intramuralis gelangt die männliche Harnröhre durch die Harnblasenwand. Dieser Teil ist nur etwa 1 cm lang. Danach durchzieht sie in einem nach vorn konkaven Bogen die Prostata (Pars prostatica) und nimmt hier die bereits beschriebenen Ausführungsgänge auf. Die Länge beträgt 3 cm. Nach Verlassen der Prostata tritt die männliche Harnröhre durch den M. transversus perinei profundus, dessen Muskelfasern sich ringförmig anordnen und den willkürlichen Sphinkter, den *M. sphincter urethrae,* bilden (Pars membranacea). Dieser Abschnitt misst etwa 1 cm. Der längste Teil (20–25 cm) ist die Pars spongiosa. Hier liegt die Harnröhre innerhalb des unpaaren Schwellkörpers. Sie endet am *Ostium urethrae externum* auf der Glans in Form eines sagittalen Spaltes.

Weibliche Geschlechtsorgane (Abb. 168)

Man unterscheidet innere und äußere Geschlechtsorgane. Zu den inneren zählen Eierstock, Eileiter, Uterus und Vagina.

Ovarium, Eierstock

Das Ovar hat die Form einer Mandel. Die Länge beträgt 3 cm, die Entfernung von vorn nach hinten 2 cm und von medial nach lateral 1 cm. Seine Oberfläche ist höckrig. Es liegt intraperitoneal in der sog. *Ovarialnische.* Diese wird an der seitlichen Wand des kleinen Beckens von der Teilungsstelle der A. iliaca communis in die A. iliaca externa und interna gebildet. Das Ovar befestigt sich über das *Lig. suspensorium ovarii* (Aufhängeband des Eierstockes) an der lateralen Beckenwand. Außerdem heftet sich am Vorderrand des Eierstockes eine Bauchfellduplikatur (Mesovarium) an, welche vom Lig. latum uteri (s. unten) ausgeht. Die arterielle Versorgung erfolgt über die *A. ovarica* und die *A. uterina,* die sich einmal mit ihrem R. tubarius mit einem entsprechenden Ast der A. ovarica verbindet und zum Zweiten einen R. ovaricus zum Ovar abgibt.

Mikroskopischer Aufbau (Abb. 169)

Der Eierstock wird außen von Peritoneum überzogen. Darunter befindet sich kollagenes Bindegewebe, welches die verschiedenen Entwicklungsstadien der Eizellen bzw. der Follikel enthält. Die *Eizelle* besitzt kugelförmige Gestalt. Sie erreicht eine Größe von 150 µm. Der ebenfalls runde Zellkern zeigt wenig Chromatin und lässt regelmäßig einen Nucleolus erkennen. Das Plasma der Eizelle, reich entwickelt, ist glykogenreich und enthält als paraplasmatische Einlagerungen Dottergranula, weiterhin Mitochondrien, Golgiapparat und ein Zentriol.

Die Eizelle wird von Epithel umgeben, sog. Follikelepithel. Nach Anordnung des Follikelepithels unterscheidet man *Primär-, Sekundär-* und *Tertiärfollikel.* Beim *Primärfollikel* ist das Epithel einschichtig und niedrig. Die Eizelle misst zu diesem Zeitpunkt nur etwa 30 µm. Durch Erhöhung und Vermehrung des Follikelepithels werden die Primärfollikel zu *Sekundärfollikeln.* Bei ihnen zeigt das Follikelepithel zwei Schichten. An der Grenze zwischen Eizelle und Follikelepithelzellen hat sich eine glykoproteidhaltige, stark lichtbrechende Membran gebildet, die *Zona pellucida*[148]. Eine weitere Erhöhung des Follikelepithels und die teilweise Verflüssigung der Follikelepithelien führt zum *Tertiär-* oder *Graaf*[149]*-Follikel.* Dieser hat folgende Gestalt: Die Eizelle ist herangewachsen und besitzt eine Größe von 105 µm. Sie ist von der Zona pellucida und mehreren Schichten Follikelepithelien (Corona radiata) umgeben. Sie wölbt sich mit ihren Umhüllungen vor und bildet den sog. *Eihügel.* Dieser taucht in den flüssigkeitsgefüllten Raum des tertiären Follikels, der ebenfalls von Follikelepithelien ausgekleidet wird. Der Liquor folliculi (Follikelflüssigkeit) enthält die vom Follikel produzier-

---

[148] pellucidus = durchsichtig
[149] Graaf, Regnier de (1641–1673), Arzt in Paris und Delft

Weibliche Geschlechtsorgane 271

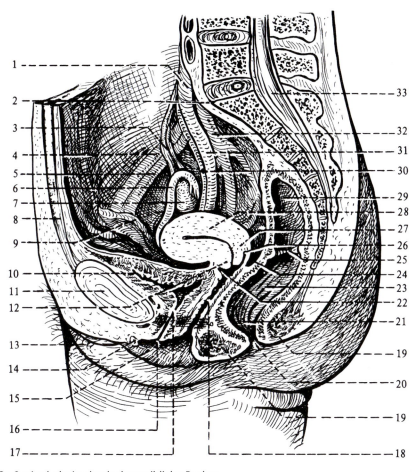

Abb. 168: Sagittalschnitt durch das weibliche Becken

1 A. iliaca communis
2 Promontorium
3 A. und V. ovarica
4 A. iliaca externa
5 V. iliaca externa
6 Tuba uterina
7 Ovar
8 Linea alba
9 Plica umbilicalis lateralis
10 Harnblase
11 Symphyse
12 Cervix uteri
13 Labium majus
14 Clitoris
15 Labium minus
16 Ostium urethrae externum
17 Harnröhre
18 Vagina
19 M. sphincter ani externus
20 Anus
21 Canalis analis
22 vorderes Scheidengewölbe
23 Ampulla recti
24 Excavatio rectouterina
25 Kohlrausch-Falte
26 hinteres Scheidengewölbe
27 Isthmus uteri
28 Corpus uteri
29 Rectum
30 Ureter
31 A. iliaca interna
32 V. iliaca interna
33 Cauda equina

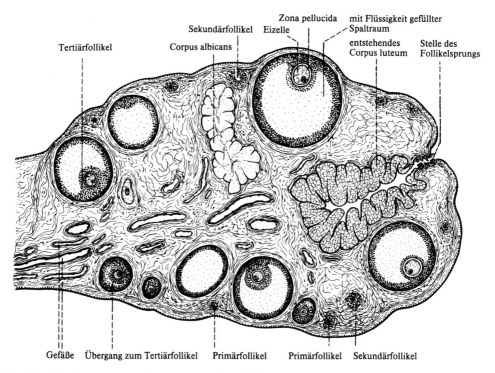

Abb. 169: Schnitt durch das Ovar kurz nach dem Follikelsprung

ten Oestrogene („Follikelhormone"), die auf die zyklischen Veränderungen der Uterusschleimhaut Einfluss nehmen (s. S. 274). Das angrenzende Bindegewebe hat sich zur gefäßreichen *Theca interna* und zur faserreichen *Theca externa* umgeformt.

Vor dem Follikelsprung (Ovulation) am 14. bis 16. Tag des Menstruationszyklus gelangt ein Tertiärfollikel an die Oberfläche. Durch inneren Organdruck reißt die Oberfläche des Eierstockes ein, und die Eizelle wird samt der Zona pellucida und Corona radiata herausgeschleudert. Der Anfangsteil des Eileiters legt sich so auf diese Stelle, dass er die Eizelle aufnehmen kann. Der im Ovar verbliebene Rest des Tertiärfollikels wandelt sich in den *Gelbkörper* (Corpus luteum) um, welcher eine innersekretorische Drüse darstellt und die Gestagene, besonders das Progesteron, bildet. Wie die Oestrogene hat auch das Progesteron teil an der Steuerung des Menstruationszyklus (s. S. 274). Erfolgt keine Befruchtung, geht der Gelbkörper zugrunde. An seine Stelle tritt Bindegewebe (Corpus albicans), das schrumpft und narbige Einziehungen auf der Oberfläche des Ovars hinterlässt. Vereinen sich jedoch Samenfaden und Eizelle, wird das Corpus luteum menstruationis zum Schwangerschaftsgelbkörper, Corpus luteum graviditatis. Jedes Ovar enthält etwa 200000 Follikel, von denen nur etwa 400 zur Entwicklung kommen.

Tuba uterina, Eileiter

Der Eileiter besitzt eine Länge von etwa 12 cm. Man unterscheidet *Ampulle* und *Isthmus*. Die Ampulle macht $2/3$, der Isthmus $1/3$ aus. Das Lumen der *Ampulle* ist weit und beträgt 6–10 mm im Durchmesser. Es besitzt eine trichterförmige Öffnung, welche von zahlreichen fransenartigen Fortsätzen umgeben wird. Diese Fortsätze legen sich beim Follikelsprung unmittelbar dem Ovar an. Die Ampulle steht im kleinen Becken nahezu senkrecht, läuft also der Vorderseite des Ovars parallel. Der *Isthmus* dagegen zieht fast horizontal. Sein Lumen verengt sich auf etwa 2 mm und während des Durchtritts durch die Uteruswand auf 1 mm. Ampulle und Isthmus des Eileiters liegen intraperitoneal. Sie sind durch die *Mesosalpinx*, eine Bauchfellduplikatur, am Lig. latum uteri fixiert. Ovar und Tuba uterina fasst man in der Gynäkologie als Adnexe zusammen.

Uterus, Gebärmutter

Die Teile des Uterus sind *Corpus* (Körper), *Isthmus* (Enge) und *Cervix* (Hals). Die Gynäkologen bezeichnen Isthmus und Cervix als *Collum*. Im Isthmus ist das Corpus gegen die Cervix nach vorn gebogen. Man nennt diese innere Lagebeziehung des Uterus *Anteflexio*. Sie beträgt 75–100°. Außerdem ist der Uterus gegen die Beckenachse nach ventral geneigt, wodurch die Cervix auf die hintere Vaginalwand gerichtet wird. Diese Vorwärtsneigung heißt *Anteversio*. Meist befindet sich der Uterus nicht exakt median, sondern liegt leicht rechts, *Dextropositio*. Die *Cervix* liegt in Höhe der Verbindungslinie der beiden Sitzbeinstachel.
Das *Corpus* befindet sich 2 cm hinter der Symphyse und 2 cm unterhalb der Beckeneingangsebene.

Die Lage des Uterus bestimmen folgende Bänder: Von dorsal gelangen zwei Ligg. rectouterinae vom Os sacrum zum Isthmus, von der lateralen Beckenwand erreichen die Ligg. cardinalia ebenfalls den Isthmus uteri. Sie stellen Verdichtungen des sog. Parametriums (s. unten) dar. Von den Einmündungsstellen der Eileiter entspringt am Corpus uteri das *Lig. teres uteri* (rundes Mutterband), das durch den Leistenkanal zu den großen Schamlippen zieht. Dieses bewirkt die Anteflexio. Das *Lig. latum uteri* (breites Mutterband) stellt eine Bauchfellduplikatur dar, welche sich zwischen Seitenwand des kleinen Beckens und Seitenkante des Uterus ausspannt. Das Bindegewebe, das zwischen beiden Bauchfellblättern liegt, heißt *Parametrium*.

Das Bauchfell erreicht von vorn den Isthmus der Gebärmutter, überzieht den gesamten Körper und geht hinten auf das hintere Scheidengewölbe über. Von dort gelangt es zur Vorderfläche des Rectums.
Der Uterus besitzt eine Länge von 8 cm, eine größte Breite von 5 cm und eine Dicke von 3 cm. Er ist ein Hohlorgan. Im Bereich des Corpus liegt im Inneren das *Cavum uteri*, das ein auf der Spitze stehendes Dreieck darstellt. In die beiden oberen Ecken münden die Eileiter. Die größte Länge des Cavum uteri beträgt 4 cm. Es setzt sich in den 1 cm langen *Isthmuskanal* und den 2 cm langen *Cervixkanal* fort. Die Gesamtlänge des Innenraumes des Uterus, die man mit der Sonde messen kann, heißt *Sondenlänge*. Sie misst somit 7 cm. Die Wandung des Uterus ist 1 cm dick.

Mikroskopischer Aufbau (Abb. 170)

Die Uteruswand zeigt folgende Schichten: *Endometrium*, *Myometrium* (Muskelschicht) und *Perimetrium* (Peritoneum).
Das *Endometrium* stellt die Schleimhaut dar. Es besteht aus einschichtigem Zylinderepithel, das sich in Form unverzweigter Schläuche in die Tiefe senkt. Zum Teil tragen die Epithelzellen Flimmern. Unter dem Epithel schließt sich retikuläres Bindegewebe an mit einem stark ausgeprägten Karpillarnetz, das aus spiralig verlaufenden Arterien (Spiralarterien) gespeist wird.
Man unterscheidet zwei Abschnitte des Endometriums: Die breite oberflächennahe *Funktionalis* und die schmale *Basalis*. Die Basalis zeigt kaum Veränderungen, während die Funktionalis im Laufe des Menstruationszyklus immer wiederkehrende Umwandlungen erfährt. Am 1. Tag des

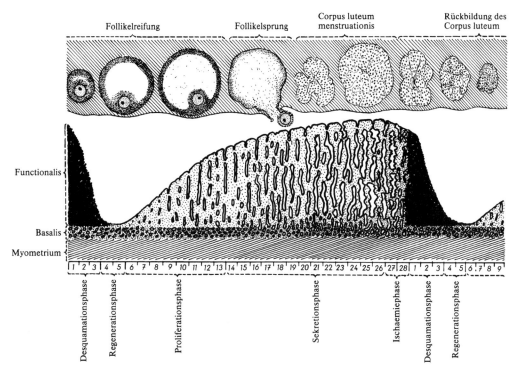

Abb. 170: Schematische Darstellung des Menstruationszyklus und der parallelverlaufenden Veränderungen im Ovar

Zyklus platzen die prall gefüllten Kapillaren und Blutgefäße der Funktionalis, wodurch es zu deren Zerstörung und Ablösung kommt. Dieser Vorgang, als *Desquamation* bezeichnet, dauert bis etwa zum 3. Tag. Schleimhaut und Blut gelangen aus der Uterushöhle über die Scheide nach außen. Das Menstruationsblut gerinnt nicht, da aus der Uterusschleimhaut Enzyme frei werden, welche die Enzyme der Blutgerinnung hemmen. Nach der Desquamationsphase folgt am 4. und 5. Tag die *Regenerationsphase*. Während dieser Zeit schließt sich von der Basalis aus die Wundfläche. Vom 6.–14. Tag rechnet man die *Proliferationsphase*. Sie besteht in dem Wachstum der Schleimhaut, d. h., die Funktionalis wird wieder aufgebaut. Am Ende der Phase, etwa am 14. Tag, erfolgt im Ovar der Follikelsprung. Damit beginnt die *Sekretionsphase*. Die Schleimhaut erhöht sich weiter, die Drüsenschläuche verlaufen stark geschlängelt, die Epithelzellen sondern Flüssigkeit ab. Unter dem Epithel, im retikulären Bindegewebe, formieren sich Praedeciduazellen, welche die Aufnahme des befruchteten Eies vorbereiten. Diese Phase ist am 26. Tag beendet. Die *Ischämiephase* (Phase der Blutleere) führt am 27. und 28. Tag zu Ernährungsstörungen der Funktionalis und leitet die Desquamationsphase ein.

Die zyklischen Veränderungen des Endometriums werden durch Hormone gesteuert. Die in den Follikeln des Ovars gebildeten Oestrogene bewirken den Aufbau der Funktionalis während der Proliferationsphase. Zum Zeitpunkt des Follikelsprungs erreicht die Oestrogenabsonderung ihr Maximum. Danach sinkt sie bis zum Ende der Sekretionsphase, bleibt zur Zeit der Desquamationsphase niedrig und steigt wieder in der Proliferationsphase. Das Progesteron wird vom Gelbkörper gebildet. Es bewirkt diejenigen Veränderungen der Schleimhaut, die sich während der Sekretionsphase vollziehen, also Erhöhung der Schleimhaut, Schlängelung der Drüsenschläuche und Sekretion der Epithelzellen. Die Hormonproduktion ist in der Mitte der Sekretionsphase am höchsten und nimmt bis zum Beginn der Desquamationsphase kontinuierlich ab. Die letztendlichen Ursachen für das Eintreten der Regelblutung sind unbekannt. Sicher führt die verringerte Bildung von Oestrogenen und Progesteron zu einer erheblichen Flüssigkeitsabnahme im Endometrium und damit verbunden zu Störungen der Blutversorgung auch der Gefäßwände selbst, wodurch die Desquamation eingeleitet wird.

Den Hormonen des Eierstockes sind Hormone des Vorderlappens der Hypophyse (s. S. 277) übergeordnet. Das follikelstimulierende Hormon (FSH) regt das Wachstum der Follikel an, das luteinisierende Hormon (LH) bewirkt die Absonderung von Oestrogen und bereitet die Ausbildung des Corpus luteum vor. Erreichen FSH und LH ein bestimmtes Verhältnis, kommt es zum Follikelsprung. Das luteotrope Hormon (LTH) des Hypophysenvorderlappens fördert im Gelbkörper die Bildung von Progesteron. Es bestehen Rückkopplungen. So hemmen die Oestrogene die Produktion von follikelstimulierendem Hormon und hemmt Progesteron die Bildung von luteotropem Hormon.

Während der Schwangerschaft werden Progesteron und die Oestrogene bis zum 4. Monat vom Schwangerschaftsgelbkörper gebildet. Danach übernimmt die Plazenta die Bildung des größten Anteils dieser Hormone.

> Die zur Verhütung einer Schwangerschaft verabreichten Medikamente sind Ovulationshemmer. Sie enthalten im Prinzip Oestrogene und Progesteron, wodurch die für die Ovulation notwendigen Hormone FSH und LH gehemmt werden.

Die Oestrogene wirken nicht nur auf das Endometrium. Sie nehmen auch Einfluss auf das Wachstum der weiblichen Genitalorgane und die Entwicklung der sekundären Geschlechtsmerkmale.

Vagina, Scheide

Die Vagina stellt ein muskulöses, von mehrschichtigem unverhorntem Plattenepithel ausgekleidetes, schlauchförmiges Organ dar, welches die Cervix des Uterus von kaudal her umgreift. Dadurch entstehen das *vordere* und das *hintere Scheidengewölbe*. Das hintere Scheidengewölbe ist tiefer und wird in einem Bereich von $1^{1}/_{2}$ cm vom Peritoneum bedeckt. Es grenzt unmittelbar an den Douglas-Raum (s. S. 266). Im Querschnitt erscheint die Vagina I—I-förmig, da Vorder- und Hinterwand aufeinanderliegen.

Äußere Geschlechtsorgane, äußere Genitalien

Die Vagina wird nach außen durch den *Hymen* (Jungfernhäutchen) bzw. die *Carunculae hymenales* (warzenförmige Reste) vom Scheidenvorhof getrennt. Diesen begrenzen die haarfreien kleinen *Schamlippen*. Lateral folgen die großen Schamlippen. Hinter deren ventraler Verbindung befindet sich die *Clitoris* (Kitzler). Etwa 2 bis 3 cm dorsal liegt die *äußere Harnröhrenöffnung*. Man fasst die äußeren weiblichen Genitalien auch unter dem Begriff *Vulva* zusammen.

Innersekretorische Drüsen

Fast alle Funktionen des menschlichen Organismus werden durch zwei Systeme gesteuert: 1. durch das System der endokrinen Drüsen, 2. durch das vegetative Nervensystem. Da die endokrinen Drüsen die Beeinflussung der Organe durch die Abgabe von Hormonen bewirken, spricht man auch von *humoraler*[150] Steuerung. Das vegetative Nervensystem dagegen leitet die Organfunktion durch nervöse Impulse. Man bezeichnet diesen Vorgang deshalb als *nervale* Steuerung. Nervale und humorale Steuerung arbeiten nicht voneinander unabhängig, sondern beeinflussen sich gegenseitig. Die nervale Steuerung erfolgt schnell und kurzdauernd, die humorale Steuerung langsam und langdauernd.

Unter endokrinen Drüsen oder Drüsen mit innerer Sekretion versteht man solche Drüsen, die ihr Produkt, das man *Inkret* nennt, direkt an das Blutgefäßsystem abgeben. Das Inkret enthält die Hormone. *Hormone* sind lebensnotwendige Stoffe mit hoher spezifischer Wirkung, die vom Organismus selbst in den endokrinen Drüsen gebildet werden. Man unterscheidet Peptidhormone und Steroidhormone. Die *Peptidhormone* wirken auf die Zellmembran, die *Steroidhormone* über ein Rezeptorprotein auf den Zellkern.

Hypophyse, Hirnanhangsdrüse
(Abb. 131, 171 und 172)

Im Bereich der Hypophyse und des Hypothalamus besteht die morphologische und funktionelle Verknüpfung von humoraler und nervaler Steuerung, indem der vordere Teil der Hypophyse eine endokrine Drüse darstellt, während der hintere Abschnitt dem Zwischenhirn (Hypophyse) angehört. Die Teile der Hypophyse sind: *Adenohypophyse* (Drüsenteil) und *Neurohypophyse* (Hirnteil).

Die *Adenohypophyse* gliedert sich wiederum in *Vorderlappen, Trichterlappen* und *Zwischenzone* (Mittellappen). Der *Vorderlappen* besteht aus Strängen von Epithelzellen, die sich netzartig aneinander fügen und weitlumige Blutkapillaren umschließen. Aufgrund unterschiedlicher Anfärbbarkeit unterscheidet man azidophile, basophile und chromophobe Zellen. Daneben enthält der Vorderlappen undifferenzierte Zellen, aus denen die spezifischen Zellen entstehen. Azidophile und basophile Zellen lassen sich mit Spezialfärbungen histochemisch und aufgrund funktioneller Kriterien weiter untergliedern. So kann man *somatotrope Zellen, mammotrope Zellen, gonadotrope Zellen, thyreotrope Zellen* und *kortikotrope Zellen* unterscheiden.

1. *Azidophile Zellen.* Sie machen etwa 40 % der Zellen aus und ordnen sich in der Peripherie des Organes an.
   Somatotrope Zellen. Sie produzieren das Wachstumshormon (Somatotropin, STH), welches das Körperwachstum stimuliert. Der Gegenspieler (Somatostatin) wird von den D-Zellen der Langerhans-Inseln abgegeben.
   Mammotrope Zellen. Das von diesen Zellen abgesonderte Hormon ist das luteotrope Hormon (LTH, Prolaktin). Es steuert die Funktion des Gelbkörpers (Corpus luteum) und damit die Bildung des Progesterons. Zwischen beiden Hormonen bestehen Rückkopplungen (s. S. 275). Prolactin fördert während der Schwangerschaft die Ausbildung der Brustdrüse und bereitet die Sekretion vor.
2. *Basophile Zellen.* Mit nur etwa 10 % bilden sie den geringsten Anteil. Sie treten vor allem im Zentrum des Vorderlappens auf.
   Gonadotrope Zellen. Sie sondern die gonadotropen Hormone (die Keimdrüsen steuernden Hormone) ab. Sie sind: Follikelstimulierendes Hormon (FSH)

---

[150] humor = Flüssigkeit, Feuchtigkeit

und Luteinisierungshormon (LH). FSH fördert die Bildung der Follikel im Eierstock, LH die Absonderung der Oestrogene.

Gleichzeitig bereitet LH die Bildung des Gelbkörpers durch Luteinisierung der an die Tertiärfollikel grenzenden Zellen. Durch Zusammenwirken von FSH und LH wird der Follikelsprung ausgelöst (s. S. 275). Beim Mann stimuliert FSH die Bildung von Samenzellen (Spermiogenese), während LH, das auch als ICSH (die interstitiellen Zellen stimulierendes Hormon) bezeichnet wird, auf die Leydig-Zwischenzellen des Hodens Einfluss nimmt und damit die Bildung von Testosteron anregt (s. S. 268).

Thyreotrope Zellen. Sie bilden das thyreotrope Hormon (TSH), welches die Funktion der Schilddrüse übergeordnet regelt. Es wirkt auf die Synthese von Thyroxin und Trijodthyronin.

Kortikotrope Zellen. Das von ihnen gebildete Hormon ist das adrenokortikotrope Hormon (ACTH). Es stimuliert die Hormonbildung in der Nebennierenrinde (s. S. 280).

3. *Chromophobe* (farbfeindliche) *Zellen*. Mit 50 % stellen sie den größten Anteil. Die chromophoben Zellen sind möglicherweise eine Reserve relativ undifferenzierter Zellen, die sich bei Bedarf in die oben genannten chromophilen Zellen umwandeln können.

Der *Trichterlappen* umgreift von ventral den Hypophysenstiel. Er ist stark vaskularisiert. Längs der Blutgefäße ordnen sich Zellen, deren Funktion nicht bekannt ist, strangförmig an.

Die *Zwischenzone* baut sich aus Epithelsträngen auf, zwischen denen Hohlräume, die mit Kolloid gefüllt sind, vorkommen. Die Zellen bilden Melanotropin (melanozyten-stimulierendes Hormon: MSH) und Lipotropin (Lipid mobilisierendes Hormon: LPH).

Bei den Hormonen der Adenohypophyse handelt es sich vorwiegend um Hormone, die andere endokrine Drüsen steuern. Das bedeutet, dass die Adenohypophyse eine übergeordnete endokrine Drüse darstellt.

Die Neurohypophyse besteht aus dem Hinterlappen und dem Hypophysenstiel.

Der Hinterlappen baut sich aus marklosen Nervenfasern, einem Geflecht von protoplasmatischen Gliazellen (Pituizyten) und einem dazwischenliegenden Kapillarnetz auf.

Der Hypophysenstiel (Infundibulum), der ebenfalls aus marklosen Nervenfasern und Neuroglia besteht, stellt die Verbindung zum Hypothalamus des Zwischenhirns (s. S. 297) her. Diese Verbindung ist funktio-

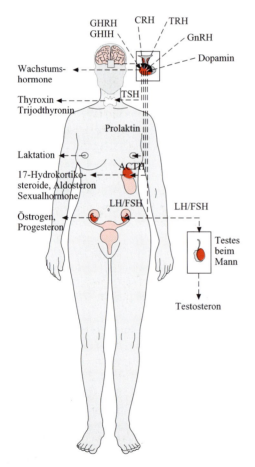

Abb. 171: Beziehungen zwischen den Hormonen des Hypothalamus, des Hypophysenhinterlappens und dem peripheren Zielgewebe [Q002]

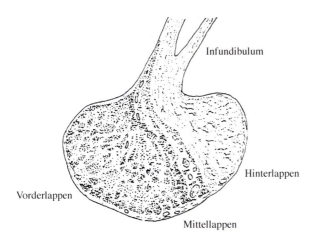

Abb. 172:
Sagittalschnitt durch die Hypophyse [L219]

nell von großer Bedeutung. In zwei Kernen des Zwischenhirns (Nucleus supraopticus und Nucleus paraventricularis) wird von Nervenzellen Sekret gebildet, das über den Hypophysenstiel in den Hinterlappen gelangt, dort gespeichert und bei Bedarf an die Blutkapillaren abgegeben wird. Auf dem Transportweg treten an den Nervenfasern Verdickungen auf. Den Vorgang der Sekretbildung bezeichnet man als Neurosekretion, das Produkt Neurosekret. Das im Nucleus supraopticus abgesonderte Sekret enthält das Hormon Vasopressin, das im Nucleus paraventricularis gebildete Vasopressin und Oxytocin. Vasopressin bewirkt die Kontraktion der glatten Muskulatur der Blutgefäße und damit die Erhöhung des Blutdruckes, Oxytocin führt zur Kontraktion der glatten Muskulatur des Uterus und der Myoepithelien (kontrahierbare Epithelzellen) der Brustdrüse. Der Hinterlappen bildet somit nicht selbst Hormone, sondern stellt den Ort der Speicherung und Abgabe an das Blutgefäßsystem dar.

Über den Blutkreislauf besteht morphologisch und funktionell eine Verbindung des Hypothalamus auch zum Vorderlappen. Blutgefäße gelangen vom Hypothalamus zum Hypophysenstiel, gliedern sich hier in ein Kapillarnetz auf, aus dem Venen hervorgehen, die zum Vorderlappen führen und sich in dessen Kapillarnetz einfügen. Diese Aufeinanderfolge von zwei Kapillarnetzen bezeichnet man als *Pfortadersystem der Hypophyse*. Die außer Vasopressin und Oxytocin im Hypothalamus gebildeten Hormone sind Peptidhormone, welche die Hormonbildung und -abgabe im Vorderlappen steuern. Die „Releasing factors" (freisetzende Faktoren) fördern den Prozess, die „Releasing inhibiting factors" (die Freisetzung hemmende Faktoren) hemmen ihn. Damit besteht zwischen Hypothalamus und Hypophysenvorderlappen ein Regelkreis, der die funktionelle Verbindung der Steuerung der vegetativen Funktionen ausdrückt.

Nebenniere, Glandula suprarenalis (Tafel VIII)

Die Nebennieren liegen nicht direkt auf den oberen Polen beider Nieren, sondern sind etwas nach medial verschoben. Die rechte Nebenniere besitzt die Form eines Dreieckes, die linke die eines Halbmondes. Sie bestehen aus *Rinde* und *Mark*.

Die *Rinde* enthält kubische Epithelzellen, die sich verschiedenartig aneinander lagern, wodurch die einzelnen Schichten der Rinde entstehen. Man unterscheidet: *Zona glomerulosa*, *Zona fasciculata* und *Zona reticularis*. In der *Zona glomerulosa* bilden die Zellen unregelmäßige Haufen, in der *Zona*

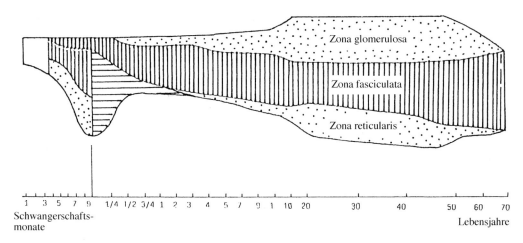

Abb. 173: Umbau der Nebennierenrinde in den verschiedenen Lebensaltern [L219]

fasciculata formen sie senkrecht zur Oberfläche verlaufende Zellstränge und in der *Zona reticularis* fügen sie sich netzartig aneinander. Die Zona fasciculata ist reich an Lipiden.

Die Nebennierenrinde unterliegt während des Lebens starken Veränderungen (Abb. 173). Sie ist beim Neugeborenen relativ größer als beim Erwachsenen. Nach der Geburt entwickelt sich die charakteristische Dreischichtung der Rinde. Bis zur Pubertät überwiegt die Zona fasciculata. Nach der Pubertät nehmen die beiden anderen Zonen an Mächtigkeit zu, während die Zona fasciculata nicht wesentlich schmaler wird. Im Klimakterium verschmälern sich die Zona glomerulosa und die Zona reticularis bei gleichzeitiger absoluter und relativer Verbreiterung der Zona fasciculata.

Die Hormone, welche in der Rinde gebildet werden, fasst man unter dem Begriff *Corticosteroide* zusammen, da es sich ausschließlich um Steroide handelt. Bisher wurden über 30 Steroide isoliert, die aber vorwiegend Zwischenprodukte darstellen. Nach der Wirkungsweise teilt man die Nebennierenrindenhormone in drei Gruppen ein: 1. Glucocorticoide, 2. Mineralocorticoide, 3. androgene Hormone. Die *Glucocorticoide* beeinflussen den Zuckerstoffwechsel, die *Mineralocorticoide* den Mineralstoffwechsel (vor allem den Gehalt an Na- und K-Ionen und damit den Wasserhaushalt; Aldosteron fördert die Na-Rückresorption in der Niere) und die *androgenen Hormone* die sekundären Geschlechtsmerkmale. Dabei stellen die Geschlechtshormone meist Zwischenprodukte dar.

In Bezug auf die Zuordnung der Hormongruppen zu den Schichten der Nebennierenrinde ist folgende Feststellung möglich: Glucocorticoide werden in allen Zonen gebildet, die Mineralocorticoide vorwiegend in der Zona glomerulosa, die androgenen Hormone in den beiden inneren Zonen.

Das *Mark* besteht aus chromaffinen[151] Zellen, multipolaren Nervenzellen, Nervenfasern, weitlumigen Blutkapillaren und Drosselvenen, die den Blutabfluss regeln. Die chromaffinen Zellen bilden *Adrenalin* und *Noradrenalin*. Adrenalin erhöht den Blutdruck, das Schlagvolumen des Herzens und den Blutzuckerspiegel durch Abbau des Muskel- und Leberglykogens. Noradrenalin ist vorwiegend kreislauf-, weniger stoffwechselwirksam.

---

[151] chromaffin = mit Chromsalzen färbbar

Schilddrüse, Glandula thyroidea

Die Schilddrüse gliedert sich in zwei *Seitenlappen*, die durch einen schmalen Abschnitt, den *Isthmus*, verbunden werden. Dieser befindet sich etwa in Höhe der 2.–4. Trachealknorpelspange. Die Seitenlappen reichen nach kranial bis zum Schildknorpel. Ein zu 50 % vorhandener Lobus pyramidalis (pyramidenförmiger Lappen) zieht vom Isthmus nach aufwärts.

Mikroskopisch (Abb. 174) besteht die Schilddrüse aus Follikeln, die im Querschnitt 0,1–0,5 mm messen. Ihre Form ist rund bis oval, z. T. unregelmäßig. Sie enthalten eine eiweißhaltige Flüssigkeit, das *Kolloid*. Zwischen den Follikeln grenzt gefäßführendes Bindegewebe läppchenförmige Bezirke ab. Außerdem liegen im Bindegewebe Zellverbände, die als *parafollikuläre Zellen* bezeichnet werden. Teilweise umschließt die Basallamina diese Zellgruppen. Die Epithelzellen, welche die Schilddrüsenfollikel innen auskleiden, sind von unterschiedlicher Form: Sie hängt von der jeweiligen Funktionsphase ab. Folgender Funktionszyklus ist zu beobachten: In der *Sekretionsphase* sind die Epithelzellen hoch, zylinderförmig und tragen Mikrovilli. Sie bilden *Thyreoglobulin*, bei dem es sich um an Glykoprotein gebundenes Thyroxin (Tetrajodthyronin) und Trijodthyronin handelt. Durch fortgesetzte Sekretion vergrößern sich die Follikel, die Epithelzellen flachen sich ab: Es folgt der Übergang in die *Speicherphase*, in der das Kolloid konzentriert wird. Während der *Resorptionsphase* erhöht sich das Epithel bis zur Zylinderform und bildet Mikrovilli aus. Ein hydrolytisches Enzym spaltet das Thyreoglobulin in seine Bestandteile, die aufgesaugt werden. In der *Inkretionsphase* werden Thyroxin und Trijodthyronin durch die Epithelzellen geschleust und an das Blutgefäßsystem abgegeben.

Die Hormone der Schilddrüse Thyroxin (Tetrajodthyronin) und Trijodthyronin fördern die Intensität des Stoffwechsels und das Wachstum. Die Abgabe der Hormone wird übergeordnet durch TSH (s. S. 278) gefördert.

Die parafollikulären Zellen, auch als C-Zellen bezeichnet, produzieren ein weiteres Hormon, das *Thyreocalcitonin*, das den Ca-Spiegel des Blutes durch Hemmung der Calciumabgabe aus dem Skelett senkt. Es gilt als Gegenspieler des Parathyrins (s. S. 282).

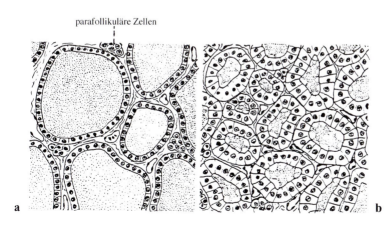

Abb. 174: Lichtmikroskopische Darstellung eines Ausschnittes aus der Schilddrüse; a: Speicherphase; b: Sekretionsphase [L219]

Abb. 175: Lage der Schilddrüse im vorderen Halsbereich [A400–190]

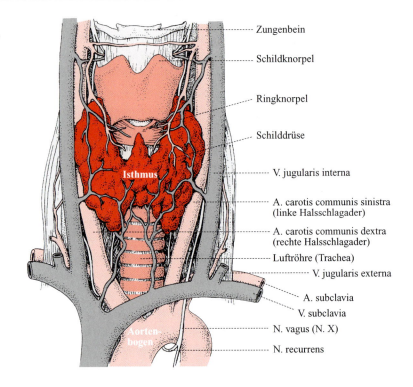

Glandulae parathyroideae, Beischilddrüsen oder Epithelkörperchen

Es sind vier, etwa erbsengroße Organe, die sich unmittelbar dorsal der Schilddrüsenseitenlappen befinden. Man unterscheidet 2 obere und 2 untere Epithelkörperchen. Sie bestehen aus epithelialen, meist vieleckigen Zellen, die sich strang- oder kugelförmig aneinander lagern. Eine dünne bindegewebige Kapsel umzieht jedes einzelne Organ. Das lockere Zwischengewebe enthält zahlreiche Gefäße und Kapillaren.

Die Epithelkörperchen bilden ein Hormon, das *Parathyrin*, früher als Parathormon bezeichnet. Es handelt sich um einen Wirkstoff, der den Calciumspiegel des Blutes beeinflusst. Bei Versagen der Hormonabgabe fällt der Calciumspiegel und steigt der Phosphatgehalt des Blutes. Dadurch kommt es zu Krampfanfällen im Bereich der Skelettmuskulatur (Tetanie). Das Parathyrin findet über das Thyreocalcitonin eine Gegenregelung.

Langerhans-Inseln (s. Pankreas)

Keimdrüsen (s. S. 266 und 270)

Epiphyse, Glandula pinealis, Zirbeldrüse (Abb. 183)

Die Epiphyse gehört zum Zwischenhirn. Sie ist ein ovales, etwas abgeplattetes Gebilde von etwa 1 cm Länge. Als Hirnabschnitt besteht sie aus Pinealzellen, die teilweise epithelartig, teilweise bizarr geformt sind, und Gliagewebe. Dieses teilt kleine, meist runde Läppchen ab. Nicht selten befinden sich zwischen den Pinealzellen Kalkablagerungen, sog. Hirnsand. Die Pinealzellen geben *Melatonin* ab, ein Hormon, das bei Amphibien durch Konzentration der Melanophoren – Pigmentkörperchen – um den Zellkern zur Aufhellung der Haut führt. Bei Säugetieren erweist sich das Hormon als Gegenspieler der Hypophysenhormone. Melatonin hemmt besonders die basophilen Zellen und damit die Ausschüttung der gonadotropen Hormone (gonadotrope Zellen) und des TSH (thyreotrope Zellen). Da die Melatoninbildung wiederum durch Licht angeregt wird, ist der Tagesrhythmus der Hormoninkretion letztendlich auf das Wechselspiel zwischen Epiphyse und Hypophyse zurückzuführen. Wird die Epiphyse durch einen Tumor zerstört, führen die nun nicht mehr gehemmten gonadotropen Hormone der Hypophyse zur Pubertas praecox (frühzeitige Geschlechtsreife). Die Epiphyse soll durch Verbindungen mit dem hinteren Hypothalamus die Aktivität des Sympathikus beeinflussen.

Paraganglien

Paraganglien sind kleine knötchenförmige Organe von nur wenigen Millimetern Durchmesser, die funktionell ein Bindeglied zwischen endokrinen Drüsen und Nervensystem darstellen. Sie bestehen aus chromaffinen[152] Zellen (s. S. 280), die sich in Nervenzellen umwandeln können. Sie produzieren vor allem Adrenalin und Noradrenalin. Das größte chromaffine Paraganglion stellt das *Nebennierenmark* dar. Weitere wichtige Paraganglien sind: das *Glomus caroticum,* welches an der Teilungsstelle der A. carotis communis in die A. carotis externa und interna liegt und aus Chemorezeptoren besteht, die gegen Schwankungen des CO_2-Gehaltes empfindlich sind uns somit an der Steuerung der Atmung beteiligt sind, und das *Paraganglion supracardiale* zwischen Teilungsstelle des Truncus pulmonalis und Aortenbogen, welches als Chemorezeptor gleichsinnig wie das Glomus caroticum wirkt.

---

[152] Affinität = Verwandtschaft, Neigung

Nervensystem

Das Nervensystem stellt das übergeordnete System des menschlichen Organismus dar, welches alle Organe miteinander verbindet und funktionell aufeinander abstimmt.

Es dient der Reizaufnahme, der Reizverarbeitung und der Reizbeantwortung. Durch die starke Ausprägung des Gehirns beim Menschen ist es Sitz des Intellekts und des Willens. Außerdem dürfte hier die Lokalisation dessen zu suchen sein, was wir als Seele bezeichnen. Sicher ist, dass im Stirnhirn das ethisch-ästhetische Empfinden liegt.

Man unterscheidet zwei Anteile: das *animale*[153] oder *zerebrospinale* Nervensystem und das *vegetative* oder *autonome* Nervensystem. Unter dem *animalen* Nervensystem versteht man die morphologische Grundlage für die Gesamtheit von Vorgängen, die ins Bewusstsein eintreten. Es gliedert sich in das zentrale und periphere Nervensystem. Zum zentralen gehören Gehirn und Rückenmark, zum peripheren die Hirnnerven und Spinalnerven. Das *vegetative* oder *autonome* Nervensystem (Eingeweidenervensystem) steuert die Eingeweidefunktionen. Reizbildung, -leitung und -beantwortung erfolgen autonom, die Vorgänge werden primär nicht bewusst.

Man unterscheidet den *Sympathikus* und den *Parasympathikus*. Allgemein formuliert sind Sympathikus und Parasympathikus in ihren Funktionen einander entgegengerichtet. Auf S. 335 wurden in einer Tabelle die wichtigsten Wirkungen zusammengestellt. Zwischen animalem und vegetativem Nervensystem bestehen vielfältige Wechselbeziehungen.

Animales oder zerebrospinales Nervensystem

Rückenmark, Medulla spinalis

Die Länge des Rückenmarks beträgt beim Mann im mittleren Lebensalter etwa 45 cm, bei der Frau 41–42 cm. Der Querschnitt mißt 10–14 mm. Das Rückenmark des Neugeborenen besitzt eine Länge von nur 14 cm. Die Gewichte sind: Erwachsene mittleren Lebensalters 25–28 g, Neugeborene 3,5 g, Menschen hohen Alters 20 g. Das Rückenmark beginnt am Foramen magnum und erstreckt sich im Wirbelkanal nach distal bis in Höhe des 1.–2. Lendenwirbels. Beim Neugeborenen reicht es bis zum kaudalen Rand des 3. Lendenwirbels. Es setzt sich im Schädelinneren in die Medulla oblongata (verlängertes Mark) fort und endet kaudal konisch verjüngt (Conus medullaris). Das Filum terminale, ein nur aus Gliagewebe bestehendes, funktionell bedeutungsloses fadenförmiges Gebilde, geht vom Conus medullaris aus und gelangt bis zum 2. Kreuzbeinwirbel, an den es sich anheftet. Im Querschnitt ist das Rückenmark nicht gleichmäßig rund, sondern besitzt zwischen dem 3. Halswirbel und dem 2. Brustwirbel und zwischen dem 10. Brustwirbel und dem 1. Lendenwirbel Anschwellungen. Diese Verbreiterungen des Rückenmarks entstehen durch die hier

---

[153] Animus = Geist

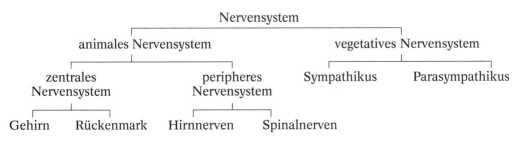

besonders zahlreich abgehenden Nerven für die obere bzw. untere Extremität. An der Oberfläche unterscheidet man Einschnitte und Furchen. Besonders tief ist der vordere Einschnitt, die *Fissura mediana anterior*. Des Weiteren befinden sich vorn seitlich, hinten seitlich und hinten in der Mitte Furchen, bezeichnet als Sulcus posterolateralis, Sulcus intermedius posterior und Sulcus medianus posterior.

Man gliedert das Rückenmark in fünf Abschnitte und 31 Segmente, wobei ein *Segment* den zu einem Spinalnervenpaar (s. unten) gehörigen Rückenmarkabschnitt umfasst. Entsprechend der Gliederung der Wirbelsäule unterscheidet man einen *Halsteil* (Pars cervicalis), einen *Brustteil* (Pars thoracica), einen *Lendenteil* (Pars lumbalis), einen *Kreuzbeinteil* (Pars sacralis) und einen *Steißbeinteil* (Pars coccygea). Die Pars cervicalis umfaßt 8 Segmente (C_1–C_8), die Pars thoracica 12 Segmente (Th_1–Th_{12}), die Pars lumbalis 5 Segmente (L_1–L_5), die Pars sacralis 5 Segmente (S_1–S_5) und die Pars coccygea 1 Segment (C_0).

Querschnitte durch das Rückenmark (Abb. 176) zeigen zwei Substanzen, die *Substantia grisea* (graue Substanz) und die *Substantia alba* (weiße Substanz). Die *Substantia grisea*, die von der Substantia alba allseitig umgeben wird, erscheint im Querschnitt schmetterlingsförmig. Sie besteht aus 2 Vorderhörnern und 2 Hinterhörnern, verbunden durch die Pars centralis (zentraler Teil). Räumlich gesehen, bilden Vorder- wie Hinterhörner Säulen, weshalb man diese Abschnitte auch als Vorder- und Hintersäulen bezeichnet. Die Pars centralis enthält den engen Zentralkanal. Im Bereich des Brustmarkes liegt zwischen Vorder- und Hinterhorn das Seitenhorn oder, räumlich gesehen, die Seitensäule. Die *weiße Substanz* gliedert man in die Vorderseitenstränge, welche an der Fissura mediana anterior beginnen und bis zum Sulcus posterolateralis reichen, und die beiden Hinterstränge, die durch ein vom Sulcus medianus posterior ausgehendes Septum geschieden werden. Den Vorderseitenstrang teilt man in den Vorderstrang (bis zum Sulcus lateralis anterior) und den Seitenstrang (von Sulcus lateralis anterior bis Sulcus posterolateralis).

Die graue Substanz besteht in erster Linie aus Nervenzellen, die weiße Substanz aus markhaltigen Nervenfasern.

In der graue Substanz bilden sich durch Zellverdichtung Kerngebiete heraus. Im Bereich des Vorderhorns liegen 5 Kerne. Da hier die motorischen Anteile der peripheren Nerven entspringen, spricht man auch von motorischen Vorderhornzellen oder kurz vom motorischen Vorderhorn. Man unterscheidet einen medial-ventralen Kern (für ventrale Stammesmuskulatur), einen medial-dorsalen Kern (für dorsale Stammesmuskulatur), einen zentralen Kern (für Zwerchfell und muskulösen Beckenboden), einen lateral-ventralen Kern (für die Beuger des Armes und Beines) und einen lateral-dorsalen Kern (für die Strecker des Armes und Beines). Unmittelbar hinter den motorischen Kernen liegen der Nucleus intermediolateralis und der Nucleus intermediomedialis. Der *Nucleus intermediolateralis* bildet zwischen den Segmenten C_8 und L_3 das Zentrum des Sympathikus und zwischen den Segmenten S_2 und S_4 das Zentrum des Parasympathikus im Rückenmark. Der *Nucleus intermediomedialis* stellt ein Umschaltzentrum für den Tractus spinocerebellaris anterior, eine Bahn der Tiefensensibilität, dar. An der Wurzel des Hinterhorns erkennt man am Rückenmarkquerschnitt den *Nucleus dorsalis*. Hier erfolgt die Umschaltung für den Tractus spinocerebellaris posterior, ebenfalls eine Bahn der Tiefensensibilität. Das Hinterhorn selbst enthält den *Nucleus proprius columnae posterioris*. Hier schalten Tractus spinothalamicus und Tractus spinotectalis um, Bahnen der Oberflächensensibilität.

Eigensystem und Bahnensystem des Rückenmarks (Abb. 177)

Am Rückenmark unterscheidet man das Eigensystem und das Bahnensystem. Das *Eigensystem* besteht aus Schaltzellen, Strangzellen und Kommissurenzellen. *Schaltzellen* bleiben auf derselben Seite des Rückenmarks und im selben Segment. Sie verbinden Hinter- und Vorderhorn. *Strangzellen* bleiben ebenfalls auf derselben Seite des Rückenmarks, verbinden jedoch mehrere Segmente. Sie enden jeweils im Bereich der Vorderhörner.

Animales oder zerebrospinales Nervensystem 287

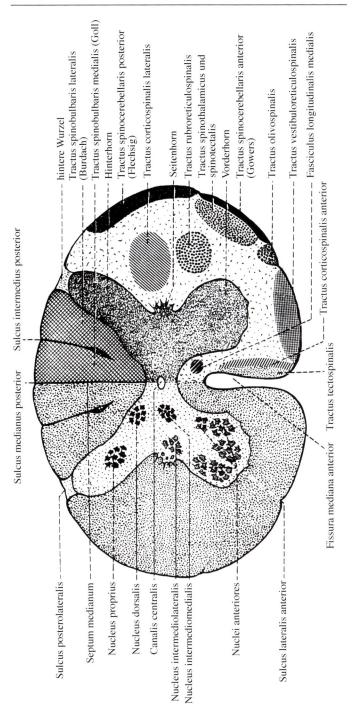

Abb. 176: Querschnitt durch das Rückenmark

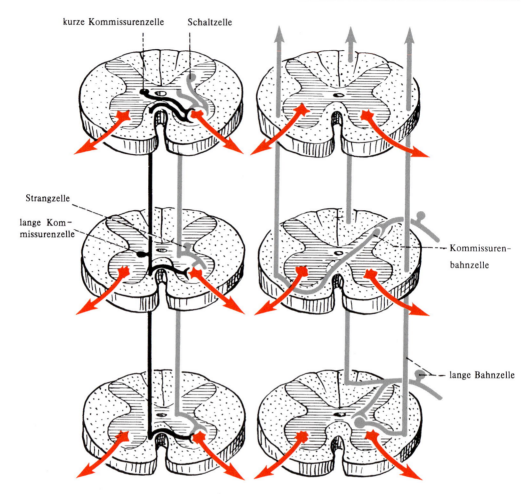

Abb. 177: Eigensystem (links) und Bahnensystem (rechts) des Rückenmarks

Kommissurenzellen dienen prinzipiell der Verbindung beider Seiten des Rückenmarks. Die kurzen Kommissurenzellen liegen nur in Höhe eines Segments, während die langen Kommissurenzellen über mehrere Segmente reichen. Auch die Kommissurenzellen enden an den Zellen des Vorderhorns.

Das *Bahnensystem* des Rückenmarks besteht aus langen Bahnzellen und Kommissurenbahnzellen. *Lange Bahnzellen* bleiben auf der gleichen Seite des Rückenmarks, durchziehen mehrere Segmente und enden im Gehirn. Sie beginnen entweder peripher oder im Rückenmark. *Kommissurenbahnzellen* gelangen immer zur Gegenseite, durchlaufen zahlreiche Segmente und reichen ebenfalls bis zum Gehirn.

Reflexbogen

Die Verbindungen von sensiblen und motorischen Neuronen heißen *Reflexbogen*. Man unterscheidet Eigen- und Fremdreflexe. Der *Eigenreflex* (Abb. 178) ist dadurch gekennzeichnet, dass sich beide Neurone im selben Segment verbinden. Unter Umständen kann zwischen das sensible und motorische Neuron eine Schaltzelle eingeschoben sein. Der Eigenreflex stellt die einfachste Form der Reizbeantwortung dar.

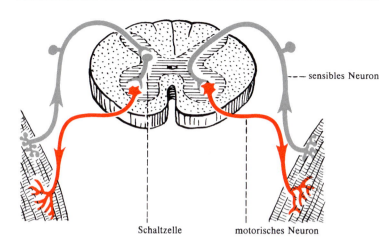

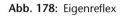

Beispiel: Patellarsehnenreflex. Durch Beklopfen der Patellarsehne werden die Muskelfasern des M. quadriceps femoris gedehnt und die hier vorhandenen Muskelspindeln (s. S. 143) gereizt. Die Erregung verläuft über das sensible Neuron, zum Rückenmark, tritt über die Hinterwurzel in das Rückenmark ein und endet entweder am Vorderhorn oder an der Wurzel des Hinterhorns. In diesem Fall stellt eine Schaltzelle die Verbindung zum Vorderhorn her. Im Bereich des Vorderhorns geht die Erregung auf das motorische Neuron über. Dieses verlässt in der Vorderwurzel das Rückenmark und gelangt zum M. quadriceps femoris, der über die motorischen Endplatten (s. S. 41) zur Kontraktion gebracht wird.

Das Wesen der *Fremdreflexe* (Abb. 179) besteht darin, dass sich die Erregung im Rückenmark über mehrere Segmente ausbreitet und auch auf die andere Seite des Rückenmarks übergeht. Es verbinden sich dabei mehrere sensible Neurone über Schalt-, Strang- und Kommissurenzellen mit mehreren motorischen Neuronen.

Beispiel: Bauchdeckenreflexe. Der Reiz wird durch Bestreichen der Bauchhaut in den druckempfindlichen Nervenendkörperchen der Haut gesetzt. Über mehrere sensible Neurone gelangt der Reiz zum Rückenmark und pflanzt sich hier auf Schalt-, Strang- und Kommissurenzellen fort. Dadurch breitet er sich auf beiden Seiten des Rückenmarks und über mehrere Segmente aus. Letztendlich wird der Reiz auf zahlreiche motorische Neurone beider Seiten übertragen. Durch diese erreicht er die Muskulatur der vorderen Bauchwand, die sich über motorische Endplatten kontrahiert.

Aufbau eines Spinalnerven
(Abb. 203 und 207)

Der segmentalen Gliederung des Rückenmarks entsprechend, verlassen in jedem Segment Nerven das Rückenmark, die über die Zwischenwirbellöcher nach peripher gelangen. Man bezeichnet sie als *Spinalnerven*. Jeder Spinalnerv besteht aus einer *Radix ventralis* (Vorderwurzel) und einer *Radix dorsalis* (Hinterwurzel). Die Radix ventralis beginnt am Vorderhorn, während die Radix dorsalis am Hinterhorn endet. In die Radix dorsalis ist das *Spinalganglion* eingeschaltet. Die Radix ventralis tritt in dieses Ganglion nicht ein, sondern legt sich von ventral an das Ganglion an. Die Vereinigung von Radix ventralis und dorsalis stellt den Spinalnerven dar. Dieser zieht als kurzer Stamm durch das Foramen intervertebrale und teilt sich danach in einen *Ramus ventralis* (vorderer Ast) und *Ramus dorsalis* (hinterer Ast) auf. Während die Radix dorsalis sensibler Natur ist, enthält die Radix ventralis motorische Fasern. Im Bereich des kurzen Spinalnervenstammes mischen

Abb. 179: Fremdreflex

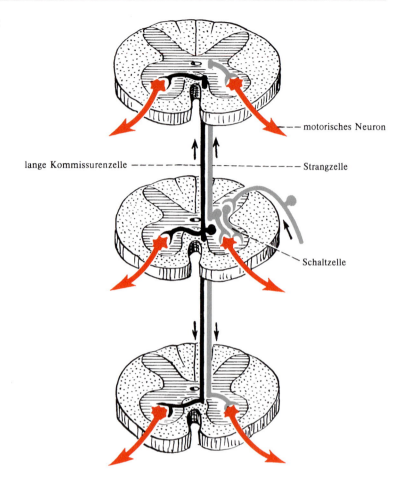

sich beide Faserarten, sodass nach der Aufteilung der Ramus ventralis wie auch der Ramus dorsalis motorische und sensible Fasern aufweist. Jeder Spinalnerv verbindet sich mit dem Sympathikus. Das sympathische Zentrum liegt im Rückenmark im Nucleus intermediolateralis. Hier beginnt der Ramus communicans albus[154]. Dieser verlässt mit der motorischen Radix ventralis das Rückenmark, trennt sich jedoch von ihr und gelangt zu einem Grenzstrangganglion. In diesem schaltet der Ramus communicans albus auf den Ramus communicans griseus[155]. Der Ramus communicans griseus zieht wiederum zum Spinalnerven zurück. Seine Fasern ordnen sich sowohl dem Ramus ventralis wie auch dem Ramus dorsalis zu, sodass beide Äste nunmehr motorische, sensible und sympathische Fasern enthalten.

Den 31 Rückenmarksegmenten entsprechend, gibt es 31 Paare von Spinalnerven. Die Rami dorsales der Spinalnerven bleiben segmental gegliedert. Sie innervieren die dorsale Stammesmuskulatur und die Haut des Rückens. Die Rami ventrales zeigen nur im Brustbereich segmentale

---

[154] Ramus communicans albus = wörtlich verbindender weißer Ast, deshalb weiß genannt, weil die Nervenfasern markhaltig sind

[155] Ramus communicans griseus = wörtlich grauer verbindender Ast, grau deshalb, weil es sich um markarme Nervenfasern handelt

Gliederung, während sie sich in den übrigen Abschnitten zu Geflechten, sog. Plexus, vereinen.

Cauda equina, Pferdeschweif (Abb. 180)

In den oberen Abschnitten des Rückenmarks verlassen die Spinalnerven den Wirbelkanal etwa in gleicher Höhe, da die Foramina intervertebralia fast den Rückenmarksegmenten entsprechen. In den unteren Abschnitten des Rückenmarks jedoch verschiebt sich diese Beziehung, da während der Entwicklung nach der Geburt die Wirbelsäule in höherem Maße als das Rückenmark wächst. Auf diese Weise werden die zugehörigen Zwischenwirbellöcher weiter nach kaudal verlagert. Das bedeutet, dass die unteren Spinalnerven zunächst eine bestimmte Strecke im Wirbelkanal verlaufen und erst danach durch das Zwischenwirbelloch gelangen.

Man hat die innerhalb des Wirbelkanals liegenden Abschnitte der Spinalnerven mit einem Pferdeschweif verglichen und deshalb als Cauda equina bezeichnet.

Gehirn, Encephalon

Man unterscheidet am Gehirn folgende Teile:
1. Telencephalon (Endhirn)
2. Diencephalon (Zwischenhirn)
3. Mesencephalon (Mittelhirn)
4. Metencephalon (Nachhirn)
5. Myelencephalon (Markhirn)

Zum Metencephalon gehören Brücke und Kleinhirn (Pons und Cerebellum). Das Myelencephalon wird auch Medulla oblongata (verlängertes Rückenmark) genannt. Vielfach fasst man Pons und Medulla oblongata unter dem Begriff Rhombencephalon (Rautenhirn) zusammen.
Eine weitere Einteilung des Gehirns ist diejenige in Großhirn (Cerebrum), Kleinhirn (Cerebellum) und Hirnstamm (Diencephalon, Mesencephalon und Rhombencephalon).

Das Gehirn besitzt beim Mann ein durchschnittliches Gewicht von 1375 g, bei der Frau von 1245 g. Das Gehirn des männlichen Neugeborenen wiegt um 400 g, das des weiblichen Neugeborenen um 380 g. Das Maximalgewicht wird mit dem 20. Lebensjahr erreicht und fällt danach auf 1285 g beim Mann und 1130 g bei der Frau. Das absolute Hirngewicht sagt nichts über den Grad der Intelligenz aus. Clara formuliert sehr treffend: „Eine Turmuhr muss nicht besser gehen als eine Armbanduhr." Es wird angenommen, dass für die Intelligenz die Anzahl der Hirnwindungen bedeutsam ist.

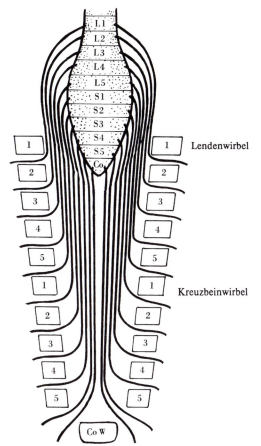

Abb. 180: Cauda equina

Myelencephalon, Medulla oblongata, verlängertes Rückenmark (Abb. 181)

Oberhalb des Foramen magnum, d. h. nach dem Eintritt in das Schädelinnere, verbreitert sich das Rückenmark zur Medulla oblongata. Diese reicht nach kranial bis zur Brücke.

Auf Vorder- und Hinterseite setzen sich die Furchen des Rückenmarks fort. Seitlich der Fissura mediana anterior beobachtet man jederseits eine Vorwölbung, die *Pyramiden*. Lateral davon befinden sich ebenfalls in Form von Vorwölbungen die *Oliven*. Dicht unterhalb der Pyramiden wird die Fissura mediana anterior durch vielfältig sich kreuzende Nervenfasern überbrückt. Da diese Fasern der Pyramidenbahn angehören, bezeichnet man sie als *Pyramidenkreuzung*. An der Hinterseite befindet sich zwischen dem Sulcus medianus posterior und dem Sulcus intermedius posterior das *Tuberculum gracile* (Höcker des Graziliskernes) und lateral des Sulcus intermedius posterior das *Tuberculum cuneatum* (Höcker des Kuneatuskernes). Die lateral und oberhalb liegenden *Pedunculi cerebellares inferiores* (untere Kleinhirnstiele) verbinden Medulla oblongata und Kleinhirn.

Brücke, Pons (Abb. 181)

Die Brücke liegt zwischen Medulla oblongata und den Hirnschenkeln. Sie verbindet sich über *Pedunculi cerebellares medii* (mittlere Kleinhirnstiele) mit dem Kleinhirn, das sich von hinten her der Brücke anlagert.

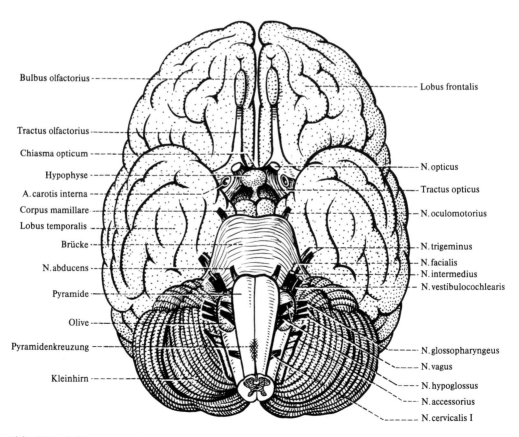

Abb. 181: Gehirn, von unten

Rautengrube, Fossa rhomboidea
(Abb. 182)

Wie oben bereits angeführt, vereinen sich Brücke und Medulla oblongata zum Rhombencephalon (Rautenhirn). Diese Bezeichnung ist von der Rautengrube abgeleitet, welche den dorsalen Abschnitt beider Hirnteile darstellt. In der Tat hat die Fossa rhomboidea die Form einer auf der Spitze stehenden Raute. Sie beginnt kranial am Eingang in den Aquaeductus cerebri, verbreitert sich nach lateral zu den Recessus laterales und endet kaudal mit dem Calamus scriptorius (Schreibgriffel). Ein Sulcus medianus teilt sie längs, die Striae medullares (Markstreifen) in querer Richtung. Gleichzeitig bilden die Striae medullares die dorsale Grenze zwischen Medulla oblongata und Brücke. Am Boden der Rautengrube befinden sich die meisten Hirnnervenkerne. Der Ursprungskern des Nervus facialis liegt oberhalb der Striae medullares und lateral vom Sulcus medianus. Er zerfällt in einen oberen und unteren Anteil (s. auch S. 312).

Kleinhirn, Cerebellum (Abb. 183 und 184)

Das Kleinhirn besteht aus dem zentral gelegenen Wurm, an dessen Unterseite sich der Nodulus (kleiner Kern) abzeichnet, und den lateralen Hemisphären, an deren Unterfläche sich der Flocculus (Flöckchen) aufwirft. Das Kleinhirn gliedert sich in die zellhaltige Rinde und das aus Nervenfasern aufgebaute Mark. Außerdem sind Nervenzellen ins Mark verlagert und bilden die Kleinhirnkerne (Abb. 184).

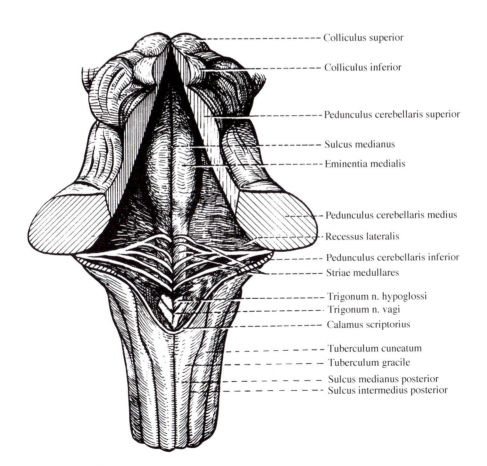

Abb. 182: Rautengrube

Man unterscheidet von medial nach lateral den Nucleus fastigii (Giebelkern), Nucleus globosus (kugelförmiger Kern), Nucleus emboliformis (pfropfenförmiger Kern) und Nucleus dentatus (mit zahnförmigen Ausbuchtungen versehener Kern).

Das Kleinhirn stellt ein äußerst wichtiges Zentrum für das *extrapyramidale System* (Muskelkoordination und Muskelautomatie), für das *Gleichgewicht* und für die *Tiefensensibilität* dar. Es verbindet sich mit dem Mesencephalon über die Pedunculi cerebellares superiores (obere Kleinhirnstiele), mit der Brücke über die Pedunculi cerebellares medii (mittlere Kleinhirnstiele) und mit der Medulla oblongata über Pedunculi cerebellares inferiores (untere Kleinhirnstiele).

IV. Ventrikel (Abb. 183)

Der Innenraum des Gehirns erweitert sich zwischen Rhombencephalon und Kleinhirn zum IV. Ventrikel. Dieser wird folgendermaßen begrenzt: Den Boden bildet die Fossa rhomboidea, das Dach das Velum medullare superius (oberes Marksegel) und das Velum medullare inferius (unteres Marksegel). Beide Marksegel vereinigen sich spitzwinklig und formen dadurch das Fastigium (Giebel). Der Plexus chorioideus des IV. Ventrikels lagert sich an die Innenseite des unteren Marksegels an. In diesem Bereich bestehen drei Öffnungen, eine unpaare mittlere und zwei seitliche. Sie stellen die praktisch sehr wichtige Verbindung zwischen dem mit Liquor cerebrospinalis[156] gefüllten IV. Ventrikel und dem ebenfalls Liquor enthaltenden Cavum subarachnoideale (s. S. 309) her. Kommt es zum Verschluss dieser Öffnung, staut sich der Liquor im Inneren des Gehirns. Es entsteht ein Hydrocephalus internus, dessen Druck zur weitgehenden Rückbildung der Hirnsubstanz führt.

---

[156] Liquor cerebrospinalis = Hirnflüssigkeit

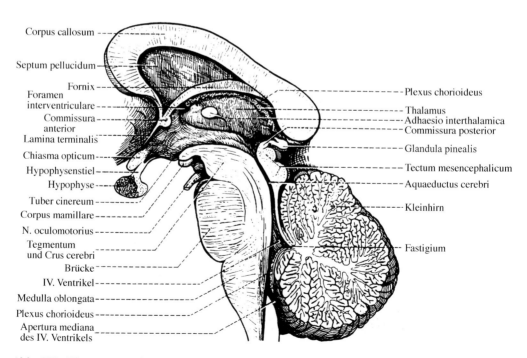

Abb. 183: Hirnstamm und Kleinhirn, sagittal aufgeschnitten

Mesencephalon, Mittelhirn (Abb. 185)

Es schließt sich oberhalb des Rhombencephalon an. Seine Teile sind *Crura cerebri* (Hirnschenkel), *Tegmentum* (Haube) und *Tectum mesencephalicum* (früher Lamina tecti).

Die *Hirnschenkel* enthalten ausschließlich Bahnen, die vom Großhirn nach abwärts verlaufen, also absteigende Bahnen. Im Zentrum der Hirnschenkel befinden sich die Bahnen der Willkürmotorik (Pyramidenbahn, Tractus corticonuclearis, Tractus corticospinalis). Medial und lateral verlaufen Bahnen, welche alle Abschnitte der Hirnrinde mit der Brücke verbinden und zum extrapyramidalen System (s. S. 306) gehören. Das *Tegmentum* besteht aus grauer und weißer Substanz. Zur grauen Substanz gehören zahlreiche Kerngebiete. Die wichtigsten Kerne sind:

1. Substantia nigra (schwarze Substanz). Sie liegt an der Grenze von Tegmentum und Crura cerebri. Sie gehört zum extrapyramidalen System.
2. Nucleus ruber (roter Kern). Einer der wichtigsten Kerne des extrapyramidalen Systems. In ihm schaltet eine Vielzahl von Bahnen um.
3. Formatio reticularis tegmenti. Unter diesem Begriff fasst man zahlreiche verstreute Nervenzellen zusammen, die funktionell ebenfalls dem extrapyramidalen System zuzuordnen sind. Die Formatio reticularis setzt sich nach kaudal in die Brücke fort und reicht über die Medulla oblongata bis ins Halsmark. Zentren für vegetative Regulationen der Eingeweide befinden sich in der Medulla oblongata. Dort beherbergt die Formatio reticularis Kreislaufzentrum, Atemzentrum, Zentrum für die Schweißabsonderung und Brechzentrum.
4. Die willkürmotorischen Kerne von N. oculomotorius und N. trochlearis.
5. Die parasympathischen Kerne von N. oculomotorius für den M. sphincter pupillae und den M. ciliaris (s. S. 311). Sie liegen medial der willkürmotorischen Kerne.
6. Nucleus interstitialis. Kern des extrapyramidalen Systems.

Die weiße Substanz enthält Nervenbahnen, die das Tegmentum durchlaufen. Man unterscheidet den Lemniscus medialis (mediale Schleife für Druck, Berührung und Tastempfindungen) und den Lemniscus lateralis (laterale Schleife für die Hörbahn). Außerdem durchzieht das Tegmentum der Tractus spinothalamicus, der Schmerz- und Temperaturempfindungen führt. Weiterhin gibt es eine Vielzahl von Bahnen, die im Tegmentum beginnen oder enden.

Das Tegmentum wird in seinem dorsalen Teil vom Aquaeductus cerebri durchzogen, einer kanalförmigen Verengung des Gehirninnenraumes.

Das *Tectum mesencephalicum* setzt sich aus zwei oberen und zwei unteren Hügeln (Colliculi superiores und inferiores) zusammen. Diese enthalten

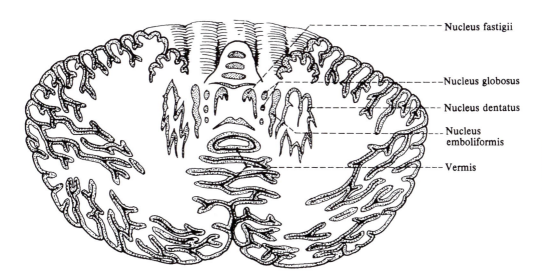

Abb. 184: Horizontalschnitt durch das Kleinhirn in Höhe der Kleinhirnkerne

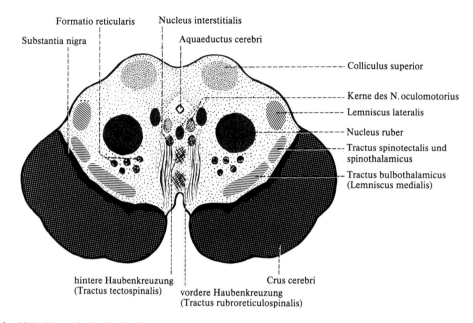

Abb. 185: Querschnitt durch das Mesencephalon

im Inneren Nervenkerne. Die oberen Hügel stellen wichtige Umschaltzentren für die optische Reflexbahn, die unteren für die akustische Reflexbahn dar. In den oberen Hügeln schaltet außerdem die Reflexbahn für Schmerz- und Temperaturempfindungen um.

Diencephalon, Zwischenhirn (Abb. 183)

Das Zwischenhirn gliedert sich in *Thalamus* (Sehhügel), *Hypothalamus* (unterhalb des Thalamus), *Epithalamus* (auf dem Thalamus) und *Metathalamus* (nach dem Thalamus).

Der *Thalamus* ist ein Koordinations-, Integrations- und Modulationszentrum für alle Signale, die von der Körperoberfläche und aus dem Körperinneren zur Hirnrinde gelangen oder von ihr ausgehen. Er nimmt eine Schlüsselfunktion für die Motorik, für die Aufrechterhaltung und Regulation des Wach- und Bewusstseins und für die Sensorik („Tor zum Bewusstsein") ein.

Der Thalamus besteht aus Einzelkernen und Kerngruppen, die durch intrathalamische Marklamellen, Laminae medullares, getrennt werden.

Die *Nuclei anteriores*, die sich im vorderen Teil des Thalamus befinden, sind eine wichtige Schaltstelle zwischen Hypothalamus und limbischem System. Die *Nuclei mediales* sind Integrationskerne für somatische und viscerale Impulse. Sie haben Verbindungen zu anderen Teilen des Thalamus, zu Basalganglien, Hypothalamus und zum Stirnhirn. Die *Nuclei laterales* gliedern sich in eine ventrale (Nuclei ventrolaterales) und in eine dorsale (Nuclei laterales posteriores) Kerngruppe. Die Ventralkerne verarbeiten Schmerz-, Tast-, Temperatur- und Geschmacksqualitäten und leiten sie zur Hirnrinde weiter. Die hinteren Kerngebiete dienen integrativen Funktionen (erhalten auch aus anderen Thalamuskernen Informationen) und werden teilweise dem limbischem System zugeordnet. Die *Nuclei posteriores*, die Hauptkerne sind die Nuclei pulvinares, sind für das Erkennen von Gegenständen und Symbolen verantwortlich. Die *Nuclei intralaminares* sind unspezifische Thalamuskerne.

Sie kontrollieren sensomotorische Funktionen.

Der *Hypothalamus* stellt das vegetative Zentrum des Gehirns dar. Er besitzt zahlreiche Kerngebiete, die für bestimmte vegetative Funktionen verantwortlich sind. Es ist jedoch bisher nicht vollständig gelungen, exakt einzelne vegetative Funktionen bestimmten Kernen zuzuordnen. Die *Corpora mamillaria* (mamillenähnliche Vorwölbungen) sind Teile des limbischem Systems und mit den *Tubera cinerea* (graue Höcker) verbunden, in denen der Brechreiz ausgelöst wird. Zwei weitere wichtige Kerne sind der *Nucleus paraventricularis* und der *Nucleus supraopticus*. Von ihnen entspringen Bahnen, die den Hypothalamus über den Hypophysenstiel mit dem Hypophysenhinterlappen verbinden. Auf diese Beziehung und auf die Bedeutung der Neurosekretion ist bei der Besprechung der Hypophyse bereits eingegangen worden (s. S. 278). Zur Funktion des Hypothalamus kann man zusammenfassend sagen, dass er das übergeordnete nervöse Regulationszentrum aller Eingeweidefunktionen bildet.

Zum *Epithalamus* gehört die Epiphyse (s. S. 282), die sich über Habenulae (Zügel) mit dem Thalamus verbindet.
Der *Metathalamus* besteht aus dem Corpus geniculatum mediale und laterale (medialer und lateraler Kniehöcker). Im Corpus geniculatum mediale schaltet die Hörbahn, im Corpus geniculatum laterale die Sehbahn um. Die lateralen Kniehöcker verbinden sich mit den Colliculi superiores, die medialen mit den Colliculi inferiores.

Zwischen dem rechten und linken Anteil des Diencephalon befindet sich in Form eines senkrechten Spaltes der *III. Hirnventrikel*. Er geht hinten in den Aquaeductus cerebri über, während er sich vorn nach jeder Seite in die Seitenventrikel öffnet.

Telencephalon, Cerebrum, Endhirn, Großhirn (Abb. 186a und b)

Das Telencephalon stellt denjenigen Hirnabschnitt dar, der sich beim Menschen besonders stark entwickelt hat. Man kann ganz allgemein behaupten, dass die Entwicklungshöhe einer Tierart von der Entfaltung des Telencephalon abhängt.
Die Teile sind: Hirnrinde, graue Kerne, weiße Substanz, Riechhirn mit limbischem System und Seitenventrikel.

1. Cortex, Hirnrinde

Die Großhirnrinde besteht aus den beiden sehr stark nach außen vorgewölbten *Hemisphären*, die durch eine tiefe Längsfurche voneinander getrennt werden. Die Verbindung zwischen rechter und linker Hemisphäre erfolgt durch den *Balken* (Corpus callosum). Die Oberfläche der Hirnrinde ist in zahlreiche *Windungen* (Gyri) gelegt, zwischen denen sich *Furchen* (Sulci) eingraben. Man unterscheidet, den Angrenzungen an den Schädel entsprechend, folgende Lappen: *Lobus frontalis* (Stirnlappen), *Lobus parietalis* (Scheitellappen), *Lobus temporalis* (Schläfenlappen) und *Lobus occipitalis* (Hinterhauptslappen). Die Grenzen bilden Hauptfurchen, die sich etwas tiefer einsenken. Es sind der *Sulcus centralis*, der *Sulcus cerebri lateralis* und der *Sulcus parietooccipitalis* (Abb. 186). Die Außenflächen der Hemisphäre sind konvex, die Innenseiten plan bzw. leicht konkav geformt.

Rindenfelder (Abb. 186a und b)

Die Hirnrinde ist der Sitz des Bewusstseins, des ethisch-ästhetischen Empfindens, des Willens, des Gedächtnisses, der sensiblen Empfindungen und der Persönlichkeit. Sie besteht vorwiegend aus vielfältig übereinander geschichteten Nervenzellen, die sich in bestimmten Abschnitten verdichten und Funktionsfelder bilden. Dazwischen befinden sich stumme Zonen, denen keine bestimmte Funktion zugeordnet werden kann. Die wichtigsten Rindenfelder sind:

Gyrus praecentralis (vordere Zentralwindung). Sitz der Willkürmotorik. Die Zentren für das Bein liegen oben, die für den Kopf unten. Bei Rechtshändern links stärker entwickelt.
Da die von einem Neuron innervierte Anzahl von Muskelfasern, sog. Motoneuron (s. S. 35), unterschiedlich groß ist, sind auch die Rindenfelder von unterschiedlicher Größe. Muskeln, die feine, abgestimmte Bewegungen ausführen, enthalten kleine Motoneurone und besitzen dementsprechend große Rindenfelder. So ist z. B. das Rindenfeld für die Hand viel größer als das für den Fuß.
Pars triangularis (dreieckiger Teil). Ein Rindenfeld im unteren Abschnitt des Stirnlappens. Enthält das motorische Sprachzentrum nach Broca[157], ein Koordinationszentrum für die Muskeln des Sprechens (Zunge, weicher Gaumen, Wangen, Lippen, Kehlkopf).
Gyrus frontalis medius (mittlere Stirnwindung). Steuert die Bewegung der Augen beim Schreiben und Lesen (motorisches Schreib- und Lesezentrum).
Gyrus postcentralis (hintere Zentralwindung). Hier liegen die Zentren für die Wahrnehmung von Druck, Berührung, Tastsinn, Schmerz und Temperatur (Oberflächensensibilität, Körperfühlsphäre). Die Anordnung entspricht derjenigen des Gyrus praecentralis, d. h., die Empfindungen für das Bein liegen oben, für den Kopf unten.
Gyri temporales transversi (quere Schläfenwindungen). Sie werden auch als Heschl[158]-Querwindungen bezeichnet. Bilden das akustische Wahrnehmungszentrum.
Gyrus temporalis superior (obere Schläfenwindungen). Enthält das Wernicke[159]-Zentrum, die akustische Erinnerung oder das akustische Sprachzentrum. Das Wernicke-Zentrum ist mit den Heschl-Querwindungen verbunden.
Sulcus calcarinus[160]. Eine tiefe Furche an der medialen Seite des Lobus occipitalis. Zu beiden Seiten der Furche liegt das Zentrum für die optische Wahrnehmung, auch Area striata genannt.

Cuneus[161]. Keilförmiger Hirnrindenabschnitt oberhalb des Sulcus calcarinus. Enthält das Zentrum für die optische Erinnerung.
Gyrus angularis[162]. Hakenförmige Windungen im hinteren Anteil des Lobus parietalis. Stellt ein spezialisiertes optisches Erinnerungszentrum für Buchstaben und Zahlen, d. h. für die Schrift dar. Deshalb bezeichnet man es auch als optisches Schreib- und Lesezentrum.
Gyrus parahippocampalis[163]. Enthält das Zentrum für den Geschmack.
Uncus (Haken). Vorderer Abschnitt des Gyrus parahippocampalis. Geruchszentrum.

2. Graue Kerne (Abb. 187)

Die grauen Kerne des Telencephalon, auch Basalganglien genannt, stellen Anhäufungen von Nervenzellen dar, die in die Tiefe verlagert sind. Zu ihnen gehören: der *Nucleus caudatus* (schweifförmiger Kern), der *Nucleus lentiformis* (linsenförmiger Kern), das *Claustrum* (Schranke) und das *Corpus amygdaloideum* (Mandelkern).
Der *Nucleus caudatus* besteht aus *Caput* (Kopf), *Corpus* (Körper) und *Cauda* (Schweif). Er lagert sich von oben und seitlich dem Thalamus auf. Der *Nucleus lentiformis* folgt lateral und gliedert sich in den medialen Globus pallidus (blasser kugelförmiger Teil) und das Putamen (Mantel).
Nucleus caudatus und Nucleus lentiformis hängen durch graue Streifen (Nervenzellen) über die Capsula interna miteinander zusammen und werden anatomisch unter dem Begriff *Corpus striatum* (Streifenkörper) zusammengefasst. Sie sind Teile des Telencephalons, während das Pallidum ein Zwischenhirnabkömmling ist.
Funktionell lassen sich die Basalganglien nicht von den Aufgaben des extrapyramidal-motorischen Systems trennen. Sie sind der Hirnrinde untergeordnet. Striatum und Pallidum schalten sich zwischen Hirnrinde

---

[157] Broca, Paul (1824–1880), Chirurg in Paris
[158] Heschl, Richard (1824–1881), Pathologe in Wien
[159] Wernicke, Karl (1848–1905), Psychiater und Neurologe in Breslau und Halle
[160] Calcar = Vogelsporn

[161] Cuneus = Keil
[162] Angulus = Winkel
[163] Parahippocampalis = dem Hippocampus parallel, Hippocampus = seepferdeähnlicher Hirnabschnitt

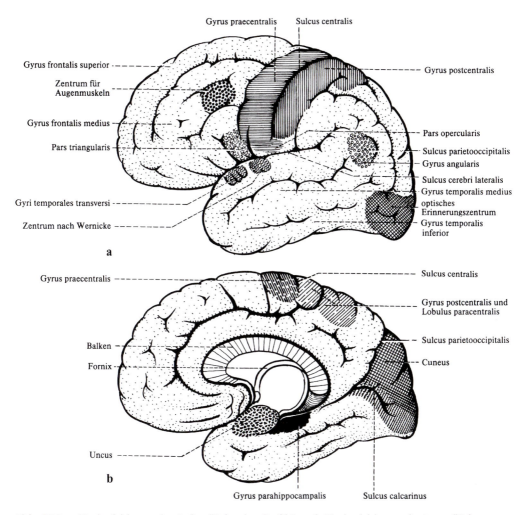

Abb. 186: **a** Rindenfelder an der Außenfläche des Großhirns; **b** Rindenfelder an der Innenfläche des Großhirns

und weiteren subkortikalen Kernen ein und wirken so nach zentral und peripher. Das Striatum ist dem Pallidum übergeordnet. Als Befehlsgeber der extrapyramidalen Motorik wirken die Basalganglien auf Flüssigkeit und Zweckmäßigkeit von Bewegungen, auf Automatie und individuelle Mitbewegungen, Koordination von Bewegungen, Mimik und Muskeltonus.

Das *Claustrum* ist ein schmales, sagittales Blatt grauer Substanz. Es liegt lateral vom Nucleus lentiformis und hat intensive Verbindungen zur Großhirnrinde. Das *Corpus amygdaloideum* befindet sich nahe der Spitze des Schläfenlappens und gehört zum limbischen System, hat Verbindungen zum Corpus striatum und zum Hypothalamus. Es integriert Umweltreize und inneres Milieu und beeinflusst damit das Vegetativum.

Die Kerne des Telencephalon werden durch weiße Substanz getrennt. Zwischen Nucleus caudatus und Thalamus einerseits und dem Nucleus lentiformis andererseits schiebt sich die *Capsula interna* (innere Kapsel). Durch sie ziehen alle Bahnen, die

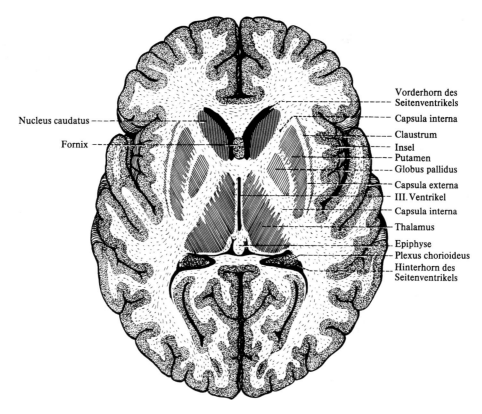

Abb. 187: Gehirn, Horizontalschnitt

vom Großhirn absteigen bzw. zum Großhirn aufsteigen. Damit drängen sich die lebensnotwendigen Bahnen auf engstem Raum. Eine Blutung in diesem Bereich hat besonders weit tragende Folgen. Nucleus lentiformis und Claustrum sind durch die wenig bedeutsame Capsula externa (äußere Kapsel) geschieden.

3. Weiße Substanz

Je nach dem Verlauf der Nervenfasern, welche die weiße Substanz aufbauen, unterscheidet man verschiedene Systeme. *Kommissurensysteme* verbinden einander entsprechende Abschnitte der rechten und linken Hemisphäre. Das wichtigste Kommissurensystem ist das *Corpus callosum* (Balken). Es liegt am Grunde des Einschnitts zwischen beiden Hemisphären. Die von ihm ausgehenden Nervenfasern bilden nach beiden Seiten die *Balkenstrahlung*. Da diese die einzelnen Lappen der rechten und linken Hemisphäre verbindet, teilt sie sich in Pars frontalis, Pars parietalis, Pars occipitalis und Pars temporalis auf. Zum Kommissurensystem gehört weiterhin die *Commissura anterior* (vordere Kommissur). In ihr verlaufen Riechbahnen.

Projektionssysteme umfassen alle Nervenbahnen, die vom Großhirn zur Peripherie und in umgekehrter Richtung verlaufen. Sie gliedern sich in zahlreiche spezielle Nervenbahnen, die später zusammengefasst besprochen werden.

Assoziationssysteme verbinden verschiedene Abschnitte der gleichen Hemisphäre. Zu ihnen gehören das *obere Längsbündel* (zwischen Hinterhauptslappen und Stirnlappen) und das *untere Längsbündel* (zwischen Hinterhauptslappen und Schläfenlappen).

4. Riechhirn und limbisches System

Der Mensch gehört zu den Mikrosmaten[164]. Im Laufe der Evolution haben sich Abschnitte des Riechhirns umgebildet und völlig neue Funktionen übernommen. Sie dienen der Regulation und der Modulation der Emotionen wie Liebe, Freude, Angst, Hass, Lust, Unlust und bilden somit die morphologische Grundlage der Psyche. Diese Teile des Riechhirns bezeichnet man als limbisches System. Das limbische System ist mit zahlreichen Gebieten des Gehirns verbunden – unter anderem mit dem extrapyramidalen System – und dadurch in die Körperfunktionen einbezogen. Körper (Soma) und Psyche werden durch den Begriff Psychosomatik zusammengefasst.

Teile des Riechhirns, die der Aufnahme und Weiterleitung des Geruchs dienen:
Bulbus olfactorius. Er liegt an der Unterfläche des Lobus frontalis (s. S. 297). In ihm treten die von den Riechfeldern der Nasenhöhle kommenden Nn. olfactorii (Riechnerven) ein.
Tractus olfactorius. Setzt den Bulbus olfactorius nach dorsal fort und endet am Uncus, dem Rindenfeld für die Wahrnehmung des Geruchs.
Teile des limbischen Systems:
Fornix (Gewölbe) s. Abb. 183. Beginnt jederseits an Uncus und Hippocampus als Fimbria hippocampi und setzt sich als Crus fornicis (Fornixschenkel) fort. Beide Fornixschenkel vereinen sich als Corpus fornicis, das bogenförmig von hinten nach vorn verläuft, sich wiederum in je eine Columna fornicis (Fornixsäule) teilt und am *Corpus mamillare* des Zwischenhirns endet. Während des Verlaufs zweigen vom Fornix Fasern zum *Nucleus anterior* des Thalamus ab.
Tractus mamillothalamicus. Verläuft von dem Corpus mamillare zum Nucleus anterior thalami.

---

[164] Mikrosmaten = Säugetiere mit gering ausgebildetem Geruchsvermögen

Tractus mamillotegmentalis. Zieht vom Corpus mamillare zur Formatio reticularis des Tegmentum und stellt somit die Verbindung des limbischen Systems mit dem extrapyramidalen System dar. Auf diese Weise werden die Bewegungsabläufe emotional geprägt.

5. Seitenventrikel

Im Inneren der Großhirnhemisphären befinden sich als Fortsetzung des dritten Ventrikels die Seitenventrikel. Sie beginnen im Lobus frontalis, laufen nach dorsal zum Lobus occipitalis und von hier aus nach abwärts zum Lobus temporalis. Die Teile sind *Cornu frontale* (Vorderhorn), *Pars centralis* (zentraler Teil), *Cornu occipitale* (Hinterhorn), *Cornu inferius* (Unterhorn). Beide Seitenventrikel sind durch je eine Öffnung mit dem dritten Ventrikel verbunden. Über diese Löcher gelangt der Plexus chorioideus vom Dach des dritten Ventrikels in die Seitenventrikel, zieht hier am Boden bis zum Hinterhorn und biegt nach unten in das Unterhorn um.

Hirnventrikel (Abb. 188)

Alle Hirnabschnitte besitzen in ihrem Inneren Hohlräume, die man, wenn sie größer sind, Ventrikel nennt. In den Großhirnhemisphären liegen die paarigen *Seitenventrikel*. Sie gehen im Bereich des Diencephalon in den spaltförmigen *dritten Ventrikel* über. Dieser verengt sich zum Aquaeductus cerebri, der das Mesencephalon durchläuft. Im Rhombencephalon erweitert sich der Hirninnenraum zum *vierten Ventrikel*. Die untere Spitze des vierten Ventrikels setzt sich in den Zentralkanal des Rückenmarks fort. Im Gebiet des Daches des vierten Ventrikels bestehen drei Öffnungen zur Verbindung mit dem Cavum subarachnoideale (s. auch S. 309).
Die Hirnventrikel enthalten *Liquor cerebrospinalis*, eine klare Flüssigkeit mit geringem Gehalt an Eiweiß (20–30 mg % = 150–350 mg/l) und Zucker (60–80 mg % = 3,33–4,44 mmol/l) sowie Zellen (8 auf 1 mm^3, meist Lymphozyten, angegeben als $^8/_3$ Zellen, da die Zählkammer 3,2 mm^3

groß ist). Die Menge des in den Hirnventrikeln vorkommenden Liquors beträgt 35 ml. Er wird von den Plexus chorioidei abgesondert, zottenförmigen, von der Pia mater aus in die Hirnventrikel ragenden Gebilden. Sie bauen sich aus sehr zahlreichen Blutgefäßen und Kapillaren auf, die von kubischem Epithel überzogen werden. Zwischen Blutkapillaren und Innenraum der Ventrikel besteht die *Blut-Liquor-Schranke*, das bedeutet, dass die Produktion des Liquors nicht allein durch Ultrafiltration des Blutplasmas, sondern auch durch aktive Sekretion der Epithelzellen erfolgt. Andererseits können im Plasma vorkommende Stoffe zurückgehalten werden.

Der Liquor füllt alle Hirnventrikel aus und gelangt durch die genannten drei Öffnungen im vierten Ventrikel in das Cavum subarachnoideale, das in gleicher Weise Liquor (etwa 115 ml) enthält.

Leitungsbahnen des Zentralnervensystems

Unter diesem Begriff versteht man Nervenfasern, die eine gleiche Funktion ausüben und die einen gemeinsamen Verlauf nehmen. Man unterscheidet *absteigende* (efferente) und *aufsteigende* (afferente) Bahnen. Die motorischen Bahnen bestehen prinzipiell aus 2 Neuronen, während sich die Bahnen der Oberflächensensibilität aus 3 Neuronen, die Bahnen der Tiefensensibilität aus 2 Neuronen aufbauen. Die Gliederung in efferente (vom Zentralnervensystem ausgehende) und afferente (zum Zentralnervensystem ziehende) Bahnen folgt streng morphologischen Gesichtspunkten. Für das Verständnis der Zusammenhänge erscheint jedoch folgende Einteilung günstig, die funktionellen Gesichtspunkten Rechnung trägt:

1. Pyramidenbahn
2. Bahnen der Oberflächensensibilität
3. Bahnen der Tiefensensibilität
4. Bahnen des extrapyramidalen Systems
5. Reflexbahnen für Schmerz und Temperatur, optische Reflexbahn und akustische Reflexbahn

1. Pyramidenbahn (Abb. 189)

Sie stellt die alleinige Bahn der Willkürmotorik dar. Sie gliedert sich in:

a) *Tractus corticonuclearis*. Er bildet das *erste Neuron* für die motorischen Anteile der Hirnnerven. Er beginnt im unteren Drittel des Gyrus prae-

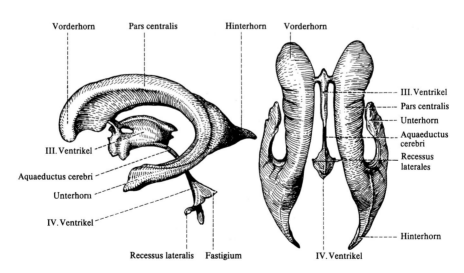

Abb. 188: Hirnventrikel, Darstellung nach Metallausgüssen; links von lateral, rechts von oben

centralis und endet an den motorischen Kernen der Hirnnerven. Dabei kreuzen die Fasern fast durchweg zur Gegenseite. Nur der obere Teil des motorischen Fazialiskerns erhält auch Fasern von der gleichen Seite. Das zweite Neuron verläuft von den motorischen Hirnnervenkernen mit den Hirnnerven zur Muskulatur des Kopfes, Halses und Schultergürtels.

b) *Tractus corticospinalis.* Er bildet das *erste Neuron* für den motorischen Anteil der Spinalnerven. Er beginnt in den oberen zwei Dritteln des Gyrus praecentralis und kreuzt zu 80 % in der Decussatio pyramidum (Pyramidenkreuzung) zur Gegenseite. Der gekreuzte Anteil heißt *Tractus corticospinalis lateralis.* Dieser zieht im Vorderseitenstrang des Rückenmarks nach abwärts und endet an den motorischen Vorderhornzellen. Der ungekreuzte Anteil heißt *Tractus corticospinalis anterior.* Er verläuft nahe der Fissura mediana anterior nach abwärts und kreuzt segmental zur Gegenseite. Er endet etwa in Höhe von Th$_4$. Das *zweite Neuron* des Tractus corticospinalis anterior und lateralis geht von den motorischen Vorderhornzellen aus und gelangt über die Spinalnerven zur Skelettmuskulatur.

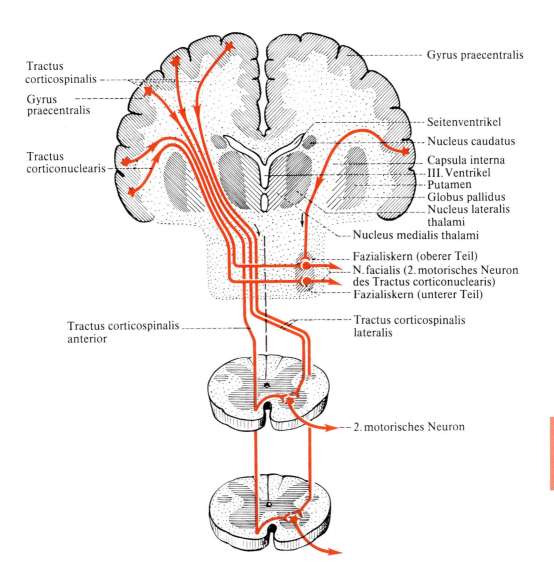

Abb. 189: Pyramidenbahn

2. Bahnen der Oberflächensensibilität
(Abb. 190)

Die Bahnen der Oberflächensensibilität enden im Gyrus postcentralis. Man muss unterscheiden zwischen *epikritischer* Sensibilität, welche über Neuhirnbahnen verläuft und die abgestuften Empfindungen von Druck, Berührung und Tastsinn führt, und *protopathischer* Sensibilität, welche die groben Empfindungen von Druck, Berührung und Tastsinn sowie von Schmerz und Temperatur enthält und über Urhirnbahnen zum Gyrus postcentralis gelangt.

1. *Tractus spinobulbaris.* Liegt im Hinterstrang. Leitet Druck, Berührung, Tastsinn und zu einem geringen Teil Tiefensensibilität. Gliedert sich in:
   a) *Pars medialis (Goll[165]-Strang).* Das *1. Neuron* beginnt an den Endorganen der Haut der unteren Körperhälfte, verläuft in den Spinalnerven nach zentral, tritt über die Hinterwurzel ins Rückenmark ein und zieht im Hinterstrang nach aufwärts bis zur Medulla oblongata (Nucleus gracilis).
   b) *Pars lateralis (Burdach[166]-Strang).* Das *1. Neuron* geht von den Endkörperchen der Haut der oberen Körperhälfte aus und gelangt ebenfalls über Spinalnerven zum Rückenmark und im Hinterstrang nach aufwärts zur Medulla oblongata (Nucleus cuneatus).
2. *Tractus bulbocerebellaris.* *2. Neuron* des Goll- und Burdach-Stranges, das die Tiefensensibilität führt. Der Tractus gehört im Grunde genommen zur Gruppe 3 der Bahnen, wird aber wegen seiner morphologischen Beziehungen an dieser Stelle erwähnt. Er verläuft von Nucleus gracilis und Nucleus cuneatus über den unteren Kleinhirnstiel zur Rinde der Kleinhirnhemisphären.
3. *Tractus bulbothalamicus.* *2. Neuron* des Goll- und Burdach-Stranges, das Druck, Berührung und Tastsinn leitet. Nimmt seinen Weg von der Medulla oblongata nach vollständiger Kreuzung über den Lemniscus medialis zum lateralen Thalamuskern.
4. *Tractus thalamocorticalis.* *3. Neuron.* Zieht vom Thalamus zum Gyrus postcentralis der Großhirnhemisphären.
5. *Tractus nucleothalamicus.* Bildet das *2. Neuron* des sensiblen Anteils der Hirnnerven. Von den sensiblen Hirnnervenkernen zum lateralen Thalamuskern und von hier im Tractus thalamocorticalis (3. Neuron) zur Großhirnrinde.
6. *Tractus spinothalamicus.* Leitet Schmerz, Temperatur und zu einem geringen Teil Tastempfindung. Das *1. Neuron* beginnt an den Endkörperchen der Haut und gelangt über die Spinalnerven zum Nucleus proprius columnae posterioris des Rückenmarks. Das *2. Neuron* kreuzt hier vollständig zur Gegenseite, verläuft im Vorderseitenstrang nach aufwärts und schaltet im lateralen Thalamuskern auf das *3. Neuron* um. Dieses erreicht als Tractus thalamocorticalis den Gyrus postcentralis der Großhirnrinde.

Schmerz- und Temperaturempfindungen der Hirnnerven ziehen über Tractus nucleothalamicus und Tractus thalamocorticalis.

3. Bahnen der Tiefensensibilität
(Abb. 191)

Die Tiefensensibilität wird auch als Muskel- oder Sehnengefühl bezeichnet. Man versteht darunter die Fähigkeit, sich ohne Zuhilfenahme des Auges räumlich orientieren zu können. Beim Abwärtssteigen von Treppen muss man z. B. nicht jede Stufe einzeln ins Auge fassen.

1. *Tractus spinocerebellaris anterior* (Gowers[167]). Das *1. Neuron* beginnt an den Muskel- und Sehnenspindeln und erreicht über Spinalnerven das Hinterhorn des Rückenmarks. Es endet am Nucleus intermediomedialis. Das *2. Neuron* kreuzt zu $1/5$ zur Gegenseite, zieht im Vorderseitenstrang nach aufwärts und über den oberen Kleinhirnstiel zur Rinde des oberen Anteils des Kleinhirnwurmes.
2. *Tractus spinocerebellaris posterior* (Flechsig[168]). Dient ebenfalls der Leitung der Tiefensensibilität. Das *1. Neuron* verläuft von den Muskel- und Sehnenspindeln über das Hinterhorn zum Nucleus dorsalis. Das *2. Neuron* gelangt ungekreuzt im Vorderseitenstrang nach aufwärts und über den unteren Kleinhirnstiel zu allen Anteilen der Rinde des Kleinhirnwurmes. Im unteren Kleinhirnstiel kreuzt $1/3$ der Fasern zur Gegenseite.
3. *Tractus bulbocerebellaris.* Anteile des Goll- und des Burdach-Stranges, die die Tiefensensibilität führen. Vom Nucleus gracilis und Nucleus cuneatus zur Rinde der Kleinhirnhemisphären.

---

[165] Goll, Friedrich (1829–1903), Pharmakologe in Zürich
[166] Burdach, Karl-Friedrich (1776–1847), Anatom in Dorpat und Königsberg
[167] Gowers, William Richard (1845–1915), Professor der klinischen Medizin in London
[168] Flechsig, Paul Emil (1847–1929), Professor der Psychiatrie in Leipzig

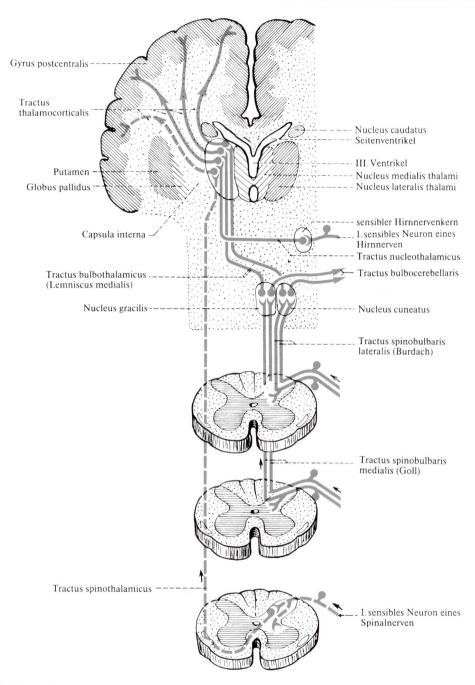

Abb. 190: Aufsteigende sensible Bahnen

Abb. 191: Bahnen der Tiefensensibilität

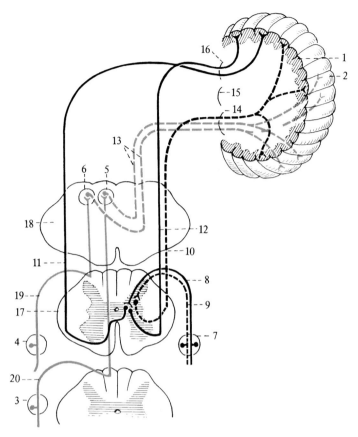

1 Kleinhirnwurm
2 Kleinhirnhemisphäre
3 Spinalganglion
4 Spinalganglion
5 Nucleus gracilis
6 Nucleus cuneatus
7 Spinalganglion
8 Tractus spinocerebellaris anterior (1. Neuron)
9 Tractus spinocerebellaris posterior (1. Neuron)
10 Tractus spinocerebellaris posterior (2. Neuron)
11 Tractus spinocerebellaris anterior (2. Neuron)
12 Tractus spinocerebellaris anterior (2. Neuron)
13 Tractus bulbocerebellaris
14 Pedunculus cerebellaris inferior
15 Pedunculus cerebellaris medius
16 Pedunculus cerebellaris superior
17 Rückenmark
18 Medulla oblongata
19 Tractus spinobulbaris lateralis
20 Tractus spinobulbaris medialis

4. Bahnen des extrapyramidal-motorischen Systems (Abb. 192)

Unter dem Begriff extrapyramidal-motorisches System fasst man eine Vielzahl von Bahnen, die der Entlastung der Pyramidenbahn dienen und ihr zugeordnet sind, zusammen. Die Leistung der extrapyramidalen Bahnen besteht im Wesentlichen in der *Koordination* bestimmter Muskelgruppen und in der *Muskelautomatie*. Dadurch wird man der Mühe enthoben, die einzelnen Muskeln bewusst zu innervieren, sondern es genügt z. B., dass man sich den Impuls gibt, den Arm zu beugen. Das extrapyramidal-motorische System koordiniert daraufhin alle Muskeln, die zur Ausführung dieser Bewegung nötig sind. Bei der Muskelautomatie steuert das extrapyramidale System auch die Bewegungsfolge von Muskelgruppen. Beispiel: Es genügt, sich den Impuls zum Laufen zu geben; man muss nicht fortwährend willkürlich Beuger und Strecker zur Kontraktion bringen. Das bedeutet, dass das extrapyramidale System automatisch die Kontraktionsfolge der für das Laufen notwendigen Muskelgruppen regelt. Ein Ausfall

Animales oder zerebrospinales Nervensystem 307

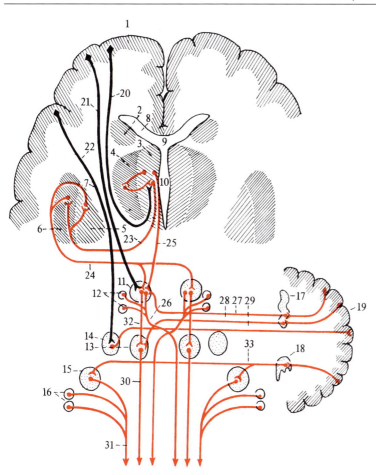

Abb. 192: Bahnen des extrapyramidalen Systems

1 Hirnrinde
2 Nucleus caudatus
3 Nucleus medialis thalami
4 Nucleus lateralis thalami
5 Globus pallidus nuclei lentiformis
6 Putamen nuclei lentiformis
7 Capsula interna
8 Seitenventrikel
9 Foramen interventriculare
10 III. Ventrikel
11 Nucleus ruber
12 Formatio reticularis
13 Nucleus olivaris
14 Nucleus pontis
15 Nucleus vestibularis lateralis
16 Formatio reticularis
17 Nucleus dentatus
18 Nucleus fastigii
19 Kleinhirnrinde
20 Tractus frontothalamicus
21 Tractus frontorubralis
22 Tractus frontopontinus
23 Tractus thalamostriatus
24 Tractus striatorubralis
25 Tractus thalamorubralis
26 Tractus rubroreticulospinalis
27 Tractus cerebellorubralis
28 Tractus cerebelloolivaris
29 Tractus pontocerebellaris
30 Tractus olivospinalis
31 Tractus vestibuloreticulospinalis
32 Tractus rubroolivaris
33 Tractus cerebellovestibularis

des extrapyramidal-motorischen Systems bedeutet, dass die Muskeln einzeln willkürlich innerviert werden müssen, was wiederum eine Verlangsamung der Bewegungen und Bewegungsarmut nach sich zieht.

Das extrapyramidal-motorische System ist nicht sofort nach der Geburt voll leistungsfähig. Die Bewegungen müssen erst aufeinander abgestimmt, die Bahnen des extrapyramidal-motorischen Systems erst „eingefahren" werden. So erlernt das Kind das Laufen in dem Maße, wie sich seine extrapyramidal-motorischen Bahnen für die bewegenden und für die das Gleichgewicht aufrechterhaltenden Muskeln einfahren. Auch noch beim Erwachsenen kann das extrapyramidal-motorische System ständig neue Aufgaben übernehmen, z. B. beim Erlernen des Autofahrens. In höherem Alter ist allerdings die Aufnahmemöglichkeit für neue Bewegungsfolgen eingeschränkt. Durch Einbeziehung des Stirnhirns in das extrapyramidal-motorische System werden die Bewegungen individuell geprägt.

Für die Bahnen des extrapyramidal-motorischen Systems bestehen drei Etagen, in denen die Umschaltung erfolgt. Die *erste Etage* besteht in Höhe der grauen Kerne des Telencephalon, der Basalganglien. Die Bahnen schalten um in Pallidum und Striatum. Die *zweite Etage* liegt im Bereich des Mesencephalon. Die Umschaltstellen sind Nucleus ruber und Formatio reticularis. Die *dritte Etage* befindet sich in der Brücke und dem Kleinhirn. Die Umschaltung erfolgt in den Nuclei pontis, dem Nucleus olivaris, dem Nucleus vestibularis lateralis und in unterschiedlichen Abschnitten des Kleinhirns.

1. *Tractus frontothalamicus.* Schaltet das Stirnhirn in das extrapyramidal-motorische System ein. Zieht vom Stirnhirn zum medialen Thalamuskern.
2. *Tractus frontorubralis.* Dient ebenfalls der Einschaltung des Stirnhirns ins extrapyramidal-motorische System. Verbindet Stirnhirn und Nucleus ruber des Mittelhirns.
3. *Tractus corticopontini.* Bahnen, die den Stirn-, Schläfen-, Scheitel- und Hinterhauptslappen in das extrapyramidal-motorische System einbeziehen. Beginnen am Stirn-, Schläfen-, Scheitel- und Hinterhauptslappen, enden an den extrapyramidalen Brückenkernen.
4. *Tractus thalamostriatalis.* Verbindet den Nucleus medialis thalami mit dem Nucleus lentiformis und dem Nucleus caudatus. Dadurch Verschaltung der Kerne der 1. Etage.
5. *Tractus thalamorubralis.* Vom Nucleus medialis thalami zum Nucleus ruber. Verbindet somit 1. und 2. Etage.
6. *Tractus striatorubralis.* Vom Corpus striatum zum Nucleus ruber. Verbindet ebenfalls 1. und 2. Etage.
7. *Tractus rubroreticulospinalis.* Eine der wichtigsten Bahnen des extrapyramidal-motorischen Systems. Geht von dem Nucleus ruber und der Formatio reticularis tegmenti aus, kreuzt vollständig im Mittelhirn in der vorderen Haubenkreuzung, zieht über die Brücke und Medulla oblongata zum Rückenmark, liegt hier im Seitenstrang und endet an den motorischen Vorderhornzellen der einzelnen Segmente.
8. *Tractus rubroolivaris.* Vom Nucleus ruber zum Nucleus olivaris. Nach Umschaltung weiter als
9. *Tractus olivospinalis* (Helweg[169]-Dreikantenbahn). Ungekreuzt zu den motorischen Vorderhornzellen nur des Halsmarkes. Koordiniert die Halsmuskeln.
10. *Tractus pontocerebellares.* Verschalten die Nuclei pontis mit dem Kleinhirn. Von den Nuclei pontis über den Pedunculus cerebellaris medius gekreuzt zu den Kleinhirnhemisphären.
11. *Tractus cerebellorubralis.* Rückkopplung zum Nucleus ruber. Von der Rinde des Wurmes zum Nucleus dentatus; nach Umschaltung über den Pedunculus cerebellaris superior zum Nucleus ruber.
12. *Tractus cerebelloolivaris.* Rückkopplung zum Nucleus olivaris. Von der Rinde der Kleinhirnhemisphären zum Nucleus dentatus; nach Umschaltung über den Pedunculus cerebellaris inferior zum Nucleus olivaris.
13. *Tractus cerebellovestibralis.* Im Kleinhirn enden die sensorischen Kleinhirnbahnen, welche zur Wahrnehmung des Gleichgewichtes führen. Die Rückkopplung führt von Nodulus und Flocculus zunächst zum Nucleus fastigii und nach Umschaltung weiter über den Pedunculus cerbellaris inferior zum Nucleus vestibularis lateralis.
14. *Tractus vestibuloreticulospinalis.* Gliedert sich in:
    a) *Tractus vestibulospinalis,* Gleichgewichtsbahn des Rückenmarks. Es handelt sich um eine extrapyramidal-motorische Bahn, welche alle diejenigen Muskeln koordiniert, die zur Aufrechterhaltung des Gleichgewicht nötig sind. Beginnt am Gleichgewichtskern der Rautengrube (Nucleus vestibularis lateralis) und endet an den motorischen Vorderhornzellen verschiedener Segmente.
    b) *Tractus reticulospinalis,* das „Atmungsbündel". Diese extrapyramidal-motorische

---

[169] Helweg, Hans Christian Saxtorph (1847–1901), Psychiater in Vedinborg (Dänemark)

Bahn koordiniert die an der Atmung beteiligten Muskeln. Beginnt in der Formatio reticularis des Rhombencephalon und endet an den motorischen Vorderhornzellen verschiedener Segmente.
15. *Fasciculus longitudinalis medialis.* Vom Nucleus interstitialis und von der Formatio reticularis zu den motorischen Vorderhornzellen des Rückenmarks; endet im oberen Brustmark. Koordiniert die Bewegungen der Augen und des Kopfes.

5. Reflexbahnen für Schmerz, Temperatur, optische und akustische Reflexbahnen (Abb. 193)

Die Reflexbahnen für Schmerz und Temperatur sind der Tractus spinotectalis und der Tractus tectospinalis. Das erste Neuron des *Tractus spinotectalis* beginnt an den Endkörperchen der Haut und erreicht über Spinalnerven den Nucleus proprius columnae posterioris. Das 2. Neuron kreuzt danach vollständig zur Gegenseite und endet an der Vierhügelplatte (Lamina tecti). Nach der Umschaltung geht der Reiz sofort auf den *Tractus tectospinalis* über, der im Tegmentum vollständig kreuzt, im Vorderseitenstrang nach abwärts zieht und an den motorischen Vorderhornzellen zahlreicher Segmente endet. Von hier gelangt der Reiz über die Fasern der Spinalnerven zu den Muskeln. Das bedeutet, dass in kürzester Zeit auf einen starken Schmerz- oder Temperaturreiz eine motorische Antwort folgt, oder – am Beispiel dargelegt – dass man die Hand schnell von dem zu heißen Gegenstand zurückzieht. Die Wahrnehmung des Schmerzes erfolgt wesentlich später. Dabei gelangt die Erregung über den Tractus spinothalamicus → Tractus thalamocorticalis zum Gyrus postcentralis. Die Umschaltung im lateralen Kern des Thalamus mindert die Intensität des Reizes.

Der Tractus tectospinalis bildet gleichzeitig den efferenten Schenkel des *optischen* und *akustischen Fluchtreflexes,* d. h., dass auch starke optische und akustische Reize schnell eine motorische Antwort nach sich ziehen (z. B. Fliehen bei Explosion). Weiterhin stellt er eine Bahn der optisch-akustischen Mitbewegung dar (z. B. Tanzen, Marschieren). An der Vierhügelplatte schalten die optische und die akustische Reflexbahn um.

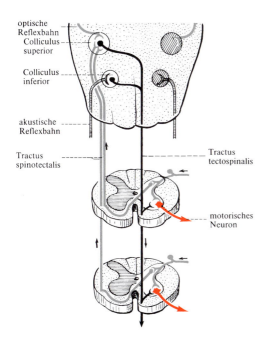

Abb. 193: Reflexbahnen für Schmerz und Temperatur; optisch-akustischer Fluchtreflex

Häute des Rückenmarks und Gehirns (Abb. 194)

Rückenmark und Gehirn sind von mehreren bindegewebigen Häuten umgeben. Unmittelbar der Oberfläche liegt eine dünne, sehr gefäßreiche Bindegewebsschicht auf, die man wegen ihrer zarten Beschaffenheit als *Pia mater* (weiche Hirnhaut) bezeichnet. Sie folgt allen Vertiefungen und Furchen und enthält die Blutgefäße, die von hier aus in das Rückenmark bzw. das Gehirn eintreten. Im Bereich der Hirnventrikel bildet die Pia mater Adergeflechte (Plexus chorioidei), die sich in diese einstülpen. Von ihnen wird der Liquor cerebrospinalis abgesondert (s. S. 301).

Die nach peripher folgende Hülle ist die *Arachnoidea* (Spinnwebenhaut). Sie besteht aus locker gefügten Bindegewebsfasern und ist frei von Gefäßen. Im Gegensatz zur Pia mater senkt sie sich nicht in die Vertiefung der Oberfläche ein, sondern bedeckt Rückenmark und Gehirn als glatte Schicht. Durch diese Anordnung entsteht zwischen Pia mater und Arachnoidea ein Spaltraum, das *Cavum subarachnoideale*

(Hohlraum unter der Arachnoidea). Dieser ist mit Liquor cerebrospinalis gefüllt und kommuniziert, wie bereits geschildert, im Bereich des vierten Ventrikels mit dem Ventrikelsystem. Durch die allseitige Umgebung von Gehirn und Rückenmark mit Liquor cerebrospinalis wird das zentrale Nervensystem im Schädel bzw. im Wirbelkanal möglichst erschütterungsarm gelagert. Das Cavum subarachnoideale erweitert sich an verschiedenen Stellen, indem sich Arachnoidea und Pia mater voneinander entfernen, zu sog. *Zisternen.* Die wichtigste ist die *Cisterna cerebellomedullaris* (Abb. 131). Sie ist unpaar und liegt, wie es der Name verrät, zwischen Medulla oblongata und Kleinhirn. An dieser Stelle kann durch Subokzipitalpunktion Liquor cerebrospinalis gewonnen bzw. eine Luftfüllung der Ventrikel vorgenommen werden, wobei aber die intakte Kommunikation zwischen Cavum subarachnoideale und viertem Ventrikel Voraussetzung ist. Auf die Arachnoidea folgt die *Dura mater* (harte Hirnhaut). Sie legt sich dem Wirbelkanal bzw. dem Schädel von innen her an und bildet dadurch das innere Periost. Sie besteht aus straffem kollagenen Bindegewebe. Im Bereich des Gehirns gehen von ihr zwei wichtige Septen aus. Eines senkt sich von oben als *Großhirnsichel* (Falx cerebri) zwischen beide Großhirnhemisphären und reicht bis zum Balken nach abwärts. Es ist vorn an der Crista galli und hinten am Os occipitale befestigt. Das zweite Blatt der Dura mater schiebt sich von hinten her zwischen Groß- und Kleinhirn und reicht nach vorn bis zur Felsenbeinpyramide. Man bezeichnet es, da es von oben das Kleinhirn bedeckt, als *Kleinhirnzelt* (Tentorium cerebelli). In der Medianebene verbinden sich Großhirnsichel und Kleinhirnzelt in Form der sog. Giebelkante. Die Dura mater des Rückenmarks gliedert sich in zwei Blätter.

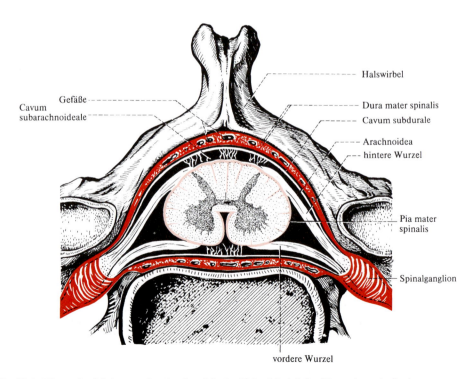

Abb. 194: Häute des Rückenmarkes im Bereich der Halswirbelsäule; Pia mater = hellrot, Arachnoidea = weiß, Dura mater = rot

Zwischen Dura mater und Arachnoidea liegt ein kapillarer Spalt, das Cavum subdurale (Hohlraum unter der Dura mater).

Hirnnerven, Nn.[170] craniales
(Abb. 181)

Man nummeriert die Hirnnerven durchgehend von I bis XIII.
I. N.[171] olfactorius (Riechnerv)
II. N. opticus (Sehnerv)
III. N. oculomotorius (augenbewegender Nerv)
IV. N. trochlearis (Rollennerv)
V. N. trigeminus (dreigeteilter Nerv)
VI. N. abducens (Abducensnerv)
VII. N. facialis (Gesichtsnerv)
VIII. N. vestibulocochlearis (Gleichgewichts- und Hörnerv)
IX. N. glossopharyngeus (Zungenrachennerv)
X. N. vagus (Vagusnerv)
XI. N. accessorius (zusätzlicher Nerv)
XII. N. hypoglossus (Unterzungennerv)
XIII. N. intermedius

I. N. olfactorius

Der N. olfactorius ist der Riechnerv. Entwicklungsgeschichtlich ist er nicht eigentlich ein Nerv, sondern ein vorgeschobener Hirnteil. Über die Riechfäden, die von den Riechfeldern ausgehen, werden die Reize dem Bulbus olfactorius, dem verdickten Teil des Riechlappens, zugeleitet. Von hier gelangen sie über den Tractus olfactorius zu verschiedenen Hirnabschnitten, besonders zum Uncus des Gyrus parahippocampalis, dem Geruchszentrum. Der Fornix (Gewölbe) verbindet wiederum den Uncus mit dem vegetativen Kerngebiet des Hypothalamus. Die Auswirkung der Gerüche auf das vegetative Nervensystem liegt auf der Hand. So erzeugen Gerüche Lust oder Unlust. Nicht selten führen unangenehme Gerüche zu Erbrechen und Kollaps.

II. N. opticus

Er bildet den Sehnerven. Auch er ist eigentlich kein peripherer Nerv, sondern ein vorgeschobener Hirnteil. Er beginnt an der Netzhaut des Auges, durchzieht den Canalis opticus und verbindet sich vor der Sella turcica mit der Gegenseite im Chiasma opticum (Sehnervenkreuzung). Dabei kreuzen diejenigen Fasern, die von den medialen Abschnitten der Netzhaut (s. S. 341) ausgehen, vollständig, diejenigen, die von der Stelle des schärfsten Sehens kommen, kreuzen nur zum Teil, während diejenigen Fasern, die aus den lateralen Regionen der Netzhaut stammen, nicht kreuzen. Danach gelangt der N. opticus zum Corpus geniculatum laterale des Diencephalon und zu den oberen Hügeln der Lamina tecti. Während in den oberen Hügeln der Lamina tecti die optische Reflexbahn umschaltet, nimmt vom Corpus geniculatum laterale die Sehstrahlung ihren Ausgang, die bis zum Sulcus calcarinus, dem optischen Wahrnehmungszentrum, reicht.

III. N. oculomotorius

Die Bezeichnung wurde getroffen, da er die Augenmuskeln mit Ausnahme des seitlichen geraden und des oberen schrägen Augenmuskels innerviert. Außerdem enthält er parasympathische Fasern für den M. sphincter pupillae, der die Pupille verengt, und den M. ciliaris, welcher der Akkommodation dient.

IV. N. trochlearis[172]

Dieser Nerv versorgt den oberen schrägen Augenmuskel, dessen Endsehne über eine knorpelige Trochlea führt.

V. N. trigeminus

Der N. trigeminus (dreigeteilter Nerv) ist für die sensible Innervation des Gesichtes und für die motorische Innervation der Kaumuskeln verantwortlich. Die sensiblen Fasern verlaufen in allen 3 Ästen des N. trigeminus: *N. ophthalmicus* (N. V_1), *N. maxillaris* (N. V_2) und *N. mandibularis* (N. V_3), dem sich der motorische Anteil anschließt.

---

[170] Nn. = Abkürzung von Nervi (Nerven)
[171] N. Abkürzung von Nervus (Nerv)

[172] Trochlea = Rolle

Der *N. ophthalmicus*[173] tritt in die Orbita ein und versorgt die äußere und mittlere Augenhaut, das Oberlid, die Stirn und den vorderen Abschnitt der Nasenhöhle. Der *N. maxillaris*[174] gelangt durch das Foramen rotundum aus der mittleren Schädelgrube in die Fossa pterygopalatina, um sich dort in seine Endäste aufzuteilen. Diese versorgen die Haut der Schläfengegend, die Tränendrüse, über drei verschiedene Nerven die Zähne des Oberkiefers und das entsprechende Zahnfleisch, Schleimhaut und Drüsen des Gaumens sowie den hinteren Abschnitt der Nasenhöhle. Der *N. mandibularis*[175] verlässt die mittlere Schädelgrube durch das Foramen ovale. Die sensiblen Fasern ziehen zu den Zähnen und dem Zahnfleisch des Unterkiefers, zur Wangenschleimhaut, zur Schläfenhaut und zu den vorderen $2/_3$ der Zunge. Mit den Zungennerven zieht die Chorda tympani (s. S. 313). Motorische Fasern gelangen zu allen Kaumuskeln.

VI. N. abducens[176]

Er innerviert den äußeren geraden Augenmuskel, welcher den Augapfel nach außen führt.

VII. N. facialis (Abb. 195)

Er wird wegen der Versorgung der mimischen Muskulatur als Gesichtsnerv bezeichnet. Da das Lähmungsbild praktisch von Wichtigkeit ist, soll er näher beschrieben werden. Sein motorischer Kern liegt am Boden der Rautengrube, lateral vom Sulcus medianus und oberhalb der Striae medullares. Der N. facialis verlässt das Gehirn zwischen Brücke und Olive, verläuft dann im inneren Gehörgang, danach an der medialen Wand der Paukenhöhle und verlässt am Foramen stylomastoideum, einem Loch zwischen Griffel- und Warzenfortsatz, die Schädelbasis. Er gelangt in die Ohrspeicheldrüse und gliedert sich hier vielfältig auf. Über zahlreiche Äste erreicht er die mimische Muskulatur einschließlich der ringförmigen Muskeln an Auge und Mund. Diejenigen Fasern, welche aus dem oberen Abschnitt des Fazialiskerns entspringen, gelangen zu den Muskeln der Stirn und des Auges. Man bezeichnet diesen Anteil des Fazialis deshalb als *oberen Fazialis*. Die aus dem unteren Kerngebiet kommenden Fasern innervieren die Gesichtsmuskeln unterhalb des Auges. Sie heißen *unterer Fazialis*.

Die Trennung ist wegen der verschiedenartigen Lähmungsbilder notwendig. Da der obere Teil des Fazialiskerns von Fasern aus beiden Hemisphären, der untere jedoch nur von Fasern der gegenseitigen Hemisphäre versorgt wird, kommt es bei der *zentralen Lähmung* – die also proximal vom Fazialiskern liegt – nur zum Ausfall des unteren Fazialis. Der obere Fazialis bleibt intakt. Dadurch können die Stirn gerunzelt und das Auge geschlossen werden. Bei der *peripheren Lähmung* – distal vom Fazialiskern – fällt der gesamte Fazialis aus.

VIII. N. vestibulocochlearis

Er ist der Hör- und Gleichgewichtsnerv. Er zerfällt in zwei entsprechende Anteile. Der *Hörnerv* beginnt an der Schnecke des Innenohrs, durchläuft den inneren Gehörgang und gelangt zur Rautengrube. Von hier aus führen Nervenfasern nach mehreren Umschaltungen zu den beiden unteren Hügeln der Lamina tecti (akustische Reflexbahn) und zum Corpus geniculatum mediale (Bahn der akustischen Wahrnehmung). Nach Umschaltung im Corpus geniculatum mediale gelangen die Nervenfasern zu den Heschl-Querwindungen, dem akustischen Wahrnehmungszentrum.

Der Gleichgewichtsnerv geht von den Bogengängen und von Sacculus und Utriculus (s. S. 344) aus, durchzieht ebenfalls den inneren Gehörgang und erreicht den lateralen Abschnitt der Rautengrube. Von hier ziehen Fasern über den unteren Kleinhirnstiel zur Kleinhirnrinde.

IX. N. glossopharyngeus

Er versorgt Zunge (Glossa) und Pharynx (Schlund), und zwar gelangen motorische Fasern zur Pharynxmuskulatur und sensible und Geschmacksfasern zum hinteren Drittel der Zunge. Über eine weitere Verbindung erreichen parasympathische Fasern die Ohrspeicheldrüse.

X. N. vagus[177]

Der N. vagus enthält in erster Linie parasympathische Fasern, weshalb er auch schlechthin als para-

---

[173] ophthalmicus = zum Auge gehörend
[174] Maxilla = Oberkiefer
[175] Mandibula = Unterkiefer
[176] abducens = wegführend

[177] vagus = umherschweifend

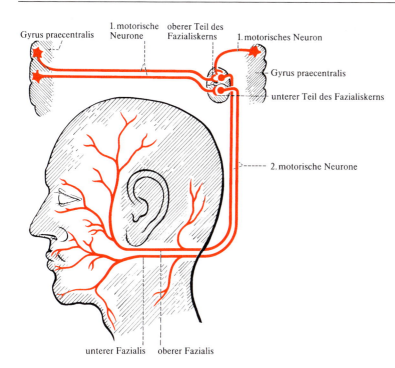

Abb. 195: Ursprung und Ausbreitungsgebiet des N. facialis

sympathischer Nerv vielfach bezeichnet wird. Er zieht im Halsgebiet zwischen Halsschlagader und V. jugularis interna nach abwärts, durch den Thorax im dorsalen Mediastinum und mit dem Ösophagus durchs Zwerchfell. Von hier aus gelangt er in der Wandung des Magens, des Dünndarms und des Dickdarms bis zum sog. Cannon-Böhm[178]-Punkt (liegt an der Grenze zwischen mittlerem und linkem Drittel des Querkolons). Im Halsgebiet zweigen Fasern ab, welche zum Herzen ziehen. An der Kreuzungsstelle des linken N. vagus mit dem Aortenbogen und des rechten N. vagus mit der A. subclavia dextra entspringt jederseits der N. laryngeus recurrens (rückläufiger Kehlkopfnerv), welcher wieder nach kranial verläuft und die innere Kehlkopfmuskulatur versorgt. Zusammengefasst ergibt sich folgendes Innervationsgebiet: Haut des äußeren Gehörgangs, hinteres Drittel der Zunge, Schleimhaut und Muskulatur des Pharynx und des Larynx, Muskulatur des Herzens, Schleimhaut und Muskulatur der Trachea, der Bronchien und des Oesophagus, Muskulatur und Schleimhaut des Magen-Darm-Kanals bis zum Cannon-Boehm-Punkt.

XI. N. accessorius[179]

Der N. accessorius ist ein motorischer Nerv für den M. sternocleidomastoideus und den M. trapezius.

XII. N. hypoglossus[180]

Er ist rein motorisch und inneviert die Eigenmuskulatur der Zunge und die in die Zunge einstrahlende Muskulatur.

XIII. N. intermedius

Er tritt aus dem Gehirn zwischen N. facialis und N. vestibulocochlearis aus und hat deshalb diese Bezeichnung erhalten. Er wird in verschiedenen Lehrbüchern dem N. facialis zugerechnet. Er gliedert sich in N. petrosus major und Chorda tympani. Der *N. petrosus major* innerviert über parasympathische Fasern die Tränendrüse und die Drüsen der Nase und des Gaumens. Die *Chorda tympani* enthält Geschmacksfasern aus den vorderen $2/3$ der Zunge und parasympathische Fasern für die

---

[178] Cannon, Walther (1871–1945), Physiologe in Breadford (USA); Boehm, Gottfried (1879–1925), Internist und Röntgenologe in München

[179] accessorius = hinzukommend
[180] hypoglossus = unter der Zunge liegend

Drüsen der Zunge sowie die Unterkiefer- und Unterzungendrüse.

Parasympathische Kopfganglien: Sie besitzen 3 Wurzeln: eine parasympathische, eine sympathische und eine sensible. Während die parasympathischen Fasern im Ganglion umgeschaltet werden, bleiben die sympathischen und sensiblen Fasern ohne Umschaltung.

Ganglion ciliare: Hinterer Orbitateil lateral am N. opticus. Umschaltung der parasympathischen Fasern aus dem N. oculomotorius für den M. ciliaris und den M. sphincter pupillae.

Ganglion pterygopalatinum. Lage: in Fossa pterygopalatina am Foramen sphenopalatinum. Sekretorische Fasern aus einem Ast (N. petrosus major) des N. intermedius für Gl. lacrimalis und für Nasen- und Gaumendrüsen schalten hier um.

Ganglion oticum. Lage: unter dem Foramen ovale medial des N. mandibularis. Umschaltung der parasympathischen Fasern aus dem N. glossopharyngeus für die Gl. parotidea.

Ganglion submandibulare. Lage: am oberen Rand der Gl. submandibularis. Umschaltung der parasympathischen Fasern aus einem Ast (Chorda tympani) des N. intermedius für Gl. submandibularis und Gl. sublingualis.

Rückenmarknerven, Nn. spinales

Wie bereits oben erwähnt, teilen sich die Spinalnerven in Rami ventrales und Rami dorsales. Die Rami ventrales bilden bis auf das Brustgebiet Geflechte (Plexus), während die Rami dorsales segmental gegliedert bleiben (s. auch S. 321).

Rami ventrales

Die Rami ventrales des Halsteiles der Spinalnerven vereinigen sich zum Plexus cervicalis.

Plexus cervicalis, Halsgeflecht

Der Plexus cervicalis umfaßt die Segmente C_1–C_4. Er besitzt sensible und motorische Äste. Die sensiblen Äste versorgen die Haut des Halses. Motorische Äste bilden die *Ansa cervicalis*, eine Nervenschlinge, die Zweige zur infrahyalen Muskulatur entsendet.

N. phrenicus (der Nerv des Zwerchfells). Er entspringt aus C_3 und C_4 oder aus C_4 und C_5 und verläuft auf dem M. scalenus anterior nach abwärts, durch das vordere Mediastinum zum Zwerchfell. Er enthält in erster Linie motorische Fasern für die Muskulatur des Zwerchfells, daneben sensible Fasern für die Pleura, welche die Oberseite des Zwerchfells bedeckt, und das Peritoneum auf der Unterseite des Zwerchfells.

Kurze *Rami musculares* des Plexus cervicalis gelangen zum M. sternocleidomastoideus und zum M. trapezius. Sie reichen für die Innervation dieser Muskeln nicht aus. Zur vollständigen Versorgung gehört unbedingt der N. accessorius.

Plexus brachialis, Armgeflecht (Abb. 196)

Die Wurzeln des Plexus brachialis sind die Segmente C_5, C_6, C_7, C_8 und Th_1. C_5 und C_6 bilden den *oberen Primärstrang*, C_7 wird zum *mittleren Primärstrang*, C_8 und Th_1 ergeben den *unteren Primärstrang*. Oberer und mittlerer Primärstrang vereinen sich zum *Fasciculus lateralis* (laterales Bündel), während der untere Primärstrang sich direkt in den *Fasciculus medialis* (mediales Bündel) fortsetzt. Vom oberen, mittleren und unteren Primärstrang abzweigende Nervenfasern formieren den Fasciculus posterior (hinteres Bündel). Aus dem Fasciculus lateralis geht der *N. musculocutaneus*, aus dem Fasciculus posterior der *N. axillaris* und der *N. radialis*, aus dem Fasciculus medialis der *N. ulnaris* hervor. Außerdem entsenden Fasciculus lateralis und medialis Nervenfasern, welche sich vor der A. axillaris spitzwinklig zum *N. medianus* vereinen (Medianusgabel).

I. Äste zum Schultergürtel

1. *N. dorsalis scapulae,* dorsaler Schulterblattnerv. Zieht durch den M. scalenus medius zum M. levator scapulae und zum M. rhomboideus.
2. *N. thoracicus longus,* langer Brustnerv. Durch den M. scalenus medius in der mittleren Axillarlinie zum M. serratus anterior.

> Bei Lähmung steht die Scapula flügelförmig ab und hoch (Scapula alata), der Arm kann nicht über 90° erhoben werden.

3. *Nn. pectorales,* Brustnerven. Kurze Nerven zum M. pectoralis major und M. pectoralis minor.
4. *N. suprascapularis,* oberer Schulterblattnerv. Entspringt aus dem oberen Primärstrang und zieht mit dem M. omohyoideus nach dorsal zur

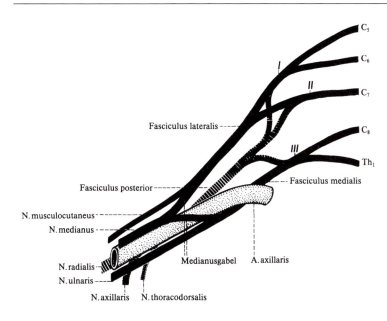

Abb. 196: Plexus brachialis; I, II, III; oberer, mittlerer und unterer Primärstrang

Scapula, innerviert M. supraspinatus und M. infraspinatus.
5. *Nn. subscapulares,* untere Schulterblattnerven. Zwei kurze Nerven zur Innenfläche des M. subscapularis.
6. *N. thoracodorsalis,* Brust-Rückennerv. Zieht schräg von kranial-medial nach kaudal-lateral durch das Fett- und Bindegewebe der Achselhöhle zu M. latissimus dorsi und M. teres major.
7. *N. axillaris,* Achselnerv. Aus dem Fasciculus posterior, durch die laterale Achsellücke, liegt hier unmittelbar am Collum chirurgicum des Humerus. Mit *Rami musculares* zu M. deltoideus und M. teres minor. Ein sensibler Ast ist der *N. cutaneus brachii lateralis* (lateraler Hautnerv des Oberarmes), der um den dorsalen Rand des M. deltoideus zum lateralen Hautgebiet des Oberarmes gelangt.

Der N. axillaris ist bei Frakturen am Collum chirurgicum gefährdet.
Die Symptome der Lähmung sind: Schlottergelenk, spitze Schulter (durch Atrophie des Muskels), Unvermögen, den Arm gleichmäßig zu adduzieren; der Arm kann nur durch den M. supraspinatus und das Caput longum des M. triceps brachii mit Schwung zur Seite geführt werden.

II. Äste zum Arm (Abb. 197)

1. *N. musculocutaneus,* Muskelhautnerv. Stellt die Fortsetzung des Fasciculus lateralis dar, durchbohrt schräg von medial nach lateral den M. coracobrachialis, erreicht die laterale Seite des Oberarmes und zieht an der lateralen Seite des Unterarmes oberflächlich als *N. cutaneus antebrachii lateralis* zur Haut bis zum proximalen Handgelenk.
Äste: *Rami musculares* zu den Beugern des Oberarmes (M. coracobrachialis, M. biceps brachii, M. brachialis).
2. *N. medianus,* Mittelnerv. Entspringt aus dem Fasciculus lateralis und medialis. Die Medianusgabel liegt vor der A. axillaris, hinter dem M. pectoralis minor. Er zieht lateral der A. brachialis nach distal, überkreuzt die A. brachialis und liegt danach medial von ihr. Durchbohrt in der Ellenbeuge den M. pronator teres, gelangt unter den M. flexor digitorum superficialis. Er verläuft proximal vom Handgelenk zwischen M. flexor carpi radialis und M. palmaris longus, durch den Canalis carpi zur Hohlhand. Hier Aufteilung in die Endäste.
a) Äste am Unterarm:
Rami musculares. Zu M. pronator teres, M. flexor carpi radialis, M. palmaris longus, M. flexor digitorum superficialis, zu den beiden radialen Köpfen des M. flexor digitorum profundus, M. flexor pollicis longus, M. pronator quadratus. Zusammengefasst: Alle Beuger des Unterarmes außer M. flexor carpi

ulnaris und den beiden ulnaren Köpfen des M. flexor digitorum profundus.

b) Äste an der Hand:

α) Drei Nn. digitales palmares communes, die in der Hohlhand aus dem N. medianus hervorgehen und sich proximal der Fingergrundgelenke in je zwei *Nn. digitales palmares proprii* aufteilen. Diese gelangen zu beiden Seiten des 1., 2. und 3. und zur radialen Seite des 4. Fingers. Insgesamt werden $3^{1}/_{2}$ Finger, von radial aus gerechnet, sensibel versorgt.

β) *Rami musculares* für M. abductor pollicis brevis, M. opponens pollicis, oberflächlichen Kopf des M. flexor pollicis brevis, Mm. lumbricales I und II. Zusammengefasst: Die Muskulatur des Daumenballens außer dem M. adductor pollicis und dem tiefen Kopf des M. flexor pollicis brevis, weiterhin die Mm. lumbricales I und II.

3. *N. ulnaris,* Ellennerv. Stellt die Fortsetzung des Fasciculus medialis dar. Er liegt ulnar der A. brachialis und verläuft nach dorsal zum Sulcus nervi ulnaris hinter dem Epicondylus medialis.

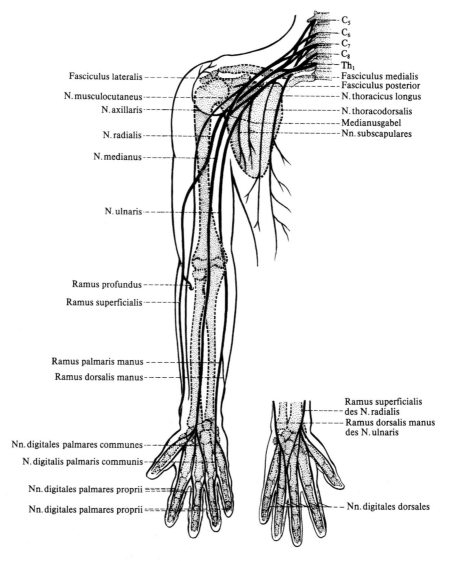

Abb. 197: Nerven der oberen Extremität von palmar, Nerven der Hand von dorsal

Durchbohrt den M. flexor carpi ulnaris, an dessen Innenseite er nach distal zieht. Proximal vom Handgelenk teilt er sich in einen Ast zum Handrücken, *Ramus dorsalis manus,* und in einen Ast zur Hohlhand, *Ramus palmaris manus.* Der Ramus palmaris manus gelangt über dem Retinaculum flexorum zur Hohlhand.
a) Äste am Unterarm:
Rami musculares für M. flexor carpi ulnaris und die ulnaren zwei Köpfe des M. flexor digitorum profundus. Zusammengefasst: Er innerviert diejenigen Muskeln der Beugeseite des Unterarmes, die nicht vom N. medianus versorgt werden.
b) Äste an der Hand:
α) *Ramus dorsalis manus.* Aus ihm gehen am Handrücken fünf *Nn. digitales dorsales* hervor, welche beide Seiten des 4. und 5. und die ulnare Seite des 3. Fingers versorgen. Insgesamt innervieren sie an der Dorsalseite $2^{1}/_{2}$ Finger sensibel, von ulnar aus gerechnet.
β) *Ramus palmaris manus.* Aus ihm gehen hervor:
Zwei *Nn. digitales palmares communes,* die sich in drei *Nn. digitales palmares proprii* teilen; sie versorgen beide Seiten des 5. und die ulnare Seite des 4. Fingers; insgesamt $1^{1}/_{2}$ Finger an der Palmarseite sensibel, von ulnar aus gerechnet.
Rami musculares für alle Mm. interossei palmares und dorsales, die Muskeln des Kleinfingerballens (M. abductor digiti minimi, M. flexor digiti minimi, M. opponens digiti minimi), für die Mm. lumbricales III und IV, den M. adductor pollicis und den tiefen Kopf des M. flexor pollicis brevis. Zusammengefasst: Alle Muskeln der Hohlhand, die nicht vom N. medianus innerviert werden.
4. *N. cutaneus brachii medialis,* Hautnerv der medialen Oberarmseite. Aus dem Fasciculus medialis zur Haut der Medialseite des Oberarmes.
5. *N. cutaneus antebrachii medialis,* Hautnerv der medialen Unterarmseite. Aus dem Fasciculus medialis zur Haut der Medialseite des Unterarmes.
6. *N. radialis,* Speichennerv. Aus dem Fasciculus posterior. Mit der A. profunda brachii im Sulcus nervi radialis um die Hinterfläche des Humerus zu dessen lateraler Seite. Zwischen M. brachialis und M. brachioradialis nach vorn in die Ellenbeuge. Hier Teilung in *Ramus superficialis* und *Ramus profundus.*
a) Äste am Oberarm:
Rami musculares zum M. triceps. Entspringen proximal vom Sulcus nervi radialis.

N. cutaneus brachii posterior. Zur Hinterseite des Oberarmes.
N. cutaneus antebrachii posterior. Zur Hinterseite der Haut des Unterarmes.
b) Äste am Unterarm:
α) *Ramus superficialis.* Er gelangt innen am M. brachioradialis nach distal, unterkreuzt dessen Sehne und erreicht auf diese Weise den Handrücken. Aus ihm entspringen fünf *Nn. digitales dorsales.* Sie ziehen zu beiden Seiten des 1. und 2. und zur Radialseite des 3. Fingers. Insgesamt versorgen sie $2^{1}/_{2}$ Finger an der Dorsalseite sensibel, von radial aus gerechnet.
β) *Ramus profundus.* Er durchbohrt den M. supinator, erreicht dadurch die Streckseite des Unterarmes und verläuft zwischen oberflächlichen und tiefen Streckern nach distal. Aus ihm gehen *Rami musculares* für alle Strecker des Unterarmes und die Muskeln der radialen Gruppe (M. brachioradialis, M. extensor carpi radialis longus und brevis) hervor.

 Der N. radialis ist am Humerusschaft im Sulcus n. radialis gefährdet, sein Ramus profundus am Collum radii.

Nn. thoracici, Brustnerven

Im Brustbereich bilden die Rami ventrales keine Geflechte, sondern bleiben segmental gegliedert. Da sie zwischen den Rippen verlaufen, heißen sie *Nn. intercostales,* Zwischenrippennerven (Abb. 199a).
Sie treten zwischen die Mm. intercostales externi und interni ein. Die oberen 6 ziehen nach vorn zum Sternum, die unteren 6 verlassen die Zwischenrippenräume und gelangen zwischen dem M. transversus abdominis und dem M. obliquus abdominis internus in der Bauchwand nach vorn. Sie enden neben der Medianlinie. Der 10. Interkostalnerv endet in Höhe des Nabels, der 12., auch N. subcostalis genannt (unter der 12. Rippe liegender Nerv), eine Handbreite oberhalb der Symphyse.
Äste der Nn. intercostales:
1. *Rami musculares* für Interkostalmuskeln und die Muskeln der vorderen Bauchwand.
2. *Rami pleurales.* Aus den oberen 6 Interkostalnerven zur Pleura, sensibel.
3. *Rami peritoneales.* Aus den unteren 6 Interkostalnerven zum Peritoneum, sensibel.
4. *Rami cutanei laterales.* Sensible Äste zur Haut der seitlichen Brust- und Bauchwand.

5. *Rami cutanei anteriores.* Die sensiblen Endäste der Interkostalnerven. Sie liegen lateral vom Sternum bzw. lateral der Linea alba. Aus den oberen Rami cutanei anteriores zweigen sensible Äste für die Brustdrüse ab.

Plexus lumbalis, Lendengeflecht
(Abb. 198)

Das Lendengeflecht bildet sich aus den Rami ventrales der Segmente Th$_{12}$ (zum Teil), L$_1$, L$_2$, L$_3$, L$_4$ (zum Teil).
Äste:
1. Direkte kurze *Rami musculares* für M. quadratus lumborum und M. psoas major.
2. *N. iliohypogastricus,* unterer Bauchwandnerv. Ein motorischer und sensibler Nerv. Liegt unterhalb des N. subcostalis, diesem parallel. Zieht zwischen M. quadratus lumborum und Niere nach lateral. Tritt in die vordere Bauchwandmuskulatur ein, endet oberhalb des äußeren Leistenringes. Entsendet *Rami musculares* für die breiten Bauchmuskeln und *Hautäste* (Rami cutanei) zur Hüfte und dem Gebiet oberhalb der Symphyse.
3. *N. ilioinguinalis,* Bauchwand-Leistennerv. Ein motorischer und sensibler Nerv. Verläuft caudal von N. iliohypogastricus, diesem etwa parallel, schräg durch die Bauchwandmuskulatur, durch den äußeren Leistenring zur Haut des Scrotums bzw. der großen Schamlippen. Er gibt *motorische Äste* für die breiten Bauchwandmuskeln ab und *sensible* zur Haut des Scrotums bzw. bei der Frau zur Haut der großen Schamlippen.
4. *N. genitofemoralis,* Oberschenkel-Geschlechtsnerv. Zieht schräg durch den M. psoas major und vor diesem nach abwärts. Teilt sich in *Ramus genitalis* und *Ramus femoralis.* Der *Ramus genitalis* gelangt durch den Leistenkanal zum M. cremaster (Hodenheber) und zur Haut des Scrotums. Bei der Frau versorgt der Ramus genitalis nur die Haut der großen Schamlippen. Der *Ramus femoralis* zieht durch die Lacuna vasorum und innerviert die Haut unterhalb des Leistenbandes.
5. *N. cutaneus femoris lateralis,* Hautnerv der lateralen Oberschenkelseite. Ein sensibler Nerv, der von kranial-medial nach kaudal-lateral die Darmbeingrube durchzieht und dicht medial der Spina iliaca anterior superior die laterale Seite der Haut des Oberschenkels erreicht.
6. *N. femoralis,* Oberschenkelnerv. Ein motorischer und sensibler Nerv. Zwischen M. psoas major und M. iliacus unterhalb des Leistenbandes durch die Lacuna musculorum. Entsendet *Rami musculares* zum M. iliacus, M. psoas major, M. pectineus, M. sartorius, M. quadriceps femoris. Mehrere *Rami cutanei femoris anteriores* versorgen die Haut der Vorderseite des Oberschenkels. Ein besonders langer Hautast ist der *N. saphenus*[181]. Er zieht an der Innenseite der unteren Extremität bis zum inneren Knöchel und gibt während seines Verlaufs zahlreiche Hautäste ab.
7. *N. obturatorius,* Nerv des Canalis obturatorius. Motorisch und sensibel. Gelangt durch den Canalis obturatorius in der Seitenwand des kleinen Beckens zur Adduktorengruppe. Entsendet *Rami musculares* für den M. obturatorius externus, M. adductor longus, M. adductor brevis, M. pectineus, M. gracilis und M. adductor magnus (ventraler Teil). Ein *sensibler Endast* verläuft zwischen M. adductor longus und adductor brevis zur Innenseite der Haut des Oberschenkels.

Plexus sacralis, Kreuzbeingeflecht
(Abb. 198 und 199)

Er umfasst die Segmente L$_4$ (zum Teil), L$_5$, S$_1$, S$_2$, S$_3$. Die Rami ventrales dieser Segmente vereinigen sich in der seitlichen Wand des kleinen Beckens zu einer dreieckigen Nervenplatte.
Äste:
1. Direkte kurze *Rami musculares* für die kleinen Hüftmuskeln (M. gemellus superior, M. gemellus inferior, M. obturatorius internus, M. quadratus femoris, M. piriformis).
2. *N. gluteus superior,* oberer Gesäßnerv: Durch das Foramen suprapiriforme zu M. gluteus medius, M. gluteus minimus und M. tensor fascia latae.
3. *N. gluteus inferior,* unterer Gesäßnerv. Durch das Foramen infrapiriforme zum M. gluteus maximus.
4. *N. cutaneus femoris posterior,* Hautnerv der hinteren Oberschenkelseite. Ein sensibler Nerv, der durch das Foramen infrapiriforme zur Haut der Hinterseite des Oberschenkels gelangt und als *Nn. clunium inferiores* zur unteren Gesäßgegend zieht.
5. *N. ischiadicus,* Ischiasnerv, Sitzbeinnerv. Motorisch und sensibel. Bildet die Fortsetzung des Plexus sacralis. Durch das Foramen infrapiriforme. Liegt danach auf einer Verbindungslinie zwischen Trochanter major und Tuber ischiadicum an der Grenze zwischen innerem und mittlerem Drittel. Unter der ischiocruralen Gruppe

---
[181] saphenus = verborgen

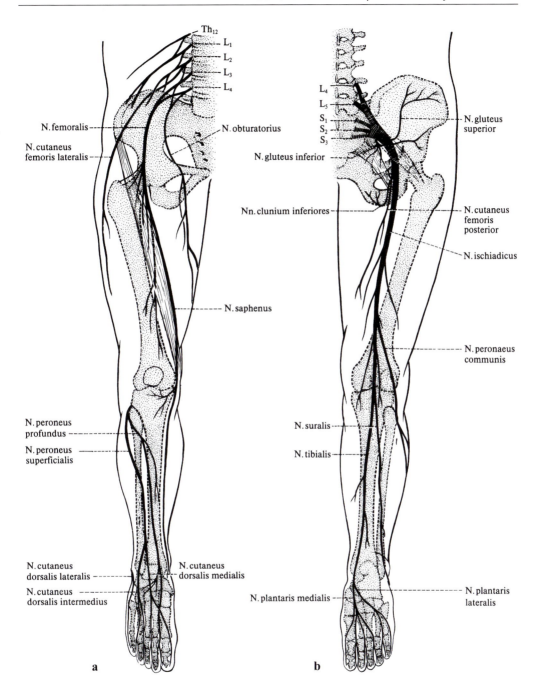

Abb. 198: Nerven der unteren Extremität; **a:** von vorn; **b:** von hinten

nach distal. Teilt sich meist im Bereich der proximalen Begrenzung der Kniekehle in seine Äste, den N. tibialis und den N. peroneus communis. Nicht selten liegt die Teilung des N. ischiadicus weiter proximal, in einzelnen Fällen bereits im Foramen infrapiriforme. Er entsendet *Rami musculares* zum M. adductor magnus (dorsaler Teil, M. semitendinosus, M. semimembranosus und M. biceps femoris).

a) *N. tibialis,* Schienbeinnerv. Setzt den Verlauf des N. ischiadicus in der Kniekehle fort, gelangt unter den M. soleus und zieht am Unterschenkel zwischen diesem und den tiefen Beugern in Richtung auf den inneren Knöchel.
Äste:
α) *N. suralis,* Wadennerv. Sensibel. Entspringt in der Kniekehlengegend und versorgt die Haut der Wade und des lateralen Fußrandes; *N. cutaneus dorsalis lateralis.*
β) *Rami musculares.* Für alle Beuger des Unterschenkels (M. popliteus, M. triceps surae, M. tibialis posterior, M. flexor digitorum longus, M. flexor hallucis longus).
γ) *Endäste* am inneren Knöchel:
N. plantaris medialis, medialer Fußsohlennerv. Versorgt über 3 *Nn. digitales plantares communes,* die sich jeweils in 2 *Nn. digitales plantares proprii* aufteilen, beide Seiten der 1., 2., 3. und die mediale Seite der 4. Zehe. Zusammengefasst: $3^1/_2$ Zehen an der Plantarseite sensibel, von medial aus gerechnet. *Rami musculares* innervieren den M. flexor digitorum brevis, den M. abductor hallucis, den M. flexor hallucis brevis und den M. lumbricalis I.
N. plantaris lateralis, lateraler Fußsohlennerv. Er zieht zwischen M. flexor digitorum brevis und M. quadratus plantae zum äußeren Fußrand. Versorgt über 2 *Nn. digitales plantares communes,* die sich wiederum in *Nn. digitales plantares proprii* aufteilen, die laterale Seite der 4. und beide Seiten der 5. Zehe. Insgesamt $1^1/_2$ Zehen an der Plantarseite sensibel, von lateral gerechnet. *Rami musculares* verlaufen zum M. quadratus plantae, zu den Muskeln des Kleinzehenballens (M. abductor digiti minimi und M. flexor digiti minimi brevis), dem M. adductor hallucis, den Mm. lumbricales II, III und IV und den Mm. interossei plantares und dorsales.

b) *N. peroneus communis,* gemeinsamer Wadenbeinnerv. Ein motorischer und sensibler Nerv. Durchzieht an der Innenseite des M. biceps femoris die Kniekehle und teilt sich unmittelbar unterhalb vom Caput fibulae in den N. peroneus superficialis und den N. peroneus profundus.
α) *N. peroneus superficialis,* oberflächlicher Wadenbeinnerv. Er tritt zwischen M. peroneus longus und M. peroneus brevis hindurch zur Streckseite des Unterschenkels und danach zum Fußrücken. Er innerviert über *Rami musculares* den *M. peroneus longus* und *brevis* und über den *N. cutaneus dorsalis medialis* und den *N. cutaneus dorsalis intermedius,* die sich wiederum in *Nn. digitales dorsales* aufteilen, die Haut am Fußrücken und der Dorsalseite der Zehen.
β) *N. peroneus profundus,* tiefer Wadenbeinnerv. Er gelangt unterhalb des Caput fibulae, indem er den M. extensor digitorum longus durchbohrt, zwischen die Strecker des Unterschenkels. Er liegt zunächst zwischen M. tibialis anterior und M. extensor digitorum longus und weiter distal zwischen M. tibialis anterior und M. extensor hallucis longus. Er innerviert mit *Rami musculares* die Strecker des Unterschenkels (M. tibialis anterior, M. extensor digitorum longus, M. extensor hallucis longus) und am Fußrücken den M. extensor hallucis brevis und den M. extensor digitorum brevis. Ein kleiner *sensibler Ast,* der sich in 2 *Nn. digitales dorsales* teilt, innerviert die Haut der einander zugekehrten Seiten der 1. und 2. Zehe.

Plexus pudendus, Schamgeflecht

Der Plexus pudendus bildet sich aus den Rami ventrales der Segmente S_1, S_2, S_3, S_4.
N. pudendus, Schamnerv. Motorisch und sensibel. Er stellt die Fortsetzung des Plexus dar. Verlässt durch das Foramen infrapiriforme das kleine Becken und zieht durch das Foramen ischiadicum minus wieder in das kleine Becken zu dessen lateraler Wand.
Äste:
a) *Nn. rectales inferiores,* untere Mastdarmnerven. Zur Haut des Anus und zum M. levator ani und M. sphincter ani externus.
b) *N. perinei,* Dammnerv. Zur Haut des Dammes und des Scrotums (bei der Frau zur Haut der großen und kleinen Schamlippen).
c) *N. dorsalis penis,* dorsaler Nerv des Gliedes (bei der Frau: N. dorsalis clitoridis – dorsaler Nerv des Kitzlers). Zum M. transversus perinei profundus, M. sphincter urethrae, zur Haut des Penis (der Clitoris) und zur Schleimhaut der Harnröhre.

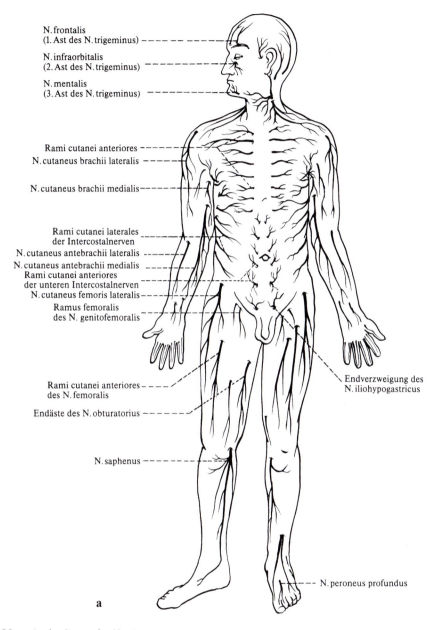

Abb. 199: **a** Ausbreitung der Hautnerven, von vorn

Plexus coccygeus, Steißgeflecht

Es entstammt den Segmenten S_4, S_5 und C_0. Es entsendet sensible Äste zur Haut der Steißbeingegend.

Rami dorsales (Abb. 199)

Alle Rami dorsales ziehen zur Dorsalseite des Stammes. Sie gliedern sich in einen Ramus medialis und lateralis. Sie enthalten sensible, motorische und sympathische

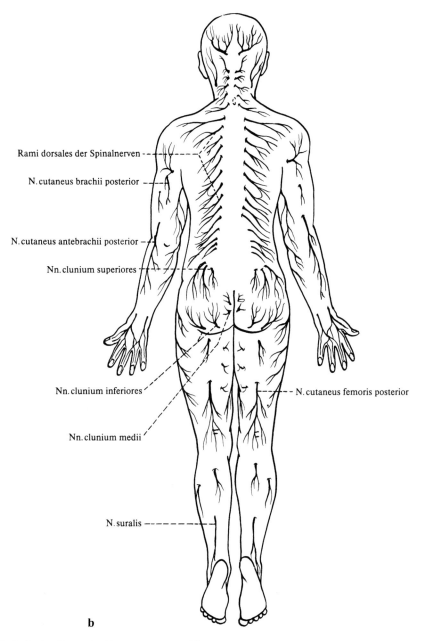

Abb. 199: b Ausbreitung der Hautnerven, von hinten

Die segmentale Innervation der Körperoberfläche

Abbildung 199 zeigt die sensible Versorgung der Haut, wie sie durch die Hautnerven erfolgt. Die aus Rami ventrales stammenden Hautnerven entspringen aber meist aus mehreren Segmenten, sodass die Abbildung 199 nichts über die direkte Beziehung zwischen den *einzelnen Rückenmarksegmenten und den dazugehörigen Hautgebieten* aussagt. Die Korrelation wird erst deutlich, wenn man von den speziellen Hautnerven absieht und lediglich die Ausbreitung der aus *einem Segment* entspringenden sensiblen Nervenfasern ins Auge fasst. Daraus ergibt sich die *segmentale Innervation* der Körperoberfläche, wie sie auf Abbildung 201 (a–i) dargestellt ist. Man bezeichnet die segmental gegliederten Hautbezirke als *Dermatome*. Diese beginnen mit dem zweiten Cervicalsegment (C_2)[182] und reichen bis zum Coccygealsegment (C_0). Sie verlaufen am Rumpf quer, an den Extremitäten in Längsrichtung. Sie überschreiten die Mittellinie nur im Bereich des Dammes und Anus. Aneinander grenzende Dermatome überlagern sich dachziegelförmig.

Zur Bestimmung der Dermatomgrenzen dienen zahlreiche Methoden. Man kann sie unter anderem durch Prüfung des Reiz- und Ausfalleffektes einer Wurzel festlegen. Dabei ergibt sich, dass die Ausdehnung der Dermatome für die verschiedenen Reizqualitäten unterschiedlich ist. Die größten Unregelmäßigkeiten und Überlagerungen zeigen die Tastdermatome, sodass bei Ausfall eines Segments keine Tastminderung eintritt. Die Schmerzdermatome sind kleiner. Sie decken sich vielfach nicht mit den Tastdermatomen. Den geringsten Raum nehmen die Temperaturdermatome ein.

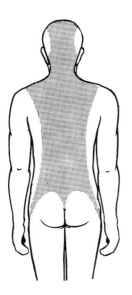

Abb. 200: Innervationsgebiet der Rr. dorsales

Fasern. Nur der Ramus dorsalis von C_1 besitzt keine sensiblen Fasern.

Besonders benannte Rami dorsales sind:
1. *N. occipitalis major,* großer Hinterhauptsnerv. Er kommt aus C_2 und versorgt zum Teil die Nackenmuskulatur und die Kopfhaut bis zum Scheitel.
2. *Nn. clunium superiores,* obere Gesäßhautnerven. Entstammen L_1, L_2, L_3. Innervieren den oberen Teil der Gesäßhaut.
3. *Nn. clunium medii,* mittlere Gesäßhautnerven. Aus S_1, S_2, S_3. Zu den mittleren Abschnitten der Gesäßhaut.

Man kann das sensible Innervationsgebiet *aller Rami dorsales* in folgender Weise zusammenfassen (Abb. 200): Die Begrenzungslinie beginnt im Bereich des Scheitels, erstreckt sich über den Processus mastoideus zum Acromion und von hier, leicht einwärts gewölbt, zum Trochanter major. An diesem biegt sie spitzwinklig nach kranial um und verläuft, nach proximal stark konvex geformt, zur Steißbeinspitze. Hier vereinen sich die Linien beider Seiten.
Motorisch versorgen die Rami dorsales Nackenmuskulatur und dorsale Stammesmuskulatur.

---

[182] C_1 enthält keine sensiblen Fasern (s.o.)

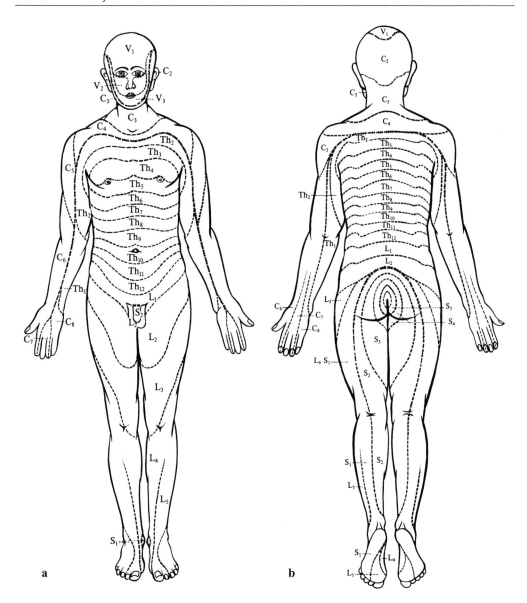

Abb. 201: a – i Dermatome (nach Hansen-Schliack)
—- Grenzen zwischen fortlaufenden Segmenten
++ ++ Hiatuslinien = Axiallinien, die nichtfortlaufende Segmente voneinander trennen
a Dermatome von ventral; **b** Dermatome von dorsal; **c** Armdermatome von lateral; **d** Dermatome des Rumpfes von lateral; **e** Gliederung der drei Trigeminusäste (V_1, V_2, V_3) und der oberen Halsdermatome; **f** Dermatome der Achselhöhle; **g** Dermatome der Außenseite des linken Beines; **h** Dermatome der Innenseite des linken Beines; **i** Dermatome des Dammes

Animales oder zerebrospinales Nervensystem 325

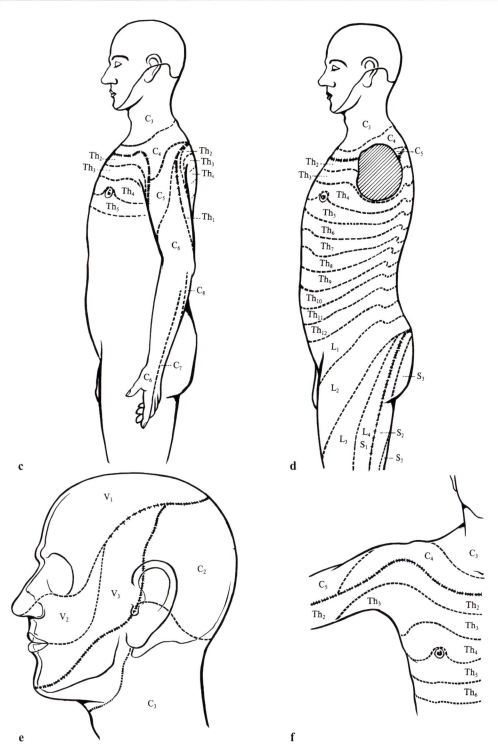

Abb. 201: (Fortsetzung)

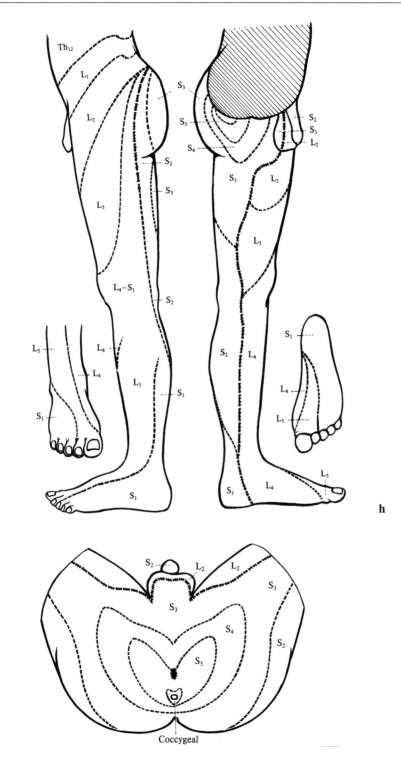

Abb. 201: (Fortsetzung)

Vegetatives Nervensystem

Man gliedert das vegetative Nervensystem in den *Sympathikus* und den *Parasympathikus*. Wenn man von Einzelheiten absieht, kann man allgemein formulieren, dass der Sympathikus den Ablauf der Lebensvorgänge beschleunigt und der Parasympathikus diese hemmt. Sympathische wie parasympathische Funktionen laufen ohne Kontrolle des Bewusstseins ab. Um diese Selbständigkeit zu kennzeichnen, nennt man das vegetative Nervensystem auch *autonomes Nervensystem*. Es besitzt enge Beziehung zu seelischen Vorgängen (Schmerz, Freude). Auf diese Weise kann das Gefühlsleben auf das vegetative Nervensystem Einfluss nehmen und umgekehrt das vegetative Nervensystem die Seelenlage (Stimmung) beeinträchtigen.

Die Trennung in Sympathikus und Parasympathikus ist in erster Linie funktioneller Natur, da man morphologisch sympathische und parasympathische Nervenfasern auch mikroskopisch nicht unterscheiden kann. Bestimmte Teile des vegetativen Nervensystems werden jedoch durch entsprechende pharmakologische Drogen gehemmt, andere angeregt. So lähmt z. B. das Atropin den Parasympathikus, während der Sympathikus unbeeinflusst bleibt, und das Adrenalin fördert den Sympathikus, während es auf den Parasympathikus keine Wirkung zeigt. Es sind also experimentell erhobene Befunde, welche die Unterscheidung gebieten.

Sympathikus

Man gliedert den Sympathikus in einen *zentralen* und einen *peripheren Anteil*. Der *zentrale Teil* befindet sich im *Rückenmark* im Nucleus intermediolateralis zwischen den Segmenten C_8 und L_3. Der *periphere Anteil* des Sympathikus besteht aus dem sog. *Grenzstrang* und unpaaren Ganglien vor der Wirbelsäule, den *prävertebralen Ganglien*. Die *sympathischen Nervenfasern* verlaufen entweder selbständig, in Spinalnerven oder als Gefäßgeflechte.

Truncus sympathicus, Grenzstrang
(Abb. 202)

Er besteht aus 22–25 Ganglien, die paarig seitlich der Wirbelsäule liegen. Sie sind in Längsrichtung durch Rami interganglionares[183] verbunden. Man unterscheidet eine *Pars cervicalis* (Halsteil), *Pars thoracica* (Brustteil), *Pars abdominalis* (Bauchteil) und *Pars pelvina* (Beckenteil).

Pars cervicalis

Die Pars cervicalis besteht aus 3 Ganglien, dem *Ganglion cervicale superius,* dem *Ganglion cervicale medium* und dem *Ganglion cervicale inferius.*
Ganglion cervicale superius (oberes Halsganglion). Es liegt in Höhe des Querfortsatzes des 2. und 3. Halswirbels. Seine präganglionären Fasern (vor dem Ganglion liegende Fasern) stammen aus dem Nucleus intermediolateralis der Segmente C_8–Th_3. Das bedeutet, dass diese Fasern zunächst mit den Vorderwurzeln der entsprechenden Spinalnerven das Rückenmark verlassen, sich dann von den Vorderwurzeln lösen und in das untere Halsganglion bzw. das 1.–3. Brustganglion eintreten. In den genannten Ganglien schalten die Fasern jedoch nicht um, sondern ziehen über Rami interganglionares nach kranial bis zum Ganglion cervicale superius. Erst erfolgt die Umschaltung.
Die postganglionären Fasern verlaufen vom oberen Halsganglion nach peripher. Dabei handelt es sich um folgende Äste:
Nach kranial:
1. Der *N. jugularis,* Drosselnerv. Verbindet sich mit dem N. vagus und dem N. glossopharyngeus.
2. *N. caroticus externus,* äußerer Halsschlagadernerv. Schließt sich der A. carotis externa an und formt sich durch vielfältige Verzweigungen zum *Plexus caroticus externus* um. Dieser entsendet sympathische Äste zum *Ganglion submandibulare* (Unterkieferganglion) für die Glandula submandibularis, die Glandulae sublinguales und

---

[183] interganglionaris = zwischen den Ganglien

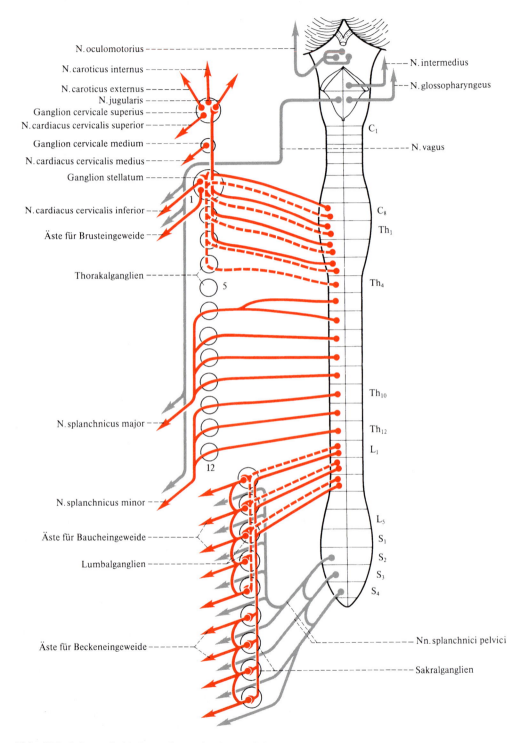

Abb. 202: Schematische Darstellung des Sympathikus (rot) und Parasympathikus (grau)

die Zungendrüsen. Außerdem entspringen aus dem Plexus caroticus externus sympathische Fasern zum *Ganglion oticum* (Ohrganglion) für die Glandula parotis.
3. *N. caroticus internus,* innerer Halsschlagadernerv. Er gelangt zur A. carotis interna und bildet an der Arterie den *Plexus caroticus internus.* Aus diesem entspringt der *N. petrosus profundus* (tiefer Felsenbeinnerv) zum *Ganglion pterygopalatinum* (Ganglion der Flügelgaumengrube) für die Glandulae nasales (Nasendrüsen), Glandulae palatinae (Gaumendrüsen) und Glandulae lacrimales (Tränendrüsen). Der Plexus caroticus internus entsendet weiterhin einen sympathischen Ast zum *Ganglion ciliare* (Strahlenkörperganglion) für den M. dilatator pupillae (Pupillenerweiterer), M. orbitalis (Augenhöhlenmuskel) und die Mm. tarsales (Lidmuskeln).

Nach kaudal:
1. *Rami laryngopharyngei* (für Kehlkopf und Schlund).
2. *N. cardiacus cervicalis superior,* oberer Herznerv. Zum Plexus cardiacus (Herzgeflecht).
Ganglion cervicale medium (mittleres Halsganglion). In Höhe des 6. Halswirbelquerfortsatzes, kann auch fehlen. Der wichtigste Ast ist der *N. cardiacus cervicalis medius* (mittlerer Herznerv) zum Plexus cardiacus.
Ganglion cervicale inferius (unteres Halsganglion). Ist in 75% der Fälle mit dem 1. Brustganglion des Grenzstranges zum Ganglion stellatum[184] verschmolzen. Es liegt zwischen dem 7. Halswirbelquerfortsatz und dem Köpfchen der 1. Rippe. Die präganglionären Fasern stammen aus dem Nucleus intermediolateralis der Segmente C_8–Th_4. Die postganglionären Fasern bilden folgende Äste:
1. *Rami communicantes grisei,* graue verbindende Fasern. Zum Plexus brachialis.
2. *Gefäßgeflechte* für Kopf und Hals. Bewirken Gefäßkontraktion und regen die Schweißdrüsensekretion an.
3. *N. cardiacus cervicalis inferior,* unterer Herznerv. Zum Plexus cardiacus.
4. *Direkte Äste* zu Trachea, Bronchien, Lunge, Oesophagus, Schilddrüse und Nebenschilddrüse.

Pars thoracica

Sie besteht aus 10–12 Ganglien, *Ganglia thoracica* (Brustganglien), welche jederseits vor den Köpfchen der Rippen liegen. Sie sind segmental über präganglionäre Rami communicantes albi (weiße verbindende Äste) mit dem Nucleus intermediolateralis der Segmente Th_1 bis Th_{12} und über Rami communicantes grisei mit den Spinalnerven verbunden.

Postganglionäre Fasern (Äste):
1. *Rami communicantes grisei.* Zum Plexus brachialis und zu den Nn. intercostales.
2. *Nn. cardiaci thoracici,* Herznerven des Brustgebietes. Von den kranialen 5 Brustganglien zum Plexus cardiacus.
3. *Rami bronchiales.*
4. *Rami oesophagei.*
5. *Plexus aorticus thoracicus.* Gefäßgeflecht des Brustteils der Aorta. Setzt sich in den Plexus aorticus abdominalis (Geflecht des Bauchteils der Aorta) fort.
6. *N. splanchnicus major,* großer Eingeweidenerv. Entspringt aus dem Nucleus intermediolateralis von Th_5, Th_6, Th_7, Th_8 und Th_9. Verlässt mit den entsprechenden Vorderwurzeln das Rückenmark und durchzieht ohne Umschaltung das 6.–9. Brustganglion des Grenzstranges. Er gelangt als einheitlicher Nerv durchs Zwerchfell zum *Ganglion coeliacum* (Bauchganglion), das als unpaares Ganglion in Höhe des 12. Brustwirbels liegt, und zum *Ganglion mesentericum superius* (oberes Gekröseganglion), ebenfalls ein unpaares Ganglion, unterhalb des Ganglion coeliacum. In diesen beiden Ganglien erfolgt die Umschaltung. Danach begleiten die Nervenfasern als Geflechte die Arterien. Da das Ganglion coeliacum den Truncus coeliacus umlagert, folgen die aus ihm hervorgehenden postganglionären Fasern den Ästen des Truncus coeliacus. Das Ganglion mesentericum superius umgibt den Abgang der A. mesenterica superior. Die postganglionären Fasern schließen sich dieser Arterie und deren Ästen an. Über die Gefäßgeflechte gelangen die sympathischen Fasern, welche aus dem N. splanchnicus major hervorgehen, zu den Organen, die von den entsprechenden Arterien versorgt werden.
7. *N. splanchnicus minor,* kleiner Eingeweidenerv. Entspringt aus dem Nucleus intermediolateralis der Segmente Th_{10}, Th_{11}, Th_{12}. Verlässt über die entsprechenden Vorderwurzeln das Rückenmark und durchzieht unumgeschaltet das 10.–12. Brustganglion des Grenzstranges. Als einheitlicher Nerv tritt er durchs Zwerchfell zum *Ganglion coeliacum, Ganglion mesentericum superius* und *Ganglion mesentericum inferius* (unteres Gekröseganglion), das als unpaares Ganglion unterhalb des Ganglion mesentericum superius am Abgang der A. mesenterica

---
[184] Ganglion stellatum = sternförmiges Ganglion

inferior liegt. In den drei genannten Ganglien wird auf die postganglionären Fasern umgeschaltet. Danach ziehen die sympathischen Nervenfasern über Geflechte der entsprechenden Arterien zu den Organen.

N. splanchnicus major und N. splanchnicus minor versorgen: Magen, Dünndarm, Dickdarm, Leber, Gallenblase, Niere, Nebenniere, Pankreas und Milz sowie Hoden bzw. Eierstock.

Pars abdominalis

Sie umfaßt 4–5 paarige Ganglien, die sich seitlich der Lendenwirbelsäule befinden und deshalb *Ganglia lumbalia* (Lendenganglien) heißen. Sie sind mit den Brustganglien des Grenzstranges und untereinander wiederum durch Rami interganglionares verbunden. Die präganglionären Rami communicantes albi stammen aus dem Nucleus intermediolateralis von L_1–L_3.

Postganglionäre Fasern (Äste):
1. *Rami communicantes grisei.* Zum Plexus lumbalis.
2. *Plexus aorticus abdominalis.* Die Fortsetzung des Plexus aorticus thoracicus. Besitzt Verbindungen zu den unpaaren prävertebralen Ganglien (Ganglion coeliacum, Ganglion mesentericum superius und inferius).
3. *Plexus hypogastricus*[185] *superior.* Zwischen der Teilung der Aorta und dem Promontorium.

Pars pelvica

Sie wird von 4 paarigen *Ganglia sacralia* (Kreuzbeinganglien) gebildet, die auf der Beckenfläche des Kreuzbeines liegen. Der distale Abschluss erfolgt durch das unpaare *Ganglion coccygeum* (Steißbeinganglion).

Da das sympathische Rückenmarkzentrum bei L_3 aufhört, können die präganglionären Fasern der Pars pelvica nicht segmental in gleicher Höhe entspringen, sondern müssen ihren Weg vom Nucleus intermediolateralis der Segmente L_1, L_2, L_3 über die Ganglia lumbalia und deren Rami interganglionares nehmen, um zu den Ganglia sacralia zu gelangen.

Postganglionäre Fasern (Äste):
1. *Rami communicantes grisei.* Zum Plexus sacralis und Plexus pudendus.
2. *Plexus hypogastricus inferior.* Erstreckt sich an der seitlichen Wand des kleinen Beckens vom Rectum bis zur Harnblase. Steht mit dem Plexus hypogastricus superior in Verbindung. Beide Plexus enthalten nicht nur sympathische Fasern, sondern besitzen auch Verbindungen mit den *parasympathischen Nn. splanchnici pelvici* (Beckeneingeweidenerven). Vom Plexus hypogastricus inferior gehen die Organgeflechte des kleinen Beckens aus. Es sind bei beiden Geschlechtern der Plexus rectalis (Mastdarmgeflecht) und der Plexus vesicalis (Harnblasengeflecht). Außerdem zweigen beim Mann ab: der Plexus prostaticus (Geflecht der Prostata), der Plexus deferentialis (Geflecht des Samenleiters), der Plexus vesiculae seminalis (Geflecht der Samenbläschen) und die Nn. cavernosi penis (Nerven für den Schwellkörper des Penis, bewirken Erektion und Ejakulation); bei der Frau: der Plexus uterovaginalis (Frankenhäuser[186]-Geflecht an Uterus und Vagina) und die Nn. cavernosi clitoridis (Nerven für den Schwellkörper der Clitoris).

Prävertebrale Ganglien, Ganglien vor der Wirbelsäule

Es handelt sich um unpaare Ganglien, welche die Abgangsstellen großer Arterien umgeben. Zu ihnen gehören das *Ganglion coeliacum* (Bauchganglion) am Abgang des Truncus coeliacus, das *Ganglion mesentericum superius* (oberes Gekröseganglion) am Abgang der A. mesenterica superior und das *Ganglion mesentericum inferius* (unteres Gekröseganglion) am Abgang der A. mesenterica inferior. In diesen drei Ganglien schalten die efferenten sympathischen Fasern um und schließen sich danach den entsprechenden Arterien an, über die sie die einzelnen Organe des Bauches erreichen. Zusammengefasst, versorgen die postganglionären Fasern dieser drei prävertebralen Ganglien folgende Organe: Nebenniere, Niere, Hoden bzw. Eierstock, Magen, Leber, Gallenblase, Pancreas, Milz, Dünn- und Dickdarm.

Eingeweidereflexbogen (Abb. 203)

Die Verbindungen zwischen Rückenmark und Eingeweiden bestehen nicht nur aus efferenten[187], sondern auch aus afferen-

---

[185] hypogastricus = unterhalb des Magens

[186] Frankenhäuser, Ferdinand (1832–1894), Gynäkologe in Zürich

[187] efferent = wegtragend

ten[188] Fasern. Das bedeutet, dass sowohl Reize vom Rückenmark zur Peripherie gelangen als auch von der Peripherie zum Rückenmark. Die Verknüpfung von efferenten und afferenten sympathischen Fasern nennt man *Eingeweidereflexbogen*. Dessen Aufbau ist folgender:

Die Zellen der *efferenten Fasern* liegen im Nucleus intermediolateralis. Sie verlassen das Rückenmark über die Vorderwurzel, durchziehen unumgeschaltet das entsprechende Grenzstrangganglion und gelangen zu einem prävertebralen Ganglion. Erst hier erfolgt die Umschaltung vom 1. auf das 2. Neuron. Die Fasern des 2. Neurons erreichen als Gefäßgeflechte die Eingeweide. Die afferenten Fasern bestehen aus einem einzigen Neuron, und zwar handelt es sich um bipolare Nervenzellen mit einem langen peripheren und einem kürzeren zentralen Fortsatz. Die afferenten Fasern beginnen an den Eingeweiden, durchlaufen unumgeschaltet die prävertebralen Ganglien und Grenzstrangganglien und gliedern sich in die Hinterwurzel der Spinalnerven ein. So erreichen sie das Spinalganglion. Hier liegt der Körper der pseudounipolaren Ganglienzelle. Der Weg von den Eingeweiden bis hierher umfasst also den peripheren Fortsatz der pseudounipolaren Ganglienzelle. Ihr zentraler Fortsatz tritt über die Hinterwurzel ins Hinterhorn des Rückenmarks ein und endet in den Zellen des Nucleus intermediolateralis. Auf diese Weise wird der Eingeweidereflexbogen geschlossen. Durch seine Verbindungen mit sensiblen und motorischen Neuren bildet er die morphologische Grundlage für zahlreiche klinische Erscheinungen.

---

[188] afferent = herantragend

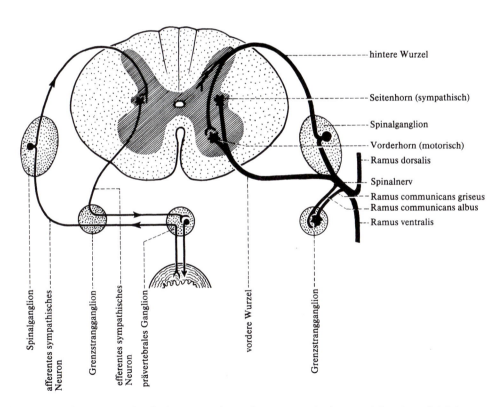

Abb. 203: Links Eingeweidereflexbogen; rechts Aufbau eines Spinalnerven (ohne Berücksichtigung der Faserart)

Head[189]-Zonen (Abb. 204 und 205)

Unter Head-Zonen versteht man abgrenzbare überempfindliche Hautgebiete, die bestimmten Eingeweiden entsprechen. Die anatomische Grundlage der Head-Zonen ist in Folgendem zu suchen:
Im Spinalganglion liegen die Nervenzellen der afferenten *sensiblen* Nervenfasern, die von der Haut kommen, und die Nervenzellen von afferenten *sympathischen* Fasern, die von den Eingeweiden ihren Ausgang nehmen, nebeneinander und sind häufig durch Schaltzellen verbunden. Dadurch ist es möglich, dass Reize, die in den Eingeweiden entstehen, im Spinalganglion auf sensible Bahnen übertragen werden. Das bedeutet, dass durch Reizung der Eingeweidenerven auch entsprechende Hautgebiete überempfindlich werden können.

Beispiel: Bei Entzündung der Magenschleimhaut tritt eine Überempfindlichkeit des Hautgebietes auf, das zum linken 8. Thorakalsegment gehört. Dabei verläuft der Reiz von der Magenschleimhaut unumgeschaltet durch das Ganglion coeliacum und durch das 8. Grenzstrangganglion zum Ganglion spinale des linken 8. Interkostalnerven. Hier springen die Erregungen auf sensible Bahnen über, die vom Hautgebiet des 8. Interkostalnerven kommen. Über diese sensiblen Bahnen wird die Erregung nach zentral weitergeleitet bis zum Gyrus postcentralis des Großhirns und hier so wahrgenommen, als würde sie direkt dem Hautgebiet des 8. Thorakalsegmentes entstammen.

[189] Head, Henry (1861–1940), Neurologe in London

Die Head-Zonen leisten wertvolle Dienste bei der Diagnostik innerer Erkrankungen (Abb. 205). Andererseits kann man über sie auf die Eingeweide therapeutisch Einfluss nehmen. Sie bilden die Grundlage für die Segmentmassage.

Verbindung zwischen Eingeweiden und Muskulatur (Abb. 206)

Reize, die im Bereich der Eingeweide entstehen, springen nicht nur auf sensible Bahnen über, sondern können auch über diese sensiblen Bahnen motorische Neuren erreichen und dadurch die Muskulatur zur Kontraktion bringen.

Beispiel: Bauchdeckenspannung bei akuten Erkrankungen des Bauchraumes. Der Reiz entsteht im Bauchraum, gelangt über afferente sympathi-

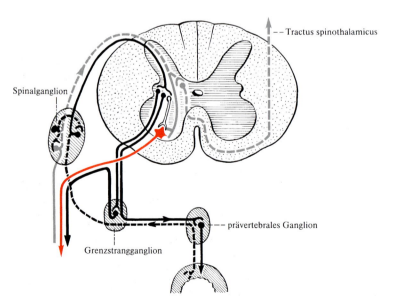

Abb. 204: Erregungsablauf (unterbrochene Linie), der zur Bildung der Head-Zone führt (s. Text)

Vegetatives Nervensystem 333

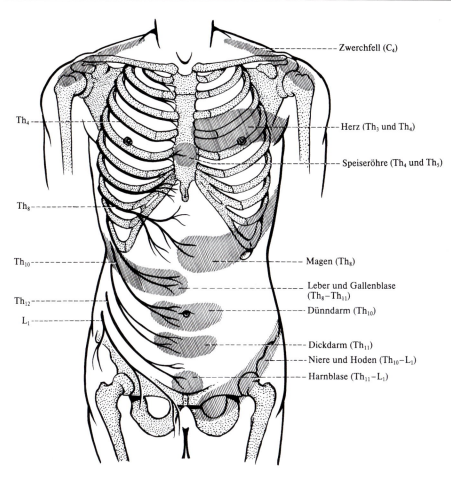

Abb. 205: Wichtige Head-Zonen des Rumpfes (schraffiert)

sche Fasern zum Spinalganglion. Hier erfolgt der Übersprung auf sensible Bahnen. Sie führen den Reiz zum Rückenmark und im Rückenmark nicht nur zum Großhirn, sondern auch zu motorischen Vorderhornzellen. Diese übertragen die Erregung auf die Bauchmuskeln. Eine zweite Möglichkeit besteht darin, dass der Reiz über afferente sympathische Fasern unmittelbar ins Rückenmark bis zum Nucleus intermediolateralis gelangt und über eine Schaltzelle zu motorischen Vorderhornzellen.

Verbindung zwischen Eingeweiden und Blutgefäßen (Abb. 206)

In den Eingeweiden entstehende Reize können auch über afferente und efferente sympathische Fasern verlaufen und auf diese Weise die Blutgefäße der Körperperipherie erreichen.

Beispiel: Hautrötung oder -blässe mit sekundärer Schwellung bei Erkrankung eines Bauchorgans. Der Reiz wird über afferente sympathische Fasern dem Rückenmark zugeleitet. Im Nucleus intermediolateralis geht er auf efferente sympathische Fasern über, welche durch die Vorderwurzel austreten und als Ramus communicans albus zum Grenzstrangganglion ziehen. Nach der Umschaltung auf den Ramus communicans griseus schließen sich die efferenten sympathischen Fasern den Spinalnerven an, wodurch der Reiz die Körperoberfläche erreicht. Die sympathischen Fasern treten sodann an die Blutgefäße heran. Sie sind die Vasokonstrik-

Abb. 206: Links Ablauf einer Erregung (unterbrochene Linien), die in den Eingeweiden beginnt, über das prävertebrale Ganglion, das Grenzstrangganglion und das Spinalganglion das Rückenmark erreicht und hier auf motorische Bahnen übergeht. – Rechts Ablauf einer Erregung (unterbrochene Linien), die von den Eingeweiden ausgeht, über das prävertebrale Ganglion, das Grenzstrangganglion und das Spinalganglion zum Rückenmark gelangt und hier auf sympathische Bahnen überspringt, welche nach Umschaltung im Grenzstrangganglion zu den Gefäßen ziehen

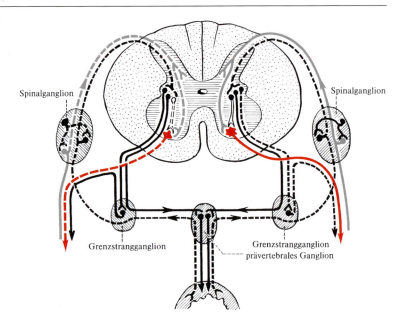

Abb. 207: Links Ablauf einer Erregung (unterbrochene graue Linie), die durch die Massage in der Körperperipherie entsteht, über das Spinalganglion das Rückenmark erreicht und hier auf efferente sympathische Bahnen übergeht, welche zu den Eingeweiden ziehen. – Rechts Aufbau eines Spinalnerven mit Berücksichtigung der Faserarten

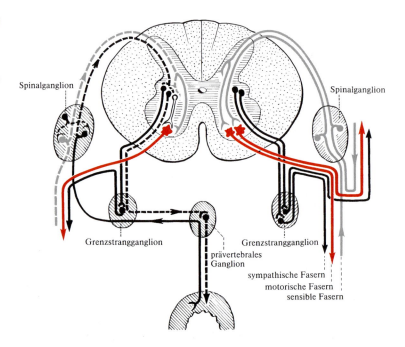

toren (Gefäßverenger). Der von den Eingeweiden ausgehende Reiz bewirkt nunmehr eine Störung der geordneten Innervation, auf welche Weise es entweder zur Hautrötung oder -blässe kommt. Die Schwellung tritt sekundär auf.

Die Segmentmassage hat zum Ziel, die Erregungsabläufe umzukehren. Sie will von der Körperoberfläche aus die inneren Organe günstig therapeutisch beeinflussen. Abbildung 207 zeigt den wahrscheinlichen Weg, den die Erregung nimmt. Sie gelangt über sensible Fasern in das Spinalganglion und springt hier z. T. auf sympathische Fasern über. Beide Faserarten erreichen über die Hirnwurzel den Nucleus intermediolateralis. Hier wird die Erregung auf efferente sympathische Fasern umgeschaltet. Diese passieren unumgeschaltet das Grenzstrangganglion und ziehen zu einem prävertebralen Ganglion. Nach erneuter Umschaltung treten sie an die Organe heran.

Die segmentale sympathische Innervation der inneren Organe ist Tabelle 13 zu entnehmen.

Tab. 13: Segmentale sympathische Innervation der inneren Organe (nach Förster)

Organe	Segmente
Herz und Aorta ascendens	Th_1-Th_4 (Th_5)
Lunge[1] und Bronchien	(Th_1) Th_2–Th_5 (Th_6–Th_9)
Oesophagus	Th_4, Th_5 (Th_6)
Magen – Cardia	(Th_5) Th_6, Th_7
Magen – Corpus	Th_7, Th_8
Magen – Pylorus	Th_8, Th_9
Dünndarm und Colon ascendens	(Th_9) Th_{10}–L_1
Appendix	(Th_{12}), L_1 (rechts)
Colon descendens und Rectum	L_1–L_3
Leber und Gallenblase	(Th_7) Th_8–Th_{11}
Pankreas	Th_8 (links)
Niere	Th_{10}–L_1
Ureter	(Th_8) Th_9–L_2
Harnblase	Th_{11}–L_1 (L_2, L_3)
Hoden und Nebenhoden	(Th_{11}) Th_{12}–L_3
Ovarium und Adnexe	(Th_{12}) L_1–L_3
Uterus	(Th_{12}) L_1–L_3
Mamma	Th_4–Th_6

[1] Nach Bestimmungen von Martin und Gratzel sind der Lunge die Segmente C_5–Th_4 (Th_5), der Pleura hingegen die Segmente C_4, Th_5–Th_{10} zuzuordnen.

Parasympathikus (Abb. 202)

Die parasympathischen Zentren liegen im Mesencephalon, Rhombencephalon und im sakralen Abschnitt des Rückenmarks. Zwischen diesen räumlich weit voneinander getrennten Anteilen bestehen Verbindungen, die jedoch in ihrem genauen Verlauf noch nicht bekannt sind. Man unterscheidet eine *Pars encephalica* (Hirnteil) und eine *Pars sacralis* (sakraler Teil) des Parasympathikus.

Pars encephalica

Zu ihr gehören die parasympathischen Kerne folgender Hirnnerven:

1. *N. oculomotorius.* Er besitzt einen unpaaren Kern für den M. ciliaris und einen paarigen Kern für den M. sphincter pupillae.
2. *N. glossopharyngeus* und *N. vagus*. Sie verfügen über zwei gemeinsame parasympathische Kerne, den Nucleus salivatorius inferior (unterer Speichelkern für Glandula parotis, Drüsen des Pharynx, der Trachea und des Ösophagus) und den Nucleus visceromotorius (für die glatte Muskulatur des Magen-Darm-Kanals bis zum Cannon-Böhm-Punkt).
3. *N. intermedius.* Seine parasympathischen Fasern entspringen aus dem Nucleus salivatorius superior (oberer Speichelkern für Glandula lacrimalis, Glandula submandibularis, Glandulae sublinguales und Glandulae linguales).

Der wichtigste periphere Anteil der Pars encephalica des Parasympathikus ist der N. vagus, da dieser Nerv vom Kopf bis zu den Baucheingeweiden

Die peripheren parasympathischen Fasern gliedern sich prinzipiell in unmittelbarer Nähe der Erfolgsorgane in sympathische Geflechte ein, sodass die Organgeflechte immer gemischt sind, das heißt aus sympathischen wie parasympathischen Anteilen bestehen. Während die sympathischen Fasern meist weit vor dem Erreichen des Erfolgsorgans umschalten (z. B. im Grenzstrang oder in den prävertebralen Ganglien), endet das 1. Neuron der parasympathischen Fasern meist erst in unmittelbarer Nähe oder in der Wandung des zu innervierenden Organs und schaltet auf das 2. Neuron um. Man bezeichnet diese Art der Umschaltung als intramurale[190] Umschaltung. Im Magen-Darm-Kanal erfolgt z. T. die parasympathische Umschaltung innerhalb der glatten Muskulatur und unterhalb der Schleimhaut (Plexus myentericus – Muskelgeflecht – und Plexus submucosus – Schleimhautgeflecht).

---

[190] murus = Mauer

Pars sacralis

Der Ursprung liegt im Nucleus intermediolateralis der Segmente S_2, S_3, S_4. Die von hier ausgehenden Nerven sind die *Nn. splanchnici pelvici* (Eingeweidenerven des Beckens). Sie verbinden sich mit dem *Plexus pudendus* und mit dem sympathischen *Plexus hypogastricus superior* und *inferior*. Der Plexus hypogastricus inferior ist als Grundgeflecht in der lateralen Wand des kleinen Beckens beschrieben worden. Von ihm gehen die einzelnen Organgeflechte aus. Das bedeutet, dass auch die parasympathischen Äste der Nn. splanchnici pelvici über diese Geflechte zu den Organen des kleinen Beckens gelangen. Die Umschaltung vom 1. auf das 2. Neuron erfolgt an den zahlreichen im kleinen Becken verstreut liegenden parasympathischen Ganglien.
Außer zum Becken entsenden die Nn. splanchnici pelvici Äste zum Darmkanal, distal vom Cannon-Böhm-Punkt. Zusammengefasst werden von der Pars sacralis des Parasympathicus folgende Organe innerviert: Darmkanal distal vom Cannon-Böhm-Punkt und sämtliche Organe des kleinen Beckens.

Wie bereits eingangs aufgezeigt, wirken Sympathikus und Parasympathikus oft einander entgegen. Während der Sympathikus die Lebensvorgänge anregt, sorgt der Parasympathikus mehr für deren Ökonomie. Die wichtigsten sympathischen und parasympathischen Wirkungen sind in Tabelle 14 zusammengestellt.

Tab. 14: Wirkungen von Sympathikus und Parasympathikus

	Sympathikus	**Parasympathikus**
Herz	Erhöhung der Frequenz	Senkung der Frequenz
Herzkranzarterien	Erweiterung	Verengung
Periphere Arterien	Verengung	Erweiterung
Muskulatur des Magen-Darm-Kanals	Hemmung der Peristaltik	Erregung der Peristaltik
Muskulatur der Bronchien	Erweiterung der Bronchien	Verengung der Bronchien
Speicheldrüsen	Hemmung der Sekretion (spärlicher zähflüssiger Speichel)	Anregung der Sekretion (reichlicher dünnflüssiger Speichel)
Nebennierenmark	Anregung der Adrenalinausschüttung	Hemmung der Adrenalinausschüttung
Schilddrüse	Anregung der Hormonabgabe	Hemmung der Hormonabgabe
Pupille	Erweiterung	Verengung
Penis	Ejakulation	Erektion

Haut und Sinnesorgane

Haut, Cutis (Abb. 208)

Die Haut bedeckt die gesamte Körperoberfläche. Da zahlreiche Nervenendkörperchen in sie eingelagert sind, die der Wahrnehmung von Druck-, Berührungs- und Temperaturreizen dienen, rechnet man sie zu den Sinnesorganen. Sie gliedert sich in *Epidermis* (Oberhaut) und *Dermis* (Lederhaut). Darunter befindet sich die *Subcutis* (Unterhautfettgewebe).

Oberhaut, Epidermis

Sie besteht aus mehrschichtigem verhorntem Plattenepithel. Der Grad der Verhornung und damit die Höhe der Epidermis sind unterschiedlich. Sie misst an den Stellen der stärksten Verhornung bis zu 5 mm, an denen geringer Verhornung nur etwa 30 µm. Das Verhornungsausmaß hängt von der mechanischen Beanspruchung ab. Stellen, die besonders Druck ausgesetzt sind, zeigen eine hohe Epidermis (Fußsohlenballen und Zehenballen, Fingerbeeren, Handballen, Rücken), Regionen mit geringer mechanischer Beanspruchung eine flache Epidermis (Beugestellen des Körpers: Ellenbeuge, Leistenbeuge, Kniekehle).

Die Epidermis ist mit der darunter liegenden Dermis aufs engste verbunden, indem sich einerseits Epithelzapfen in die Dermis einschieben und andererseits bindegewebige Papillen zwischen das Epithel vordringen. Auf diese Weise kommt eine Verzahnung von Epithel und Dermis zustande. Außerdem wird dadurch die Berührungsfläche von Epidermis und Dermis bedeutend vergrößert und somit die Möglichkeit für eine bessere Ernährung geschaffen. Die Schichten der Epidermis sind:

Stratum basale, Zylinderzellenschicht. Besteht aus zylinderförmigen Zellen, von denen die Regeneration aller Epidermiszellen ausgeht. Aus diesem Grund wird die Schicht auch Stratum germinativum (Keimschicht) genannt. Die Zellen enthalten schwarzbraunes Pigment (Melanin).

Stratum spinosum, Stachelzellschicht. Schicht der vielgestaltigen Zellen. Es handelt sich um unregelmäßig begrenzte Epithelzellen. Sie sind untereinander über Interzellularbrücken durch Tonofibrillen verbunden. Dadurch wird ein besonders fester Zusammenhang erreicht. Die Tonofibrillen ordnen sich insgesamt gesehen in Form von Spitzbögen an. Auf diese Weise sind sie besonders geeignet, von außen her einwirkenden Druck abzufangen und von dem darunter liegenden Gewebe fern zu halten, da fortwährender Druck eine Rückbildung des Gewebes bewirken würde. Da die isolierten Epithelzellen dieser Schicht stachelförmiges Aussehen besitzen, heißt die Schicht auch Stratum spinosum (Stachelzellenschicht).

Stratum granulosum, Körnerschicht. In dieser Schicht beginnt die Verhornung in Form von Einlagerung kleiner Körnchen, die aus Keratohyalin bestehen.

Stratum lucidum, lichtbrechende Schicht. Es enthält Glykolipide, die Zellen sind zugrunde gegangen, sodass insgesamt diese Schicht stark lichtbrechend homogen erscheint.

Stratum corneum, Hornschicht. Besteht aus Keratin, der endgültigen Hornsubstanz. Die Zellkerne degenerieren, die Zellen sterben an der Oberfläche ab und lösen sich in Form von Hornschuppen.

Für einen geordneten Ablauf des Verhornungsprozesses ist Vitamin A unbedingte Voraussetzung. Bei Vitamin-A-Mangel kommt es zur Austrocknung und Rissbildung in der Epidermis. Die Dauer der Verhornung beträgt etwa 10–30 Tage, sodass innerhalb dieser Zeit eine Zelle vom Stratum cylindricum bis zur Oberfläche gelangt. Stratum granulosum und Stratum lucidum fehlen bei schwacher Verhornung.

Als Anhangsorgane der Epidermis gelten die Haare und Nägel.

Lederhaut, Dermis

In der Dermis unterscheidet man das Stratum papillare (Papillenschicht) und das Stratum reticulare (netzförmige Schicht).

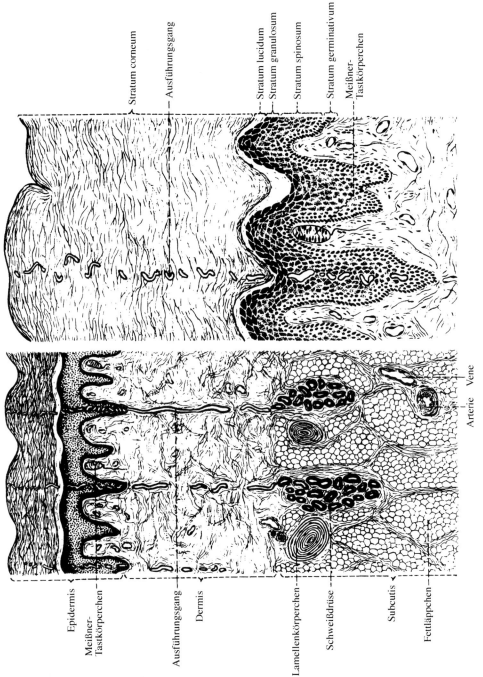

Abb. 208: Mikroskopischer Aufbau der Haut; links Übersicht, rechts Epidermis und angrenzende Dermis bei starker Vergrößerung

Unter dem *Stratum papillare,* auch Papillarkörper genannt, versteht man die Gesamtheit des Bindegewebes, das sich in das Epithel einschiebt und somit die Papillen ausfüllt. Diese Schicht enthält vor allen Dingen neben kollagenen und elastischen Bindegewebsfasern Kapillarschlingen sowie Meißner-Tastkörperchen (s. S. 40). Das *Stratum reticulare* baut sich aus vielfältig verflochtenen kollagenen und elastischen Fasern auf. Diese Schicht der Dermis ist besonders fest gefügt und stellt in erster Linie denjenigen Anteil der Haut dar, aus dem man durch Gerben Leder gewinnt.
An der Grenze von Haut und Unterhaut liegen die Vater-Pacini-Lamellenkörperchen und die Ruffini-Körperchen (s. S. 40) sowie die Schweißdrüsen. Bei diesen handelt es sich um schlauchförmige Drüsen, deren Endabschnitt stark geknäuelt ist. Der Ausführungsgang gelangt korkenzieherartig zur Hautoberfläche.

Unterhaut, Subcutis

Sie besteht vor allen Dingen aus Fettgewebe, das durch lockeres gefäßreiches Bindegewebe vielfältig in einzelne Bezirke aufgeteilt wird. Sie bildet diejenige Schicht, welche die Haut mit den darunter liegenden Organen verbindet, bzw. stellt sie eine Schicht dar, welche die Verschiebung der Organe gegeneinander ermöglicht. Auf diese Weise werden z. B. die Bewegungen der Muskeln nicht wesentlich durch die Haut beeinträchtigt. Bei dem Fettgewebe handelt es sich um sog. *Speicherfett,* das bei Überangebot in erhöhtem Maße abgelagert und bei Bedarf abgebaut wird. Die Gesamtheit des subkutanen Fettgewebes fasst man unter dem Begriff Panniculus adiposus (Fettmantel) zusammen.
Die Menge des Fettgewebes ist unterschiedlich. Fettfrei sind die Augenlider, Ohrmuscheln, der äußere Gehörgang, der Nabel und der Penis.

Brustdrüse, Mamma

Man unterscheidet zwei Funktionszustände der Brustdrüse, die ruhende oder nichtlaktierende Brustdrüse und die laktierende Brustdrüse.
Die *nichtlaktierende Brustdrüse* besteht aus einem kleinen Drüsenkörper, der von Bindegewebe und vor allen Dingen von Fettgewebe umgeben ist. Der Drüsenkörper enthält schlauchförmige Drüsenabschnitte, die zur Brustwarze ziehen.
Während der Schwangerschaft bildet sich die Brustdrüse um und bereitet sich für die Sekretion (Laktation) vor. Dabei sprießen aus den schlauchförmigen Anteilen des Drüsenkörpers zahllose bläschenförmige Knospen, wodurch sich der Drüsenkörper bedeutend vergrößert. Gleichzeitig nehmen Bindegewebe und Fettgewebe an Ausdehnung ab. Nach der Entbindung, zu Beginn der Stillperiode stellt die Brustdrüse eine tubulo-alveoläre Drüse dar mit apokrinem Sekretionstyp. Das Sekret ist die fettreiche Muttermilch, die außerdem die notwendigen Mineralien und Vitamine enthält. Nach der Stillzeit bildet sich die Brustdrüse wieder zur nichtlaktierenden Drüse zurück.

Geruchsorgan

Das Geruchsorgan besteht aus vier Riechfeldern, die jeweils die Größe eines Fünfpfennigstückes besitzen. Sie liegen im Bereich des vorderen Anteils der oberen Nasenmuschel und gegenüber am Nasenseptum. Die Schleimhaut dieses Gebietes unterscheidet sich von derjenigen der übrigen Anteile der Nasenhöhle, indem Neuroepithelien eingelagert sind. Diese vermögen Geruchsreize aufzunehmen. Es können nur die Substanzen gerochen werden, die flüchtig sind, d. h. die Teile in Dampfform absondern. An den Riechfeldern entspringen die Riechnerven. Diese ziehen durch die Lamina cribrosa in die Schädelhöhle und gelangen hier zum Bulbus olfactorius, dem verdickten Teil des Riechlappens des Gehirns. Über diesen werden die Geruchsreize den verschiedenen Anteilen des Riechhirns zugeleitet.

Geschmacksorgan

Das Geschmacksorgan setzt sich aus 1500–2000 einzelnen *Geschmacksknospen* zusammen, die in das Epithel der Zunge eingelagert sind. Besonders häufig trifft man Geschmacksknospen im Bereich der sog. Wallpapillen. Sie stellen pilzförmige Papillen dar, die von einer Epitheleinsenkung nach der Art eines Wallgrabens umgeben werden. Im Epithel, das die Wandung des Wallgrabens auskleidet, liegen die Geschmacksknospen. Bei diesen handelt es sich um ovale Gebilde mit einer Länge von 80 µm und einer Breite von 40 µm. Sie bestehen aus länglichen Epithelzellen, die sich zwiebelschalenartig umeinander lagern. Man unterscheidet hellere Sinneszellen und dunklere Stützzellen. Die Sinneszellen besitzen an der Oberfläche einen kurzen stiftchenförmigen Fortsatz. Dieser ermöglicht die Aufnahme von Geschmacksreizen. Nur gelöste Stoffe können geschmeckt werden. Von den Geschmacksknospen entspringen Nervenfasern, die über die Chorda tympani, den N. glossopharyngeus und den N. vagus dem Gehirn zugeleitet werden.

Sehorgan (Abb. 209)

Zum Sehorgan gehören der Augapfel, der Sehnerv, die äußeren Augenmuskeln, die Augenlider, die Bindehaut, die Tränendrüse und die ableitenden Tränenwege.

Augapfel, Bulbus oculi

Er besteht aus drei Schichten:
1. *Tunica fibrosa,* äußere Schicht. Diese gliedert sich wiederum in die *Sclera* (Lederhaut) und *Cornea* (Hornhaut). Die *Sclera* macht $4/5$ der Fläche des Augapfels aus. Sie besteht aus straffem kollagenem Bindegewebe. Ihre Dicke beträgt im Mittel 1 mm. Ihr ist die stärker gekrümmte Cornea nach der Art eines Uhrglases aufgelagert. Die *Cornea* wird außen von mehrschichtigem unverhorntem Plattenepithel bedeckt. Darauf folgen kollagene Fasern und Fibrozyten. Den hinteren Abschluß bildet Endothel. Der Wassergehalt der Cornea ist sehr hoch (73 %). Es ist anzunehmen, daß dadurch die kollagenen Fasern beträchtlich gequollen und deshalb durchsichtig sind. Die Cornea besitzt keine Gefäße.
2. *Tunica vasculosa,* mittlere Schicht. Zu ihr gehören die *Chorioidea* (Aderhaut), das *Corpus ciliare* (Strahlenkörper) und die *Iris* (Regenbogenhaut). Die *Chorioidea* ist die gefäßführende Schicht des Augapfels und deshalb für die Ernährung des Augapfels von Wichtigkeit. Nach der Retina zu besteht sie ausschließlich aus Kapillaren (Choriokapillaris), welche die Stäbchen und Zapfen versorgen. Das Corpus ciliare erscheint im Querschnitt als nach medial vorspringender dreieckiger Wulst. Dieser enthält im Inneren den M. ciliaris, der aus Bündeln glatter Muskelzellen besteht, die sich radiär, zirkulär und meridional anordnen. Der M. ciliaris ist der Akkommodationsmuskel. Ziehen sich die radiären Muskelzellbündel zusammen, vergrößert sich der Muskelring, wodurch die Linse abgeflacht wird. Kontrahieren sich die zirkulären Muskelzellbündel, verengt sich der Muskelring, wodurch die Linse weniger gespannt wird und sich ihre Vorderfläche stärker vorwölben kann. Diese Einstellung auf Fixpunkte der Nähe oder der Ferne nennt man Akkommodation. Die

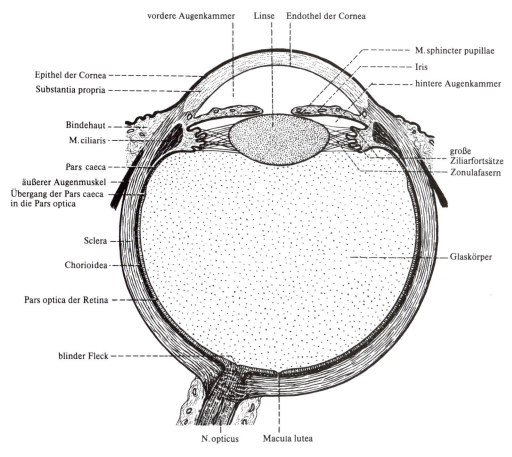

Abb. 209: Horizontalschnitt durch das rechte Auge

Verbindung zwischen Corpus ciliare und Linse erfolgt über zarte Fasern (sog. Zonulafasern), die von nach innen gerichteten Fortsätzen des Corpus ciliare ausgehen und zur Linse ziehen. Dabei überkreuzen sie sich, indem die hinten entspringenden Fasern zur Vorderfläche der Linse gelangen und die vorderen Fasern zur Hinterfläche der Linse verlaufen. Die *Iris* setzt das Corpus ciliare nach medial hin fort. Ihr freier Rand begrenzt das Sehloch, die Pupille. Sie enthält neben vielen Gefäßen zwei Muskeln. Der M. sphincter pupillae (Pupillenschließmuskel; parasympathische Innervation) liegt nahe dem medialen Rand und dient der Verengung der Pupille. Der M. dilatator pupillae (Pupillenerweiterer; sympathische Innervation) befindet sich nahe der Hinterfläche der Iris. Er wirkt dem M. sphincter pupillae entgegen und dient der Erweiterung der Pupille. Die Farbe der Iris hängt von der Menge des in die Bindegewebszellen eingelagerten Pigments ab.

3. *Tunica interna*, innere Schicht. Sie wird von der *Retina* (Netzhaut) gebildet. Die Netzhaut gliedert sich in *Pars optica* (Sehteil) und *Pars caeca* (blinder Teil). Die Pars caeca liegt vorn. Sie geht etwa 4 mm vor dem Äquator des Auges in die Pars optica über. Nur die *Pars optica* enthält Sinneszellen in Form von Stäbchen und Zapfen. Die Stäbchen dienen

dem Schwarzweißsehen, die Zapfen dem Farbsehen. In den hinteren Anteilen der Retina überwiegen die Zapfen, in den vorderen die Stäbchen. Von den Stäbchen und Zapfen werden die optischen Reize noch in der Retina auf zwei Schichten von Nervenzellen übertragen und erst dann über den N. opticus (Sehnerv) dem Gehirn zugeleitet.

Die Stäbchen und Zapfen enthalten den Sehpurpur, Rhodopsin, eine Verbindung eines Eiweißkörpers, Opsin, mit dem Retinin, das chemisch dem Vitamin A nahesteht. Beim Auftreffen der Lichtquanten wird das Rhodopsin in Opsin und Retinin gespalten, wodurch Potentiale entstehen, die als optische Erregung dem Gehirn zugeleitet werden. Für die normale Funktion der Aufnahme optischer Reize bildet die Zufuhr von Vitamin A demnach eine wichtige Voraussetzung.

An der Pars optica der Retina zeichnen sich zwei Stellen besonders ab: Der gelbe Fleck und der blinde Fleck. Der *gelbe Fleck* (Macula lutea) bildet die Stelle des schärfsten Sehens. Er liegt etwa 4 mm lateral vom blinden Fleck. Er enthält vor allen Dingen Zapfen. Am *blinden Fleck* fehlen Stäbchen und Zapfen. Er bildet diejenige Stelle, wo alle Nervenfasern sich vereinen und als Sehnerv die Netzhaut verlassen. Etwa im Zentrum des blinden Flecks teilt sich die wichtige A. centralis retinae (zentrale Netzhautarterie) in ihre Äste auf und verläßt als V. centralis retinae die Netzhaut. Diese beiden Gefäße versorgen alle Schichten der Retina außer Stäbchen und Zapfen.
Der Augapfel umschließt die *Linse*, den *Glaskörper* und die *Augenkammern*.
Linse. Sie ist völlig durchsichtig und besteht zu 70 % aus Wasser. Ihr Durchmesser beträgt 10 mm, die Entfernung von vorn nach hinten, die Linsenachse, 4 mm. Die Hinterfläche ist stärker, aber unveränderlich gekrümmt. Die Krümmung der Vorderfläche dagegen ist um 0,4 mm variabel. Auf diese Weise vermag sich die Linse den verschiedenen optischen Verhältnissen anzu-

passen. Die Linse wird von einer Kapsel umgeben und besteht aus sog. Linsenprismen epithelialer Herkunft, die sich in bestimmter Weise aneinanderfügen und dadurch die unterschiedliche Vorwölbung der vorderen Linsenfläche ermöglichen. Wie bereits angeführt, verbindet sich die Linse über zarte Fasern mit den Fortsätzen des Ziliarkörpers.
Glaskörper. Sein Wassergehalt beträgt 99 %. Er füllt den Raum zwischen Netzhaut und Hinterfläche der Linse aus. An der Oberfläche verdichtet sich die Glaskörpersubstanz. Die der Linse zugewandte Seite ist zur Aufnahme der Linsenhinterfläche etwas eingebuchtet.
Augenkammern. Der Raum zwischen Linse und Cornea bildet die Augenkammern. Die Iris trennt vordere und hintere Augenkammer. Die Augenkammern sind mit Kammerwasser gefüllt. Dieses wird von den Fortsätzen des Ziliarkörpers abgesondert. Das Kammerwasser fließt zunächst in der hinteren Augenkammer zwischen Hinterfläche der Iris und Linse zur Pupille und gelangt durch die Pupille in die vordere Augenkammer. Im Winkel zwischen Cornea und Iris wird das Kammerwasser resorbiert.

Äußere Hilfsorgane

Zu den äußeren Hilfsorganen des Augapfels gehören die *äußeren Augenmuskeln*, die *Augenlider*, die *Tränendrüse* und die *ableitenden Tränenwege*.
Äußere Augenmuskeln. Sie umgeben den Augapfel. Man unterscheidet einen *oberen, unteren, medialen* und *lateralen geraden Augenmuskel* und einen *oberen* und *unteren schrägen Augenmuskel*. Durch das Zusammenspiel dieser Muskeln ist es möglich, dass der Augapfel sich nach Art eines Kugelgelenkes um eine Vielzahl von Achsen bewegen kann.
Die *Augenlider* liegen am vorderen Eingang zur Augenhöhle. Sie haben eine

bindegewebige Platte (Tarsus) zur Grundlage. An diese grenzt von ventral der M. orbicularis oculi (ringförmiger Augenmuskel). Außerdem setzt der M. levator palpebrae (Lidheber) am Tarsus an. Diese beiden Muskeln vermögen die Lidspalte willkürlich zu schließen bzw. zu öffnen. Zwischen der Endsehne des M. levator palpebrae und dem Tarsus spannen sich glatte Muskelzellen aus, die in ihrer Gesamtheit den M. tarsalis (Lidmuskel) ausmachen. Dieser vom Sympathikus innervierte Muskel sorgt dafür, dass die Lidspalte offen gehalten wird. Lässt der Sympathikotonus nach (Müdigkeit), sinken die Augenlider herab und müssen durch willkürliche Innervation des M. levator palpebrae gehoben werden. Die Augenlider werden außen von zarter äußerer Haut und innen von Bindehaut bedeckt. Die Bindehaut geht an der Vorderfläche des Auges in das Epithel der Cornea über.

Tränendrüse. Sie liegt lateral und oben in der knöchernen Augenhöhle. Ihre 10 bis 12 Ausführungsgänge münden in die Bindehaut. Die Tränenflüssigkeit bespült die Vorderfläche des Augapfels und wird im medialen Augenwinkel von den *abführenden Tränenwegen* aufgenommen. Diese beginnen an Ober- und Unterlid, etwa 6 mm vom inneren Augenwinkel entfernt mit je einem Punctum lacrimale (Tränenpunkt), denen sich dünnwandige Gänge anschließen. Diese stehen zunächst senkrecht und biegen danach fast rechtwinklig nach medial um, verlaufen also nunmehr horizontal. Beide horizontalen Gänge münden dicht nebeneinander in einen aufrechtgelagerten, etwas erweiterten Schlauch, Ductus nasolacrimalis (Tränennasengang) genannt, welcher die Tränenflüssigkeit dem unteren Nasengang zuleitet.

Statoakustisches Organ
(Abb. 210)

In diesem Organ vereinen sich Gleichgewichts- und Gehörorgan. Man unterscheidet *äußeres Ohr, Mittelohr* und *Innenohr*. Äußerer Gehörgang, Mittelohr und Innenohr liegen im Os temporale.

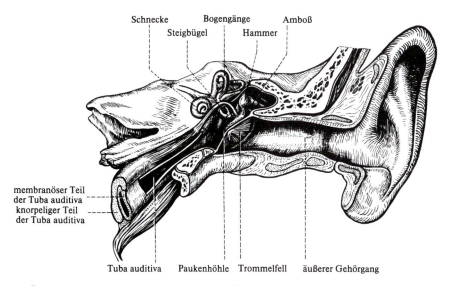

Abb. 210: Äußeres Ohr, Mittelohr und inneres Ohr, Übersicht

Äußeres Ohr, Auris externa

Es besteht aus der Ohrmuschel und aus dem äußeren Gehörgang, der eine Länge von etwa $2^{1}/_{2}$ cm besitzt. Er ist leicht s-förmig gekrümmt und wird zu $1/_{3}$ aus Knorpel und zu $2/_{3}$ aus Knochen aufgebaut.

Mittelohr, Auris media

Es gliedert sich in die Paukenhöhle (Cavitas tympani), den *Warzenfortsatz* und die *Ohrtrompete*. Die *Paukenhöhle* besitzt die Form einer bikonkaven Linse. Sie ist etwa 20 mm hoch, 10 mm lang, an der dünnsten Stelle 2 mm, an der breitesten 4 mm breit. Ihre laterale Wand wird vom Trommelfell, ihre mediale Wand vom angrenzenden Labyrinth gebildet. Nach dorsal setzt sie sich in die Hohlräume des Warzenfortsatzes fort, nach ventral entspringt die Ohrtrompete, das Dach bildet das Tegmen tympani (eine besonders dünne Stelle der Felsenbeinpyramide), den Boden die Fossa jugularis, in die sich eine Verbreiterung der V. jugularis interna einlagert. Die Paukenhöhle enthält die Gehörknöchel. Der Hammer (Malleus) ist mit dem Trommelfell fest verbunden und steht in gelenkiger Verbindung mit dem Amboß (Incus) und dieser wiederum mit dem Steigbügel (Stapes). Der Steigbügel ist mit seiner Steigbügelplatte in das ovale Fenster eingelassen und über das Ringband mit dem ovalen Fenster verbunden. Zwei Muskeln beeinflussen die Gehörknöchelkette. Der M. tensor tympani setzt am Hammer und damit am Trommelfell an; er spannt das Trommelfell. Der M. stapedius befestigt sich am Steigbügel und dämpft dessen Bewegung im ovalen Fenster.

Die *Ohrtrompete* (Tuba auditiva) stellt die praktisch sehr wichtige Verbindung zwischen Paukenhöhle und oberem Anteil des Rachens (Pars nasalis) her. Über diese Röhre gelangt Luft in die Paukenhöhle, die für die normale Funktion der Gehörknöchel und des Trommelfells wegen des Druckausgleichs unbedingt nötig ist. Die Ohrtrompete belüftet die Paukenhöhle.

Innenohr, Auris interna

Das Innenohr enthält die Sinneszellen, die der Wahrnehmung von akustischen und statischen Reizen dienen. Es liegt in der Felsenbeinpyramide und gliedert sich in das *knöcherne* und *häutige Labyrinth*. Unter *knöchernem Labyrinth* versteht man eine Vielzahl miteinander verbundener Knochenkanäle. Es besteht aus dem Vorhof, der Schnecke und den knöchernen Bogengängen. Dabei liegt der Vorhof zentral, die Schnecke vorn, die Bogengänge befinden sich hinter dem Vorhof. Im knöchernen Labyrinth liegt das *häutige Labyrinth*, und zwar in der Schnecke der *Schneckengang*, im Vorhof *Sacculus* (Säckchen) und *Utriculus* (kleiner Schlauch) und in den knöchernen Bogengängen die *häutigen Bogengänge*. Den Raum zwischen knöchernem und häutigem Labyrinth füllt eine Flüssigkeit, die Perilymphe. In seinem Inneren enthält das häutige Labyrinth die Endolymphe. Im Schneckengang befindet sich das sog. *Corti*[191]*-Organ*. Dieses besteht aus verschiedenartigen Stützzellen und Sinneszellen, welche der Aufnahme akustischer Reize dienen. Aufnahme und Übertragung der akustischen Reize verlaufen über folgende Stationen: Die akustischen Wellen teilen dem Trommelfell Schwingungen mit, die über die Kette der Gehörknöchel bis zum Steigbügel, dem letzten Glied der Gehörknöchelkette, gelangen. Dadurch führt die Steigbügelplatte im ovalen Fenster Drehbewegungen aus, welche wiederum die Perilymphe des Innenohrs in Schwingung versetzt. Die Schwingung der Peri-

---

[191] Corti, Marchese Alfonso de (1822–1876), Anatom in Turin

lymphe wird auf die Endolymphe übertragen, die zur Erregung der Sinneszellen führt. Sacculus und Utriculus enthalten solche Sinneszellen, die durch Verschiebungen in der Vertikalen (Hoch-Tief-Empfindungen) erregt werden, während die Sinneszellen der häutigen Bogengänge Seitwärtsverschiebungen registrieren. Vom Corti-Organ gehen Nervenfasern aus, welche sich zum Hörnerven vereinen. Von den Sinneszellen des Sacculus und Utriculus sowie der Bogengänge entspringende Nervenfasern bilden den Gleichgewichtsnerven. Hörnerv und Gleichgewichtsnerv verbinden sich zum VIII. Hirnnerven, dem *N. vestibulocochlearis,* welcher akustische und statische Reize dem Gehirn zuleitet.

Tafeln

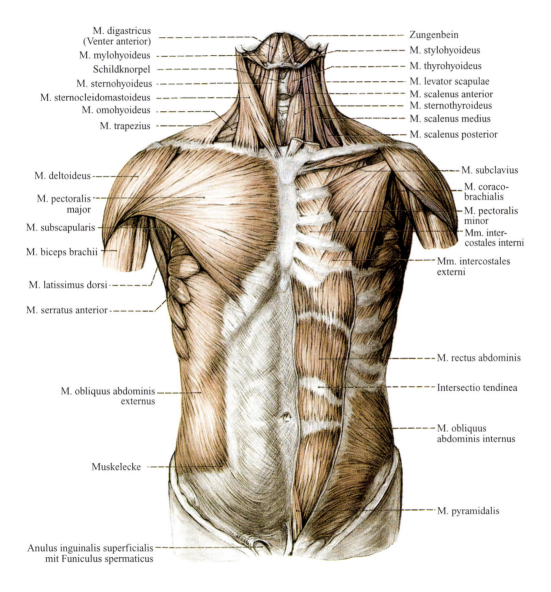

Tafel I Muskeln des Halses, des Schultergürtels und der Bauchwand. Rechts oberflächliche, links tiefe Schicht

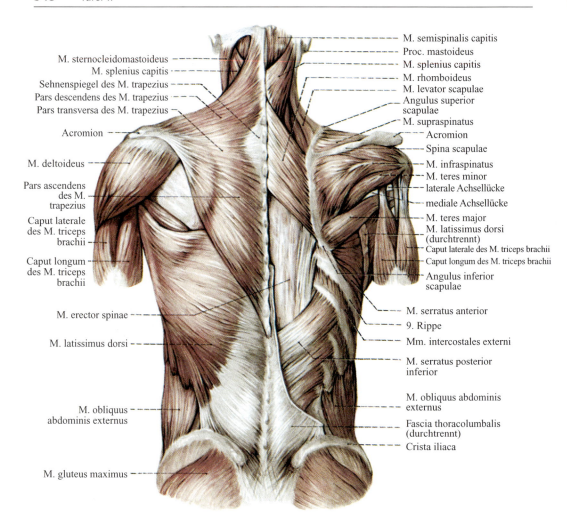

Tafel II Muskeln der dorsalen Körperseite. Links oberflächliche, rechts mittlere Schicht

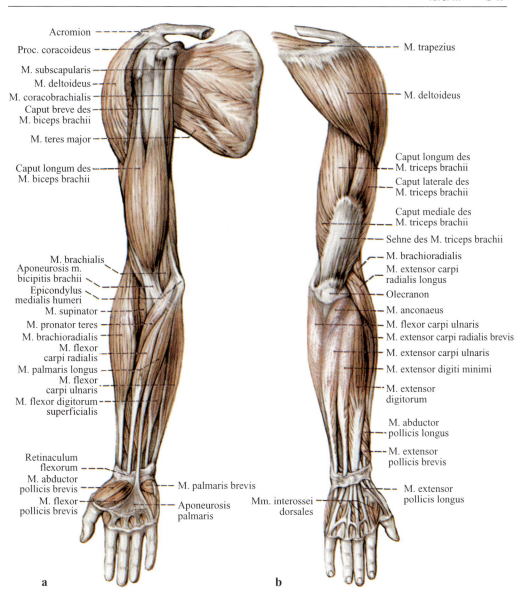

Tafel III Oberflächliche Muskeln der oberen Extremität. a) Oberflächliche Beuger des Ober- und Unterarms; b) oberflächliche Strecker des Ober- und Unterarms

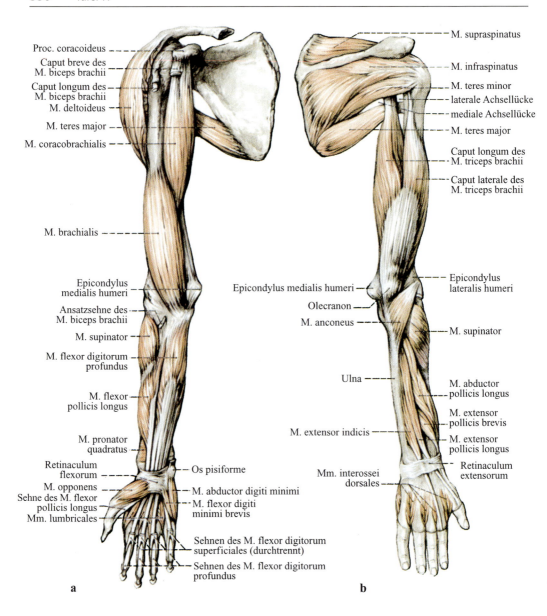

Tafel IV Tiefe Muskeln der oberen Extremität. a) Tiefe Beuger des Ober- und Unterarms; b) tiefe Strecker des Ober- und Unterarms

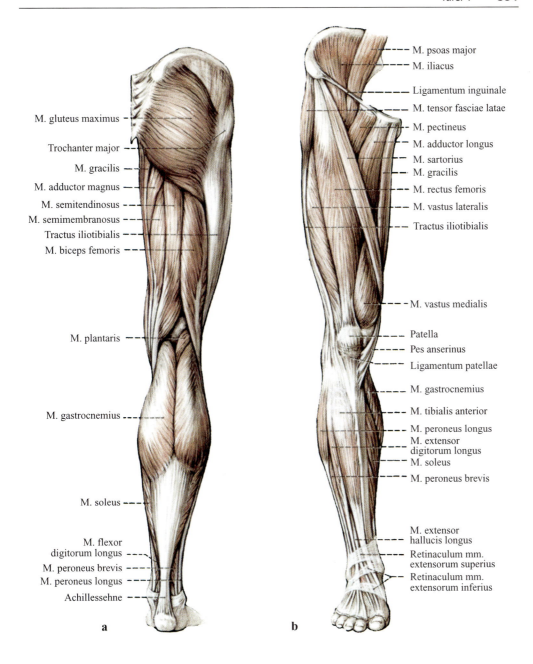

Tafel V Oberflächliche Muskeln der unteren Extremität. a) Oberflächliche Muskeln der Beinhinterseite; b) oberflächliche Muskeln der Beinvorderseite

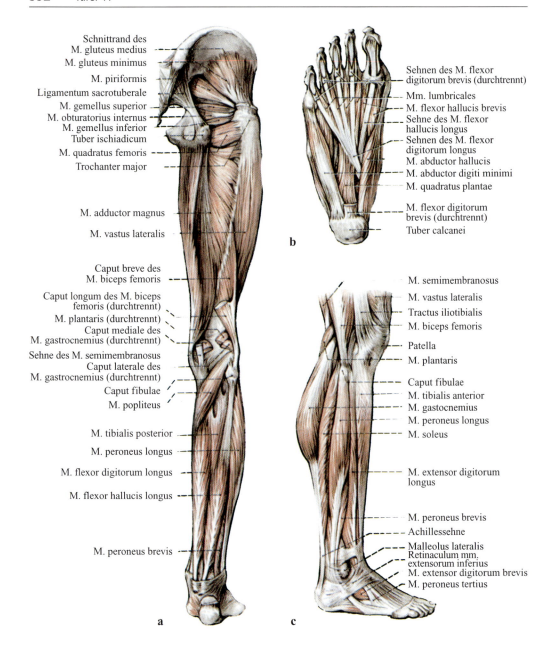

Tafel VI a) Tiefe Muskeln der Beinhinterseite; b) tiefe Muskeln der Fußsohle; c) Unterschenkelmuskeln von lateral

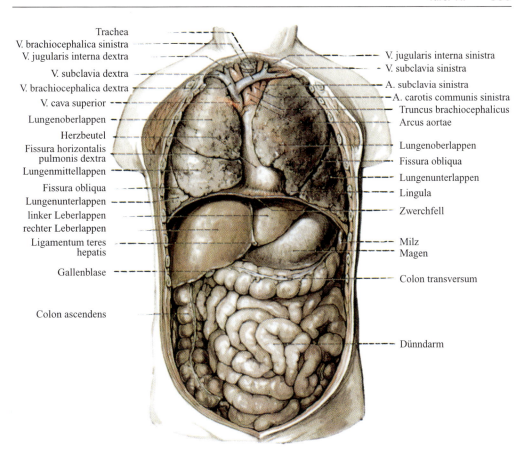

Tafel VII Brust- und Baucheingeweide; oberflächlich

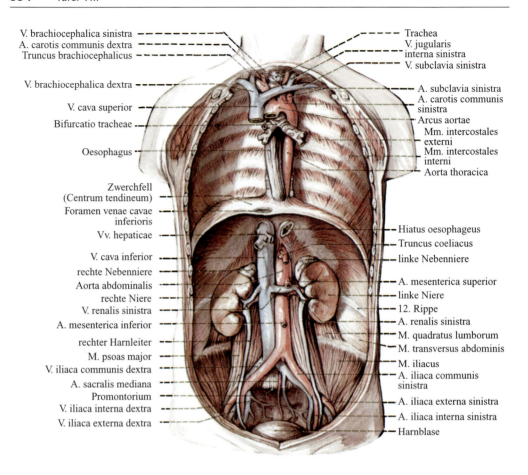

Tafel VIII Rückwand von Brust- und Bauchhöhle

Tafel IX

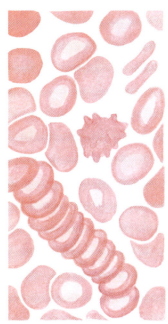

Erythrozyten, Geldrollenbildung, Stechapfelform

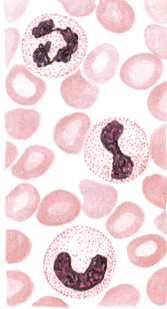

Neutrophile Granulozyten. Oben segmentkerniger, Mitte stabförmiger, unten jugendlicher neutrophiler Granulozyt

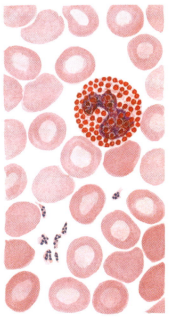

Eosinophiler Granulozyt, Thrombozyten

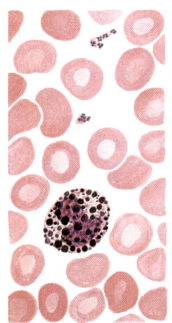

Basophiler Granulozyt, Thrombozyten

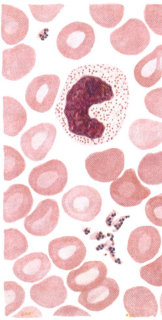

Monozyt, Thrombozyten

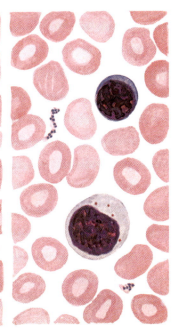

Oben kleiner Lymphozyt, unten großer Lymphozyt; Thrombozyten

Tafel IX Blutausstriche, Färbung nach Pappenheim

Abbildungsnachweis

A400-190: G. Raichle, Ulm, in Verbindung mit U. Bazlen, T. Kommerell, M. Menche, A. Schäffler, S. Schmidt und der Reihe Pflege konkret, Gustav Fischer Verlag

L219: K. Welt, Leipzig

Q001: U. Zippel: Kompaktlehrbuch Physiotherapie: Physiologie/Allgemeine Krankheitslehre, Ullstein Medical, Wiesbaden 1999

Q002: Hamid Abdolvahab-Emminger (Hrsg.): Exaplan, 2. Aufl., Ullstein Medical, Wiesbaden 1999

Q003: R. Bertolini (Hrsg.): Systematische Anatomie des Menschen, 5. Aufl., Ullstein Mosby, Berlin, Wiesbaden 1995

S002: H. Lippert: Lehrbuch Anatomie, 2. Aufl., Urban & Schwarzenberg, München 1990

S005: Speckmann/Wittkowski: Bau und Funktionen des menschlichen Körpers, 19. Aufl., Urban & Schwarzenberg, München 1998

Sachwortverzeichnis

A

A-Streifen
   Muskelfaser 34
A-Zellen
   Pancreas 213
A. arcuata 238
A. axillaris 233
A. brachialis 233
A. carotis communis 189, 233
A. carotis communis dextra 232
A. carotis communis sinistra 232
A. carotis externa 233
A. carotis interna 233
A. centralis retinae 342
A. cerebri anterior 233
A. cerebri media 233
A. colica dextra 235
A. colica media 235
A. colica sinistra 235
A. coronaria cordis dextra 230
A. coronaria cordis sinistra 230
A. facialis 233
A. femoralis 236
A. gastrica dextra 235
A. gastrica sinistra 235
A. gastroduodenalis 235
A. gastroomentalis dextra 235
A. gastroomentalis sinistra 235
A. hepatica communis 235
A. hepatica propria 213, 235
A. ileocolica 235
A. iliaca communis dextra 235
A. iliaca communis sinistra 235
A. iliaca externa 235
A. iliaca interna 235
A. interossea anterior 234
A. interossea communis 234
A. interossea posterior 234
A. lingualis 233
A. meningea media 233
A. mesenterica inferior 235
A. mesenterica superior 235
A. opththalmica 233
A. ovarica 235, 270
A. pancreaticoduodenalis inferior 235
A. pancreaticoduodenalis superior 235
A. peronea 238
A. plantaris lateralis 238
A. plantaris medialis 238
A. poplitea 236
A. profunda brachii 233
A. profunda femoris 236
A. pulmonalis dextra 231
A. pulmonalis sinistra 231

A. radialis 233, 234
A. rectalis superior 235
A. renalis 235, 261
A. splenica 235
A. subclavia 233
A. subclavia dextra 232
A. subclavia sinistra 232
A. suprarenalis 235
A. temporalis superficialis 233
A. testicularis 235
A. thoracia interna 233
A. tibialis anterior 236
A. tibialis posterior 236, 238
A. ulnaris 233, 234
A. uterina 235, 270
A. vertebralis 233
Aa. bronchiales 235
Aa. corticales radiatae 265
Aa. gastricae breves 235
Aa. ilei 235
Aa. intercostales 235
Aa. interlobares 265
Aa. jejunales 235
Aa. lumbales 235
Aa. oesophageae 235
Aa. phrenicae inferiores 235
Aa. phrenicae superiores 235
Aa. sigmoideae 235
Abducensnerv 312
Abduktion 44
   Hüftgelenk 121
   Schultergelenk 71
Abduktionswinkel 126
Abduktoren-Adduktoren-Kette 153
Acetabulum 112, 113, 120
Acetylcholin 38
Achse
   longitudinale (vertikale) 44
   sagittale 44
   transversale 44
Achselfalte
   hintere 190
   vordere 190
Achselhöhle 97
Achsellücke
   laterale 98
   mediale 97
Achsellymphknoten 249
Achselnerv 315
Achsenzylinder 37
Acromion 68, 190
ACTH (adrenokortikotropes Hormon) 278
Adduktion 44
   Hüftgelenk 121
   Schultergelenk 71

Adduktor
   großer 142
   kurzer 141
   langer 141
Adduktoren
   Hüftgelenk 141
Adduktorenkanal 144
Adenin 9, 10
Adenohypophyse 277, 278
Aderhaut 340
Adnexe 273
Adrenalin 38, 280, 283
adrenokortikotropes Hormon
   (s. ACTH)
Adventitia 241
Afterschließmuskel
   äußerer 205
   innerer 205
Akkommodation 340
Akkommodationsmuskel 340
Aktin 6, 34
Aktinfilamente 6
Aktomyosin 11, 34
akustische Reflexbahn 296, 309, 312
akustischer Fluchtreflex 309
akustisches Sprachzentrum 298
akustisches Wahrnehmungszentrum 298
Ala ossis ilii 113
Alae majores 179
Alae minores 179
Aldosteron 264, 280
Alveolen 201, 219
Alveolengänge 219
Amboß 344
Aminosäuren 210
Amitose 12
Amphiarthrosen 49, 50, 80, 128, 134
Ampulla hepatopancreatica 211
Ampulla recti 205
Analkanal 205
Anämie
   perniziöse 255
Anaphase 10, 11
Anatomie 1
   makroskopische 1
Androgen-bindendes Protein 268
androgene Hormone 280
ANF (atrialer natriuretischer Faktor) 36
Angiotensin 262
Angiotensinogen 262
Angulus gastricus 204
Angulus mandibulae 182

Angulus pubis 116
Angulus scapulae superior,
   inferior und lateralis 66
Angulus sterni 64
Angulus venosus dexter 248
Angulus venosus sinister 248
Anisozytose 255
Ansa cervicalis 175
Antagonisten 84
Anteflexio
   Uterus 273
anterior 44
Anteversio
   Uterus 273
Anteversion
   Hüftgelenk 121
   Schultergelenk 71
Antigen-Antikörper-Reaktion 247
Antigenrezeptoren, 247
Antikörper 247
Anulus femoralis 166
Anulus fibrosus 57
Anulus inguinalis profundus 165
Anulus inguinalis superficialis
   161, 165
Anulus umbilicalis 161
Aorta 223, 224
   absteigende 231
   aufsteigende 231
   Windkesselfunktion 224
Aorta abdominalis 235
Aorta ascendens 231
Aorta descendens 231, 235
Aorta thoracica 235
Aortenbogen 231
   Äste 232
Aortenklappe 226
Apatitkristalle 201
Apertura externa canalis carotici 178
Apertura piriformis 185
Aponeurosis lumbalis 156
Aponeurosis m. bicipitis 93
Aponeurosis palmaris 97
Aponeurosis plantaris 138
Appendices omentales 205
Appendix vermiformis 204, 207
Aquaeductus cerebri 293
Äquatorialebene 12
Äquatorialplatte 11
Arachnoidea 309
Arcus aortae 231
Arcus plantaris 238
Arcus pubis 116
Arcus vertebrae 52
Arcus zygomaticus 179, 181
Area intercondylaris anterior und posterior 123
Area nuda 208
Area striata 298
Arm-Kopf-Vene
   rechte und linke 238
Armarterie 233
   tiefe 233
Armaußenwinkel 76
Armgeflecht 314

Arterien 223, 231
   mikroskopischer Aufbau 241
   vom elastischen Typ 224, 241
   vom muskulösen Typ 224, 241
arteriovenöse Anastomosen 243
Arthritis 82
Articulatio(-nes) 48
   acromioclavicularis 68
   bicondylaris 50
   carpometacarpales 80
   carpometacarpalis pollicis 50
   composita 50
   costovertebrales 64
   coxae 50, 120
   cubiti 74
   ellipsoidea 50
   genus 50, 123
   humeri 50, 70
   humeroradialis 74
   humeroulnaris 74
   interphalangeales 135
   intertarsales 134
   intervertebrales 59
   mediocarpalis 50, 78
   metatarsophalangeales 135
   plana 50
   radiocarpalis 50, 77
   radioulnaris distalis 50, 74, 76
   radioulnaris proximalis 50, 74
   sacroiliaca 50, 114
   sellaris 50
   simplex 50
   spheroidea 50
   sternoclavicularis 68
   sternocostales 64
   talocruralis 50, 131
   talotarsalis 132
   tarsometatarsales 134
   temporomandibularis 186
   trochoidea 50
   zygapophysiales 50
Aschoff-Tawara-Knoten 229
Assoziationssysteme 300
Astheniker 45
Atemmechanik 159, 169
Atemzentrum 295
Athletiker 45
Atlas 52
Atlaskreuzband 61
Atlasquerband 61
Atmung
   basale 171
   paradoxe 172
Atmungsbündel 308
Atmungssystem 215
atrialer natriuretischer Faktor (ANF) 36
Augapfel 340
   Hilfsorgane, äußere 342
Augenarterie 233
augenbewegender Nerv 311
Augenbewegungen
   Koordination 309
Augenhöhle 184
Augenhöhlenmuskel 329

Augenhöhlenspalt
   oberer 180
Augenkammern 342
Augenlider 342
Augenmuskeln
   äußere 342
   gerade, obere, untere, mediale und laterale 342
   ringförmige 343
   schräge, obere und untere 342
Auris externa 344
Auris interna 344
Auris media 344
Ausführungsgang
   Drüsen 20
Außenrotation
   Hüftgelenk 121
   Kniegelenk 128
   Tibia 123
Auswärtsdreher 103
Autosomen 7
Axis 52
Axon 37
azidophile Zellen 277
Azidophilie 256
Azurgranula 258

B

B-Lymphozyten 208, 247, 251
B-Zellen
   Pancreas 213
Backenzähne 197
Bahnen
   absteigende (efferente) 302
   aufsteigende (afferente) 302
   extrapyramidal-motorisches System 306
   motorische 302
   Oberflächensensibilität 304
   Tiefensensibilität 304
Balken 297, 300
Balkenarterien
   Milz 253
Balkenstrahlung 300
Bänder
   gelbe 59
Bandhaft 48
Bandhemmung 52
Basalganglien 298
   Aufgaben 298
Basalkörperchen 17
Basalmembran 15, 243
Basalzellen
   Übergangsepithel 18
basophile Zellen 277
Basophilie 5
Bauchaorta 235
Bauchatmung 168, 171
Bauchdeckenreflexe 289
Bauchdeckenspannung 332
Bauchfell 203
Bauchfellduplikaturen 203
Bauchganglion 329, 330
Bauchhöhlenlymphknoten 251

Bauchmuskel
  äußerer, schräger 161
  gerader 163
  innerer, schräger 161
  querer 162
Bauchmuskeln 161
  Aponeurosen 163
  Muskelketten 166
Bauchpresse 168
Bauchspeicheldrüse 212
  Mikroskopie 212
Bauchspeicheldrüsen-Zwölffingerdarm-Arterie
  obere 235
Bauchwand-Leistennerv 318
Bauchwandnerv
  unterer 318
Baufett 24
Becherzellen 207, 216, 219
Becken 112
  männliches 114
  weibliches 114
Beckenarterie
  äußere 235
  innere 235
Beckenbodenmuskeln 117
Beckeneingangsebene 114
Beckeneingeweidenerven 330
Beckenenge 117
Beckenlymphknoten 249
Beckenmaße
  äußere 116
  innere 117
Beckenneigung 114
Beckenvene
  gemeinsame, rechte und linke 238
  innere 238
Begleitvenen 238
Bein
  Länge, absolute und anatomische 193
  Längenmeßpunkt 193
  Traglinie 126
Beischilddrüsen 282
Belegzellen
  Magen 206
Bewegung
  aktive 83
Bewegungsapparat
  aktiver/passiver 47
Bewegungsfunktionen
  Muskel 83
Bewegungssystem 47
Bicepssehne
  lange 93
Bifurcatio tracheae 216
Bilirubin 210
Bindegewebe 21
  elastisches 21, 23
  embryonales 21
  kollagenes 21
  kollagenes, lockeres 22
  kollagenes, straffes 23
  retikuläres 22, 23, 251
Bindegewebszellen 22
birnenförmiger Muskel 140

Bizeps-Trizeps-Kette 110
Bizepsfurche
  mediale und laterale 190
Blasengalle 211
Blinddarm 204
blinder Fleck 342
Blut 21, 255
  kohlendioxidhaltiges 223
  sauerstoffreiches 223
Blut-Liquor-Schranke 302
Blut-Luft-Schranke 220
Blutausstrich 255
Blutbildungszentren
  Leber 210
Blutfarbstoff 210, 256
Blutgefäße
  und Eingeweide, Verbindungen 333
Blutgefäßsystem 223
Blutgerinnung 257
Blutgerinnungsstoffe
  Leber 210
Blutmakrophagen 258
Blutmikrophagen 257
Blutplättchen (s. Thrombozyten)
Blutstäubchen 258
Bluttransport 223
Blutzellen
  rote (s. Erythrozyten)
  weiße (s. Granulozyten, s. Leukozyten)
Bogengänge
  häutige 344
  knöcherne 344
Boten-RNA 10
Brachialis-Trizeps-Kette 111
brachycephal 177
Brechreiz 297
Brechzentrum 295
breitschädlig 177
Bronchialbaum 219
Bronchiolen 219
Bronchioli respiratorii 219
Bronchiolus terminalis 219
Bronchitis
  chronische 172
Bronchus 217, 219
Brücke 292
Brunner-Drüsen 207
Brust-Rückennerv 315
Brustaorta 235
Brustatmung 171
Brustbein 63
Brustbein-Schildknorpelmuskel 175
Brustbeinwinkel 64
Brustdrüse 339
  Beurteilung, klinische 191
  laktierende 339
  Myoepithelien 279
  nichtlaktierende 339
Brustfaszie 93, 176
Brusthöhlenarterie
  innere 233
Brustkorb 63
Brustkorbmuskel
  querer 159

Brustkorböffnung
  untere 190
Brustkyphose 61, 62, 66, 158
Brustmuskel
  großer 84
  kleiner 86
Brustnerv
  langer 314
Brustnerven 314, 317
Brustwand-Zwerchfell-Winkel 171
Brustwarze 339
Brustwarzen 191
  überzählige 191
Brustwirbel 52
Bryant-Dreieck 192
Bulbus oculi 340
Bulbus olfactorius 301, 340
Bursa omentalis 204, 213
Bursa praepatellaris subcutanea 126
Bursa praepatellaris subfascialis 126
Bursa suprapatellaris 122, 126
Bursae synoviales 51, 82

C

C-Zellen 281
Caecum 204
  mobile 204
Calamus scriptorius 293
Calcaneus 128
Canalis analis 205
Canalis caroticus 182, 184
Canalis carpi 97, 107
Canalis hypoglossi 182
Canalis infraorbitalis 181, 185
Canalis inguinalis 165
Canalis mandibulae 182
Canalis nasolacrimalis 181, 185
Canalis obturatorius 318
Canalis opticus 180, 182, 185, 311
Canalis pterygopalatinus 184
Canalis sacralis 57
Canalis vertebralis 61
Canini 197
Cannon-Böhm-Punkt 313, 335, 336
Capitulum humeri 70, 74
Capsula adiposa 261
Capsula articularis 51
Capsula externa 300
Capsula fibrosa 261
Capsula interna 298, 299
Caput articulare 49
Caput breve 93, 144
Caput epididymidis 268
Caput femoris 119
Caput fibulae 192
Caput humerale 99, 101
Caput humeri 70
Caput humeroulnare 99
Caput laterale 96
Caput longum 93, 96, 144

Caput mediale 96
Caput medusae 241
Caput radiale 99
Caput radii 73
Caput tibiae 123
Caput ulnae 73, 76
Caput ulnare 99, 101
Carboanhydrase 207
Cardia 203
Cartilago arytenoidea 215
Cartilago cricoidea 215
Cartilago thyroidea 215
Carunculae hymenales 275
Cauda 43
Cauda epididymidis 268
Cauda equina 291
Cavitas glenoidalis 70
Cavitas nasi 215
Cavitas oris 195
Cavitas oris propria 195
Cavitas pericardiaca 231
Cavitas tympani 344
Cavum articulare 50
Cavum dentis 199
Cavum scroti 268
Cavum subarachnoideale 294, 301, 302, 309
Cavum subdurale 311
Cavum uteri 273
Cellulae mastoideae 178
Centrum tendineum 159
Cerebellum 293
Cerebrum 297
Cervix 273
Cervixkanal 273
Chemorezeptoren 283
Chiasma opticum 311
Choanen 185, 202, 215
Cholecystokinin 207
Cholesterol 210
Chondroitinschwefelsäure 25
Chondroklasten 31
Chondromukoid 25
Chondron 25
Chondropathia patellae 122
Chorda tympani 313
Chordae tendineae 225, 226
Chorioidea 340
Choriokapillaris 340
chromaffine Zellen 280, 283
Chromatiden 8
   Einschnürungen 8
Chromatidenschenkel 10
Chromatin 3
Chromatinfaser 10
Chromatinfibrille 10
Chromatinkörnchen 3
Chromomeren 8
chromophile Zellen 278
chromophobe Zellen 278
Chromosomen
   Anteile, anfärbbare 3
   Form 8
   Paarung 12
Chromosomensatz
   diploider 7, 12
   haploider 12

Circulus arteriosus cerebri 233
Cisterna cerebellomedullaris 310
Claustrum 298, 299
Clavicula 66, 189
Clitoris 266, 275
Colliculi inferiores 295, 297
Colliculi superiores 295, 297
Colliculus seminalis 269
Collodiaphysenwinkel 119
Collum anatomicum 70
Collum chirurgicum 70
Collum femoris 119
Collum radii 73
Colon 204
Colon ascendens 204
Colon descendens 205
Colon sigmoideum 205
Colon transversum 204
Columna fornicis 301
Columna vertebralis 52
Commissura anterior 300
Computertomographie 44
   axiale 44
   coronale 44
Concha nasalis inferior 181
Condyli occipitales 177
Condylus lateralis tibiae 123
Condylus medialis tibiae 123
Conjugata diagonalis 117
Conjugata externa 117
Conjugata vera 117
Conus medullaris 285
Cor 225
Cornea 340
Cornu anterius 301
Cornu inferius 301
Cornu posterius 301
Corona radiata 270
Corpora mamillaria 297
Corpus adiposum infrapatellare 123
Corpus albicans 272
Corpus amygdaloideum 298, 299
Corpus callosum 297, 300
Corpus cavernosum penis 269
Corpus ciliare 340
Corpus epididymidis 268
Corpus femoris 119
Corpus gastrium 204
Corpus geniculatum laterale 297
Corpus geniculatum mediale 297
Corpus humeri 70
Corpus luteum 272
Corpus luteum graviditatis 272
Corpus radii 73
Corpus spongiosum penis 269
Corpus sterni 64
Corpus striatum 298
Corpus tibiae 123
Corpus ulnae 73, 74
Corpus uteri 273
Corpus vertebrae 52
Cortex 297
Corti-Organ 344
Corticosteroide 280
Coxa valga 119
Coxa vara 119

Cranium 43, 177
Crista galli 180
Crista iliaca 113
Crista intertrochanterica 119
Crista sacralis media 114
Crista terminalis 225
Crista tuberculi majoris/minoris 70
Crura cerebri 295
Crus fornicis 301
Cuneus 298
Cutis 337
Cytosin 9, 10

D

D-Zellen
   Magen 207
   Pancreas 213, 277
Damm-Muskel
   tiefer, querer 118, 266
Dammnerv 320
Darmbein 112, 113
Darmbein-Lendenmuskel 138
Darmbein-Oberschenkel-Band 121
Darmbein-Schienbein-Zug 137
Darmbeinkamm 113
Darmbeinmuskel 138
Darmbeinrippenmuskel 156
Darmbeinschaufel 112, 113, 191
Darmbeinstachel
   hinterer, oberer 113
Darmepithelien
   Plasmalemm 5
Darmfortsatzmuskel 156
Darmlymphstrang 248
Darmmandel 208
Daumen
   Gegensteller 103
Daumenanzieher 103
Daumenballen
   Muskeln 103
Daumenbeuger
   kurzer 103
   langer 100
Daumengelenk 80
Daumengrundgelenk 50, 81
Daumenspreizer
   kurzer 103
   langer 102
Daumenstrecker
   kurzer 102
   langer 102
Deckgewebe 15
Decussatio pyramidum 303
deltaförmiger Muskel 88
Dendriten 36
Dens axis 52
Dentin 199, 201
Dentinkanälchen 201
Dentinstoffwechsel 201
Dermatome 323
Dermis 337
Desoxyribonucleinsäure (DNS) 9

Desoxyribose 9
Desquamationsphase
  Uterusschleimhaut 274
Dextropositio
  Uterus 273
Dialektik 1
Diameter obliqua 117
Diameter transversa 117
Diaphragma 159
Diaphragma pelvis 118
Diaphragma urogenitale 118
Diaphyse 28, 31
Diaster 11
Diastole 224, 225
Dickdarm 204
  absteigender Teil 205
  aufsteigender Teil 204
  quer verlaufender Teil 204
  s-förmiger Teil 205
  Schleimhaut 207
Diencephalon 296
diphyodont 197
Diplosom 6
Disci articulares 27
Disci intervertebrales 57
Discus articularis 50, 186
Discus interpubicus 113
Diskushernien 59
Disse-Raum 208
distal 44
Distantia cristarum 117
Distantia spinarum 117
Distantia trochanterum 117
DNS (Desoxyribonukleinsäure) 9
  mitochondriale 6
dolichocephal 177
Doppelhelixstruktur
  DNA 9
Dornfortsatz 52, 191
Dornspitzenband 59
dorsal 44
Dorsalflexion
  Fuß 132, 134
  Sprunggelenk, oberes 132
Dorsum 44
Dotter 7
Dottergranula 270
Douglas-Raum 266, 275
Down-Syndrom 7
Drehgelenke 49
  einachsige 76
Dreiecksbein 77
Dreifingerfurche 77
dreigeteilter Nerv 311
Dreisegelklappe 225
Drosselgrube 64, 190
Drosselnerv 327
Drosselvene
  innere 238
Drosselvenenloch 178, 182
Druck- und Berührungsempfänger 39
drum-sticks 257
Drüsen 19
  alveoläre 20
  Ausführungsgang 20

azinöse 20
endokrine 20, 277
exokrine 20
geknäult tubulöse 20
gemischte 20
humorale Steuerung 277
innersekretorische 277
muköse 21
nervale Steuerung 277
seröse 21
tubuloazinöse 20
tubulöse 20
verzweigt tubulöse 20
verzweigte 20
zusammengesetzte 20
Drüsenendstücke
  alveoläre 20
  Aufbau 20
  azinöse 20
  tubuläre 20
  tubuloalveoläre 20
  tubuloazinöse 20
Ductus choledochus 204, 211
Ductus cysticus 211
Ductus deferens 166, 268
Ductus ejaculatorius 268
Ductus epididymidis 268
Ductus hepaticus 210, 211
Ductus lymphaticus dexter 248
Ductus nasolacrimalis 186, 343
Ductus pancreaticus 211, 212
Ductus pancreaticus accessorius 212
Ductus papillares 264
Ductus parotideus 202
Ductus thoracicus 248
Duftdrüsen 20
Dunkelfeldmikroskopie 2
Dünndarm 204
  Schleimhaut 207
Dünndarmgekröse 204
Duodenum 204
Dupuytrensche Kontraktur 97
Dura mater 310
Durchlässigkeit
  ausgewählte 5

E

Ebnerscher Halbmond 21
Eckzähne 197
ECL-Zellen (enterochromaffin like cells) 207
Eichel 269
Eierstock 270
Eierstockarterie 235
Eierstockvene
  rechte 238
Eigelenke 49, 50, 78
  zweiachsige 79
Eigenreflexe 288
Eihügel 270
Eileiter 272
Eingeweide
  und Blutgefäße, Verbindung 333

und Muskulatur, Verbindung 332
Eingeweidenerv
  großer 329
  kleiner 329
Eingeweidenervensystem 285
Eingeweideschädel 177
Einwärtsdreher
  runder 98
  viereckiger 100
Eizelle 270
Ejakulat 269
Elastica interna 241
elastische Fasern 22
Elektronenmikroskop 2
Elle 73
Ellenarterie 233
Ellenbeuge 190
Ellenbogengelenk 74
  Muskelketten 110
Ellenbogenmuskel 96
Ellenhaken 74
Ellenhakengrube 70
Ellennerv 316
Eminentia iliopubica 113, 117
Eminentia intercondylaris 123
Emphysem 172
Enarthrosis 50, 121
Endhirn 297
Endokard 226
endokrine Drüsen 20, 277
Endolymphe 344
Endometrium 273
Endomitose 13
endoplasmatisches Retikulum 5
  glattes 5
  granuläres 5
Endothelzellen 243
Endphalanx 77, 130
Endstücke (s. Drüsenendstücke)
Enteroglucagon 207
Enterokinase 4
Enterozyten 207
Enzyme 4
  hydrolytische 6
  Mitochondrien 5
Epicondylus lateralis femoris 119
Epicondylus medialis bzw. lateralis humeri 70
Epicondylus medialis femoris 119
Epidermis 15, 337
Epididymis 268
epigastrischer Winkel 66
Epiglottis 197, 215
Epikard 226, 228, 231
epikritische Sensibilität 304
Epiorchium 268
Epiphyse 28, 31, 282
Epiphysenfuge 31
Epistropheus 52
Epithalamus 297
Epithel 3
  einschichtiges 15
  kubisches 15, 16
  mehrschichtiges 15
Epithelgewebe 15

Epithelkörperchen 282
epitheloide Zellen 243
Epithelzellen
    kontrahierbare 279
Epizyten 264
Erbmerkmale 10
Erbsenbein 77
Ergastoplasma 5, 37
Erregungsleitungssystem 36, 228
Ersatzzähne 197
Erythrozyten 3, 4, 255, 259
    Lebensdauer 4
    Stechapfelform 256
    Zytoplasma 255
Euchromatin 3
Excavatio rectouterina 266
Excavatio rectovesicalis 266
Excavatio vesicouterina 266
Exspiration 168
Exspirationsmuskeln 159
Externus-Internus-Ketten 166
extrapyramidal-motorisches
    System 298
    Bahnen 306
    Etagen 308
extrapyramidales System
    Kleinhirn 294

F

Facies articulares 49
Facies articularis calcanea 128
Facies articularis carpalis 73, 77
Facies articularis cuboidea 129
Facies articularis talaris 129
Facies auricularis 113
Facies costalis
    Pulmones 216
Facies diaphragmatica
    Cor 230
    Hepar 208
    Pulmones 216
    Splen 252
Facies dorsalis 57
Facies lunata 113, 120
Facies mediastinalis
    Pulmones 216
Facies patellaris 120
Facies patellaris femoris 122
Facies pelvica 57
Facies pulmonalis
    Cor 230
Facies sternocostalis
    Cor 230
Facies visceralis
    Hepar 208
    Splen 252
Falx cerebri 310
Farbsehen 342
Fascia antebrachii 97
Fascia axillaris 93
Fascia brachii 97
Fascia cervicalis 176
Fascia clavipectoralis 93
Fascia cruris 137
Fascia lata 137, 166

Fascia pectoralis 93
Fascia thoracolumbalis 156
Fascia transversalis 163
Fasciculus lateralis 314
Fasciculus longitudinalis medialis 309
Fasciculus medialis 314
Fasciculus posterior 314
Faserknorpel 27
Fasern
    elastische 22
    kollagene 22
    retikuläre 22
Faserring 57
fast twitch fibres 35
Fastigium 294
Faszien 36, 82
    Bauchwand, vordere 163
    Extremität, untere 137
    Extremitäten, obere 97
    Hals 176
    Schultergürtel 93
Fazialis
    oberer 312
    unterer 312
Fazialislähmung 189, 312
    periphere 312
    zentrale 312
FDI-Schema 198
Felsenbein 178
Felsenbeinnerv
    tiefer 329
Felsenbeinpyramide 178, 182, 184
Femur 119
Fersenballen 134, 192
Fersenbein 128
Fersenhöcker 128
Fettgewebe 21, 24
Fettkapsel
    Niere 261
Fettmantel 339
Fettschürze 46
Fettsüchtiger 46
Fibrae intercrurales 161
Fibrin 258
Fibrinkristalle 258
Fibrinogen 258
Fibrozyten 22
Fibula 123, 192
    und Tibia, Verbindungen 128
Fibularabduktion 134
Filtrationsdruck
    Niere 264
Fimbria hippocampi 301
Fingerbeuger
    oberflächlicher 99
    tiefer 99
Fingergelenke 81
Fingerknochen 77
Fingerstrecker 101
Fissura horizontalis pulmonis
    dextri 217
Fissura mediana anterior 286
Fissura obliqua 217
Fissura orbitalis inferior 185
Fissura orbitalis superior 180, 185

Flankenatmung 171
    hintere, untere 172
Flechsig-Bündel 304
Flexor carpi radialis-Extensor
    carpi radialis longus und
    brevis-Kette 111
Flexor carpi ulnaris-Extensor carpi
    ulnaris-Kette 112
Flexura duodenojejunalis 204
Flimmerepithel 15, 17, 216, 219
    einschichtiges 17
    mehrzeiliges 17
Flocculus 293
Fluchtreflex
    optischer und akustischer 309
Flügelbänder 61
Flügelfortsätze 179
Flügelgaumengrube 185, 186
Flügelgaumenkanal 184
Flügelgrube 180
Flügelmuskel
    lateraler 188
    medialer 188
Follikel 270
    Schilddrüse 281
Follikelepithel 270
Follikelflüssigkeit 270
Follikelhormone 272
Follikelsprung 272
follikelstimulierendes Hormon
    (s. FSH)
Fontanelle
    große und kleine 182
Foramen ethmoidale
    anterius 185
Foramen ethmoidale
    posterius 185
Foramen incisivum 184
Foramen infraorbitale 181
Foramen infrapiriforme 318
Foramen ischiadicum majus 114
Foramen ischiadicum minus 114
Foramen jugulare 178, 182, 184
Foramen lacerum 182, 184
Foramen magnum 61, 177
Foramen mandibulae 182
Foramen mentale 182
Foramen obturatum 113
Foramen omentale 213
Foramen ovale 180, 182, 184
Foramen palatinum majus 184
Foramen rotundum 180, 182
Foramen sphenopalatinum 186
Foramen spinosum 180, 182, 184
Foramen stylomastoideum 179
Foramen vertebrale 52
Foramina intervertebralia 61
Foramina sacralia anteriora 57
Foramina sacralia posteriora 57
Formatio reticularis 295
Fornix 301
Fornixsäule 301
Fornixschenkel 301
Fossa acetabuli 113
Fossa articularis 49
Fossa capitis 119

Sachwortverzeichnis   363

Fossa deltoideopectoralis 190
Fossa iliopectinea 137, 144
Fossa infraclavicularis 66, 190
Fossa infraspinata 66, 89
Fossa infratemporalis 185, 186
Fossa inguinalis lateralis 166
Fossa inguinalis medialis 166
Fossa intercondylaris 119
Fossa jugularis 178, 184, 190
Fossa mandibularis 179, 184, 186
Fossa olecrani 70, 75
Fossa ovalis 225
Fossa pterygoidea 180
Fossa pterygopalatina 185, 186
Fossa rhomboidea 293
Fossa supraclavicularis 66, 189
Fossa supraspinata 66, 88
Fossa trochanterica 119
Frakturheilung 32
Frankenhäuser-Geflecht 330
Fremdreflexe 288, 289
Frenulum linguae 197
Frontalebene 44
FSH (follikelstimulierendes Hormon) 275, 277
Fugen 48
Fundus gastrium 203
Fundus vesicae 265
Fünffingerfurche 77
Funiculus spermaticus 166
Funktionalis 273
 Oestrogene 274
Furchen 297
Fuß
 Beugemuskeln 150
 Form 135
 Gewölbestrukturen 136
 Knochen 128
 Längsgewölbe 136, 192
 Quergewölbe 136, 192
 Sehnenscheiden 152
 Streckmuskeln 150
 Verwindung 134
Fußmitte
 Muskeln 151
Fußrücken
 Zwischenknochenmuskeln 151
Fußsohle
 Zwischenknochenmuskeln 151
Fußsohlenband
 großes 134
Fußsohlenbogen 238
Fußsohlenmuskel 146
 viereckiger 151
Fußsohlennerv
 lateraler 320
 medialer 320
Fußwurzel-Mittelfußgelenke 134
Fußwurzelarterie
 laterale 238
Fußwurzelhohlraum 129
Fußwurzelknochen 128
Fußwurzelzwischengelenke 134

G

G-Zellen
 Magen 207
G1-Phase
 Zellzyklus 11
G2-Phase
 Zellzyklus 12
Gallenblase 211
Gallenblasengang 211
Gallenflüssigkeit 209
Gallengang
 gemeinsamer 204
Gallenkapillaren 208, 209
Gallensäuren 210
Gallertkern 59
Ganglia lumbalia 330
Ganglia sacralia 330
Ganglien
 prävertebrale 330
Ganglion cervicale inferius 329
Ganglion cervicale medium 329
Ganglion cervicale superius 327
Ganglion ciliare 314, 329
Ganglion coccygeum 330
Ganglion coeliacum 329, 330
Ganglion mesentericum inferius 329, 330
Ganglion mesentericum superius 329, 330
Ganglion oticum 314, 329
Ganglion pterygopalatinum 314, 329
Ganglion submandibulare 314, 327
Gänsefuß 143
Gaster 203
Gastrin 207
Gastroglucagon 207
Gaumen
 harter 196
 weicher 196
Gaumenbein 181
Gaumenbogen
 hinterer 196
 vorderer 196
Gaumendrüsen 21
Gaumenloch
 großes 184
Gaumenmandeln 196
Gaumensegel 196
Gaumentasche 196
Gebärmutter 273
Gebärmutterarterie 235
Gebiß 197
 vollständiges 197
Geburtshilfe
 Michaelis-Raute 191
Gedächtniszellen 247
Geflechtknochen 28
Gehirn
 Gewicht 291
 Teile 291
Gehörgang
 äußerer 179, 344
 innerer 178, 182
Gehörknöchel 344

Gekrösearterie
 obere 235
 untere 235
Gekröseganglion
 oberes 329, 330
 unteres 329, 330
Gekröselymphknoten 249
Gekrösevene
 obere 240
gelber Fleck 342
Gelbkörper 272
Gelenkachsen 47
Gelenke 48
 Aufbau, allgemeiner 49
 einachsige 49
 einfache 50
 straffe/feste 49
 vielachsige 49
 zusammengesetzte 50
 zweiachsige 78
Gelenkentzündung 82
Gelenkflächen 49
Gelenkfortsätze 52
Gelenkkapsel 51
Gelenkknorpel 26
Gelenkkopf 49
Gelenkklippen
 faserknorpelige 50
Gelenkpfanne 49
Gelenkscheiben 27
Gelenkschmiere 51
Gelenkspalt 50
Gelenkzwischenscheiben 50
Gene 10
Genom 10
Genu valgum 126
Genu varum 126
Geruchsorgan 339
Geruchszentrum 298
Gesäßfurche 191
Gesäßmuskel
 großer 138
 kleiner 140
 mittlerer 138
Gesäßnerv
 oberer 318
 unterer 318
Geschlechtschromosomen 7
Geschlechtsdrüsen
 akzessorische 269
Geschlechtsmerkmale
 sekundäre 280
Geschlechtsorgane
 äußere, weibliche 275
 männliche 266
 weibliche 270
Geschlechtsreife
 frühzeitige 283
Geschmacksknospen 18, 340
Geschmacksorgan 18, 340
Geschmackszentrum 298
Gesichtsfaszie 176
Gesichtsmuskeln 188
Gesichtsnerv 312
Gesichtswinkel 177
 Bestimmung 177
Gestagene 272

Gewebe 15
Gewölbe 301
Giebel 294
Giebelkante 310
Giebelkern 294
Giemsa-Färbung
  Blutausstrich 255
Ginglymus 50
Gl. mammaria 21
Gl. parotidea 21, 202
Gl. pinealis 282
Gl. sublingualis 21, 197, 202
Gl. submandibularis 21, 202
Gl. suprarenalis 279
Gl. thyroidea 281
Gl. vesiculosa 268
Glans 269
Glanzstreifen
  Herzmuskulatur 36
Glaskörper 342
Gleichgewicht 294
  Wahrnehmung 308
Gleichgewichtsbahn 308
Gleichgewichtsnerv 312
Gleichgewichtsorgan 18
Gliazellen
  protoplasmatische 278
Glied, männliches 269
Glisson-Dreieck 209
Gll. duodenales 207
Gll. parathyroideae 282
Globus pallidus 298
Glomerulus 262
Glomus caroticum 283
Glucagon 213
Glucocorticoide 280
Glucoseoxidation 213
Glucosidase 207
Gluteus maximus-Quadrizeps-
  Soleus-Kette 153
Glykogen 210
Glykokalix 5
Golgi-Apparat 5, 6
Goll-Strang 304
gonadotrope Zellen 277, 283
Gowers-Bündel 304
Graaf-Follikel 270
Granula
  azidophile 207
Granulozyten 256
  basophile 22, 257, 259
  eosinophile 22, 257, 259
  neutrophile 22, 257, 259
  segmentkernige 257
  stabkernige 257
graue Höcker 297
graue Kerne
  Telencephalon 298
graue Substanz 286
Graziliskerne
  Höcker 292
Grenzstrang 327
Grenzstrangganglion 290
Griffelfortsatz 178
Griffelfortsatz-Zungenbeinmuskel 174
Großhirn 297

Großhirnrinde 297
Großhirnsichel 310
Großzehe 130
Großzehenanzieher 150
Großzehenballenmuskeln 150
Großzehenbeuger
  kurzer 150
  langer 148
Großzehengrundgelenk
  Sesambeine 130
Großzehenspreizer 150
Großzehenstrecker
  kurzer 150
  langer 145
Grundphalanx 77, 130
Guanin 9, 10
Gyri 297
Gyri temporales transversi 298
Gyrus angularis 298
Gyrus frontalis medius 298
Gyrus parahippocampalis 298
Gyrus postcentralis 298
Gyrus praecentralis 298
Gyrus temporalis superior 298

H

H-Abschnitt
  Muskelfaser 34
Haemorrhoiden 241
Haften 48
Hahnenkamm 180
Hakenbein 77
Halbdornmuskeln 156
halbmembranöser Muskel 144
halbsehniger Muskel 143
Halsfaszie 176
Halsganglion
  mittleres 329
  oberes 327
  unteres 329
Halsgeflecht 314
Halshautmuskel 173
Halslordose 61, 62, 156, 157
Halslymphknoten
  tiefe 249
Halsmuskel
  langer 176
Halsmuskeln 173
Halsrippen 63
Halsschlagader
  äußere 233
  gemeinsame, linke 232
  gemeinsame, rechte 232
  innere 233
Halsschlagadernerv
  äußerer 327
Halswirbel 52
  erster 52
  zweiter 52
Haltefunktionen
  Muskel 83
Hämatokonien 258
Hämatokritwert 256, 259
Hammer 344
Hämoglobin 7, 210, 256, 259

Hämolyse 256
Hämosiderin 7
Hamulus ossis hamati 190
Hand
  Muskeln, kurze 103
Handbeugefurche 77
Handbeuger
  radialer 98
  ulnarer 99
Handgelenk
  distales 79
  Muskelketten 111
  proximales 77, 78
Handmitte
  Muskeln 104
Handquerfurche 77
Handrücken 190
  Sehnenscheiden 108
  Zwischenknochenmuskeln 104
Handskelett 77
Handstrecker
  kurzer, radialer 101
  langer, radialer 100
  ulnarer 101
Handwurzel 77
Handwurzel-Mittelhand-Gelenke 80
Handwurzelknochen 77, 190
Harnblase 265
  Übergangsepithel 266
Harnblasendreieck 266
Harnblasengeflecht 330
Harnblasengrund 265
Harnblasenkörper 265
Harnblasenöffnung
  innere 266
Harnblasenscheitel 265
Harnblasensphinkter 266
Harnleiter 261, 265
  Mikroskopie 265
  Muskelzellschichten 265
  Peristaltik 265
Harnorgane 261
Harnröhre
  männliche 269
  weibliche 266
Harnröhrenöffnung
  äußere 266
Hassall-Körperchen 252
Haube 295
Hauptstück 264
Hauptzellen
  Magen 206
Haustren 205
Haut 337
Hautnerven 323
Hautrötung oder -blässe 333
Hautvenen 238
Havers-Lamellen 29
Havers-System 29
Head-Zonen 332
Helweg-Dreikantenbahn 308
Hemisphären 297
Henle-Schleife
  dicker Teil 264
  dünner Teil 264

Hepar 208
Heparin 257
Hepatozyten 208
Herz 223, 225
    Gefäße 230
Herzachse 230
Herzaktionen 229
Herzbasis 230
Herzbeutel 226, 231
Herzbeutelhöhle 231
Herzgeflecht 329
Herzgewicht 230
    kritisches 228
Herzinnenhaut 226
Herzkammer
    linke 225
    rechte 225
Herzkranzarterie
    linke 230
        Linksversorgungstyp 230
        Normalversorgungstyp 230
    rechte 230
        Rechtsversorgungstyp 230
Herzkranzfurche 230
Herzkranzsinus 225, 230
Herzmuskelzellen 226
Herzmuskulatur 36
    Glanzstreifen 36
Herznerv
    mittlerer 329
    oberer 329
    unterer 329
Herzohr
    linkes 226
    rechtes 225
Herzskelett 225, 228
Herzspitze 230
Heschl-Querwindungen 298
Heterochromatin 3
Heterochromosomen 7
heterodont 197
Hexenschuß 61
Hiatus aorticus 160
Hiatus oesophageus 160
Hiatus sacralis 57
Hiatus saphenus 137, 166, 240
Hiatus semilunaris 181
Hilfsatemmuskeln 172
Hilfsinspirationsmuskeln 175
Hilum pulmonis 217
Hilusdrüsen 217
Hinterhauptbein 61, 177
Hinterhauptserhebung 178
Hinterhauptlappen 297
Hinterhauptloch 177, 182
    großes 61
Hinterhauptlymphknoten 248
Hinterhauptschuppe 178, 182
Hinterhorn 301
    Rückenmark 286
Hinterwurzel
    Spinalnerven 289
Hirnanhangsdrüse 277
Hirnblutleiter 244
Hirnhaut 309
    harte 310
    weiche 309

Hirnnerven 311
Hirnrinde (s. Großhirnrinde)
Hirnrindenfelder 297
Hirnschädel 177
Hirnschenkel 295
His-Bündel 229
Histamin 207, 257
Histiozyten 22, 258
Histochemie 2
Histologie 1, 2
Histone
    lysinreiche 10
Hoch-Tief-Empfindungen 345
Hoden 266
Hodenarterie 235
Hodenheber 318
Hodenkanälchen 268
Hodensack 266
Hodenvene
    rechte 238
Hohlhand
    Sehnenscheiden 107
    Zwischenknochenmuskeln 104
Hohlhandbogen
    oberflächlicher 234
    tiefer 234
Hohlhandfurche 97
Hohlhandkanal 97
Hohlhandmitte 190
Hohlhandmuskel
    langer 98
Hohlvene
    obere 225, 238
    untere 225
Hörbahn 297
    laterale Schleife 295
Horizontalebene 44
Hormon 20
Hormone 277
Hörnerv 312
Hornhaut 340
Hornschicht 337
Hörorgan 18
Hueter-Linie 75, 190
Hüftbein 112
Hüftgelenk 50, 120
    Adduktoren 141
    Hauptachsen 121
Hüftlochmuskel
    äußerer 141
    innerer 140
Hüftmuskeln 138
Humerus 70
Humerusköpfchen 70
Humerusrolle 70
Humerusschaft 70
humorale Steuerung
    Drüsen 277
Hyaloplasma 4
Hydrocephalus internus 294
Hydroxylapatit 30, 201
Hydrozele 268
Hymen 275
Hyperchromasie 255, 256
Hypochromasie 256
Hypoglossuskanal 182

Hypophyse 277
    Pfortadersystem 279
Hypophysengrube 182
Hypophysenstiel 278
Hypothalamus 297
Hypothenar 104

I

I-Streifen
    Muskelfaser 34
ICSH (interstitielle Zellen
    stimulierendes Hormon 268, 278
Ileum 204
Iliopsoas-ischiocrurale Muskeln-Extensoren-Kette 153
Immunglobuline 247
Immunhistochemie 2
Immunität
    humorale 247
    zellgebundene 247
Immunologie 2
Incisivi 197
Incisura acetabuli 112
Incisura angularis 204
Incisura cardiaca 217
Incisura ethmoidalis 180
Incisura ischiadica major 113
Incisura ischiadica minor 113
Incisura radialis ulnae 74
Incisura scapulae 68
Incisura trochlearis ulnae 73, 74
Incisura ulnaris radii 73, 76
Incisurae vertebrales 61
Inclinatio pelvis 114
Incus 344
inferior 44
infrahyale Muskeln 173, 174
Infundibulum
    Hypophyse 278
Inguinalhernie 166
Inkret 20, 277
Innenohr 344
Innenrotation
    Hüftgelenk 121
    Kniegelenk 128
    Tibia 123
Inspirationsmuskeln 159
Interdigitalfalten 77
Intermediärfilamente 6
Intermediärsinus 251
intermitotische Zellen 12
Interphase 3, 10, 11
Intersectiones tendineae 165
Intersegmentvenen 219
Interterritorialsubstanz 25
Interzellularsubstanz 1, 5, 22
Intima 241
intraperitoneal 203
intrinsic factor 206
Iris 340
Ischämiephase
    Uterusschleimhaut 274
Ischiasnerv 318
ischiocrurale Muskeln 153, 192

Isthmus faucium 202
Isthmus uteri 273

J

Jejunum 204
Jochbeinbogen 181
Jochbeinfortsatz 179
Junctura sacrococcygea 59, 117
Juncturae cartilaginae 49
Juncturae fibrosae 48
Juncturae osseae 49
Juncturae synoviales 49
Jungfernhäutchen 275

K

Kahnbein 77, 128
Kallus 32
Kälterezeptoren 40
Kammerseptum 226
Kammerwasser 342
Kammmuskel 141
Kanalhernie 166
Kapillaren 223, 241
   Poren 241
Kapillarwand 241
Kapsel
   äußere 300
   innere 299
Kapuzenmuskel 86
Karyogramm 8
Karyolyse 13
Karyoplasma 3, 4
Karyorrhexis 13
Kathepsin 206
kaudal 43
Kaumuskel 186
Kehldeckel 197
Kehldeckelknorpel 215
Kehlkopf 215
Kehlkopfkammer 215
Kehlkopfknorpel 215
Kehlkopfnerv
   rückläufiger 313
Kehlkopfvorhof 215
Keilbein 179
   mediales, zwischengelagertes und laterales 128
Keilbeinhöhle 180
Keith-Flack-Knoten 229
Keratinozyten 16
Keratohyalin 337
Kern-Plasma-Relation 3
Kern-Plasma-Spannung 10
Kernkörperchen 12
Kernmembran 3
Kernsaft 4
Kernteilung
   indirekte 6
Kiefergelenk 186
   Luxation 186
Kinn-Zungenbeinmuskel 173
Kinnloch 182
Kinozilien 6, 17

Kittlinien
   Herzmuskulatur 36
Kittsubstanz 15
Kitzler 266, 275
Kleinfingerballen 190
   Muskeln 104
Kleinfingerbeuger 104
Kleinfingergegensteller 104
Kleinfingerspreizer 104
Kleinhirn 293
Kleinhirnkerne 293
Kleinhirnstiele
   mittlere 294
   obere 294
   untere 292, 294
Kleinhirnzelt 310
Kleinzehenabspreizer 151
Kleinzehenballenmuskeln 151
Kleinzehenbeuger
   kurzer 151
Kleinzehengegenübersteller 151
Knieaußenwinkel 126
Kniebasis 126
Kniefettkörper 123
Kniegelenk 50, 123
   Achsen 126
   Beugung und Streckung 127
   Überstreckung 127
Kniehöcker
   medialer und lateraler 297
Kniekehlenarterie 236
Kniekehlenband
   schräges 126
Kniekehlenmuskel 147
Kniequerband 123
Kniescheibe 122
Kniescheibenband 124
Knöchel
   äußerer 123
Knochen
   Einteilung 47
   kurze 47
   platte 47
   pneumatisierte 47, 48
   Verbindungen 48
Knochenbälkchen 29
Knochenbildung 28
Knochenentwicklung 30
Knochenfreßzellen 30, 31
Knochengewebe 3, 21, 27
Knochengrundsubstanz 27
Knochenhemmung 52
Knochenmanschette 31
Knochenpunkte, tastbare
   Kopf 188
Knochenzellen 30
Knorpel
   elastischer 27
   hyaliner 24
   hyaliner mit Perichondrium 26
   hyaliner ohne Perichondrium 26
Knorpelfreßzellen 31
Knorpelgewebe 3, 21, 24
Knorpelgrundsubstanz 25
Knorpelhaft 48

Knorpelhaut 25
Knorpelhöhle 25
Knorpelkapsel 25
Knorpelzellen 25
Kohlenhydrate 4, 7
Kohlrausch-Falte 205
kollagene Fasern 22
   Gelenkknorpel 26
Kollagentypen 22
Kollateralkreisläufe 240
Kolloid
   Schilddrüsenfollikel 281
Kolloide 5
Kolonflexur
   rechte 205
Kommissur
   vordere 300
Kommissurensystem 300
Kommissurenzellen 288
Kompakta 29
Kondylengelenke 50
Konstitution 44
   Typen 45
Kontraktion
   isometrische 83
Koordination 306
Kopf
   Knochenpunkte, tastbare 188
   Oberflächenrelief 188
Kopfbein 77
Kopfganglien
   parasympathische 314
Kopfgelenk
   oberes 61
   unteres 61
Kopfmuskel
   langer 176
Kopfwender 173
Korbzellen
   Myoepithel 18
Körnerschicht 337
Körperachsen 44
Körperebenen 44
Körperfühlsphäre 298
Körperkreislauf 223
   Gefäße 231
Körperoberfläche 188
   Innervation, segmentale 323
Körperschlagader
   große 223
Kortikalis 28, 29
kortikotrope Zellen 277, 278
Krampfanfälle 282
kranial 43
Kranznaht 182
Krause-Körperchen 40
Kreislauf
   großer 223
   kleiner 223
Kreislaufzentrum 295
Kreuzbänder 126
Kreuzbandriß 126
Kreuzbein 52, 57
Kreuzbein-Darmbein-Gelenk 114
Kreuzbeinganglien 330
Kreuzbeingeflecht 318

Kreuzbeinkanal 57
Kreuzbeinkyphose 62
Kronenfortsatz 182
Krummdarm 204
Krypten 207
kugelförmiger Kern 294
Kugelgelenke 50
Kuneatuskerne
    Höcker 292
Kupffer-Sternzellen 209
Kurvatur
    große 204
    kleine 204
Kyphose 62

L

L-System 34
L-Tubuli 34
L-Zellen
    Magen 207
Labrum acetabuli 120
Labyrinth
    häutiges 344
    knöchernes 344
Labyrinthus ethmoidalis 180
Lacuna musculorum 166
Lacuna vasorum 166
Laktation 339
Lambdanaht 182
Lamellenknochen 28
Lamellenkörperchen 40
Lamina arcus vertebrae 52
Lamina cribrosa 180
Lamina horizontalis 181
Lamina perpendicularis 180, 181
Lamina praetrachealis 176
Lamina praevertebralis 177
Lamina tecti 295
Laminin 6
Längen-Breiten-Index
    Schädel 177
Langerhans-Inseln 213
Längsbündel
    oberes 300
    unteres 301
langschädlig 177
Lappenbronchien 219
Larynx 215
lateral 44
Leber 208
    Lage 208
    Mikroskopie 208
Leber-Magen-Band 213
Leber-Zwölffingerdarm-Band 213
Leberarterie 209, 213
    gemeinsame 235
    spezielle 235
Lebergalle 211
Lebergang
    gemeinsamer 209
Leberläppchen 208
Leberpforte 208
Leberschrumpfung 240
Lebersinusoide 209

Leberstrang 213
Lebervenen 209, 238
Leberzellbalken 208
Leberzellen 208
Lederhaut 337
    Augapfel 340
Leerdarm 204
Leistenband 137, 161
Leistenbeugen 192
Leistenbruch 166
Leistenhernien
    direkte 166
    indirekte 166
Leistenkanal 165
Leistenlymphknoten 249
Leistenring
    äußerer 161, 165
    innerer 165
Leitungsbahnen
    Zentralnervensystem 302
Lemniscus lateralis 295
Lemniscus medialis 295
Lendenganglien 330
Lendengeflecht 318
Lendenlordose 62, 122, 153, 158
Lendenlymphknoten 249
Lendenlymphstränge 248
Lendenmuskel
    großer 138
    quadratischer 163
Lendenrippen 63
Lendenwirbel 57
Leptosome 45, 46
Leukozyten 255
Levator-Tor 118
Levator-unterer Trapezius-Kette 91
Leydig-Zwischenzellen 268, 278
LH (luteinisierendes Hormon) 275, 278
lichtbrechende Schicht 337
Lichtmikroskop 2
Lichtmikroskopie 2
Lidheber 343
Lidmuskeln 329
Lig. anococcygeum 119
Lig. anulare radii 74
Lig. calcaneofibulare 132
Lig. calcaneonaviculare plantare 132
Lig. capitis femoris 119, 120
Lig. carpi radiatum 78
Lig. collaterale carpi radiale 78
Lig. collaterale carpi ulnare 78
Lig. collaterale fibulare 126
Lig. collaterale laterale 132
Lig. collaterale mediale 132
Lig. collaterale radiale 75
Lig. collaterale ulnare 75
Lig. coracoacromiale 71
Lig. coracoclaviculare 68
Lig. coracohumerale 94
Lig. cruciforme atlantis 61
Lig. deltoideum 132
Lig. falciforme hepatis 208
Lig. gastrocolicum 213
Lig. gastrophrenicum 213

Lig. gastrosplenicum 213, 252
Lig. glenohumerale superius 94
Lig. hepatoduodenale 213
Lig. hepatogastricum 213
Lig. iliofemorale 121
Lig. inguinale 161
Lig. interclaviculare 68
Lig. ischiofemorale 121
Lig. lacunare 161
Lig. laterale 186
Lig. latum uteri 265, 270, 273
Lig. longitudinale anterius 59
Lig. longitudinale posterius 59
Lig. metatarseum transversum profundum 134, 137
Lig. nuchae 59
Lig. patellae 124, 192
Lig. periodontale 201
Lig. phrenicosplenicum 252
Lig. plantare longum 134
Lig. popliteum obliquum 126
Lig. pubofemorale 121
Lig. pulmonale 221
Lig. radiocarpale dorsale 78
Lig. radiocarpale palmare 78
Lig. reflexum 161
Lig. sacrospinale 114
Lig. sacrotuberale 114
Lig. supraspinale 59
Lig. suspensorium ovarii 270
Lig. talocalcaneum interosseum 132, 133
Lig. talofibulare anterius 132
Lig. talofibulare posterius 132
Lig. teres uteri 166, 273
Lig. transversum acetabuli 120
Lig. transversum atlantis 61
Lig. transversum genus 123
Lig. ulnocarpale palmare 78
Ligg. alaria 61
Ligg. cardinalia 273
Ligg. cruciata 126
Ligg. flava 59
Ligg. intercarpalia dorsalia 78
Ligg. intercarpalia interossei 78
Ligg. intercarpalia palmaria 78
Ligg. interspinalia 59
Ligg. intertransversaria 59
Ligg. rectouterinae 273
limbisches System 301
Limbus acetabuli 112, 120
Linea alba 161, 164, 191
Linea arcuata 113, 163
Linea aspera 119
Linea intertrochanterica 119
Linea terminalis 114, 265
Lingua 196
Lingula pulmonis 217
Linse 342
linsenförmiger Kern 298
Linsenprismen 342
Lipase 207
Lipid mobilisierendes Hormon (s. LPH)
Lipide 4, 7
Lipofuscin 7
Lipoproteidmembran 6

Lipotropin 278
Liquor cerebrospinalis 294, 301
Liquor folliculi 270
Lobus caudatus 208
Lobus frontalis 297
Lobus occipitalis 297
Lobus parietalis 297
Lobus pyramidalis 281
Lobus quadratus 208
Lobus temporalis 297
Loch
   ovales 180
   rundes 180
   verstopftes 113
LPH (Lipid mobilisierendes Hormon) 278
LTH (luteotropes Hormon) 275, 277
Lückenband 161
Luftröhre 216
Lungen 216
   Mikroskopie 219
Lungenarterie 217
   linke 231
   rechte 231
   Stamm 226
Lungenatmung 169
Lungenband 221
Lungenbläschen 219
Lungenfell 220
Lungenkreislauf 223
   Gefäße 231
Lungenlappen
   Gliederung 217
   Segmente 217
luteinisierendes Hormon (s. LH)
luteotropes Hormon (s. LTH)
lymphatischer Rachenring 202
Lymphbrustgang 248
Lymphe 23, 248, 251
Lymphgefäße 248
   Klappen 248
Lymphkapillaren 248
Lymphknoten 248
   mikroskopischer Aufbau 251
   regionäre 248
Lymphknotenmark 251
Lymphoblasten 247, 251
Lymphozyten 22, 247, 253, 256, 259
   große 247
   kleine 247, 252
Lymphozytenscheiden
   periarterielle 253
Lymphsystem 247
Lysosomen 5, 6, 258

M

M. abductor digiti minimi 104, 151
M. abductor hallucis 150
M. abductor pollicis brevis 103
M. abductor pollicis longus 102
M. adductor brevis 141
M. adductor hallucis 150
M. adductor longus 141
M. adductor magnus 142
M. adductor pollicis 103
M. anconaeus 96
M. biceps 82
M. biceps brachii 93, 190
M. biceps femoris 144, 192
M. bipennatus 81
M. biventer 82
M. brachialis 96
M. brachioradialis 100
M. buccinator 188
M. bulbocavernosus 119
M. ciliaris 340
M. coracobrachialis 96
M. cremaster 318
M. deltoideus 72, 88, 190
M. digastricus 173, 202
M. dilatator pupillae 329
M. erector spinae 156, 191
M. extensor carpi radialis brevis 101
M. extensor carpi radialis longus 100
M. extensor carpi ulnaris 101
M. extensor digitorum 101
M. extensor digitorum brevis 150
M. extensor digitorum longus 145
M. extensor hallucis brevis 150
M. extensor hallucis longus 145
M. extensor indicis 102
M. extensor pollicis brevis 102
M. extensor pollicis longus 102
M. flexor carpi radialis 97, 98
M. flexor carpi ulnaris 99
M. flexor digiti minimi brevis 104, 151
M. flexor digitorum brevis 151
M. flexor digitorum longus 148
M. flexor digitorum profundus 97, 99
M. flexor digitorum superficialis 97, 99
M. flexor hallucis brevis 150
M. flexor hallucis longus 148
M. flexor pollicis brevis 103
M. flexor pollicis longus 97, 100
M. fusiformis 81
M. gastrocnemius 146, 192
M. gemellus inferior 141
M. gemellus superior 140
M. geniohyoideus 173
M. gluteus maximus 138, 192
M. gluteus medius 138
M. gluteus minimus 140
M. gracilis 142
M. iliacus 138
M. iliocostalis 156
M. iliopsoas 138
M. infraspinatus 89
M. latissimus dorsi 87, 90, 191
M. levator ani 118
M. levator palpebrae 343
M. levator scapulae 87, 90
M. levator veli palatini 196
M. longus capitis 176
M. longus colli 176
M. masseter 186
M. multifidus 156
M. mylohyoideus 173, 195, 196, 202
M. obliquus externus abdominis 161
M. obliquus internus abdominis 161
M. obturatorius externus 141
M. obturatorius internus 140
M. omohyoideus 175
M. opponens digiti minimi 104, 151
M. opponens pollicis 103
M. orbicularis 82
M. orbicularis oculi 343
M. orbitalis 329
M. palatoglossus 196
M. palatopharyngeus 196
M. palmaris longus 98, 190
M. pectineus 141
M. pectoralis major 84, 89, 90
M. pectoralis minor 86, 90
M. peroneus brevis 146
M. peroneus longus 145, 153
M. piriformis 140
M. plantaris 146
M. planus 82
M. popliteus 147
M. pronator quadratus 100
M. pronator teres 98
M. psoas major 138
M. pterygoideus lateralis 188
M. pterygoideus medialis 188
M. pyramidalis 163
M. quadratus femoris 141
M. quadratus lumborum 163
M. quadratus plantae 151
M. quadriceps femoris 143, 192
M. rectus 82
M. rectus abdominis 163
M. rhomboideus 87, 89, 90, 156
M. sartorius 142, 192
M. scalenus anterior 175
M. scalenus medius 175
M. scalenus posterior 175
M. semimembranosus 144, 192
M. semispinalis capitis 156
M. semispinalis cervicis 156
M. semispinalis thoracis 156
M. semitendinosus 143, 192
M. serratus anterior 86, 89, 90
M. serratus posterior 156
M. serratus posterior inferior 156, 159
M. serratus posterior superior 159
M. soleus 134, 146
M. sphincter ani externus 119, 205
M. sphincter ani internus 205
M. sphincter pupillae 341
M. sphincter urethrae 118, 266, 270
M. sphincter vesicae 266
M. spinalis 156

M. splenius capitis 156
M. splenius cervicis 156
M. sternocleidomastoideus 90, 173, 189
M. sternohyoideus 174
M. sternothyreoideus 175
M. stylohyoideus 174
M. subclavius 86
M. subscapularis 89
M. supinator 103
M. supraspinatus 88
M. temporalis 187
M. tensor fasciae latae 140
M. tensor tympani 344
M. tensor veli palatini 196
M. teres major 87
M. teres minor 89
M. thyreohyoideus 175
M. tibialis anterior 145, 153
M. tibialis posterior 147
M. transversus abdominis 162
M. transversus perinei profundus 118, 266
M. transversus thoracis 159
M. trapezius 86, 90, 156, 191
M. triceps brachii 96, 190
M. triceps surae 146
M. unipennatus 81
M. uvulae 196
M. vocalis 216
Macula densa 264
Macula lutea 342
Magen 203
   Belegzellen 206
   D-Zellen 207
   G-Zellen 207
   Hauptzellen 206
   L-Zellen 207
Magen-Darm-Kanal 203
   Mikroskopie 205
Magen-Netz-Arterie
   linke 235
   rechte 235
Magen-Zwölffingerdarm-Arterie 235
Magenarterie
   kurze 235
   linke 235
   rechte 235
Magendrüsen 20
Magengrund 203
Magenkörper 204
Magenmund 203
Magenstraße 204
Magenwinkel 204
Makrozyten 255
Malleolengabel 123, 131
Malleolus
   lateralis 123, 131
   medialis 131
Malleus 344
Malpighi-Körperchen 253
mammotrope Zellen 277
Mandelkern 298
Mandibula 181
Manubrium sterni 64, 189
Margo interosseus 73

Margo scapulae superior, medialis und lateralis 66
Mark, verlängertes 285, 292
Markraum
   primärer 31
Marksegel
   oberes 294
   unteres 294
Marksinus 251
Markstrahlen
   Niere 262
Markstreifen 293
Massae laterales 52
Mastdarm 205
   Schließmuskel, willkürlicher 119
Mastdarmampulle 205
Mastdarmgeflecht 330
Mastdarmheber 118
Mastdarmnerven
   untere 320
Mastzellen 22
Maxilla 181
May-Grünwald-Färbung
   Blutausstrich 255
Meatus acusticus externus 179
Meatus acusticus internus 178, 182
Meatus nasi communis 185
Meatus nasi inferior 185
Meatus nasi medius 185
Meatus nasi superior 185
Media 241
medial 44
Medianebene 44
Medianusgabel 314
Mediastinum 217, 221
Medulla oblongata 292
Medulla spinalis 285
Megalozyten 255
Meiose 7, 12
Meißner-Tastkörperchen 40, 339
Melanin 7, 22
Melanophoren 282
Melanotropin 278
melanozyten-stimulierendes Hormon (s. MSH)
Melatonin 282
Membrana fibrosa 123
Membrana interossea 76
Membrana interossea antebrachii 234
Membrana interossea cruris 128
Membrana synovialis 51, 123
Menisci 27
Meniscus
   lateralis 123
   medialis 123
Meniskoide 60
   Einklemmung 61
Merkel-Zellen 40
Mesencephalon 295
Mesenchym 21
Mesenterium 204
mesocephal 177
Mesocolon sigmoideum 205
Mesocolon transversum 205

Mesosalpinx 273
Mesotendineum 82
Mesovarium 270
messenger-RNA 10
Metaphase 8, 10
Metaplasma 5, 6
Metathalamus 297
Metazoen 3
Michaelis-Raute 191
Mikrofilamente 6
Mikroskop 1
Mikrotom 1
Mikrotubuli 6
Mikrovilli 17, 207, 264
Mikrozyten 255
Mikulicz-Linie 192
Milchdrüse 21
Milchgebiß 197
Milchmolaren 197
Milchzähne 197
Milz 252
   Funktionen 253
   mikroskopischer Aufbau 252
Milzarterie 235
Milzhilum 253
Milzvene 240, 253
mimische Muskulatur 188
Mineralocorticoide 280
Mitochondrien 5
   DNA 5
   Enzyme 5
   Granula, osmophile 5
Mitose 6, 7, 8
   Dauer 11
   Phasen 10
   Störungen 11
Mitoseinhibitoren 11
Mitralisklappe 226
Mittelfell 216, 221
Mittelfußknochen 129
Mittelfußquerband
   tiefes 134
Mittelhand 77
Mittelhandknochen 77
Mittelhirn 295
Mittelnerv 315
Mittelohr 344
Mittelphalanx 77, 130
mittelschädlig 177
Mittelstück 264
Mixoplasma 10
Mm. faciei 188
Mm. intercostales externi 158, 171
Mm. intercostales interni 159, 171
Mm. interossei dorsales 104, 151
Mm. interossei palmares 104
Mm. interossei plantares 151
Mm. levatores costarum 157
Mm. lumbricales 104, 151
Mm. masticatorii 186
Mm. rotatores 156
Mm. tarsales 329
Molaren 197
Monaster 11
Mondbein 77
Monozyten 22, 256, 257, 259
Morbus Bechterew 59

Morphologe 2
Motoneurone 35, 298
　große 35
　kleine 35
motorische Bahnen 302
motorische Einheit 35
motorische Endplatte 35, 41
motorisches Schreib- und Lesezentrum 298
motorisches Sprachzentrum nach Broca 298
motorisches Vorderhorn 286
MSH (melanozyten-stimulierendes Hormon) 278
Mucoid 207
Mucosa 205
Mundbodenmuskel 173
Mundhöhle 195
Mundhöhlenenge 202
Mundhöhlenvorhof 195
Muscularis 205, 206
Muscularis mucosae 206
Muskel
　Antagonisten 84
　Bewegungsfunktionen 83
　birnenförmiger 140
　deltaförmiger 88
　doppelt gefiederter 81
　einfach gefiederter 81
　Funktionen 83
　gerade verlaufender 82
　halbmembranöser 144
　halbsehniger 143
　Haltefunktionen 83
　platter 82
　rhombenförmiger 87
　ringförmiger 82
　schlanker 142
　spindelförmiger 81
　Synergisten 84
　Ursprung und Ansatz 83
　zweibäuchiger 82, 173
　zweiköpfiger 82
Muskelautomatie 306
Muskelbinden 82
Muskelfasern 33
　phasische 35
　rote 34
　tonische 35
　weiße 35
Muskelgefühl 41
Muskelgewebe 21, 32
Muskelhautnerv 315
Muskelhemmung 52
Muskelketten 84
　Bauchmuskeln 166
　Ellenbogengelenk 110
　Extremität, untere 153
　Extremitäten, obere 108
　geschlossene 84
　Handgelenk 111
　offene 84
　Radioulnargelenk 111
　Schultergelenk 108
　Schultergürtel 89
　zweigliederige 84
Muskelspindeln 40, 289

Muskulatur
　glatte 3, 33
　quergestreifte 33
　und Eingeweide, Verbindungen 332
Mutterband
　breites 265, 273
　rundes 166, 273
Myelencephalon 292
Myelinscheide 37
Myoepithel 15, 18, 279
Myofibrillen 7, 33
　Herzmuskulatur 36
Myofilamente
　dicke bzw. dünne 34
Myoglobin 35
Myokard 226
　Schichten 228
　Stärke der Wandung 228
Myokardhypertrophie 228
Myosin 34

N

N. abducens 312
N. accessorius 87, 173, 313
N. axillaris 88, 89, 314, 315
N. cardiacus cervicalis inferior 329
N. cardiacus cervicalis medius 329
N. cardiacus cervicalis superior 329
N. caroticus externus 327
N. caroticus internus 329
N. cutaneus antebrachii medialis 317
N. cutaneus antebrachii posterior 317
N. cutaneus brachii lateralis 315
N. cutaneus brachii medialis 317
N. cutaneus brachii posterior 317
N. cutaneus dorsalis intermedius 320
N. cutaneus dorsalis medialis 320
N. cutaneus femoris lateralis 318
N. cutaneus femoris posterior 318
N. dorsalis clitoridis 320
N. dorsalis penis 320
N. dorsalis scapulae 87, 88, 314
N. facialis 173, 174, 312
N. femoralis 138, 141, 142, 143, 318
N. genitofemoralis 318
N. glossopharyngeus 312, 335
N. gluteus inferior 138, 318
N. gluteus superior 140, 318
N. hypoglossus 313
N. iliohypogastricus 161, 162, 163, 318
N. ilioinguinalis 161, 162, 163, 318
N. intermedius 313, 335

N. ischiadicus 318
N. jugularis 327
N. laryngeus recurrens 313
N. mandibularis 312
N. massetericus 186
N. maxillaris 312
N. medianus 97, 98, 99, 100, 314, 315
N. musculocutaneus 93, 96, 314, 315
N. mylohoideus 173
N. mylohyoideus 173
N. obturatorius 141, 142, 318
N. occipitalis major 323
N. oculomotorius 311, 335
　parasympathische Kerne 295
　willkürlichmotorische Kerne 295
N. olfactorius 311
N. ophthalmicus 312
N. opticus 311, 342
N. pectoralis lateralis 85, 86
N. pectoralis medialis 85, 86
N. perinei 320
N. peroneus communis 144, 320
N. peroneus profundus 145, 320
N. peroneus superficialis 146, 320
N. petrosus major 313
N. petrosus profundus 329
N. phrenicus 160, 314
N. plantaris lateralis 320
N. plantaris medialis 320
N. pterygoideus lateralis 188
N. pterygoideus medialis 188
N. pudendus 118, 119, 320
N. radialis 70, 96, 100, 101, 102, 314, 317
N. splanchnicus major 329
N. splanchnicus minor 329
N. subclavius 86
N. subcostalis 163, 317
N. suprascapularis 89, 314
N. suralis 320
N. thoracicus longus 86, 314
N. thoracodorsalis 87, 315
N. tibialis 144, 147, 148, 320
N. trigeminus 311
N. trochlearis 311
　willkürlichmotorische Kerne 295
N. ulnaris 99, 314, 316
N. vagus 312, 335
N. vestibulocochlearis 312, 345
Na⁺-Rückresorption 264
Na-K-ATPase 207
Nabelring 161
Nackenmuskeln
　tiefe 157
Nase 215
　äußere 215
Nasen-Rachen-Gang 215
Nasenbein 181
Nasengang
　gemeinsamer 185
　oberer, mittlerer und unterer 185
　unterer 181

Nasenhöhle 185, 215
Nasenknorpel 215
Nasenmuschel 215
　untere 181
Nasennebenhöhlen 215
Nasenrücken 215
　knöcherner 181
Nasenscheidewand 185
Nasenseptum 215
Nasenvorhof 215
Nasus 215
Nebenhoden 268
Nebenhodengang 268
Nebennieren 261, 279
Nebennierenarterie 235
Nebennierenrinde 279, 280
Nebennierenrindenhormone 280
Nebennierenvene 238
Nephron 262
nervale Steuerung
　Düsen 277
Nervenendkörperchen 39
Nervenfasern 37
　markarme 38
　marklose 38
　markreiche 38
Nervengewebe 36
Nervenstützgewebe 36, 38
Nervensystem 285
　animales 285
　autonomes 285, 327
　vegetatives 285, 327
　zerebrospinales 285
Nervenzellen 36
　multipolare 36
Netz
　großes 213
　kleines 213
Netzbeutel 213
Netzbeutelloch 213
netzförmige Schicht 337
Netzhaut 341
Netzhautarterie
　zentrale 342
Neurit 36
Neurocranium 177
Neuroepithel 15, 18
Neuroepithelzellen 18
Neurofibrillen 7, 36, 37
Neuroglia 36, 38
Neurohypophyse 277, 278
Neurolemm 37
Neurone 38
　bipolare 38
　motorische 35
　pseudounipolare 38
　sensible 38
Neuronentheorie 38
Neuroplasma 36, 37
Neurosekret 279
Neurosekretion 279
Neurotubuli 6, 37
Niere 261
Nierenarterie 235, 261
Nierenbecken 261, 265
Nierenhilum 261
Nierenkanälchen 262

Nierenkelchgänge 264
Nierenmark 261
Nierenpol 261
　oberer 261
Nierenpyramiden 261
Nierenrinde 261
Nierenvene 261, 265
　linke 238
　rechte 238
Nissl-Schollen 36
Nll. axillares 249
Nll. cervicales profundi 249
Nll. coeliaci 251
Nll. iliaci 249
Nll. inguinales 249
Nll. lumbales 249
Nll. mesenterici 249
Nll. occipitales 248
Nll. submandibulares 248
Nn. cardiaci thoracici 329
Nn. cavernosi clitoridis 330
Nn. cavernosi penis 269, 330
Nn. cervicales 173, 176
Nn. clunium inferiores 318
Nn. clunium medii 323
Nn. clunium superiores 323
Nn. craniales 311
Nn. digitales dorsales 317, 320
Nn. digitales palmares communes 316, 317
Nn. digitales palmares proprii 316, 317
Nn. digitales plantares communes 320
Nn. digitales plantares proprii 320
Nn. intercostales 159, 161–163, 317
Nn. olfactorii 301
Nn. pectorales 314
Nn. rectales inferiores 320
Nn. splanchnici pelvici 330, 336
Nn. subscapulares 315
Nn. temporales profundi 187
Nn. thoracici 317
Nodulus 293
Noradrenalin 280, 283
Normalblut 256
Normalbrust 66
Normozyten 255
Nuclei anteriores 296
Nuclei intralaminares 296
Nuclei laterales 296
Nuclei laterales posteriores 296
Nuclei mediales 296
Nuclei posteriores 296
Nuclei pulvinares 296
Nuclei ventrolaterales 296
Nucleolus 3
Nucleolus organisator 8
Nucleus 3
Nucleus caudatus 298
Nucleus dentatus 294
Nucleus dorsalis 286
Nucleus emboliformis 294
Nucleus fastigii 294
Nucleus globosus 294

Nucleus intermediolateralis 286
Nucleus intermediomedialis 286
Nucleus interstitialis 295
Nucleus lentiformis 298
Nucleus paraventricularis 279, 297
Nucleus proprius columnae posterioris 286
Nucleus pulposus 59
Nucleus ruber 295
Nucleus salivatorius superior 335
Nucleus supraopticus 279, 297
Nucleus visceromotorius 335
Nukleotidsequenzen
　Gene 10
Nussgelenk 50

O

O-Bein 126
O-Hüfte 119
Oberarm
　Muskeln 93
Oberarmfaszie 97
Oberarmknochen 70
Oberarmmuskel 96
　dreiköpfiger 96
　zweiköpfiger 93
Oberarmspeichenmuskel 100
Oberflächensensibilität 298, 302
　Bahnen 304
Obergrätenmuskel 88
Oberhaut 15, 337
Oberkiefer 181
Oberkieferfortsatz 181
Oberkieferhöhle 181
Oberschenkel-Geschlechtsnerv 318
Oberschenkelfaszie
　Spanner 140
Oberschenkelknochen 119
Oberschenkelkopfband 119
Oberschenkelmuskel
　vierköpfiger 143
　zweiköpfiger 144
Oberschenkelmuskeln
　hintere 143
　vordere 142
Oberschenkelnerv 318
Ödeme
　interstitielle 248
Odontoblasten 201
Oesophagus 203
　Schleimhaut 206
Oesophagusvarizen 241
Oestrogene 272
　Funktionalis 274
　Schwangerschaft 275
Ohr
　äußeres 344
　inneres (s. Innenohr)
Ohrganglion 329
Ohrmuschel 344
Ohrspeicheldrüse 21, 202
Ohrtrompete 344

Okklusion 197
Olecranon 74, 75, 190
Oliven 292
Omentum
 majus 213
 minus 213
Opposition
 Daumen 80
Opsin 342
optische Erinnerung
 Zentrum 298
optische Reflexbahn 296, 309
optische Wahrnehmung 298
optisches Erinnerungszentrum
 für Zahlen und Buchstaben
 298
optisches Wahrnehmungszentrum
 311
Orbita 184
Orientierung am Körper 43
Os capitatum 77
Os coccygis 52, 57
Os coxae 112
Os cuboideum 128, 129
Os cuneiforme mediale, intermedium und laterale 128
Os ethmoidale 180
Os frontale 177, 180
Os hamatum 77
Os hyoideum 172
Os ilium 112, 113
Os ischii 112, 113
Os lacrimale 181
Os lunatum 77
Os nasale 181
Os naviculare 128, 129, 192
Os occipitale 61, 177
Os palatinum 181
Os parietale 180
Os pisiforme 77, 190
Os pubis 113
Os sacrum 57, 112
Os scaphoideum 77, 190
Os sphecoidale 179
Os sphenoidale 179
Os temporale 178
Os trapezium 77
Os trapezoideum 77
Os triquetrum 77
Os zygomaticum 179, 181
Ösophagusdrüsen 20
Ossa carpi
Ossa metacarpalia 77
Ossa metatarsi 129
Ossifikation 28, 30
 chondrale 30, 31
 desmale 30
 Eröffnungszone 31
 perichondrale 31
 Verkalkungspunkte 31
Osteoblasten 30
Osteoid 30
Osteoklasten 30, 31
Osteone 29
Osteozyten 27, 30, 201
Ostium atrioventriculare dextrum
 225

Ostium atrioventriculare sinistrum
 226
Ostium urethrae externum 266
Ostium urethrae internum 266
ovales Fenster 344
ovales Loch 180
Ovarialnische 270
Ovarien 270
Ovulation 272
Oxytocin 279

P

Palatum durum 196
Palatum molle 196
Pancreas 212
 endokriner 212
 exokriner 212
Paneth-Körnerzellen 207
Pankreas-Polypeptid 213
Pankreassekret 212
Panniculus adiposus 24, 339
Papilla duodeni major 211, 212
Papillarkörper 339
Papillarmuskeln 225
Papillenschicht 337
Pappenheim-Färbung
 Blutausstrich 255
parafollikuläre Zellen 281
Paraganglien 283
Paraganglion supracardiale 283
Paramedianlinien 191
Parametrium 273
Paraplasma 5, 7
paraplasmatische Substanzen 7
Parasympathikus 285, 327, 335
 Pars encephalica 335
 Pars sacralis 336
Parathormon 282
Parathyrin 282
Pars abdominalis 84
 Truncus sympathicus 327,
 330
 Ureter 265
Pars caeca 341
Pars centralis
 Rückenmark 286
 Seitenventrikel 301
Pars cervicalis 52
 Medulla spinalis 286
 Truncus sympathicus 327
Pars clavicularis 84
Pars coccygea
 Medulla spinalis 286
Pars convergens 86
Pars costalis
 Diaphragma 160
 Pleura 221
Pars diaphragmatica
 Pleura 221
Pars divergens 86
Pars encephalica
 Parasympathikus 335
Pars horizontalis 86
Pars inferior
 Larynx 215

Pars intramuralis 269
Pars laryngea
 Pharynx 202
Pars lateralis 304
Pars lumbalis 52
 Diaphragma 160
 Medulla spinalis 286
Pars medialis 304
Pars mediastinalis
 Pleura 221
Pars membranacea 269
Pars nasalis 180
 Pharynx 196, 202
Pars optica 341
Pars oralis
 Pharynx 196, 202
Pars orbitalis 180
Pars pelvica
 Truncus sympathicus 330
 Ureter 265
Pars petrosa 178
Pars praeurethralis 269
Pars prostatica 269
Pars pylorica 204
Pars sacralis
 Medulla spinalis 286
 Parasympathicus 336
Pars spongiosa 269
Pars squamosa 179
Pars sternalis
 Diaphragma 159
Pars sternocostalis 84
Pars thoracica 52
 Medulla spinalis 286
 Truncus sympathicus 327,
 329
Pars tibiocalcana 132
Pars tibionaviculare 132
Pars tibiotalaris anterior 132
Pars tibiotalaris posterior 132
Pars triangularis 298
Pars tympanica 179
Patella 122, 192
 tanzende 122
Patellarsehnenreflex 289
Paukenhöhle 344
Pectoralis major-Infraspinatus,
 Teres minor-Kette 110
Pectoralis major-Latissimus
 dorsi-Kette 108
Pectoralis minor-oberer Trapezius-
 Kette 91
Pediculus arcus vertebrae 52
Pedunculi cerebellares inferiores
 292, 294
Pedunculi cerebellares medii 294
Pedunculi cerebellares superiores
 294
Pelvis renalis 265
Penis 269
Pepsinogen 206
Peptidhormone 277, 279
Pericardium 231
Perichondrium 25
Perikard 15
Perilymphe 344
Periodontium 201

Sachwortverzeichnis **373**

Periorchium 268
Peristaltik 33
Peritoneum 15, 203
Perizyten 243
Permeabilität
   selektive 5
Peroxidase 209
Peroxysomen 5, 6
Pes anserinus 143
Pfannenband 132
Pfeilnaht 182
Pferdeschweif 291
Pflugscharbein 181, 185
Pfortader 209, 213, 223
Pfortaderhochdruck 240
Pfortaderkreislauf 210, 223
Pfortadersystem
   Hypophyse 279
Pförtner 204
pfropfenförmiger Kern 294
phagozytiertes Material 6
Phagozytose 22
Pharynx 202
Phosphatase
   alkalische 207
Phosphatverbindungen
   energiereiche 5
Phospholipide 5
Phospholipidfilm 220
Pia mater 309
Pigmente 7
Pigmentzellen 22
Pituizyten 278
Plantaraponeurose 136
Plantarflexion
   Fuß 134
   Sprunggelenk, oberes 132
Plasma 255
   hypertonisches 256
   hypotonisches 256
Plasmahauben
   Übergangsepithel 18
Plasmahaut 5
Plasmalemm 5
   Stoffwechselschranke 5
Plasmazellen 22, 247, 251
Plattenepithel 15
   einschichtiges 15
   mehrschichtiges 15
   mehrschichtiges, unverhorntes 15
   mehrschichtiges, verhorntes 15
Plattfußband 133
Platysma 173
Pleura 15, 220
Pleura parietalis 221
Pleura pulmonalis 220
Pleurablätter
   Spalt, kapillärer 221
Pleuraflüssigkeit 221
Pleurakuppel 221
Plexus aorticus abdominalis 330
Plexus aorticus thoracicus 329
Plexus brachialis 314
Plexus cardiacus 329
Plexus caroticus externus 327

Plexus caroticus internus 329
Plexus cervicalis 87, 173, 314
Plexus chorioideus 294
Plexus coccygeus 321
Plexus hypogastricus inferior 330, 336
Plexus hypogastricus superior 330, 336
Plexus lumbalis 138, 163, 318
Plexus myentericus 336
Plexus prostaticus 330
Plexus pudendus 320, 336
Plexus rectalis 330
Plexus sacralis 118, 140, 141, 318
Plexus submucosus 336
Plexus uterovaginalis 330
Plexus vesicalis 330
Plexus vesiculae seminalis 330
Plica sublingualis 202
Plicae vestibulares 216
Pneumothorax 15, 221
Pneumozyten
   Typ I 220
   Typ II 220
Podozyten 264
Poikilozytose 255
Polarisationsmikroskopie 2
Polkissen 262
Polychromasie 256
Polyglobulie 256
Polypeptide 10
Polyploidie 13
Polysaccharidseitenketten 5
Polysomen 5
Pons 292
Porta hepatis 208
Porus acusticus internus 178, 182
posterior 44
postmitotische Zellen 12
PP-Zellen
   Pancreas 213
Praedeciduazellen 274
Praeputium 269
Prämolaren 197
Präparation 1
Primärfollikel 270
Primärharn 264
Proc. alveolaris
   Maxilla 181
Proc. condylaris
   Mandibula 182
Proc. coracoideus 68
Proc. coronoideus 182
Proc. frontalis
   Maxilla 181
   Os zygomaticum 181
Proc. mastoideus 178
Proc. maxillaris
   Os zygomaticum 181
Proc. palatinus
   Maxilla 181
Proc. spinosus 52
Proc. styloideus ossis temporalis 178
Proc. styloideus radii 73
Proc. styloideus ulnae 74, 76

Proc. temporalis 181
Proc. xiphoideus 64, 161
Proc. zygomaticus
   Maxilla 181
   Os temporale 179
Procc. accessorii 57
Procc. articulares 52
Procc. transversi 52
Procc. pterygoidei 179, 184
Processus costarii 57
Progesteron 272, 275
   Schwangerschaft 275
Projektionssysteme 300
Prolactin 277
Proliferationsphase
   Uterusschleimhaut 274
Promontorium 62, 114
Pronation
   Fuß 132, 134
   Unterarm 77
Prophase 10
Prosekretgranula
   Pancreassekret 212
Prostata 269
Proteine 5
   globuläre 6
Proteoglykane 6
protopathische Sensibilität 304
Protozoen 3
Protuberantia occipitalis externa 178
proximal 44
Psyche 301
Psychosomatik 301
Pubertas praecox 283
Pulmonalisklappe 226
Pulmones 216
Pulpa
   rote 253
   weiße 253
Pulpaarterie 202
Pulpagewebe 199
Pulpanerven 202
Pulpavenen 253
Pulswelle 224
Punctum fixum 83
Punctum lacrimale 343
Punctum mobile 83
Pupille 341
Pupillenerweiterer 329
Pupillenschließmuskel 341
Purinbase 9
Purkinje-Fasern 229
Putamen 298
Pykniker 45, 46
Pyknose 13
Pylorus 204
Pyramiden 292
Pyramidenbahn 302
Pyramidenkreuzung 292, 303
Pyramidenmuskel 163
Pyrimidinbase 9

Q

Querfortsätze 52

R

R. ovaricus 270
R. tubarius 270
Rabenschnabelfortsatz 68
Rabenschnabeloberarmmuskel 96
Rachen 202
Rachenring
  lymphatischer 202
Radgelenke 50
Radioulnargelenk
  Muskelketten 111
Radius 73
Radix dorsalis 289
Radix linguae 196
Radix ventralis 289
Rami bronchiales 329
Rami communicantes grisei 290, 329
Rami cutanei anteriores 318
Rami cutanei femoris anteriores 318
Rami cutanei laterales 317
Rami dorsales
  N. spinalis 289, 321
Rami laryngopharyngei 329
Rami oesophagei 329
Rami peritoneales 317
Rami pleurales 317
Rami ventrales
  N. spinalis 289, 314
Ramus circumflexus 230
Ramus communicans albus 290
Ramus dorsalis manus 317
Ramus femoralis 318
Ramus genitalis 318
Ramus inferior ossis pubis 113
Ramus interventricularis 230
Ramus mandibulae 186
Ramus ossis ischii 113
Ramus palmaris manus 317
Ramus superior ossis pubis 113
Ranvier-Schnürringe 37
Rascetta 77
Rautengrube 293
Rautenhirn 293
Recessus axillaris 70
Rechtskoliose 62
Rectum 205
Reflexbahn
  akustische 296, 309, 312
  optische 296, 309
  Schmerz 309
  Temperatur 309
Reflexbogen 288
Regenbogenhaut 340
Regenerationsphase
  Uterusschleimhaut 274
Regenwurmmuskeln 104, 151
Regio pubica 191
Reihenknorpel 31
Reithosenfett 46
Reizaufnahme 285
Reizbeantwortung 285
Reizverarbeitung 285

Rektusscheide 163
Releasing factors 279
Releasing inhibiting factors 279
Ren 261
Renin 262
Replikation 10
Reposition
  Daumen 80
Restricta 77
retikuläre Fasern 22, 23
retikuloendothelialen System 258
Retikulozyten 256
Retikulumzellen 251
  dendritische 24
  fibroblastische 24
  histiozytäre 24
  interdigitierende 24, 251
Retina 341
Retinaculum extensorum 97, 107
Retinaculum flexorum 97
Retinaculum musculorum extensorum inferius 137, 152
Retinaculum musculorum extensorum superius 137, 152
Retinaculum musculorum fibularium inferius 137
Retinaculum musculorum fibularium superius 137
Retinaculum musculorum flexorum 137, 152
Retinaculum musculorum peronaeorum 146
Retinin 342
retroperitoneal 203
Retroversion
  Hüftgelenk 121
  Schultergelenk 71
Rhodopsin 342
Rhombencephalon 293
rhombenförmiger Muskel 87
Rhomboideus-Serratus anterior-Externus-Adductor longus-Kette 169
Rhomboideus-Serratus anterior-Externus-Internus-Gluteus medius-Kette 169
Ribonucleinsäure (RNS) 3, 10
Ribose 10
Ribosomen 5
  freie 5
  membrangebundene 5
Riechbahnen 300
Riechfelder 215, 339
Riechhirn 301
Riechnerven 180, 301, 311, 339
Riechorgan 18
Riesenzellen
  mehrkernige 4
Rima glottidis 216
Rindenfelder 297
Ringknorpel 215
Ringknorpelbogen 215
Ringknorpelplatte 215
Rippenfell 220, 221
Rippenheber 157, 159

Rippenpaare 63
  echte 63
  falsche 63
  Flächenkrümmung 63
  Torsionskrümmung 63
Rippensenker 159
RNA (ribonucleinacid) 3
RNS (Ribonukleinsäure) 3
Röhrenknochen 28
  lange/kurze 47
Rollennerv 311
Rollhügel
  großer 119
  kleiner 119
Röntgenographie 2
Roser-Nélaton-Linie 122, 192
Rotatorenintervall 94
Rotatorenmanschette 89, 93
roter Kern 295
Rückenmark 285
  Bahnsystem 288
  Eigensystem 286
  Gliederung, segmentale 289
Rückenmarknerven 314
Rückenmarkshäute 309
Rückenmuskel
  breiter 87
  langer 156
rückläufiges Band 161
Ruffini-Körperchen 40, 339
Rumpfstrecker 156
rundes Loch 180
Rundmuskel
  großer 87
  kleiner 89

S

S-Phase
  Zellzyklus 11, 12
Sacculus 344
Sägemuskel
  hinterer, oberer 159
  hinterer, unterer 159
  vorderer 86
Sagittalebene 44
sakrospinales System
  Stammesmuskulatur 156
Salznäpfchen 189
Salzsäure 207
Samenblase 268
Samenfäden 268
Samenhügel 269
Samenleiter 166, 268
Samenstrang 166
Samenzellen
  Reifung 268
Sarkolemm 33
  Herzmuskulatur 36
Sarkoplasma 33
Sarkosomen 33
Sattelgelenk 49, 80
Sattelgelenke 50
Säulenknorpel 31
Scapula 66, 190
Scapula alata 190, 314

Schädel 43, 177
  Längen-Breiten-Index 177
Schädelbasis 182
  Außenfläche 184
Schädeldach 182
Schädelgrube
  hintere 182
  mittlere 182
  vordere 182
Schaltzellen
  Rückenmark 286
Schambein 113
Schambein-Oberschenkel-Band 121
Schambeinast
  oberer 113
  unterer 113
Schambeinbogen 116
Schambeinfuge 27, 113
Schambeinhöcker 113
Schamgeflecht 320
Schamgegend 191
Schamlippen 275
Schamnerv 320
Scharniergelenke 49, 50, 75
  einachsige 81
Scheide 275
Scheidengewölbe
  vorderes und hinteres 275
Scheitelbein 180
Scheitellappen 297
Schenkelarterie 236
  tiefe 236
Schenkeldreieck 144
Schenkelkanal 166
Schenkelmuskel
  viereckiger 141
Schenkelring 166
Schenkelvene 238
Schienbein 122
Schienbeinarterie
  vordere 236
Schienbeinmuskel
  hinterer 147
  vorderer 145
Schienbeinnerv 320
Schilddrüse 281
Schilddrüsenfollikel 281
Schildknorpel 215
Schildknorpel-Zungenbeinmuskel 175
Schildknorpelhörner 215
Schläfenbein 178
  Felsenteil 178
  Paukenteil 179
  Schuppenteil 179
Schläfenbeinfortsatz 181
Schläfengrube
  untere 182, 185, 186
Schläfenlappen 297
Schläfenmuskel 187
Schläfenwindung
  obere 298
  quere 298
schlanker Muskel 142
Schleimbeutel 51, 82
Schlottergelenk 315

Schlundheber 202
Schlundschnürer 202
Schlüsselbein 66
Schlüsselbeinarterie
  linke 232
  rechte 232
Schlüsselbeingelenk 72
  äußeres 68
  inneres 68
Schlüsselbeingrube
  obere 189
  obere/untere 66
  untere 190
Schlüsselbeinmuskel 86
Schlüsselbeinvene 238
Schlußrotation
  Kniegelenk 127
Schmalbrust 66
Schmelzoberhäutchen 201
Schmerzempfänger 40
Schmerzempfinden
  Reflexbahn 296
  Reflexbahnen 309
Schnecke 344
Schneckengang 344
Schneidermuskel 142
Schneidezähne 197
Schneidezahnloch 184
Schollenmuskel 146
Schreib- und Lesezentrum
  motorisches 298
Schublade
  hintere 126
  vordere 126
Schulter
  spitze 88, 190, 315
Schulter-Zungenbeinmuskel 175
Schulterblatt 66
Schulterblattgräte 66
Schulterblattheber 87
Schulterblattnerv
  dorsaler 314
  oberer 314
  unterer 315
Schulterblattrand
  oberer, medialer und seitlicher 66
Schulterblattwinkel
  oberer, medialer und setlicher 66
Schultergelenk 50, 70
  Muskelketten 108
Schultergürtel 66
  Muskelketten 89
  Muskeln 84
Schulterhöhe 68
Schwangerschaftsgelbkörper 272, 275
Schwann-Scheide 37
Schwann-Zellen 37
schwarze Substanz 295
Schwarzweißsehen 342
schweifförmiger Kern 298
Schweißdrüsen 20
Schwellkörpermuskel 119
Schwertfortsatz 64
Sclera 340

Scrotum 266
Sechsjahrmolar 197
Segmentarterie 219
Segmentbronchien 219
Segmentmassage 335
Segmentvene 219
Sehbahn 297
Sehhügel 296
Sehkanal 180
Sehloch 341
Sehnenscheiden 82
  Fuß 152
  Hohlhand 107
Sehnenscheidenentzündung 82
Sehnenspindeln 41
Sehnerv 311, 342
Sehnervenkreuzung 311
Sehorgan 340
Sehpurpur 342
Seitenband
  äußeres 126
  inneres 124
Seitenventrikel 301
Sekretin 207
Sekretion
  apokrine 21
  holokrine 21
  merokrine 21
Sekretionsphase
  Uterusschleimhaut 274
Sekundärfollikel 270
Sekundärharn 264
Sella turcica 180
Sensibilität
  epikritische 304
  propriozeptive 61
  protopathische 304
Septum interatriale 225
Septum intermusculare 82
Septum intermusculare brachii
  mediale und laterale 97
Septum intermusculare cruris anterius 137
Septum intermusculare cruris posterius 137
Septum intermusculare femoris laterale 137
Septum intermusculare femoris mediale 137
Septum interventriculare 226
Septum nasi 185
Serosa 203, 205
Serotonin 207
Serratus/Rhomboideus-Kette 90
Sertoli-Zellen 268
Serum 258
Sesambeine
  Großzehengrundgelenk 130
Sexualhormon-bindendes Eiweiß
  männliches 268
Shoemaker-Linie 192
Siebbein 180
Siebbeinblatt
  senkrechte 180
Siebbeineinschnitt 180
Siebbeinlabyrinth 180
Siebbeinplatte 180

Siebbeinzellen 180, 185
Sinnesepithel 18
Sinus cavernosus 244
Sinus coronarius 225, 228, 230
Sinus durae matris 244
Sinus frontalis 180
Sinus maxillaris 181, 186
Sinus paranasales 215
Sinus rectus 244
Sinus sagittalis inferior 244
Sinus sagittalis superior 244
Sinus sigmoideus 244
Sinus sphenoidalis 180
Sinus tarsi 129, 132
Sinus tonsillaris 196
Sinus transversus 244
Sinus venarum cavarum 225
Sinusknoten 229
Sinusoide
    Leber 209
Sitzbein 112, 113
Sitzbein-Oberschenkel-Band 121
Sitzbeinast 113
Sitzbeineinschnitt
    großer und kleiner 113
Sitzbeinhöcker 113, 192
Sitzbeinloch
    großes und kleines 114
Sitzbeinnerv 318
Sitzbeinstachel 113
Skalenusgruppe 175
Skalenuslücke 176
Skelettmuskulatur 81
Skoliose 62
slow twitch fibres 35
Soma 301
Somatostatin 207, 213, 277
somatotrope Zellen 277
Somatotropin 213
Somatotropin (STH) 277
Spanner der Oberschenkelfaszie 140
Speiche 73
Speicheldrüsen
    große 20
Speichen-Ellen-Gelenk
    rumpfnahes/rumpfferns 76
Speichenarterie 233
Speichennerv 317
Speicherfett 24, 339
Speiseröhre 203
Spermatogenese 268
Spermien 268
Spermiogenese 278
Sphinkter Oddi 211
Spielbein 122
Spina iliaca anterior superior 191, 192
Spina iliaca posterior superior 113
Spina ischiadica 113, 114
Spina scapulae 66, 190
Spinalganglion 289
Spinalnerven 61, 289
Spinnwebenhaut 309
spinotransversales System
    Stammesmuskulatur 156

Spiralarterien 273
Splen 252
Spongiosa 29
Sprachzentrum
    akustisches 298
    motorisches nach Broca 298
Sprungbein 128
Sprunggelenk
    oberes 131
    Prellungen 132
    unteres 132
    Verstauchung 132
Squama frontalis 180
Squama occipitalis 178
Stäbchen 18, 341
Stäbchensäume 17
Stabkernige 257
Stabzellen
    Myoepithel 18
Stachelloch 180
Stachelzellschicht 337
Stammbronchus 219
Stammesmuskulatur
    dorsale 156
    sakrospinales System 156
    segmentale 157
    spinotransversales System 156
    transversospinales System 156
    ventrale 158
Standbein 122
Stapes 344
statoakustisches Organ 343
Stechapfelform
    Erythrozyten 256
Steigbügel 344
Steißbein 52, 57
Steißbeinganglion 330
Steißgeflecht 321
Stelle des schärfsten Sehens 342
Stellknorpel 215
Sternum 63, 217
Steroidhormone 277
Steroidstoffwechsel 5
Stimmritze 216
Stimmuskel 216
Stirnbein 177, 180
Stirnbeinschuppe 180, 182
Stirnfortsatz 181
Stirnhöhle 180
Stirnwindung 297
Stirnwindung
    mittlere 298
Strahlenkörper 340
Strahlenkörperganglion 329
Stratum
    basale 15
    corneum 16
    germinativum 15
    granulosum 16
    lucidum 16
    polygonale 15
    spinosum 15
Stratum basale 337
Stratum corneum 337
Stratum cylindricum 337

Stratum fibrosum 82
Stratum granulosum 337
Stratum lucidum 337
Stratum papillare 337
Stratum reticulare 337
Stratum spinosum 337
Stratum synoviale 82
Streifenkörper 298
Striae medullares 293
Subcutis 339
Sublobi 217
Submucosa 205, 206
Subscapularis-Infraspinatus, Teres minor-Kette 110
Substantia alba 286
Substantia grisea 286
Substantia nigra 295
Sulci 297
Sulcus bicipitalis lateralis 93, 190
Sulcus bicipitalis medialis 93, 190
Sulcus calcanei 129
Sulcus calcarinus 298
Sulcus carpi 97
Sulcus centralis 297
Sulcus cerebri lateralis 297
Sulcus coronarius 230
Sulcus deltoideopectoralis 88
Sulcus infraorbitalis 185
Sulcus intermedius posterior 286, 292
Sulcus intertubercularis 70
Sulcus interventricularis 230
Sulcus lateralis anterior 286
Sulcus medianus posterior 286, 292
Sulcus n. radialis 70, 190, 233, 317
Sulcus n. ulnaris 70, 190
Sulcus parietooccipitalis 297
Sulcus posterolateralis 286
Sulcus tali 128
Sulcus terminalis 196, 225
superior 43
Supination
    Fuß 133, 134
    Unterarm 77
Supinator-Pronator teres-Kette 111
suprahyale Muskeln 173
Surfactant 220
Sustentaculum talare 129, 133
Sustentaculum tali calcanei 132
Sutura coronalis 182
Sutura lambdoidea 182
Sutura sagittalis 182
Sympathikus 285, 327
Symphyse 191
Symphysis pubica 113
Synapsen 38
synaptische Bläschen 38
Synarthrosen 48
Synchondrosen 48, 64
Syndesmosen 48
Syndesmosis tibiofibularis 132
Synergisten 84

Synostosen 48
Synovia 51
Synovialzotten 61
Systole 223, 225

T

T-Lymphozyten 247, 251, 252
T-Tubuli 34
Tabatière 190, 234
Taenien 205
Talgdrüsen 20, 21
Talus 128
Tarsus 343
Taschenfalten 216
Tastempfindung 304
Tectum mesencephalicum 295
Tegmen tympani 344
Tegmentum 295
Telencephalon 297
　　graue Kerne 298
　　weiße Substanz 300
Telophase 10
Temperaturempfänger 40
Temperaturempfinden
　　Reflexbahn 296, 309
Tendovaginitis 82
Tentorium cerebelli 310
Territorium 25
Tertiärfollikel 270
Testis 266
Testosteron 268, 278
Tetanie 282
Tetrajodthyronin 281
Thalamus 296
Theca externa 272
Theca interna 272
Thenar 103
Thorax 63
　　emphysematicus 66
　　paralyticus 66
Thoraxapertur
　　obere 66
　　untere 66, 190
Thrombokinase 258
Thromboplastin 258
Thrombozyten 255, 258, 259
Thymin 9, 10
Thymopoetin 252
Thymus 221, 247, 252
　　Involution 252
　　Neugeborene 252
Thymusfettkörper 221, 252
Thymusmark 252
Thyreocalcitonin 281
Thyreoglobulin 281
thyreotrope Zellen 277, 278, 283
Thyroxin 278, 281
Tibia 122, 192
　　und Fibula, Verbindungen 128
Tibiakopf 123
Tibialadduktion 134
Tidemark 27
Tiefensensibilität 286, 294, 302
　　Bahnen 304
　　Endorgane 40

Tochterchromosomen 11
Tonofibrillen 7, 337
Tonsillae linguales 197
Tonsillae palatinae 196
Torsionswinkel
　　Femur 120
Trabeculae carneae 225
Trachea 216
Tractus bulbocerebellaris 304
Tractus bulbothalamicus 304
Tractus cerebelloolivaris 308
Tractus cerebellorubralis 308
Tractus cerebellovestibularis 308
Tractus corticonuclearis 295, 302
Tractus corticopontini 308
Tractus corticospinalis 295, 303
Tractus corticospinalis anterior 303
Tractus corticospinalis lateralis 303
Tractus frontorubralis 308
Tractus frontothalamicus 308
Tractus iliotibialis 137
Tractus mamillotegmentalis 301
Tractus mamillothalamicus 301
Tractus nucleothalamicus 304
Tractus olfactorius 301
Tractus olivospinalis 308
Tractus pontocerebellares 308
Tractus reticulospinalis 308
Tractus rubroolivaris 308
Tractus rubroreticulospinalis 308
Tractus spinobulbaris 304
Tractus spinocerebellaris anterior 286, 304
Tractus spinocerebellaris posterior 286, 304
Tractus spinotectalis 286, 309
Tractus spinothalamicus 286, 304, 309
Tractus striatorubralis 308
Tractus tectospinalis 309
Tractus thalamocorticalis 304, 309
Tractus thalamorubralis 308
Tractus thalamostriatalis 308
Tractus vestibuloreticulospinalis 308
Tractus vestibulospinalis 308
Trajektorien 29, 120
Tränenbein 181
Tränendrüsen 343
Tränennasengang 186, 343
Tränenwege
　　abführende 343
Transkription 10
Translation 10
Transportvesikel 6
Transversalebene 44
transversospinales System
　　Stammesmuskulatur 156
trapezähnlicher Knochen 77
Trapezknochen 77
Treppenmuskel
　　hinterer 175
　　mittlerer 175
　　vorderer 175

Trichterlappen
　　Hypophyse 277
Trigonum deltoideopectorale 88
Trigonum femorale 144
Trigonum rectale 114
Trigonum urogenitale 114
Trigonum vesicae 266
Trijodthyronin 278, 281
Trochanter major 119, 192
Trochanter minor 119
Trochlea humeri 70, 74
Trochlea tali 136
Trommelfell 344
Trompetermuskel 188
Trunci lumbales 248
Truncus brachiocephalicus 232
Truncus coeliacus 235
Truncus intestinalis 248
Truncus pulmonalis 225, 231
Truncus sympathicus 327
Truncus thyrocervicalis 233
Trypsin 207
Trypsinogen 207
Tuba auditiva 344
Tuba uterina 272
Tubentonsillen 202
Tuber calcanei 128
Tuber ischiadicum 113, 114, 192
Tubera cinerea 297
Tuberculum articulare 184, 186
Tuberculum cuneatum 292
Tuberculum gracile 292
Tuberculum majus 70
Tuberculum minus 70
Tuberculum pubicum 113, 191
Tuberculum supra- und infraglenoidale 68
Tuberculum supraglenoidale 94
Tuberositas ossis navicularis 129
Tuberositas radii 73, 93
Tuberositas tibiae 123, 192
Tubuli contorti 268
Tubulus
　　distaler 264
　　intermediärer 264
　　proximaler 264
Tunica fibrosa 340
Tunica interna 341
Tunica propria 206
Tunica vasculosa 340

U

Übergangsepithel 15, 18
　　Harnblase 266
Überleitungsstück 264
Ulna 73
Ultrafiltration 264
Ultramikrotom 2
Ultrastrukturforschung 2
Umgehungskreisläufe 240
　　venöse 240
Uncus 298
Unterarm
　　Muskeln 98
Unterarmfaszie 97

Unterer Serratus-oberer Trapezius-Kette 91
Untergrätenmuskel 89
Unterhaut 339
Unterhorn 301
Unterkiefer 181
Unterkieferdrüse 21, 202
Unterkieferganglion 327
Unterkieferloch 182
Unterkieferlymphknoten 248
Unterschenkelfaszie 137
Unterschenkelmuskeln 144
    Beuger, tiefe 147
    fibulare 145
Unterschulterblattmuskel 89
Unterzungendrüse 21, 197, 202
Unterzungennerv 313
Uracil 10
Ureter 261, 265
Urethra feminina 266
Urethra masculina 269
Urogenitalsystem 261
Ursprungskegel
    Nervenzellen 37
Uterus 265, 273
Uterusschleimhaut
    Enzyme 274
    Veränderungen, zyklische 272
Utriculus 344
Utriculus prostaticus 269
Uvula 196

V

V. axillaris 239, 240
V. azygos 238
V. basilica 239
V. brachiocephalica dextra und sinistra 238
V. cava inferior 160, 225, 238
V. cava superior 225, 238
V. centralis retinae 342
V. cephalica 239
V. epigastrica inferior 240
V. epigastrica superficialis 240
V. epigastrica superior 240
V. femoralis 238
V. hemiazygos 238
V. iliaca communis dextra 238
V. iliaca communis sinistra 238
V. iliaca externa 238
V. iliaca interna 238
V. jugularis interna 238
V. lienalis 240
V. mesenterica superior 240
V. ovarica 238
V. poplitea 240
V. portae 213, 223, 240
V. renalis 261
V. renalis dextra 238
V. renalis sinistra 238
V. saphena magna 137, 239
V. saphena parva 239
V. subclavia 238
V. suprarenalis 238
V. testicularis 238

V. thoracia interna 240
V. thoracoepigastrica 240
Vagina 275
Vaginae synoviales tendinum 82
Vagusnerv 312
Vakuolen 7
Valva aortae 226
Valva bicuspidalis 226
Valva tricuspidalis 225
Valva trunci pulmonalis 226
Varizen 240
Vas afferens/efferens 262
Vasopressin 279
Vater-Pacini-Lamellenkörperchen 40, 339
Velum medullare inferius 294
Velum medullare superius 294
Velum palatinum 196
Venen 223, 238
    mikroskopischer Aufbau 241
Venenklappen 241
Venenwinkel
    linker 248
    rechter 248
venöse Umgehungskreisläufe 240
Venter 44
ventral 44
Ventriculus laryngis 215
Ventrikel
    Ausströmungsteil 225
    dritter 301
    linker 225, 226
    rechter 225
    vierter 294, 301
Verdauung
    intrazelluläre 6
Verdauungssystem 195
verlängertes Mark 285, 292
verstopftes Loch 113
Vesica biliaris 211
Vesica urinaria 265
Vestibulum laryngis 215
Vestibulum nasi 215
Vestibulum oris 195
Vimentinfilamente 6
Viscerocranium 177
Vitamin A 337
Vitamin-A-Mangel 337
Volkmann-Kanäle 29
Vomer 181
Vorderhorn 301
    Rückenmark 286
Vorderseitenstränge
    Rückenmark 286
Vorderwurzel
    Spinalnerven 289
Vorgebirge 62
Vorhaut 269
Vorhof
    linker 226
    rechter 225
Vorhof-Kammer-Öffnung
    linke 226
    rechte 225
Vorhofseptum 225
Vorsteherdrüse 269

Vulva 275
Vv. corticalis radiatae 265
Vv. hepaticae 238
Vv. interlobares 265

W

Wadenbein 123
Wadenbeinarterie 238
Wadenbeinmuskel
    kurzer 146
    langer 145
Wadenbeinnerv
    gemeinsamer 320
    oberflächlicher 320
    tiefer 320
Wadenmuskel
    dreiköpfiger 146
Wadennerv 320
Wahrnehmung
    optische 298
Wahrnehmungszentrum
    akustisches 298
    optisches 311
Wärmerezeptoren 40
Warzenfortsatz 178, 344
Wasserstoffperoxid 6
Weichteilhemmung 52
weiße Linie 161
weiße Substanz 286
    Telencephalon 300
Weitbrust 66
Wernicke-Zentrum 298
Wespenbein 179
Willkürmotorik 298, 302
Wimpern 17
Windkesselfunktion
    Aorta 224
Windungen 297
Wirbelbogen 52
Wirbeldreher 156
Wirbelkanal 61
Wirbelkörper 52
Wirbelloch 52
Wirbelsäule 52
    Bänder 59
    Bewegungsachsen 60
    Drehungen 158
    Form 61
    Seitwärtsneigung 158
    Streckung 157
Wirbelsäulenarterie 233
Wirbelverschiebungen
    traumatische 61
Würfelbein 128
Wurmfortsatz 204, 208
Wurzelhaut 201

X

X-Arm
    der Frau 76
X-Bein 126
X-Chromosom 7
X-Hüfte 119

Y

Y-Chromosom 7

Z

Z-Streifen
    Muskelfaser 34
Zählwirbel 191
Zahnbein 201
Zähne
    Aufbau 199
    bleibende 197
    Kennzeichnung 198
Zahnhalteapparat 201
Zahnkrone 197
Zahnmark 199
Zahnpulpa 199
    Gefäße und Nerven 201
Zahnschluß 197
Zahnschmelz 201
Zahnwurzel 197
Zahnzement 201
Zäpfchen 196
Zapfen 18, 341
Zehen 130
    Mittel- und Endgelenke 135
Zehenbeuger
    kurzer 151
    langer 148
Zehengrundgelenke 135
Zehenstrecker
    kurzer 150
    langer 145
Zeigefingerstrecker 102
Zellatmung 169
Zellen
    azidophile 277
    basophile 277
    chromaffine 280, 283
    chromophile 278
    chromophobe 278
    Elastizität 4
    Form 3
    gonadotrope 277, 283
    Größe 3
    intermitotische 12
    kernhaltige 4
    kortikotrope 277, 278
    mammotrope 277
    parafollikuläre 281
    polyploide 12
    postmitotische 12
    somatotrope 277
    thyreotrope 277, 278, 283
    Verformbarkeit 4
Zellkern 3
Zellleib 3
Zellorganellen 5
Zellteilungen 7
Zelltod 13
Zellularpathologie 1
Zementozyten 201
Zentralarterien
    Milz 253
Zentralkörperchen 6
Zentralnervensystem
    Leitungsbahnen 302
Zentralspindel 11
Zentralvene 208
Zentralwindung
    hintere 298
    vordere 298
Zentriolen 5, 6, 10, 12
Zentromer 8, 11
Zirbeldrüse 282
Zona fasciculata 280
Zona glomerulosa 279, 280
Zona pellucida 270
Zona reticularis 280
Zonulafasern 341
Zotten 207
Zunge 196
Zungenbändchen 197
Zungenbein 172
Zungenbeinmuskeln
    obere 173
    untere 174
Zungenmandeln 197
Zungenrachennerv 312
zusätzlicher Nerv 313
Zuwachszähne 197
Zweisegelklappe 226
Zwerchfell 159, 171
Zwerchfellatmung 171
Zwerchfellenge 203
Zwerchfellkuppel
    linke/rechte 160
Zwillingsmuskel
    oberer 140
    unterer 141
Zwischenhirn 296
Zwischenkammerfurche 230
Zwischenknochenarterie
    gemeinsame 234
    hintere 234
    vordere 234
Zwischenknochenmuskel
    Fußrücken 151
    Fußsohle 151
Zwischenknochenmuskeln
    Handrücken 104
    Hohlhand 104
Zwischenknochenrand 73
Zwischenläppchenarterien 265
Zwischenläppchenvenen 265
Zwischenlappenarterien 265
Zwischenlappenvenen 265
Zwischenrippenmuskeln
    äußere 158
    innere 159
Zwischenrippennerven 317
Zwischenwirbellöcher 61
Zwischenwirbelscheiben 57
zwischenzellige Substanz 15
Zwölffingerdarm 204
Zwölffingerdarm-Leerdarm-Biegung 204
Zwölfjahrmolar 197
Zylinderepithel 15, 17
    einschichtiges 17
    mehrschichtiges 17
    zweischichtiges 17
Zylinderzellenschicht 337
Zytokeratine 6
Zytologie 3
Zytoplasma 3, 4
    genetische Information 10
    peripheres 10
Zytoskelett 5, 6
Zytosol 5